Le guide d'achat pour bien manger

Une dédicace toute particulière à toute ma famille qui accepte parfois de déguster des produits simplement pour me permettre de les analyser.

À tous les journalistes qui depuis 20 ans choisissent de me faire confiance pour continuer à donner de l'information nutritionnelle, sans céder à la mode et aux ravages de tous les fakes qui alimentent désormais les réseaux sociaux.

Pour mon équipe de YouTube avec qui nous tournons sans arrêt des vidéos de décryptage : merci Arnaud, merci Stéphane.

Dr Jean-Michel Cohen

Le guide d'achat pour bien manger

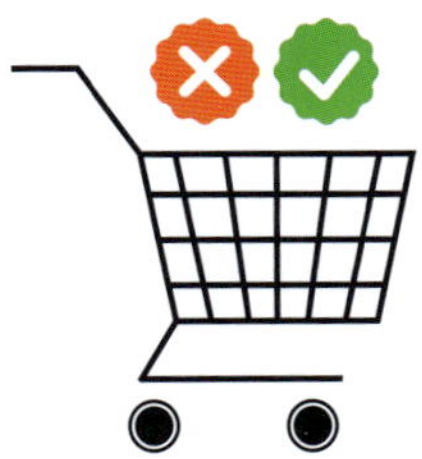

FIRST
ÉDITIONS

ISBN : 978-2-412-08762-6
Dépôt légal : août 2023
Imprimé en France par Pollina - 47098

Direction éditoriale : Marie-Anne Jost-Kotik
Responsable éditoriale : Rose-Marie Di Domenico
Édition : Julie Mege assistée de Lucie Gaudon et Soizic Piron
Direction artistique : Anaïs Genot
Mise en page : Antartik
Relecture : Clémentine Coudray et Nathalie Reyss
Photographies : Ambroise Becchio

Éditions First, un département d'Édi8
92, avenue de France
75 013 Paris – France
Tél. : 01 44 16 09 00
E-mail : firstinfo@efirst.com
Site Internet : www.editionsfirst.fr

Sommaire

Les fruits

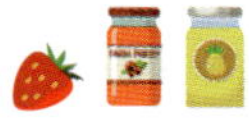

Glaces et desserts surgelés

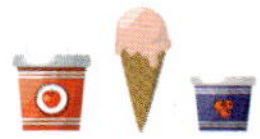

Boissons

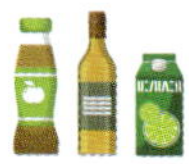

Conseils

Recettes

Préambule

**Nous sommes tous désormais des consommateurs avertis.
Ou tout au moins le croyons-nous...**

Chaque année, je prends du temps afin de regarder l'évolution des aliments dans les supermarchés et vérifier si la qualité évolue de façon positive ou négative.

Vous verrez que, dans l'ensemble, grâce au choix que vous faites, l'évolution se fait quand même de façon positive, en tout cas sur la qualité des ingrédients. Il n'en est pas de même sur les valeurs nutritionnelles, où la plupart des nouveautés sont en général caractérisées par une augmentation des teneurs en sucre ou en graisse, afin d'appâter le consommateur. Nous savons que cet assemblage sucré-gras provoque chez la plupart d'entre nous non seulement le désir d'une reconfirmation, mais aussi très souvent celui d'une surconsommation.

Quand on fait le bilan, on retrouve tout de même un certain nombre d'aliments dans le palmarès des bons produits, mais il en reste toujours autant du côté moins satisfaisant.

S'il apparaît vertueux de diminuer la consommation de chair animale, la qualité nutritionnelle des préparations végétariennes n'est pas toujours au rendez-vous. Insuffisance de protéines, ajout de nombreux ingrédients, marketing abusif. Ces produits prennent l'habitude de surfer sur des appellations traditionnelles (steak végétal...), sur des photographies alléchantes, sur des titres de recettes, sans en avoir leurs caractéristiques. Pour certains que j'ai eu l'occasion de consommer moi-même, la qualité gustative n'est pas du tout au rendez-vous. L'importance incroyable de l'utilisation de soja risque de poser un problème dans la mesure où nous savons désormais qu'il faut être un peu plus modéré avec cet aliment. Rappelons que le soja contient des phytœstrogènes, assimilées aux hormones féminines, et que la plupart des grandes sociétés savantes s'interrogent quant à leurs effets sur la santé et la prévention de nombreuses maladies. Il est normal d'en utiliser, car c'est l'un des aliments les plus riches en protéines, mais pas de façon systématique. Bien heureusement, il existe des produits plutôt bien composés et vous les trouverez dans ce guide.

Pour mémoire, rappelons que la première révolution dans nos choix alimentaires a eu lieu en 2006 lorsque nous, mon ami le Dr Patrick Serog et moi-même, avons écrit un livre sur la composition des aliments et sur les étiquettes alimentaires. Nous venions de découvrir que notre alimentation avait totalement changé par rapport à nos connaissances usuelles, construites au travers d'une transmission alimentaire qui reposait sur des aliments simples et non pas sur l'alimentation industrielle. Le pain n'était pas seulement de la farine et de l'eau, mais contenait également des matières grasses; les plats préparés n'étaient pas toujours conformes à des apports nutritionnels parfaits ; la catégorie des produits laitiers était une véritable jungle pour le consommateur... Un vrai choc de culture !

Il ne sert à rien de vouloir éradiquer cette épopée moderne de l'industrialisation des aliments car elle a permis, non seulement de démocratiser la nourriture, mais aussi d'améliorer sa qualité en termes d'hygiène et de répondre aux besoins de la civilisation contemporaine. Car le temps nostalgique de la cuisine, de la préparation des repas s'est effacé au profit d'une quête d'une alimentation à la fois simple, diététique et saine. Et s'il reste très vertueux et de bon sens de recommander de ne cuisiner que des produits frais, de préparer ses repas soi-même avec des recettes maison, rien de tout cela ne correspond à la vie des célibataires, des familles, des hommes et des femmes qui achètent 80 % de leurs aliments dans les supermarchés. Un peu comme les contes de fées qui ne correspondent pas à la réalité mais sont tellement jolis à raconter. Oui, bien sûr, dans ces émissions filmées par trois caméras pendant trois heures où l'on nous délivre une recette de 10 minutes, tout paraît simple. Mais quand on va au travail le matin, qu'on rentre le soir, souvent fatigué, et qu'il faut manger tous les jours de la semaine, comment imaginer ces préceptes possibles ?

L'étude du comportement des consommateurs actuels montre que nous achetons désormais beaucoup plus en fonction des atouts « durable » et « santé » d'un aliment qu'avec la simple et naturelle préoccupation de nous nourrir suffisamment pour vivre et prendre du plaisir.

Seulement voilà, plus nous écrivons de livres, plus nous découvrons les différents aspects de la nourriture et plus l'industrie va vite, modifiant les produits, changeant leurs compositions, en inventant de nouveaux. La publicité n'est plus simplement présente à la télévision et à la radio, mais aussi au quotidien, sur nos téléphones ou sur notre ordinateur, aussi mangeons-nous de plus en plus de façon compulsive et cérébrale, à l'aune des sollicitations reçues de toutes parts.

Lors d'un voyage aux États-Unis, j'ai rencontré les responsables de la plus grande enseigne mondiale de l'alimentation, Walmart, pour leur présenter un étiquetage nutritionnel qui pourrait rendre service aux consommateurs. Après de nombreux échanges, de sympathiques compliments et des discussions extrêmement intéressantes, leur conclusion a été autant cynique que pragmatique. Leur argumentaire se résumait à une phrase très simple : « Vous êtes des médecins, votre rôle est de soigner les gens, nous sommes des distributeurs alimentaires disposés à fournir ce que souhaitent manger les gens, nous n'avons pas à faire votre métier et nous continuerons à distribuer tout ce qui peut alimenter notre commerce et satisfaire le consommateur. »

Cette logique imparable renvoie directement la responsabilité vers le consommateur qui, libre de ses choix, peut aussi bien plébisciter un aliment que le rejeter.

Mais comment savoir qu'un aliment est meilleur qu'un autre, comment décrypter une étiquette alimentaire dont le vocabulaire nécessite désormais d'être ingénieur agronome ou chimiste, comment équilibrer sa nourriture en conservant des zones de plaisir et des zones de raison ? Il ne faut compter ni sur l'aide des distributeurs, ni sur celle de nos dirigeants (bien difficile de choisir entre la vigueur d'une économie et la protection de la santé des individus, tout en laissant le libre arbitre au consommateur). Il ne reste donc plus que l'éducation et l'information pour que chacun d'entre nous, averti et libre de ses choix, puisse s'alimenter en fonction de ses propres critères.

Reconnaissons tout de même que cette provocation a porté ses fruits. Prenons l'exemple de certains ingrédients qui sont désormais bannis de l'industrie alimentaire, ou presque : c'est parce que tout le monde s'est mobilisé à propos de l'huile de palme que de nombreux industriels ont décidé de la remplacer, pour une part, par d'autres huiles. C'est parce qu'une campagne féroce sur les sirops de fructose et de glucose-fructose dans les biscuits a été menée que les mamans ont arrêté d'en acheter à leurs enfants pour privilégier d'autres biscuits, ce qui a contraint la plupart des industriels à modifier leurs compositions.

Malgré tout cela, malgré la vigilance des pouvoirs publics, malgré nos connaissances qui s'améliorent, nombre de produits peuvent encore facilement être substitués par d'autres pour préserver notre goût et notre santé.

Enfin, lorsque l'on observe les produits catégorie par catégorie, comme vous allez le constater dans cet ouvrage, en dehors de la connaissance spécifique de chaque produit, il est important de savoir comment déjouer les pièges de tel ou tel groupe de produits et quels sont les meilleurs critères de choix. Il nous a semblé pertinent de vous fournir un indicateur pour faire un vrai bon choix alimentaire.

Il ne faut cependant pas céder à la peur. Nous vivons dans une époque où le sensationnel est privilégié par rapport à une information neutre. Là encore, il ne s'agit pas de critiquer un fait mais plutôt de le constater. Il est très facile de stigmatiser gratuitement les aliments, d'effrayer un consommateur pour délivrer une information choc qui au fond ne sert qu'à nous perturber dans nos choix et ne reflète pas toujours la réalité, en particulier quant à leur vraie valeur. Combien de reportages sur le poisson, les produits laitiers, les œufs, la viande se sont succédé tout au long de ces dernières années, avec pour seul objectif de nous terroriser ? Pourtant, peu d'accidents sont survenus, et la plupart du temps la médiatisation est beaucoup plus forte que la gravité de l'événement. Nous avons oublié qu'au fil des années et des progrès, ont disparu toutes les maladies liées à la conservation des aliments, une grande partie des toxi-infections alimentaires, les infestations parasitaires...

Mais le vrai danger aujourd'hui, c'est cette espèce de « Disneyland » de la nourriture, où l'abondance, la variété, le renouvellement sont autant de stimulations qui n'ont plus grand rapport avec une alimentation équilibrée, saine et respectueuse du plaisir. Mon credo depuis longtemps...

J'ai tenté ici, avec l'aide de mon équipe, de concevoir un guide du « bien manger » au supermarché, pour simplifier les choix alimentaires et continuer à éduquer au travers des connaissances actuelles de l'alimentation. On ne peut pas simplement dire qu'il y a de bons et de mauvais produits, car l'homme est un omnivore susceptible de tout consommer qui n'a jamais eu la chance de bénéficier de la qualité alimentaire que nous avons aujourd'hui dans les pays occidentaux. Mais contrairement à une espèce de pudeur maladive qui vise à ne jamais stigmatiser le moindre aliment, je me permets de dire qu'il y a de meilleurs et de moins bons produits, en général indépendamment des marques et des distributeurs, mais relativement à leur composition. Libre à chacun de les consommer ou non.

En revanche, j'ai retenu la leçon et j'ai compris que si l'on pouvait tout mettre en vente, nous avions aussi le choix de favoriser un produit ou de le rejeter. Et c'est grâce à cette liberté de choix que nous devenons des consommateurs utiles.

Vous retrouverez donc dans ce livre, catégorie par catégorie, la description de groupes de produits, les conseils d'utilisation, les pièges à éviter, mais également les produits que nous avons particulièrement appréciés et ceux qui nous ont laissés indifférents ou dubitatifs. Cette liste n'est bien entendu pas exhaustive, mais nous avons tenté de la limiter pour rendre votre lecture plus simple et plus bénéfique.

N'imaginez pas qu'il faille toujours choisir en fonction de la raison et n'oubliez jamais que la nourriture doit rester un plaisir, voilà pourquoi il ne s'agit pas seulement de manger de façon diététique mais surtout de façon profitable.

Enfin, il faut souligner que, contrairement à ce qu'on nous laisse penser à tort, il n'y a pas de grande conspiration alimentaire. L'alimentation est intimement liée à l'économie et au profil de la société. C'est pour cela que notre choix est important et que nous avons l'entière liberté d'acheter ou non un produit. Mais à une condition : disposer d'une information sincère et aussi précise que possible. C'est ce que cet ouvrage vous propose.

Retrouvez notre palmarès des 50 meilleurs produits à la fin de ce guide, p. 349.

Quelques mots sur le Nutri-Score

Le Nutri-Score, c'est ce logo qui se généralise sur tous les produits transformés et boissons que vous trouvez dans vos supermarchés. Il attribue une note qui va du A, en vert, pour les produits les meilleurs d'un point de vue nutritionnel, au E, en rouge-orange, pour ceux les moins intéressants. Il s'agit ainsi de pouvoir comparer les produits d'une même gamme entre eux, d'un seul coup d'œil.

Pour 100 g de produit, le Nutri-Score se base sur la teneur :

- en nutriments et aliments à favoriser : fibres, protéines, fruits et légumes, légumes secs...
- en nutriments à limiter : calories, acides gras saturés, sucres, sel...

Après calcul, le score obtenu permet d'attribuer une lettre et une couleur à chaque produit pour pouvoir comparer entre eux des produits du même rayon, de marques différentes, ou consommés à la même occasion (en entrée, en plat, en dessert, à l'apéritif, etc.).

LES LIMITES DU SYSTÈME À CE JOUR

Le Nutri-Score se base essentiellement sur la qualité nutritionnelle, le tableau que vous retrouvez sur la boîte et/ou étiquette de chaque produit, mais pas sur la qualité des ingrédients ! Il ne tient donc pas compte de la présence d'ingrédients ultra-transformés, ni du nombre d'additifs et de leur dangerosité... La nature des ingrédients, leur qualité, leur provenance sont ici écartées.

Cela explique pourquoi nous retrouvons des céréales du petit déjeuner à base de farines extrudées en Nutri-Score A, alors qu'il s'agit d'un produit ultra-transformé dont la qualité des ingrédients (huile de palme, sirop de sucre) n'est absolument pas garantie par ce classement.

De même, le Nutri-Score est donné pour le produit tel qu'il est vendu, et ne tient pas compte de sa préparation future : des frites surgelées à cuire à la friteuse auront un Nutri-Score A au moment de la vente en sachet, mais après friture il en serait bien autrement !

Enfin, des produits traditionnels de qualité comme un beurre frais, une huile d'olive, une crème entière, auront tous des Nutri-Score D, car, d'après les calculs, ils sont trop gras. Et pour cause, par définition, ce sont des matières grasses. Le Nutri-Score incite alors à choisir des produits allégés (beurre 40 %, margarine 35 %, crème légère 8-15 %..) qui sont pourtant de véritables concentrés d'additifs. Il serait préférable ici de choisir un produit simple, vrai, en veillant à en ajuster la quantité de consommation.

La notion de portion n'est pas évoquée : le consommateur est persuadé que le Nutri-Score est un outil qui lui permet de manger sainement. Cependant, il n'est jamais fait mention de la quantité qui devrait être consommée. On peut ainsi abuser d'un produit disposant d'une note satisfaisante mais qui peut avoir un impact négactif pour la santé si la quantité consommée en est excessive. À l'inverse un produit qui aurait une « note » moins bonne consommé en petite quantité n'aura pas d'impact négatif, et pourra parfois même être positif pour apporter un nutriment inhabituel.

En conclusion, le principe même de notes sur l'alimentation peut aboutir à normer complètement le comportement alimentaire humain et s'oppose au principe fondamental de la nutrition qui consiste à manger de façon variée et diversifiée le plus souvent possible. Ceci est valable autant pour notre patrimoine alimentaire que pour notre santé, nos traditions et la vivacité d'une industrie de la nourriture.

LES AMÉLIORATIONS EN COURS

Le mode de calcul pour les aliments solides (biscuits, fromage, plats préparés...) va évoluer : l'excès de sucre sera jugé plus sévèrement, changeant par exemple le score des céréales du petit déjeuner ; l'enrichissement en fibres sera pris en compte ainsi que la teneur en acides gras saturés dans les huiles et matières grasses.

Mais cela n'est-il pas une façon de normer les aliments pour des nutritionnistes en oubliant toutes les valeurs émotionnelles des aliments ? Serons-nous obligés un jour de choisir un aliment seulement pour son contenu en nutriments ? Ne va-t-on pas tout droit vers un homme « robot » qui s'alimentera d'une boîte qui contient tout ce qui est nécessaire à sa santé ?

La révision de l'algorithme du Nutri-Score tous les 3 ans est proche, nous verrons. Il serait toutefois plus utile de réfléchir à un modèle d'éducation nutritionnelle dans les écoles et collèges.

Que faut-il acheter au supermarché ?

Pains et produits de boulangerie

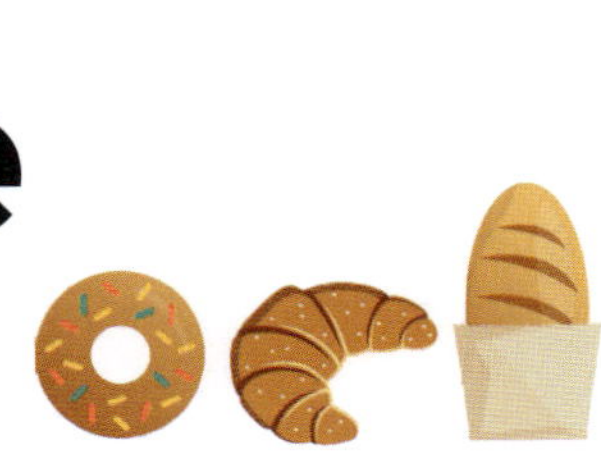

Pain

Le pain est un aliment phare de l'alimentation française. Il est pour beaucoup incontournable au petit déjeuner et accompagne quotidiennement vos repas, d'où l'importance de bien le sélectionner.

Dans sa recette de base, le pain est fabriqué avec un mélange de farine, d'eau, de sel et de levain ou levure.

À partir de cette préparation, le temps de pétrissage et de levage mais également le façonnage et la cuisson vont faire varier le résultat obtenu et c'est là tout le savoir-faire de l'artisan boulanger.

Mais cette recette de base subit également des modifications et évolutions avec plus ou moins d'impact sur le goût, la texture, mais également les caractéristiques nutritionnelles, selon :

• la variété de farine utilisée : farine de blé plus ou moins complète, ou farine d'autres céréales (maïs, seigle, avoine, épeautre...).

• l'ajout de graines (sésame, pavot, noix, tournesol...), de fruits ou de fruits secs (raisins secs, pommes, figues...), de fromage, d'oignon, de lardons...

• l'addition d'autres ingrédients comme le lait, les œufs, le sucre, le beurre... permettent également de décliner sur une variété de pain viennois, pain de mie, pain au lait, brioches... que l'on classe dans la famille des viennoiseries.

La particularité nutritionnelle de ces produits reste une richesse en glucides, source d'énergie importante dans notre alimentation. Cependant, les ajouts notamment de matières grasses et de sucre doivent être pris en compte dans leur consommation en quantité et en fréquence.

Au-delà de ces recettes artisanales, une large gamme de produits industriels s'est développée avec un choix de pains précuits, pains de mie, mais également de pain grillé, biscottes et autres produits dont les recettes varient fortement et que nous détaillerons dans cette partie.

COMMENT LE CHOISIR ?

• Le pain de boulangerie sans autre ajout que de la farine, de l'eau, de la levure et du sel reste le produit à privilégier en variant si vous le souhaitez la nature de la farine utilisée. Les ajouts de graines de sésame, pavot ou même de noix font peu évoluer l'apport calorique.

• Le pain complet ou au son est intéressant pour sa richesse en fibres (3,9 % de fibres contre 1,2 % pour le pain blanc). Les glucides complexes qui le composent, seront alors assimilés plus progressivement et l'énergie ainsi apportée permettra à l'organisme de tenir jusqu'au prochain repas. Les fibres insolubles auront un impact positif sur les transits paresseux.

• Les pains précuits, en surveillant l'ajout de matières grasses et en privilégiant les listes d'additifs les plus courtes, sont un bon moyen d'avoir du pain de qualité satisfaisante à disposition.

• Les biscottes et autres pains grillés de par leur double cuisson rendent l'amidon plus digeste, mais ce dessèchement les rend également plus caloriques. On surveillera la quantité et la qualité des matières grasses ajoutées.

• Les pains de mie se caractérisent par leur moelleux encore renforcé par les versions sans croûte ; et par une conservation plus longue que le pain de boulangerie. Ils sont intéressants si vous avez du mal à mastiquer le pain classique et séduisent les enfants, mais l'ajout de sucre et de matières grasses dans les recettes impose une vigilance en qualité et quantités.

LES PIÈGES

• Les ajouts de matières grasses et sucres excessifs.

• Les produits qui vantent l'utilisation de blé complet sans être réellement riches en fibres (<3 g de fibres/100 g) et dont le reste de la composition laisse à désirer.

• Les ajouts de sel excessifs.

• La qualité des ingrédients (ajout d'huile, de sirop de glucose-fructose). À noter une jolie évolution de beaucoup de recettes de pain de mie et pains spéciaux, l'huile de palme a presque disparu !

• La taille des portions proposées.

CONSEILS DE CONSOMMATION

• Dans le cadre d'une alimentation équilibrée, la consommation d'une portion de pain et/ou féculents est conseillée à chaque repas.

• Le pain de boulangerie reste à privilégier.

• À l'exception de certains produits remarquables, les biscottes et autres produits secs, moins rassasiants, devraient rester du dépannage.

• Les viennoiseries sont des produits plaisir et leur fréquence de consommation impose une modération en quantité et fréquence (2 fois par semaine maximum). Prenez soin de privilégier les produits nature et d'éviter surtout ceux fourrés. L'ajout de matières grasses et sucre dans la recette de base impose de ne pas les tartiner de matières grasses et/ou sucre en plus (confiture, pâte à tartiner, beurre…).

• Les produits industriels contiennent fréquemment un ajout de gluten qui rend la mie plus aérée et le produit plus moelleux. Ce surplus de gluten peut rendre la digestion plus difficile. Cela ne vous rend pas nécessairement intolérant(e) au gluten, mais ces surplus dans de nombreux produits et de façon cumulée peuvent finir par vous gêner !

DU PROGRÈS

Depuis notre première édition, la gamme des pains de mie et pains précuits a évolué dans le bon sens : la majorité des marques a opté pour l'huile de colza en remplacement de l'huile de palme et le sirop de glucose-fructose est de plus en plus absent à l'exception de certains pains sans croûte de marques de distributeurs... On attend maintenant qu'ils soient sans sucres ajoutés ou du moins que les ajouts de sucre soient minimisés (ni sucre, ni dextrose) ! On surveille le pourcentage de matières grasses (< 3 à 4 %) et de sucres (< 5 %). Mais surtout, certaines marques nous prouvent qu'il est possible de produire des recettes basiques de qualité. Alors on privilégie les recettes qui contiennent le moins d'additifs déjà trop nombreux dans notre alimentation !

LE SANS GLUTEN

Le gluten est une protéine présente dans le seigle, l'avoine, l'orge et particulièrement le blé et tous ses dérivés (pains, pâtes, biscuits...). Beaucoup de produits industriels contiennent également un ajout d'amidon de blé ou directement de gluten dans leur recette (voir liste des ingrédients). Le gluten apporte en effet de l'élasticité et confère au produit volume et moelleux ! Si vous tentez l'expérience de réaliser un pain à la maison 100 % farine de riz ou de maïs par exemple, vous obtiendrez une galette plate et sèche.

Si vous avez une intolérance au gluten, cela impose une grande vigilance dans vos choix alimentaires. Dans ce cas, les produits sans gluten vous sont indispensables. Mais si ce n'est pas le cas, vous n'avez pas d'intérêt à les consommer régulièrement.

Étrangement cette année, nous constatons que la vague du « sans gluten » qui avait tant envahi le rayon boulangerie et petit déjeuner lors des précédentes éditions semble comme passée de mode. Nous retrouvons moins de produits disponibles en rayon.

Autre constat, les recettes ont peu évolué et nos remarques sur la qualité des produits restent malheureusement les mêmes. Pour obtenir des produits moelleux, les industriels rivalisent d'ingéniosité ! Ainsi pour une grande majorité de produits sans gluten, la composition est loin d'être satisfaisante avec l'utilisation de matières grasses en grande quantité (parfois plus de 10 %) dont de l'huile de palme, du sucre et de nombreux additifs.

Autre point important, l'utilisation d'ingrédients ultra-transformés comme les amidons et amidons modifiés est monnaie courante dans ces produits vendus cher, malgré une qualité au rabais.

Préférez des produits naturellement sans gluten comme les galettes de riz ou encore des produits secs comme les tartines craquantes pour lesquelles les recettes sont plus simples. Votre santé et votre budget en ressortiront gagnants !

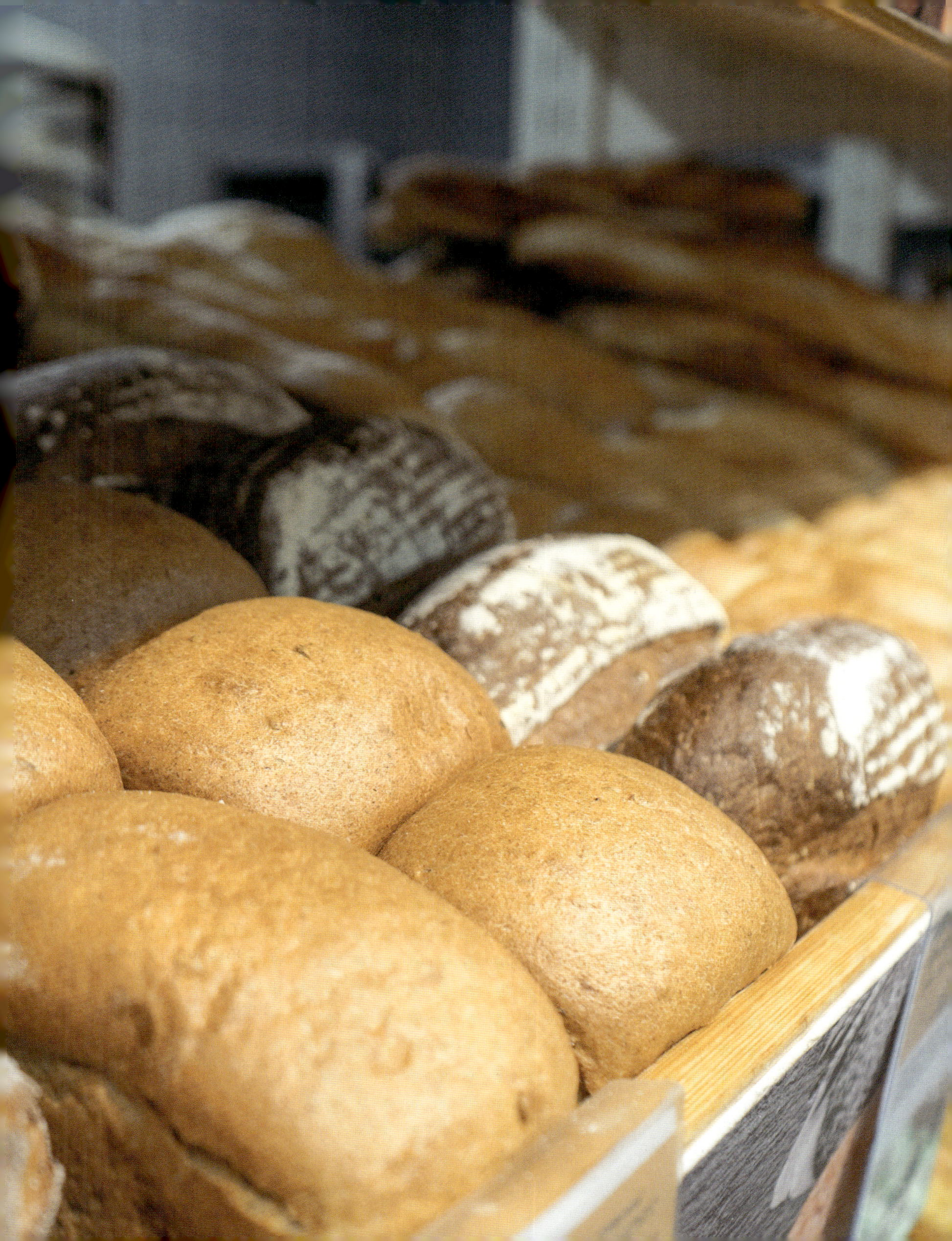

Pains (précuits, de mie)

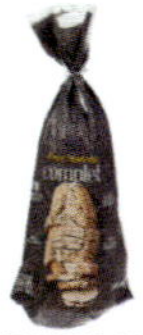

PAIN COMPLET TRANCHÉ SURGELÉ

PICARD®

On pense moins aux produits surgelés pour le pain, pourtant ce pain complet à la composition remarquable est un moyen idéal d'avoir en réserve un pain de qualité. Aucun additif en plus de la recette de base et 6,9 g de fibres, bravo !

• **Ingrédients :** farine de blé complète type 150 (France ; gluten) 57,1 %, eau, sel, levure.

• **Données nutritionnelles pour 100 g**
Valeur énergétique : 221 kcal • protéines : 7,8 g • glucides : 40 g dont sucres : 2,9 g • lipides : 1,6 g dont acides gras saturés : 0,3 g • fibres : 6,9 g • sel : 1,15 g

---

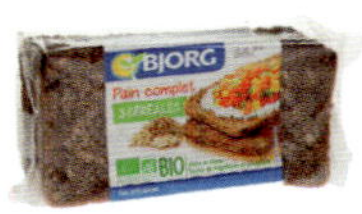

PAIN COMPLET 3 CÉRÉALES

BJORG®

Un excellent produit ! Des ingrédients de qualité, moins de 200 kcal/100 g, 11 % de fibres, 2,9 % de graisses de bonne qualité apportées par les graines de lin et de sésame. C'est également une source de phosphore et de magnésium intéressante.

• **Ingrédients :** eau, grains de seigle entiers* 40 %, farine complète de seigle* 7 %, flocons d'avoine* 3 %, flocons d'orge* 3 %, graines de lin*, sel marin, graines de sésame*, levure.
* ingrédients issus de l'agriculture biologique.

• **Données nutritionnelles pour 100 g**
Valeur énergétique : 196 kcal • protéines : 5 g • glucides : 32 g dont sucres : 2 g • lipides : 2,9 g dont acides gras saturés : 0,4 g • fibres : 11 g • sel : 1,1 g

---

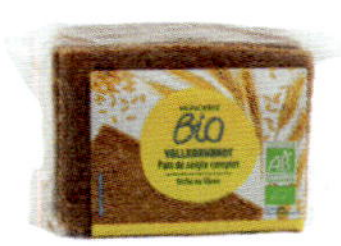

PAIN DE SEIGLE COMPLET VOLLKORNBROT

MONOPRIX BIO®

Un produit longue conservation, pauvre en sucres, riche en fibres avec une jolie qualité d'ingrédients, on valide !

• **Ingrédients :** seigle complet concassé* 52 %, eau, levain de seigle complet* (eau, farine de seigle complet* 9 %), grain de seigle* 2,8 %, sel.
*Ingrédients issus de l'agriculture biologique.

• **Données nutritionnelles pour 100 g**
Valeur énergétique : 205 kcal • protéines : 5,9 g • glucides : 38 g dont sucres : 2,2 g • lipides : 1,3 g dont acides gras saturés : 0,2 g • fibres : 8,6 g • sel : 0,87 g

---

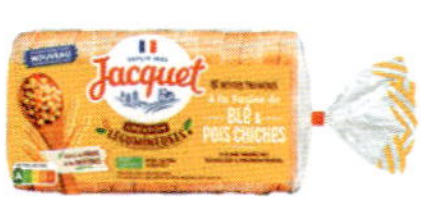

PAIN DE MIE À LA FARINE DE BLÉ ET POIS CHICHES

JACQUET®

C'est un très joli produit car en mélangeant le blé et les pois chiches, on obtient une protéine de très bonne qualité, proche de celle des protéines animales. De plus, l'adjonction des pois chiches fait baisser l'indice glycémique.

• **Ingrédients :** farine de blé (59 %), eau, farine de pois chiches (8,5 %), levure, huile de colza, gluten de blé, arôme naturel (contient alcool), sel, farine de maïs fermentée, extrait d'acérola.

• **Données nutritionnelles pour 100 g**
Valeur énergétique : 253 kcal • protéines : 11 g • glucides : 43 g dont sucres : 4,4 g • lipides : 1,4 g dont acides gras saturés : 0,3 g • fibres : 5,7 g • sel : 1,1 g

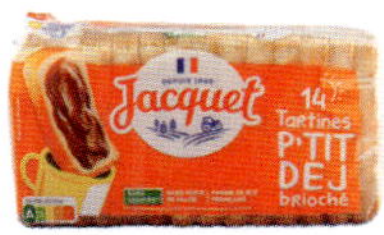

TARTINES P'TIT DEJ BRIOCHÉ

JACQUET®

Le sucre arrive seulement en 3e ingrédient, des ajouts d'œufs… on s'éloigne d'une recette traditionnelle de pain de mie. Le taux de sucre est bien sûr plus élevé que les autres produits de la gamme.

• **Ingrédients :** farine de blé (64 %), eau, sucre, huile de colza, œufs entiers en poudre reconstitués (2,2 %), jaune d'œuf en poudre, levure, arôme (contient alcool), sel, gluten de blé, arôme, extrait d'acérola.

• **Données nutritionnelles pour 100 g**
Valeur énergétique : 287 kcal • protéines : 9 g • glucides : 49 g dont sucres : 8,3 g • lipides : 4,4 g dont acides gras saturés : 0,6 g • fibres : 5,3 g • sel : 1g

---

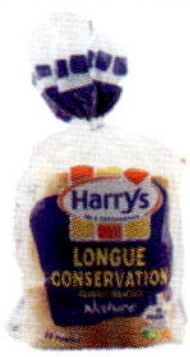

PAIN DE MIE LONGUE CONSERVATION

HARRYS®

Grandes tranches, nature
Encore une fois, on se passerait bien de l'ajout de sucre en 3e ingrédient. 8 % dans un pain, c'est trop élevé !

• **Ingrédients :** farine de blé 62,5 %, eau, sucre, huile de colza, arôme (contient alcool), sel, gluten de blé, levure, conservateur : propionate de calcium, vinaigre, farine de fèves, extrait d'acérola. Peut contenir des traces d'œufs, soja, lait, fruits à coque, graines de sésame.

• **Données nutritionnelles pour 100 g**
Valeur énergétique : 283 kcal • protéines : 8,2 g • glucides : 50,4 g dont sucres : 8 g • lipides : 4,7 g dont acides gras saturés : 0,5 g • fibres : 3 g • sel : 1,13 g

---

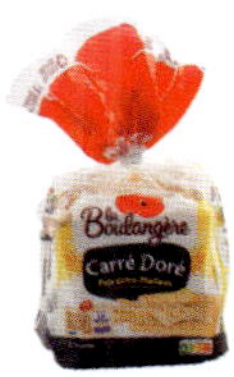

CARRÉ DORÉ, PAIN EXTRA-MOELLEUX

LA BOULANGÈRE®

Du sucre inverti pour vendre un pain « doré » mais surtout sucré, quel intérêt ?

• **Ingrédients :** farine de blé * 55 %, eau, sirop de sucre inverti, levure, huile de colza, gluten de blé, fibres d'avoine, farine de blé malté torréfié 1,6 %, arôme naturel (contient alcool), poudres à lever : bicarbonate de sodium, diphosphate disodique ; sel, vinaigre, levain de seigle dévitalisé, amidon de blé, agent de traitement de la farine : acide ascorbique.

• **Données nutritionnelles pour 100 g**
Valeur énergétique : 286 kcal • protéines : 9,3 g • glucides : 49 g dont sucres : 8,6 g • lipides : 4,8 g dont acides gras saturés : 0,4 g • fibres : 5 g • sel : 1,1 g

---

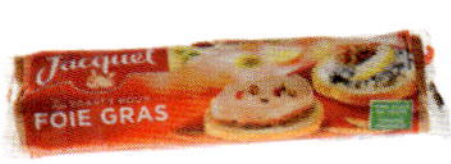

TOASTS POUR FOIE GRAS, BRIOCHÉS

JACQUET®

Un produit de fête conseillé avec le foie gras vous apportant déjà près de 8 % de lipides et surtout 10 % de sucres ! À éviter !

• **Ingrédients :** farine de blé (58 %), eau, sucre, huile de colza, levure, arômes (contient alcool), jaune d'œuf en poudre, sel, œufs (0,8 %), gluten de blé, épaississant : gomme Tara, émulsifiants : mono- et diglycérides d'acides gras, stéaroyl-2-lactylate de sodium, conservateur : propionate de calcium, agent de traitement de la farine : acide ascorbique.

• **Données nutritionnelles pour 100 g**
Valeur énergétique : 305 kcal • protéines : 7,4 g • lipides : 7,8 g dont acides gras saturés : 0,9 g • glucides : 49 g dont sucres : 11 g • fibres : 4,4 g • sel : 1,1 g

Pains spéciaux (burgers, focaccias, sandwichs, wraps...)

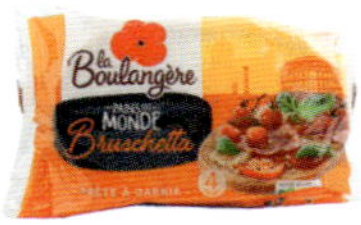

PAINS DU MONDE – BRUSCHETTA

LA BOULANGÈRE®

Une recette courte, ce qui est de bon augure ! La qualité des ingrédients est au rendez-vous. Il faudra simplement doser la portion consommée et privilégier plutôt une demi-tranche par personne.

- **Ingrédients :** farine de blé, eau, huile d'olive 1,8 %, sel, levure, farine de blé malté, alcool.
Traces éventuelles d'œufs, lait et soja.

- **Données nutritionnelles pour 100 g** (1 tranche = 100 g)
Valeur énergétique : 258 kcal • protéines : 7,7 g • lipides : 2,8 g dont acides gras saturés : 0,5 g • glucides : 49 g dont sucres : 2,5 g • fibres : 3 g • sel : 1,4 g

---

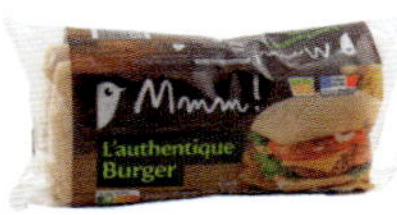

L'AUTHENTIQUE BURGER

AUCHAN MMM !®

Une recette simple pour réaliser des burgers maison de qualité, au levain et sans huile de palme, on valide !

- **Ingrédients :** farine de blé, eau, farine de seigle, levain issu de farines de seigle et de blé malté, huile de colza, levain de seigle dévitalisé déshydraté, sel, levure, gluten de blé, arôme naturel (contient alcool).

- **Données nutritionnelles pour 100 g** (1 pain = 82,5 g)
Valeur énergétique : 274,7 kcal • protéines : 8,6 g • lipides : 3,5 g dont acides gras saturés : 0,3 g • glucides : 51,7 g dont sucres : 4,4 g • fibres : 2,4 g • sel : 1,14 g

---

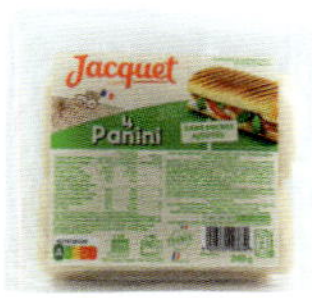

PAINS PANINI SANS SUCRES AJOUTÉS

JACQUET®

Une recette simple à base d'huile d'olive et aucun ajout de sucre, c'est suffisamment rare dans ce rayon pour être souligné ! Un bon produit de dépannage pour réaliser un sandwich proposé en portion bien dosée de 60 g.

- **Ingrédients :** farine de blé (74 %), eau, levure, huile d'olive vierge extra, sel, levain de blé dévitalisé, agent de traitement de la farine : acide ascorbique.

- **Données nutritionnelles pour 100 g** (1 unité = 60 g)
Valeur énergétique : 270 kcal • protéines : 8,2 g • lipides : 3,2 g dont acides gras saturés : 0,6 g • glucides : 50 g dont sucres : 2,5 g • fibres : 4,3 g • sel : 1,2 g

---

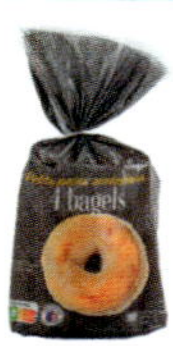

BAGELS, PETITS PAINS AMÉRICAINS

PICARD®

La recette pourrait être simplifiée en limitant quelques additifs, mais la valeur calorique proche d'une simple baguette est remarquable dans la gamme des pains spéciaux. Les taux de lipides et sucres sont remarquablement bas.

- **Ingrédients :** farine de blé et d'orge maltée (gluten), eau, sucre, sel, levure boulangère (levure, antioxydant : acide ascorbique), émulsifiants : mono- et diglycérides d'acides gras d'origine végétale, gluten de blé, stabilisant : sulfate de calcium, antioxydant : acide ascorbique, enzymes.

- **Données nutritionnelles pour 100 g** (1 unité = 85 g)
Valeur énergétique : 255 kcal • protéines : 9,8 g • lipides : 0,7 g dont acides gras saturés : 0,2 g • glucides : 51,3 g dont sucres : 2,5 g • fibres : 2,4 g • sel : 1 g

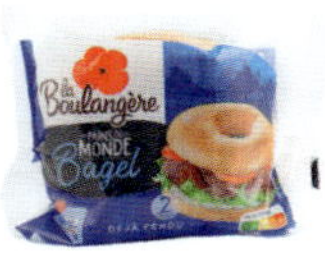

PAINS DU MONDE - BAGEL

LA BOULANGÈRE®

Une liste d'ingrédients à rallonge et plus de 8 g de sucre pour 100 g. À éviter !

• **Ingrédients :** farine de blé 68 %, eau, huile de colza, sucre, émulsifiant : mono-et diglycérides d'acides gras (origine végétale), gluten de blé, sel, arôme naturel (contient alcool), levure, levain de seigle dévitalisé déshydraté, dextrose, farine d'orge maltée toastée, conservateur : propionate de calcium, agent de traitement de la farine : acide ascorbique. Traces éventuelles d'œufs, soja, lait et graines de sésame.

• **Données nutritionnelles pour 100 g** (1 pain = 90 g)
Valeur énergétique : 315 kcal • protéines : 8,4 g • lipides : 5,8 g dont acides gras saturés : 1,5 g • glucides : 56 g dont sucres : 8,8 g • fibres : 2,4 g • sel : 1,3 g

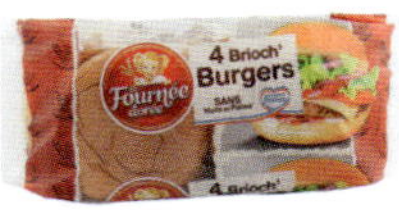

PAINS HAMBURGERS BRIOCHÉS

LA FOURNÉE DORÉE®

Une recette briochée qui atteint 12 % de sucre pour un pain qui servira à réaliser un sandwich salé… Ce n'est vraiment pas le meilleur choix !

• **Ingrédients :** farine de blé 57 %, œufs entiers frais 9 %, eau, sucre, sirop de sucre inverti, huile de colza, gluten de blé, beurre pâtissier, poudre de lait écrémé, levure, sel, arôme naturel (contient alcool), protéines de lait, farine de seigle malté, levure désactivée, colorant (bêtacarotène).

• **Données nutritionnelles pour 100 g** (1 pain = 62,5 g)
Valeur énergétique : 309 kcal • protéines : 9,4 g • lipides : 6,9 g dont acides gras saturés : 1,9 g • glucides : 51 g dont sucres : 12 g • fibres : NC • sel : 1,2 g

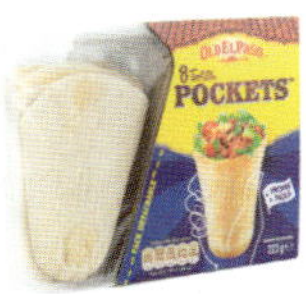

TORTILLA POCKETS

OLD EL PASO®

Ce type de produits donne l'impression d'opter pour un choix plus léger. Pourtant avec 10 % de lipides, il s'agit d'un produit vraiment trop gras et dans lequel les additifs sont nombreux.

• **Ingrédients :** farine de blé (62 %), eau, huile de tournesol (9 %), stabilisant : glycérol ; gluten de blé, émulsifiant : mono et diglycérides d'acides gras ; dextrose, poudres à lever : carbonate acide de sodium, diphosphate, phosphate de calcium ; sel.

• **Données nutritionnelles pour 100 g** (1 unité = 28 g)
Valeur énergétique : 339 kcal • protéines : 9,3 g • lipides : 10,7 g dont acides gras saturés : 1,5 g • glucides : 50 g dont sucres : 5,7 g • fibres : 1,4 g • sel : 1,07 g

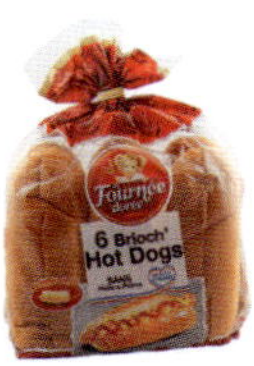

PAINS HOT DOGS

LA FOURNÉE DORÉE®

Ici simplement trop, c'est trop… Trop de graisses saturées, trop de sucre avec 13 %. Pour un pain dans lequel on ajoutera une saucisse et des sauces… il y a mieux !

• **Ingrédients :** farine de blé française 59 %, œufs entiers frais 7,5 %, sucre, huile de colza, eau, sirop de sucre inverti, levure, beurre pâtissier, poudre de lait écrémé, sel, gluten de blé, émulsifiant (E471), arôme naturel (contient alcool), protéines de lait, levure désactivée, farine de seigle maltée, colorant (bêtacarotène).

• **Données nutritionnelles pour 100 g** (1 pain = 45 g)
Valeur énergétique : 337 kcal • protéines : 9,5 g • lipides : 10 g dont acides gras saturés : 2,7 g • glucides : 51 g dont sucres : 13 g • fibres : NC • sel : 1,24 g

Brioches et pains au lait

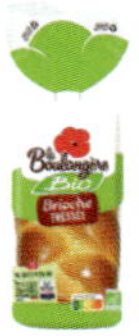

BRIOCHE TRESSÉE BIO

LA BOULANGÈRE®

L'utilisation d'ingrédients nobles est appréciable ! Les taux de graisses et sucre restent raisonnables pour une brioche.

- **Ingrédients :** farine de blé*/** 49 %, œufs entiers*/** 16 %, huile de tournesol*, sucre de canne roux*, levain* (eau, farine de blé*/** 2,8 %, farine de seigle*, levures), gluten de blé*, levure, arôme naturel de vanille (contient alcool), sel, extrait de rhum. Traces de lait. *Ingrédients issus de l'agriculture biologique. **Ingrédients issus du commerce équitable français.

- **Données nutritionnelles pour 100 g**
Valeur énergétique : 367 kcal • protéines : 9,1 g • glucides : 50 g dont sucres : 11 g • lipides : 14 g dont acides gras saturés : NC • fibres : 2,5 g • sel : 0,9 g

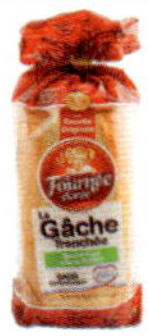

GÂCHE TRANCHÉE, BEURRE FRAIS CRÈME FRAÎCHE

LA FOURNÉE DORÉE®

Une recette simple avec du vrai beurre et du vrai sucre. Les émulsifiants ont même été supprimés depuis notre dernier comparatif, on valide !

- **Ingrédients :** farine de blé 52 %, sucre, beurre frais 10,5 %, œufs entiers frais 8 %, eau, crème fraîche 3 %, levure, sel, arômes naturels (contient alcool), gluten de blé, eau-de-vie, protéines de lait, levure désactivée, colorant (bêta-carotène).

- **Données nutritionnelles pour 100 g**
Valeur énergétique : 340 kcal • protéines : 8,1 g • glucides : 49 g dont sucres : 12 g • lipides : 12 g dont acides gras saturés : 7,7 g • fibres : NC • sel : 1,1 g

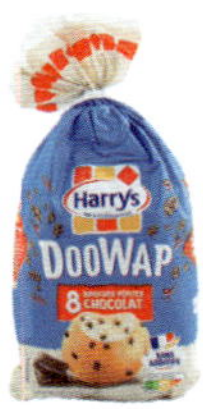

DOOWAP®

HARRYS®

Brioche aux pépites de chocolat sans additifs
Une jolie évolution à saluer pour ce produit : des pépites de chocolat au lait à la composition simple et maintenant sans sirop de sucre. Le taux de sucre reste raisonnable pour un produit contenant des pépites de chocolat.

- **Ingrédients :** farine de blé 46 %, eau, pépites de chocolat 13,6 % (sucre, pâte de cacao, beurre de cacao), sucre, œufs frais 7,1 %, huile de colza, gluten de blé, arômes (contient alcool), levure, sel.

- **Données nutritionnelles pour 100 g**
Valeur énergétique : 340 kcal • protéines : 8 g • glucides : 47 g dont sucres : 18 g • lipides : 12,3 g dont acides gras saturés : 3,5 g • fibres : 4,4 g • sel : 0,75 g

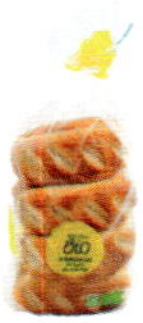

PAINS AU LAIT PUR BEURRE AUX ŒUFS FRAIS

MONOPRIX BIO®

On apprécie la recette pur beurre et aux œufs frais, simple avec peu d'additifs, seulement des arômes naturels.

- **Ingrédients :** farine de blé* 47 %, sucre roux de canne*, beurre* 12 %, œufs* frais 12 %, levain (farine de blé*, eau), levure, poudre de lait entier* 1,5 %, rhum*, sel marin gris, arômes naturels* (contient alcool et blé), arôme naturel de vanille*, antioxydant : acide ascorbique. *Ingrédients issus de l'agriculture biologique.

- **Données nutritionnelles pour 100 g**
Valeur énergétique : 374 kcal • protéines : 9 g • glucides : 54 g dont sucres : 12 g • lipides : 13 g dont acides gras saturés : 8,2g • fibres : 2,5 g • sel : 1 g

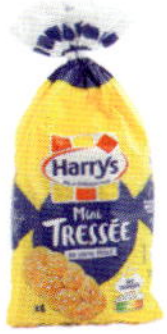

BRIOCHE MINI TRESSÉE AU SUCRE PERLÉ

HARRYS®

Si Harrys est capable de nous proposer une brioche tressée bio avec du vrai sucre ou une brioche entière perlée sans additifs, pourquoi ces mini-tresses sont-elles de si mauvaise qualité ?

• **Ingrédients :** farine de blé 48,0 %, eau, œufs frais 12,1 %, huile de colza, sucre 8,3 %, sucre perlé 4,1 % (sucre, graisse végétale : karité, arôme), sirop de glucose-fructose, émulsifiant : mono- et diglycérides d'acides gras, arômes dont fleur d'oranger (contient alcool), extraits végétaux à pouvoir colorant (curcuma, paprika), levure, épaississant : gomme de guar, fibre de blé, sel, gluten de blé. Peut contenir des traces de lait, graines de sésame, fruits à coque et soja.

• **Données nutritionnelles pour 100 g**
Valeur énergétique : 360 kcal • protéines : 7,9 g • glucides : 48,1 g dont sucres 16 g • lipides : 14 g dont acides gras saturés 2,5 g • fibres : 5 g • sel : 0,7 g

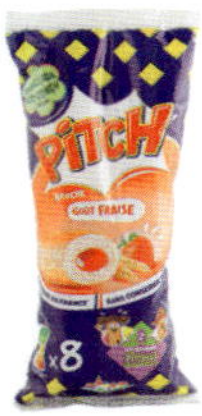

BRIOCHE FRAISE

PITCH®

Préférez une brioche de qualité avec une vraie confiture, le fourrage n'est ni plus léger que du chocolat ni de bonne qualité !

• **Ingrédients :** farine de blé 29 % - Fourrage à la fraise* 28 % (sirop de glucose, sucre, purée de fraise 4,2 %, purée concentrée de fraise 1,4 % - équivalent à 5,5 % de purée de fraise- , purée de pomme 1,2 %, fibres solubles de maïs, fibres de citron, jus de citron concentré, arôme naturel, jus concentré colorant de carotte pourpre), sucre, levain 9 % (farine de blé 5 %, eau, sel), œufs frais, huile de colza, levure, beurre pâtissier, fibres de psyllium, émulsifiant : mono et diglycérides d'acides gras, sel, gluten de blé, épaississant : gomme guar, agent de traitement de la farine : acide ascorbique - protéines de lait.

• **Données nutritionnelles pour 100 g**
Valeur énergétique : 360 kcal • protéines : 7,9 g • glucides : 48,1 g dont sucres : 16 g • lipides : 14 g dont acides gras saturés : 2,5 g • fibres : 5 g • sel : 0,7 g

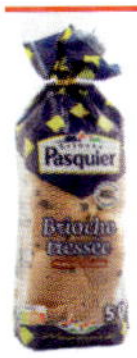

BRIOCHE TRESSÉE AUX PÉPITES DE CHOCOLAT

PASQUIER®

En tranches
Pasquier revisite un peu trop sa brioche tressée : quand la version nature nous propose du vrai sucre, du beurre et de l'huile de colza, celle-ci contient de l'huile de palme et du sirop de sucre, dommage !

• **Ingrédients :** farine de blé 40 %, œufs frais 15 %, pépites de chocolat 10 % (sucre, pâte de cacao, beurre de cacao, émulsifiant : lécithine de soja), matière grasse végétale (palme), levain 6 % (farine de blé 3 %, eau sel), sirop de fructose-glucose, sucre, levure, sel, émulsifiant : mono et diglycérides d'acides gras, épaississant : farine de graines de caroube, gluten de blé - arôme - colorant : caroténoïdes - antioxydant : acide ascorbique - protéines de lait.
Ce produit contient du blé, des œufs, du soja, du gluten et du lait.

• **Données nutritionnelles pour 100 g**
Valeur énergétique : 373 kcal • protéines : 8,3 g • glucides : 48,7 g dont sucres : 16,4 g • lipides : 15,5 g dont acides gras saturés : 7,8 g • fibres : NC • sel : 1 g

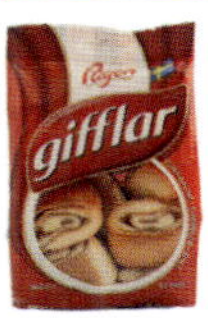

BRIOCHES ROULÉES À LA CANNELLE

PAGEN®

Cette marque, connue pour ses fameux Krisprolls, distribue aussi ces produits de boulangerie. Ici la liste des ingrédients est trop longue, trop riche en additifs et contient de l'huile de palme. On laisse en rayon !

• **Ingrédients :** farine de blé, fourrage à la cannelle 22 % [sucre, margarine (matières grasses végétales (palme, colza), eau, sel, émulsifiant (E471), correcteur d'acidité (E330), arôme), sucre roux, amandes d'abricots, eau, amidon modifié, cannelle, conservateur (E282), épaississant (E440), sel, sirop de glucose, amandes], lait écrémé, huiles végétales (colza, palme), sucre, levure, œuf, eau, sel, poudres à lever (E450, E500), conservateurs (E200, E282), émulsifiant (E471).

• **Données nutritionnelles pour 100 g**
Valeur énergétique : 370 kcal • protéines : 7 g • glucides : 53 g dont sucres : 18 g • lipides : 14 g dont acides gras saturés : 3 g • fibres : NC • sel : 0,7 g

Biscottes, pains grillés, galettes de céréales...

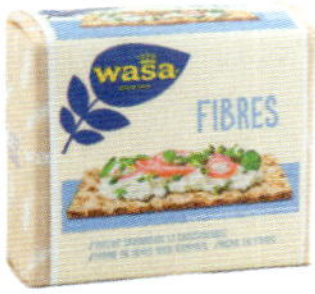

TARTINES FIBRES

WASA®

Une recette simple sans aucun additif, remarquable par sa richesse en fibres.

• **Ingrédients :** farine complète de seigle (58 g*), son de blé (27 g*), flocons d'avoine (12 g*), graines de sésame (7,6 g*), germe de blé, sel

• **Données nutritionnelles pour 100 g**
Valeur énergétique : 333 kcal • protéines : 15 g • glucides : 46 g dont sucres : 2 g • lipides : 5 g dont acides gras saturés 1 g • fibres : 26 g • sel : 1,1 g

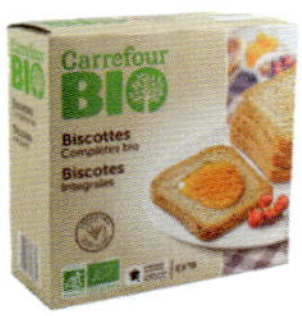

BISCOTTES COMPLÈTES BIO

CARREFOUR BIO®

Un bon rapport qualité prix pour ce produit qui offre une recette courte et simple avec une jolie teneur en fibres.

• **Ingrédients :** farine de blé complet* 89 %, huile végétale de tournesol*, sucre* levure, sel, gluten de blé*, agent de traitement de la farine : acide ascorbique* Ingrédients issus de l'agriculture biologique.

• **Données nutritionnelles pour 100 g**
Valeur énergétique : 378 kcal • protéines : 11 g • glucides : 64 g dont sucres : 4 g • lipides : 5 g dont acides gras saturés 0,5 g • fibres : 8,5 g • sel : 1,3 g

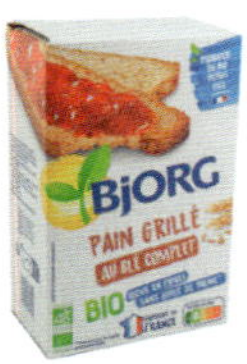

PAIN GRILLÉ AU BLÉ COMPLET BIO

BJORG®

Une recette de qualité, qui mériterait tout de même d'être un peu allégée en sel...

• **Ingrédients :** farine de blé*, farine complète de blé* 32 %, huile de tournesol*, sucre de canne* non raffiné, sel, levure, farine d'orge malté*, agent de traitement de la farine : acide ascorbique.
*Ingrédients issus de l'agriculture biologique.

• **Données nutritionnelles pour 100 g**
Valeur énergétique : 378 kcal • protéines : 11 g • glucides : 70 g dont sucres : 4,5 g • lipides : 4,3 g dont acides gras saturés 0,5 g • fibres : 7,6 g • sel : 1,4 g

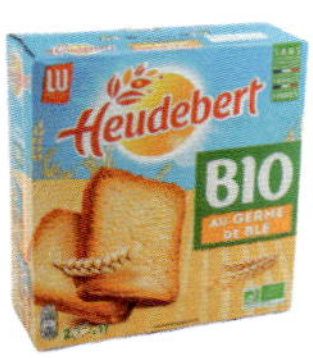

BISCOTTES AU GERME DE BLÉ BIO

HEUDEBERT®

Enfin des biscottes Heudebert® sans huile de palme ou sirop de sucre : la recette est simple. À étendre à toute la gamme !

• **Ingrédients :** farine de blé*, sucre de canne*, levure, huile de tournesol*, sel, germes de blé* 1,2 %, gluten de blé*, agent de traitement de la farine (acide ascorbique). *Ingrédients issus de l'agriculture biologique.

• **Données nutritionnelles pour 100 g**
Valeur énergétique : 385 kcal • protéines : 14 g • glucides : 72 g dont sucres : 5,2 g • lipides : 3,5 g dont acides gras saturés : 0,4 g • fibres : 4,2 g • sel : 1,3 g

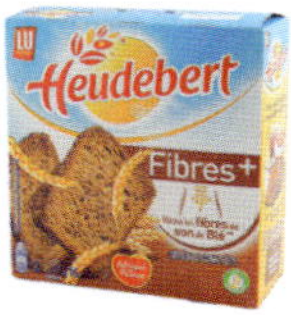

FIBRES + CÉRÉALE COMPLÈTE

HEUDEBERT®

Le marketing repose sur l'enrichissement en fibres, dommage que la recette ne soit toujours pas améliorée par ailleurs. Préférez des biscottes sans huile de palme ni sirop de sucre.

• **Ingrédients :** céréale 88,9 % [farine de blé complète 58,1 % (dont son de blé avec germe 9,5 %), farine de blé, farine de blé malté], son de blé 7,5 %, levure, huile de palme, gluten de blé, sirop de glucose-fructose, sucre, sel, agent de traitement de la farine (acide ascorbique), amidon de blé.

• **Données nutritionnelles pour 100 g**
Valeur énergétique : 384 kcal • protéines : 15 g • glucides : 63 g dont sucres : 6,1 g • lipides : 5,7 g dont acides gras saturés : 2,2 g • fibres : 11 g • sel : 1,1 g

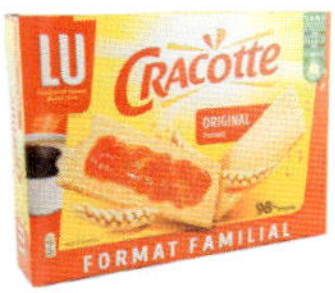

CRACOTTE ORIGINAL FROMENT

LU®

Un produit faussement léger, contenant de l'huile de palme et trop salé. L'extrusion des farines pour sa fabrication en fait un aliment à fort index glycémique peu rassasiant.

• **Ingrédients :** céréales 98 % (farine de blé 97,5 %, farine de seigle 0,5 %), lait écrémé en poudre, sucre, sel, huile de palme, minéral (pyrophosphate ferrique).

• **Données nutritionnelles pour 100 g**
Valeur énergétique : 389 kcal • protéines : 11 g • glucides : 78 g dont sucres : 7,9 g • lipides : 2,7 g dont acides gras saturés : 1 g • fibres : 3 g • sel : 1,7 g

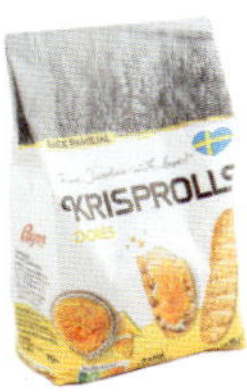

KRISPROLLS® DORÉS

PAGEN®

Une recette simple, maintenant sans huile de palme, mais qui reste vraiment trop riche, plus qu'une brioche pur beurre !

• **Ingrédients :** farine DE BLÉ* (90 %), sucre, huiles végétales (huile de colza*, huile de colza totalement hydrogénée), malt d'orge, levure, sel.
*Huile de colza suédoise et farine suédoise issue de notre moulin.

• **Données nutritionnelles pour 100 g**
Valeur énergétique : 432 kcal • protéines : 10 g • glucides : 73 g dont sucres : 9,5 g • lipides : 10 g dont acides gras saturés : 1,3 g • fibres : 3,1 g • sel : 0,7 g

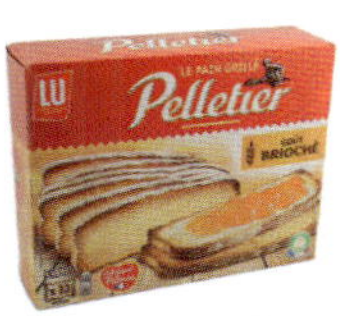

PAIN GRILLÉ GOÛT BRIOCHÉ

PELLETIER®

Dommage que Pelletier n'ait pas retiré l'huile de palme de tous ses produits. Cette recette est également trop riche (plus de 400 kcal aux 100 g) et contient trop d'additifs, pas moins de 5 !

• **Ingrédients :** farine de blé 80,6 %, margarine [huiles végétales (palme, colza), eau, beurre pâtissier, lactosérum en poudre (de lait), sel, émulsifiant (E471), miel, arômes, conservateur (sorbate de potassium), acidifiant (acide citrique), colorant (bêta-carotène)], sucre, œufs en poudre 3,7 % (équivalent œufs 14,6 %), levure, lactose et protéines de lait, sel, lait écrémé en poudre, gluten de blé , amidon de blé, agent de traitement de la farine (acide ascorbique).

• **Données nutritionnelles pour 100 g**
Valeur énergétique : 442 kcal • protéines : 12 g • glucides : 65 g dont sucres : 9,9 g • lipides : 14 g dont acides gras saturés : 6,2 g • fibres : 3,5 g • sel : 1,08 g

Épicerie sucrée

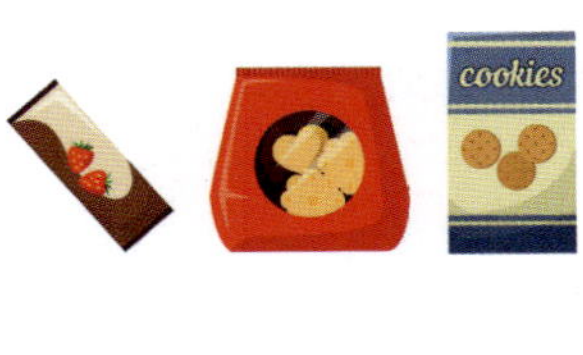

Boissons du matin et du soir
Cafés solubles et chicorées

Le café est une graine extraite du fruit du caféier. Il n'y a pas un café mais des cafés. Ceux-ci ont des caractéristiques différentes selon leur espèce, leur variété, leur zone de culture...

On en distingue deux grandes catégories :

• l'arabica : cultivé à haute altitude en Amérique centrale et du Sud, il a une faible teneur en caféine et possède un goût assez doux et des arômes développés ;

• le robusta : il peut être cultivé à basse altitude, principalement en Afrique et en Indonésie. Comme son nom l'indique, il est plus fort que l'arabica, sa teneur en caféine est deux fois plus importante et il donnera un goût plutôt amer et plus corsé que le premier.

LA CAFÉINE

La quantité de caféine varie de 60 mg à 150 mg par tasse de 150 ml respectivement pour 6 g d'arabica et de robusta.

Le mode de préparation influe aussi sur la teneur en caféine du café qui sera consommé. La caféine est un composé soluble du café. Contrairement aux croyances, l'expresso n'est pas plus riche en caféine. Au contraire, lors de la préparation, plus la mouture est fine et plus de temps de contact entre l'eau et le café est long, plus la caféine aura le temps de se diffuser et plus la boisson finale obtenue sera riche en caféine. Ainsi, le café filtre est plus riche que l'expresso !

Le décaféiné est un café qui conserve tout son arôme et son goût malgré l'extraction de la caféine du café vert avant torréfaction. Une tasse de décaféiné apportera 1 à 3 mg de caféine seulement.

Conformément à la législation européenne, le café décaféiné est un café torréfié en grains dont la teneur en caféine est égale ou inférieure à 0,1 % et un café soluble/instantané dont la teneur en caféine est égale ou inférieure à 0,3 %.

Les cafés ont une valeur calorique négligeable de 2 kcal pour 100 ml environ. Cependant, les minéraux du café se solubiliseront dans l'eau et il contiendra des quantités notables de potassium (66 mg/100 ml) et de vitamine B3 (0,7 mg/100 ml), le robusta étant deux fois plus minéralisé que l'arabica. Ils sont riches en polyphénols : 130 à 300 mg pour 100 ml.

À noter que les cafés contiennent des tanins diminuant l'absorption du fer.

On retrouve dans les rayons des cafés en grains, moulus, dits café filtre mais aussi soluble auquel il suffit d'ajouter de l'eau. Se sont enfin développées ces dernières années les dosettes et capsules pour un rendu proche du café « expresso ».

Attention, dès que l'on s'éloigne du café noir, l'apport calorique s'envole de 3 kcal par tasse à 50 kcal pour le café au lait, 89 kcal pour certains cappuccinos et latte machiato.

LA DÉCAFÉINATION

Il existe quatre méthodes de décaféination : soit à l'eau, soit avec un solvant (acétate d'éthyle, chlorure de méthylène, CO_2 liquide).
Il n'y a pas d'obligation du fabricant à faire figurer la méthode employée sur l'emballage. Nous avons retrouvé l'information seulement sur quelques produits souhaitant communiquer sur le sujet, avec la mention « décaféination à l'eau, sans solvant ».

COMMENT LES CHOISIR ?

• On privilégie tout de même du café en grains ou moulu à la cafetière ou au percolateur.

• Les produits des supermarchés sont soit 100 % arabica, soit 100 % robusta, ou un mélange.

• Pour les cafés en grains ou moulus, tout est simplement affaire de goût et de prix ! Pour cette raison, nous n'avons pas prévu de tops, ni de flops.

• On peut considérer les cafés solubles comme un dépannage quand on n'a pas de cafetière à disposition.

• Pour les cafés solubles, on privilégie les produits lyophilisés : la lyophilisation permet de transformer le café en granulés de meilleure qualité que le café atomisé au rendu grossier et irrégulier.

• Pour les mélanges à la chicorée, pour une boisson de meilleure qualité, privilégiez le choix d'un bon café filtre ou soluble auquel vous ajoutez de la chicorée.

LES PIÈGES

• Vous pouvez être tenté de choisir un café soluble « au lait », mais ces produits s'accompagnent systématiquement de conservateurs et les industriels font le choix de poudre de lait entier. Un bon café auquel vous ajoutez votre propre lait est aussi rapide en préparation !

• TOUTES les recettes gourmandes instantanées : cappuccino nature, au chocolat, au caramel, café viennois... contiennent soit du sirop de glucose-fructose, soit des graisses végétales hydrogénées (ou non dans les meilleurs cas), soit les deux. Un seul conseil : les réaliser maison.

• Au bureau, à la machine à café, choisissez donc un café noir ou décaféiné.

CONSEILS DE CONSOMMATION

Même s'il est peu calorique, le café ne doit pas être consommé sans modération. La caféine joue l'effet d'un stimulant sur le corps, augmentant le rythme cardiaque. Aussi, 300 mg de caféine est considéré comme une consommation quotidienne modérée, soit 3 tasses de café torréfié ou instantané environ, à adapter en fonction de votre état de santé. Pour les femmes enceintes, on préfère limiter à 1 à 2 tasses par jour maximum.

On limitera encore plus les cafés « améliorés » qui sont et doivent rester des boissons plaisir, dont l'apport calorique grimpe dans certaines enseignes américaines avec l'ajout de topping et autres crèmes.

DOSETTES ET CAPSULES

Le café en dosettes ou capsules apporte la facilité d'emploi, il est parfaitement dosé, bien conservé et offre la qualité d'un véritable expresso. Cette offre ne cesse de s'agrandir, certains produits ont en plus une image de produit de luxe, véhiculée par des campagnes de publicité l'ayant présenté comme un produit de prestige.

Le principal inconvénient est que chaque produit ne contient que 5 g de café moulu : le prix au kilo avoisinant les 62 euros ! Sans oublier que leur utilisation entraîne une surconsommation d'emballages et de suremballages...

L'impact environnemental de ce type de produit n'est donc pas à négliger, tout comme l'impact santé lié à la diffusion de substances contenues dans l'emballage sur lequel les études sont encore peu nombreuses à l'heure actuelle.

Pour cette raison, aucun de ces produits ne figurera dans nos tops.

Du point de vue nutritionnel, comme les cafés instantanés on préfère les produits classiques ou allongés vous apportant 2 kcal par tasse environ aux recettes : moccha, cappuccino, latte macchiato nature, caramel qui dépassent facilement 80 kcal pour 200 ml, comme les sodas...

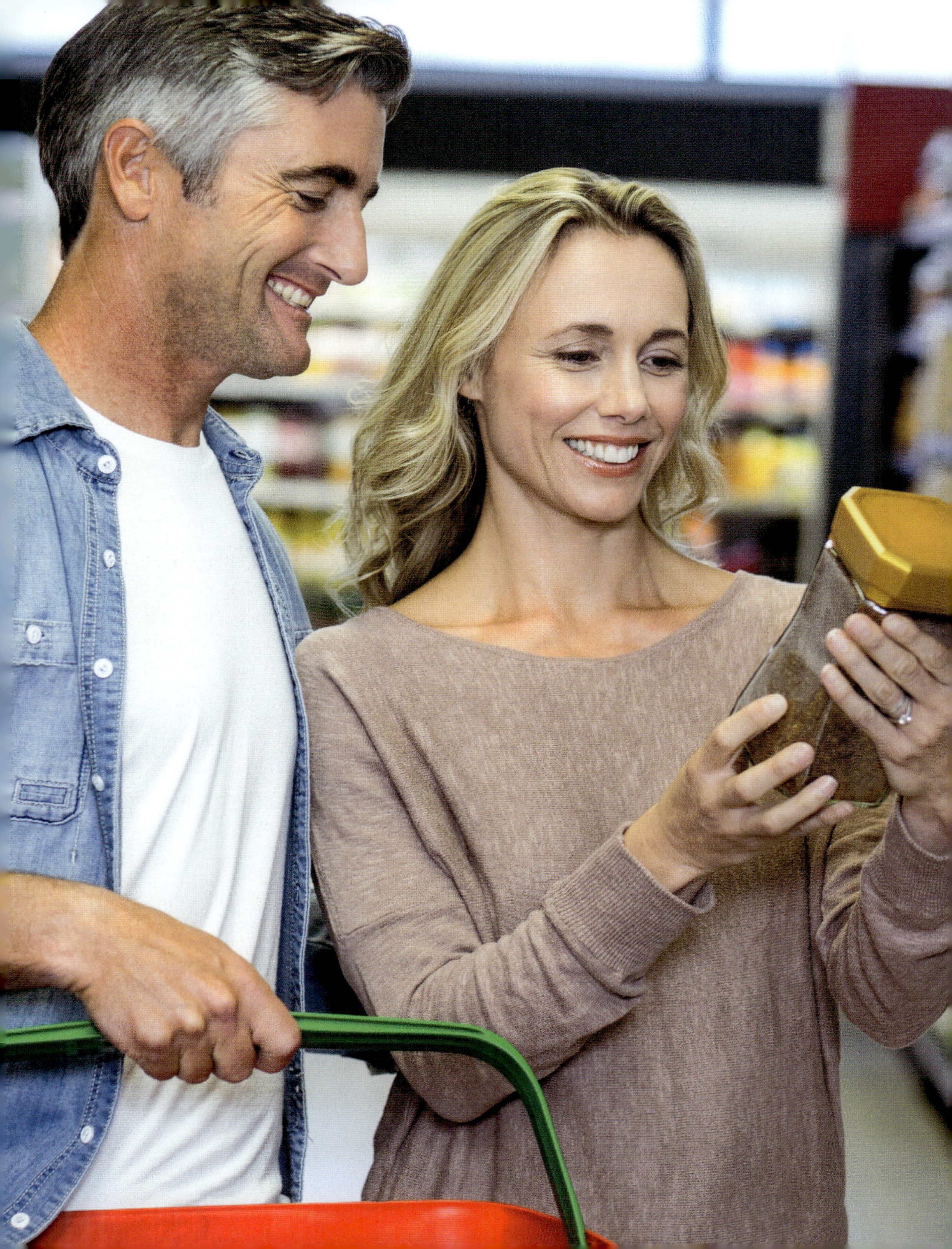

Boissons du matin et du soir
Thés et tisanes

Il existe un grand nombre de thés différents : thé noir, thé vert, blanc, fumé, Oolong... qui proviennent pourtant du même arbuste, le théier, dont les feuilles sont travaillées différemment.

Nous consommons principalement du thé noir, qui subit une oxydation complète et se conserve plus longtemps, et du thé vert, qui est au contraire un thé non fermenté.

Les thés contiennent :

- de la théine, en quantité variable selon les variétés, le thé noir en ayant plus que le thé vert : 50 à 90 mg pour une tasse de 200 ml. Elle est responsable de l'effet stimulant du thé ;
- de la théobromine et de la théophylline, des substances stimulantes ;
- du fluor : 20 à 25 mg pour un sachet ;
- des molécules antioxydantes comme les polyphénols, les flavonoïdes et les catéchines, en quantités importantes : 175 mg environ pour une tasse de 180 ml. Ces substances antioxydantes luttent contre les effets des radicaux libres ;
- des tanins : ils se trouvent en moindres quantités dans le thé vert que dans le thé noir. Ceux-ci inhibent l'absorption des sels minéraux et plus particulièrement du fer.

Le thé rouge ou rooibos, que l'on retrouve de plus en plus dans les rayons, est une infusion, ce n'est pas du thé. Il s'agit des feuilles d'un petit arbuste qui pousse uniquement en Afrique du Sud. C'est après fermentation que ses feuilles prennent la teinte brun-rouge à laquelle il doit son nom. C'est une boisson non excitante, sans calories, sans théine, riche en antioxydants, contenant très peu de tanins.

Les tisanes sont quant à elles préparées avec toutes sortes de plantes, seules ou en mélanges. On prépare des tisanes à base de feuilles, de fleurs, de fruits, de racines...

LE MATCHA, THÉ À LA MODE

Il s'agit de thé vert réduit en poudre très fine. Les feuilles de thé sont privées de soleil quelques semaines avant la récolte, afin de stimuler la production de chlorophylle.
Le thé matcha est reconnu principalement pour être une excellente source d'antioxydants.
Certains vantent sa richesse en certaines vitamines et minéraux, mais n'oublions pas de rapporter cette « richesse » à la quantité consommée, qui sera en général d'1 g par tasse.
Il est également connu pour ses vertus stimulantes, et ce en raison d'une plus grande richesse en théine que le thé vert. Pour contrebalancer cela, il contient de la L-théanine, aux vertus apaisantes.
Ces propriétés supérieures au thé sont liées au fait qu'une tasse de matcha se prépare en fouettant cette poudre de thé vert avec une eau à 70 °C ; ainsi, boire une tasse de thé matcha revient à consommer la feuille de thé en entier, et non uniquement une eau infusée.
On comprend donc que tous les sachets à infuser au matcha surfent sur cette mode sans bénéficier réellement des propriétés.

COMMENT LES CHOISIR ?

• Pour les thés, les feuilles les plus savoureuses sont les plus petites et les plus proches du bourgeon. On préférera le thé en feuilles entières et celui aux feuilles brisées proposées essentiellement en vrac, ceux-ci sont meilleurs que les brisures, utilisées pour les sachets. En sachant que des poussières de thé, moins nobles que la feuille elle-même, sont souvent ajoutées dans les sachets... Si vous préférez tout de même le sachet pour plus de praticité et ne souhaitez pas pour autant sacrifier le goût, veillez à ce que son contenu ne soit pas une poudre difficilement identifiable.

• Une tisane de belle qualité mêle de véritables morceaux de feuilles, de racines, de fleurs et/ou de fruits.

• Bio, si votre budget le permet ! Le théier est un arbuste fragile qui est de nombreuses fois traité au cours de sa croissance. Afin de limiter les traces de pesticides dans le produit fini, choisir du bio a du sens.

LES PIÈGES

• Faites bien attention à ne pas acheter que des arômes : certains thés et tisanes contiennent plus d'arômes que de constituants physiquement identifiables, c'est le cas de certaines infusions façon cupcake, tarte citron, poire chocolat, mais aussi fruits rouges, pomme et même menthe !

• Ayez un œil critique envers les mentions inscrites, « nuit paisible » propose un thé déthéiné, celui « digestion légère » pris après un repas peut améliorer le confort digestif, mais les « ventre plat », « détox » ou « brûle graisse » ne sont pas des thés et tisanes miracles !

• Enfin, certains produits ne sont pas simplement l'alliance de plusieurs plantes, mais sont de vraies boissons sucrées, on y retrouve d'ailleurs le sucre en premier ingrédient : on est bien loin de simples infusions sans calories !

CONSEILS DE CONSOMMATION

Les tisanes et thés peuvent être consommés sans sucre à tout moment de la journée, ils seront à boire dans l'heure qui suit l'infusion, car au-delà les polyphénols disparaissent. Cependant, la théine contenue dans le thé (l'équivalent de la caféine dans le café) peut empêcher les personnes sensibles de dormir. Vous pouvez alors choisir un rooibos, ou déthéiner votre thé : la théine étant libérée durant les premières minutes d'infusion, avant les tanins, infusez 2 à 3 minutes, jetez cette première infusion puis ré-infusez 7 à 8 minutes. Enfin, les tanins du thé limitent l'absorption du fer : en cas de consommation importante, il sera préférable d'en consommer à distance des repas ou de contrebalancer cet effet en consommant des aliments riches en vitamine C.

ZOOM SUR LES ARÔMES

Au-delà du thé noir, vert, blanc ou rouge, qui ont tous des goûts différents, vous appréciez certainement de varier les saveurs grâce à de délicieux thés parfumés ! Mais qu'en est-il de ces fameux arômes ajoutés dans votre thé ?
En réalité, s'il est précisé « arôme naturel de... », l'arôme utilisé est réellement un arôme naturel. Encore mieux, le fabricant peut directement utiliser les feuilles de menthe ou des écorces d'agrumes mélangées aux feuilles de thé.
Dans tous les autres cas : arôme, arôme de, arôme naturel goût de..., il s'agit d'un arôme de synthèse créé en laboratoire et/ou qui ne provient pas forcément du produit dont il est censé représenter le parfum !

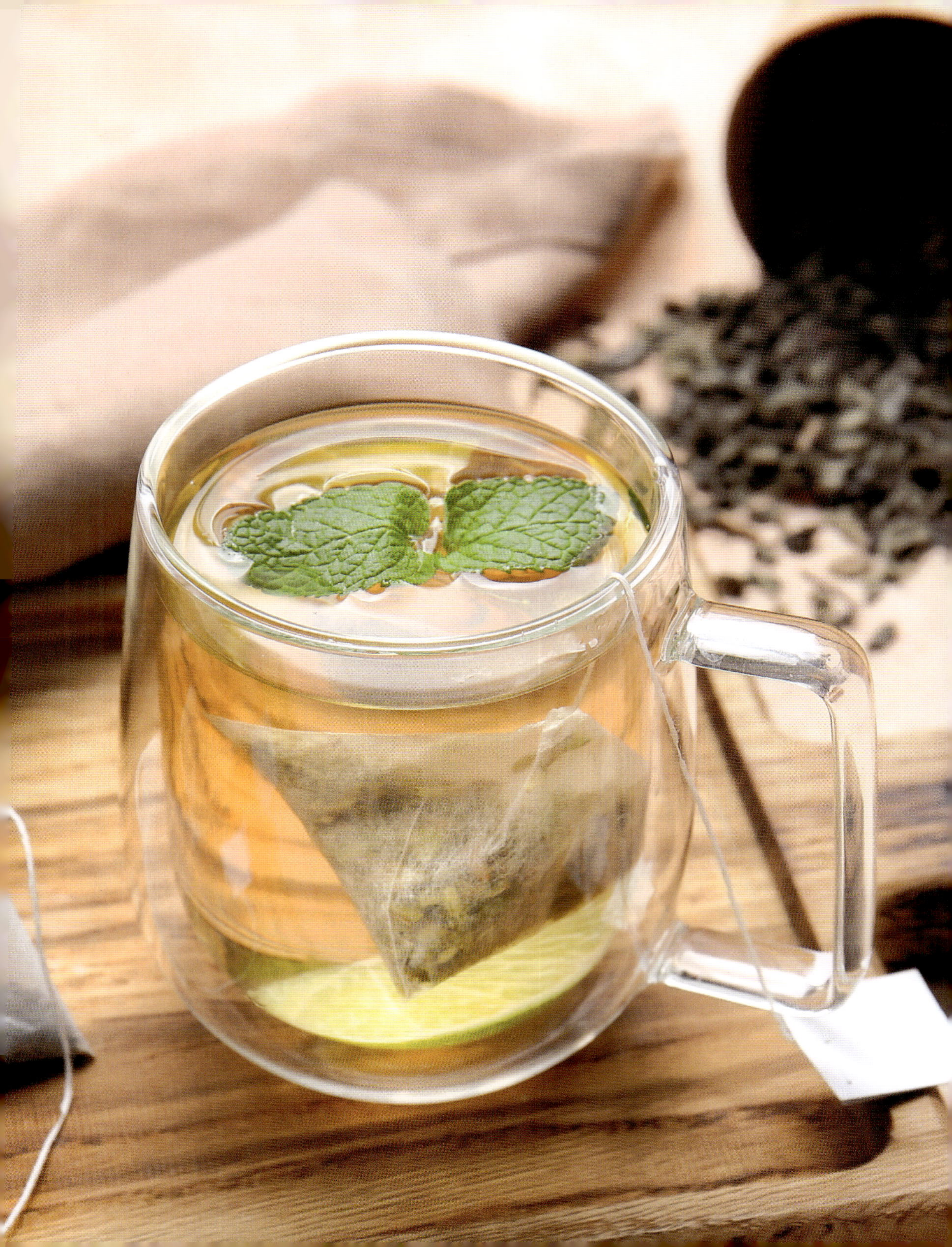

Boissons du matin et du soir
Cacaos et poudres chocolatées

La fabrication de la poudre de cacao est un long processus. Les fèves de cacao extraites de cabosses, fruits du cacaoyer sont fermentées, séchées, torréfiées, décortiquées, dégermées et broyées afin d'obtenir la pâte de cacao. Ensuite, une partie de la matière grasse (ou beurre de cacao) est extraite, et servira à la fabrication du chocolat en tablettes. Le produit résiduel est alors concassé et pulvérisé de façon à obtenir la poudre de cacao.

Le cacao a une forte densité énergétique, c'est aussi l'un des aliments les plus riches en flavonoïdes, ce qui lui confère une grande capacité antioxydante. Il est une excellente source de phosphore, de magnésium et d'oligo-éléments tels que le zinc, le manganèse et le cuivre.

Il est enfin riche en théobromine, responsable des effets positifs sur notre humeur.

COMMENT LES CHOISIR ?

• Privilégiez les produits 100 % cacao (Van Houten®, Ivoria®, Nestlé Dessert® notamment) auxquels vous ajouterez ou non du sucre, suivant vos goûts (avec parcimonie), ainsi vous maîtriserez au maximum la composition de vos chocolats chauds.

• Si vous préférez les poudres chocolatées, déjà sucrées, orientez-vous vers les produits les plus riches en cacao (cacao en premier dans la liste des ingrédients et/ou pourcentage précisé sur la boîte) et laissez en rayon ceux contenant du sirop de glucose et/ou huile végétale.

LES PIÈGES

Certains sticks, dosettes et capsules vous proposent de faire un chocolat chaud en un tour de main, cependant elles cachent du sirop de glucose et une liste d'additifs toujours plus longue : à ce prix, préférez un cacao ou une poudre chocolatée classique !

CONSEILS DE CONSOMMATION

Outre sa consommation sous forme de boisson, il peut occasionnellement se substituer au sucre pour varier les saveurs, notamment dans les yaourts, mais être aussi utilisé dans les plats salés puisqu'il s'agit d'une épice à part entière. La consommation de cacao doit cependant être limitée dans le cadre d'une alimentation équilibrée, en raison de sa valeur énergétique élevée (environ 350 kcal/100 g) et de sa richesse en lipides et glucides. Il fait partie de « l'alimentation plaisir », soit un lait cacaoté avec 1 à 2 cuillerées à café de cacao par tasse maximum.

LES PRÉPARATIONS CACAOTÉES AUX CÉRÉALES

Banania®, Ovomaltine®, Mon Premier Nesquick®, Tonimalt®... sont des mélanges de sucre (qui est souvent le premier ingrédient), de poudre de cacao, entre 12 et 20 % maxi, et d'une poudre de céréales biscuitées.
Si l'on vante dans ces produits un réveil vitaminé ou un petit déjeuner plein d'énergie, sachez que cet ajout de céréales n'a aucun intérêt nutritionnel.
Il s'agit de préparations très sucrées et les céréales ainsi ajoutées seront rapidement digérées et assimilées. Cela ne remplace en rien la consommation d'une portion de pain ou de céréales bien sélectionnés en plus de la boisson cacaotée.
On préférera un chocolat chaud préparé avec une poudre cacaotée riche en cacao.
Quant au Premier Nesquick®, il ne s'agit en rien d'une préparation infantile, basée sur une réglementation spécifique, comme l'emballage peut le laisser croire.

Cafés solubles et chicorées

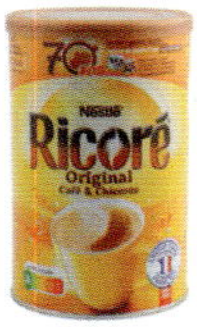

RICORÉ ORIGINAL
NESTLÉ®

Ce mélange de café et de chicorée est remarquable pour sa richesse en fibres et en magnésium. Elle est aussi moins onéreuse que les autres cafés solubles. Préférez cette version à reconstituer à l'eau ou au lait, plutôt que la poudre au lait, de moins bonne qualité. On aurait juste préféré connaître l'origine du café.

• **Ingrédients :** café soluble 33,2 %, fibres de chicorée (oligofructose) 33 %, chicorée soluble 30 %, sulfate de magnésium.

• **Données nutritionnelles pour 100 g**
Valeur énergétique : 141 kcal • fibres : 45,3 g • magnésium : 820 mg

---

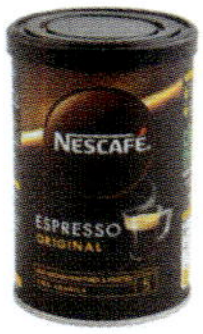

ESPRESSO ORIGINAL
NESCAFÉ®

En boîte ou en sticks.
On apprécie d'avoir l'information 100 % arabica sur ce produit.

• **Ingrédients :** café 100 % arabica.

• **Données nutritionnelles pour 100 g**
Valeur énergétique pour 1 tasse : 0 kcal

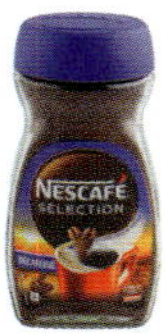

SÉLECTION – CAFÉ SOLUBLE DÉCAFÉINÉ
NESCAFÉ®

Un café lyophilisé décaféiné à l'eau afin de préserver les arômes, composé d'un mélange de robusta et d'arabica décaféinés. Une bonne option de dépannage !

• **Ingrédients :** café arabica et robusta.

• **Données nutritionnelles pour 100 g**
Valeur énergétique pour 1 tasse : 2 kcal

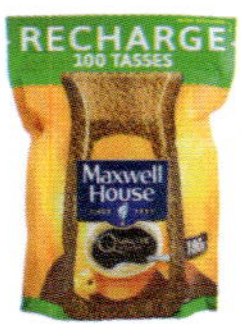

CAFÉ SOLUBLE QUALITÉ FILTRE ÉCO-RECHARGE
MAXWELL HOUSE®

Nous saluons l'éco-recharge qui permet de réduire les déchets et de diminuer le prix au kilo.

• **Ingrédients :** café arabica et robusta.

• **Données nutritionnelles pour 100 g**
Valeur énergétique pour 1 tasse : 2 kcal

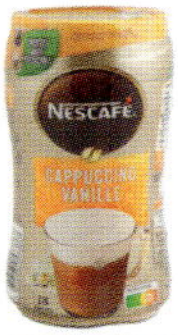

CAPPUCCINO VANILLE, CAFÉ SOLUBLE

NESCAFÉ®

L'un des produits qui contient finalement le moins de café, à peine 7 %, et un mélange de sucre, sirop de sucre, lait et huile qui nous incite à le laisser en rayon. La version noisette ne fait pas mieux.

• **Ingrédients :** sucre, sirop de glucose, lait écrémé en poudre 20 %, huile végétale (noix de coco), café 7 % (café instantané 6,5 %, café torréfié moulu), lactose, arôme naturel, correcteurs d'acidité (bicarbonate de sodium, acide citrique), sel.

• **Données nutritionnelles par tasse (200 ml d'eau + 17 g de poudre)**
Valeur énergétique : 70 kcal • protéines : 1,4 g • lipides : 1,6 g dont acides gras saturés : 1,3 g • glucides : 12 g dont sucres : 8,6 g

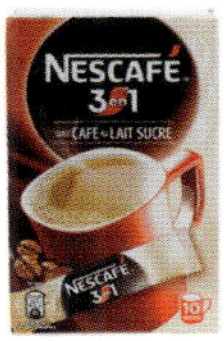

3 EN 1, GOÛT CAFÉ AU LAIT SUCRÉ

NESCAFÉ®

Une recette qui a évolué, mais pas dans le bon sens : les additifs (7) sont conservés et le café est passé de 25 % à moins de 8 % : préférez un café soluble lyophilisé et ajoutez-y du lait à votre convenance.

• **Ingrédients :** sucre, sirop de glucose, huile de palmiste totalement hydrogénée, café soluble (7,9 %), amidon de tapioca, stabilisants (E340, E331, E452, E451), protéines de lait, sel, émulsifiants (E471, E472e), arômes (contient lait).

• **Données nutritionnelles pour 1 stick de 16,5 g**
Valeur énergétique : 71,1 kcal • lipides : 2,17 g dont acides gras saturés : 1,98 g • glucides : 12,44 g dont sucres : 9,5 g • protéines : 0,2 g • fibres : 0,4 g • sel : 0,16 g

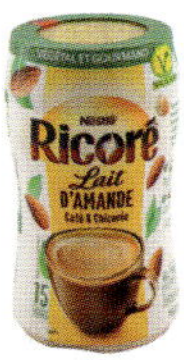

RICORÉ AU LAIT D'AMANDE

NESTLÉ®

Les sticks de café au lait d'amande (Nestlé®) ont une composition proche et sont également un flop ! Du sirop de sucre, de l'huile de coco, des farines et 5 additifs : préférez un café soluble auquel vous ajouterez un lait d'amande de qualité.

• **Ingrédients :** sirop de glucose, sucre, huile de noix de coco, amidon de tapioca, préparation lait d'amandes déshydraté (6,48 %) (protéines d'amandes 5 %, arômes naturels, sel), farine de riz hydrolysée, café soluble (5,9 %), oligofructose (5,9 %), chicorée soluble (5,4 %), correcteur d'acidité : bicarbonates de sodium, acide citrique : carbonates de calcium ; sulfate de magnésium, émulsifiant : lécithine de tournesol. Peut contenir : avoine.

• **Données nutritionnelles pour 1 stick de 100 ml**
Valeur énergétique : 35 kcal • lipides : 1,1 g dont acides gras saturés : 0,9 g • glucides : 5,4 g dont sucres : 2,2 g • protéines : 0,5 g • fibres : 0,8 g • sel : 0,09 g

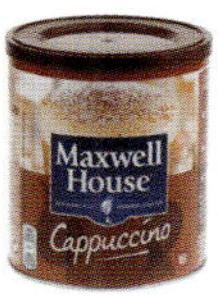

CAPPUCCINO MILKA SOLUBLE

MAXWELL HOUSE®

À peine 3 % de café contre 10 % lors de notre précédente édition, sirop de sucre, huile de mauvaise qualité, trop d'additifs, préparation simple et bien meilleure maison !

• **Ingrédients :** chocolat en poudre 41 % (sucre, cacao en poudre 10 %), sucre, sirop de glucose, huile de coprah totalement hydrogénée, maltodextrine, lait écrémé du pays alpin (5,0 %), protéines de lactosérum (de lait), café soluble (3,0 %), lait écrémé en poudre, perméat de lactosérum (de lait), stabilisants (E340, gomme xanthane, E452), arôme, amidon modifié, anti-agglomérant (E551, E341), lactose (de lait), protéines de lait, sel, émulsifiant (E471).

• **Données nutritionnelles pour 22 g**
Valeur énergétique : 92 kcal • lipides : 2,6 dont acides gras saturés : 2,4 g • glucides : 16 g dont sucres : 10 g • protéines : 1,3 g • fibres : 0,9 g • sel : 0,05 g

Thés et infusions

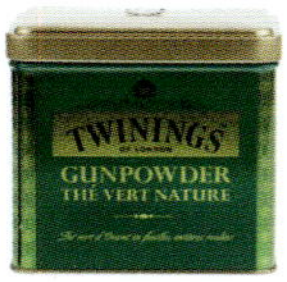

GUNPOWDER THÉ VERT NATURE

TWININGS®

Vrac.
Il s'agit d'un thé vert d'Orient nature en feuilles entières roulées. Un bon produit pour un prix au kilo abordable (< 30 €/kg).

• **Ingrédients :** thé vert.

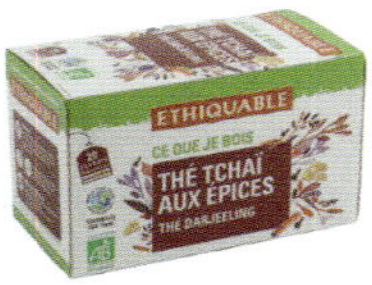

THÉ TCHAÏ AUX ÉPICES BIO

ÉTHIQUABLE®

Pas une seule trace d'arôme. Uniquement des épices pour relever les saveurs. C'est un bon produit !

• **Ingrédients :** thé noir 83,5 % et épices 16,5 % : cardamome, cannelle, gingembre, clou de girofle issus de l'agriculture biologique et du commerce équitable (100 %).

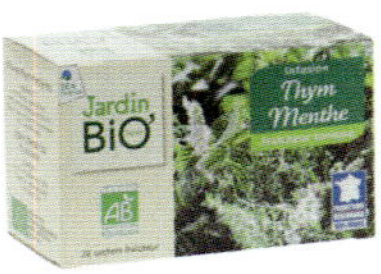

INFUSION THYM MENTHE

JARDIN BIO®

Une infusion sans aucun arôme, contenant 100 % de plantes, comme vanté sur l'emballage. Un très bon choix !

• **Ingrédients :** thym* (*Thymus vulgaris*) 50 %, menthe poivrée (*Mentha piperita*) 50 %. *Ingrédients issus de l'agriculture biologique.

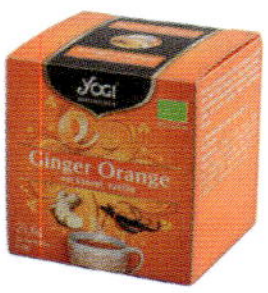

INFUSION GINGEMBRE ORANGE

YOGI®

Et autres variétés de cette marque
On salue ici l'utilisation de produits nobles et d'une huile essentielle, mais aucun arôme ajouté !

• **Ingrédients :** gingembre (25 %), cannelle* (19 %), citronnelle*, réglisse*, zeste d'orange* (7 %), anis *, clous de girofle*, extrait de vanille* (3 %), menthe poivrée*, huile essentielle d'orange* (2 %).
*Ingrédients issus de l'agriculture biologique.

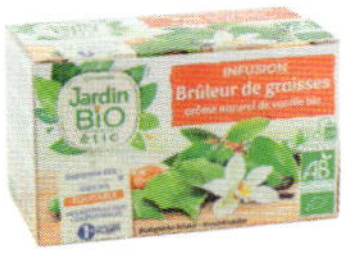

INFUSION BRÛLEUR DE GRAISSES À LA VANILLE BIO

JARDIN BIO ÉTIC®

À base de maté, thé vert et café vert, cette boisson n'est pas une simple infusion. Elle contiendra un petit peu de théine et sera énergisante. L'appellation brûle-graisse est excessive !

- **Ingrédients :** maté* (*Ilex paraguarensis*) 28 %, thé vert* (*Camellia sinensis*) 27,5 %, bouleau* (*Betula pendula*) 27,5 %, guarana* (*Paullinia cupana*) 7 %, café vert* (*Coffea canephora*) 7 %, arôme naturel de vanille* 3 %.
*Ingrédients issus de l'agriculture biologique. 62,5 % du total des ingrédients d'origine agricole sont conformes aux standards du commerce équitable.

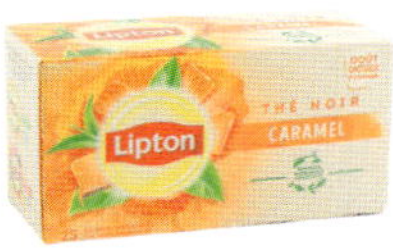

THÉ NOIR CARAMEL

LIPTON®

On y lit près de 20 % d'arômes... C'est beaucoup trop surtout pour un produit susceptible d'être consommé quotidiennement.

- **Ingrédients :** thé noir*, arôme (19 %), caramel (1,3 %), amidon de maïs.
*Certifié Rainforest Alliance.

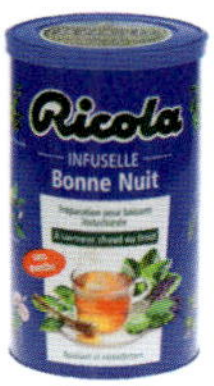

INFUSELLE BONNE NUIT

RICOLA®

Une infusion avec comme premier ingrédient : du sucre, suivi de dextrose (autre forme de sucre). Il en résulte 6 g de sucre pour 100 ml de boisson préparée. Les additifs sont en trop et évitables dans une infusion. On préfère une infusion que l'on peut consommer sans ajout de sucre ou que l'on peut doser.

- **Ingrédients :** sucre, dextrose, extraits des plantes suivantes (3,8 %) : mélisse citronnelle, fleur d'oranger, rose, lavande, houblon, coquelicot, tilleul, mélasse, miel (0,6 %), sucre caramélisé, acidifiant (acide citrique), arôme naturel d'orange.

- **Données nutritionnelles pour 100 ml préparés**
Valeur énergétique : 26 kcal • glucides : 6,4 g dont 6,3 g de sucre

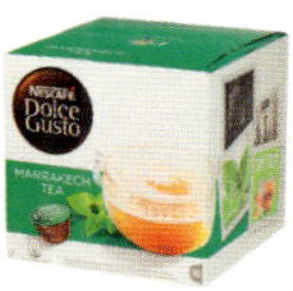

DOLCE GUSTO MARRAKECH TEA

NESCAFÉ®

Du sucre en premier ingrédient, un petit peu de thé, un simple arôme de menthe et des huiles végétales... À éviter ! Une tasse apporte l'équivalent d'½ morceau de sucre. On fuit !

- **Ingrédients :** sucre, extrait de thé vert (3,4 %), arôme naturel de menthe, huiles végétales (noix de coco, palme).

- **Données nutritionnelles pour 1 dosette : 150 ml**
Valeur énergétique : 29 kcal • glucides : 7,2 g dont 7 g de sucre

Cacao et poudres chocolatées sucrées

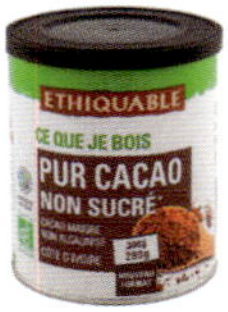

PUR CACAO NON SUCRÉ BIO EN POUDRE

ÉTHIQUABLE®

Tout simplement 100 % cacao ! Leur chocolat instantané, avec 50 % de cacao et sucre de canne est également un joli produit.

• **Ingrédients :** cacao en poudre issu du commerce équitable et de l'agriculture biologique.

• **Données nutritionnelles pour 100 g**
Valeur énergétique : 407 kcal • protéines : 22 g • lipides : 21 g dont acides gras saturés : 13 g • glucides : 19 g dont sucres : 0,5 g • fibres : NC • sel : 0 g

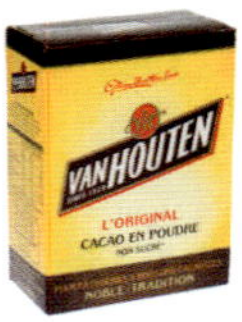

L'ORIGINAL CACAO EN POUDRE NON SUCRÉ

VAN HOUTEN®

Du cacao et en seuls additifs des correcteurs d'acidité. Van Houten mérite sa renommée. On peut ensuite l'adoucir à sa guise avec lait ou sucre.

• **Ingrédients :** cacao en poudre non sucré, correcteurs d'acidité : carbonates de potassium, hydroxyde de potassium.

• **Données nutritionnelles pour 100 g**
Valeur énergétique : 366 kcal • protéines : 20 g • lipides : 21 g dont acides gras saturés : 13 g • glucides : 8,7 g dont sucres : 0,5 g • fibres : 28 g • sel : 0,08 g

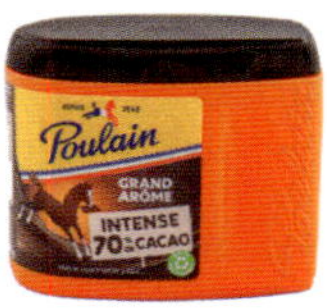

CACAO EN POUDRE - GRAND ARÔME INTENSE

POULAIN®

Cette version intense propose un chocolat riche en cacao (70 %), qui vient détrôner le 1848 de la même marque. Petit bémol sur l'arôme que l'on aimerait naturel.

• **Ingrédients :** cacao maigre (11 % de beurre de cacao) en poudre, sucre, arôme. Cacao : 70 % minimum. Peut contenir lait et soja.

• **Données nutritionnelles pour 100 ml**
Valeur énergétique : 68 kcal • protéines : 4,2 g • lipides : 2,1 g dont acides gras saturés : 1,2 g • glucides : 7,5 g dont sucres : 6,7 g • fibres : 16,5 g • sel : 0,11 g

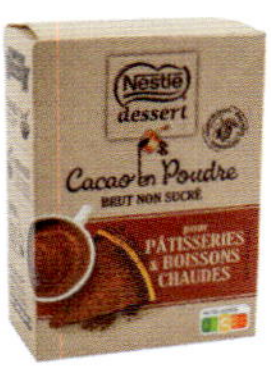

CACAO POUDRÉ BRUT NON SUCRÉ

NESTLÉ®

Comme le Van Houten, un produit brut original, à sucrer à son goût, tout simplement.

• **Ingrédients :** cacao en poudre non sucré, correcteurs d'acidité : carbonates de potassium, hydroxyde de sodium.

• **Données nutritionnelles pour 100 g**
Valeur énergétique : 387 kcal • protéines : 18,1 g • lipides : 21 g dont acides gras saturés : 13 g • glucides : 17,3 g • fibres : 28 g • magnésium : 500 mg • sel : 0,35 g

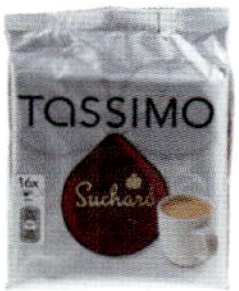

CHOCOLATS EN DOSETTES ET CAPSULES

TASSIMO® SUCHARD®

Valable aussi pour Milka® dosettes souple, Tassimo® Milka®, Senseo® Choko Break, Dolce gusto Nesquik®.
Un savant mélange de sucre et/ou sirop de glucose, cacao dégraissé, graisse végétale avec plus ou moins de colorants, émulsifiant, épaississant et stabilisant. À fuir !

• **Ingrédients** (pour Tassimo® Suchard®) : sirop de sucre inverti, cacao maigre en poudre (12 %), eau, graisse de palme, lait entier en poudre (3,5 %), poudre de lactosérum (de lait), lactose (de lait), correcteurs d'acidité (E508, E331), sel, lait écrémé (0,7 %) , crème en poudre (de lait), crème (de lait), sucre, pâte de cacao, arôme, émulsifiant (lécithine de soja), édulcorants (E950, E955), acidifiant (acide lactique), stabilisant (pectine).

• **Données nutritionnelles pour 1 dosette, 195 ml**
Valeur énergétique : 57 kcal • protéines : 0,8 g • lipides : 1,3 g dont acides gras saturés : 0,7 g • glucides : 10,5 g dont sucres : 10 g • fibres : 0,8 g

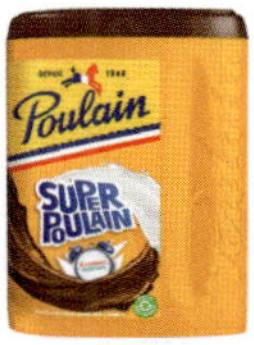

SUPER POULAIN

POULAIN®

Une teneur en cacao des plus basses avec 14,5 %, et donc surtout du sucre dans cette recette. Il y a mieux dans la gamme !

• **Ingrédients :** sucre, cacao maigre en poudre (14,5 %), émulsifiant (lécithine de soja), arôme, vitamines (C, B2, B1, B6). Peut contenir du lait.

• **Données nutritionnelles pour 100 g**
Valeur énergétique : 390 kcal • protéines : 3,2 g • lipides : 2 g dont acides gras saturés : 1,1 g • glucides : 87 g dont sucres : 85,5 g

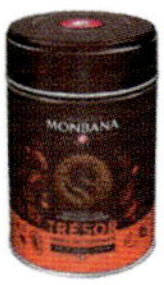

TRÉSOR PRÉPARATION POUR CHOCOLAT CHAUD

MONBANA®

Un marketing qui laisse penser à un produit d'exception. Mais avec seulement 33 % de cacao, des additifs et amidons, et un prix record de 31,2 euros le kg (près de 3 fois le prix d'un produit 100 % cacao), ce n'est pas le cas !

• **Ingrédients :** chocolat en poudre 90 % (sucre, cacao 33 %), amidon de blé, épaississant : gomme xanthane, arôme. Traces éventuelles d'autres céréales contenant du gluten, soja, œufs, céleri, sulfites, lait et fruits à coque.

• **Données nutritionnelles pour 100 g**
Valeur énergétique : 382 kcal • protéines : 6,5 g • lipides : 7 g dont acides gras saturés : 4,2 g • glucides : 68 g dont sucres 57 g • fibres : NC • sel : 0,05 g

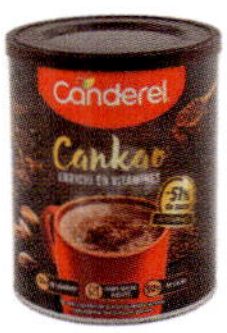

CANKAO

CANDEREL®

Certes peu calorique, car il s'agit d'un mélange avec cacao et moitié édulcorants, fibres et additifs. À 15 euros le kilo, il semble surtout plus sain et économique d'acheter un simple cacao non sucré et de l'édulcorer légèrement selon vos goûts.

• **Ingrédients :** poudre à base de cacao 53,75 % (cacao maigre en poudre : 51 %, beurre de cacao : 10-12 %, émulsifiant : lécithine de tournesol), agent de charge : polydextrose, fibres de blé (ingrédient ne contenant pas de gluten), édulcorants : sucralose (0,21 %), acésulfame K (0,16 %), arôme de vanille. Cacao : 50 % minimum. Peut contenir des traces de soja. Contient des sucres naturellement présents dans les ingrédients.

• **Données nutritionnelles pour 100 g**
Valeur énergétique : 232 kcal • protéines : 12 g • lipides : 7,9 g dont acides gras saturés : 3,7 g • glucides : 12 g dont sucres : 2,1 g • fibres : 53 g

Céréales du petit déjeuner

Les céréales du petit déjeuner occupent une large place dans les rayons des supermarchés et bénéficient d'une image de produit idéal pour un repas équilibré, que ce soit pour les plus jeunes, pour ceux qui surveillent leur ligne ou pour les sportifs.

De nouveaux produits aux saveurs, formes ou simplement packagings différents ne cessent de voir le jour et il devient encore plus difficile de choisir une variété permettant de réaliser un petit déjeuner équilibré, riche en goût et rassasiant pour toute la matinée.

LA FABRICATION DES CÉRÉALES

Les céréales du petit déjeuner sont fabriquées soit à partir de grains de céréales bruts – souvent du blé, mais également du maïs, du riz, de l'avoine, du quinoa... –, soit à partir de la farine de ces céréales, à laquelle sont ajoutés du sel, du malt, du sucre, parfois des fibres, des matières grasses ou encore des fruits secs, des graines oléagineuses, du lait ou du chocolat.

Les grains d'origine sont plus ou moins transformés par des procédés mécaniques et de cuisson, ou les deux en même temps (cas de la thermo-extrusion permettant la fabrication de céréales de toutes les formes : boules, étoiles, etc.), puis les céréales obtenues sont ensuite refroidies afin de conserver leur croustillant, et seront enfin plus ou moins enrobées ou fourrées selon les recettes.

CLASSIFICATION DES CÉRÉALES

- les graines brutes nature juste laminées, comme les flocons d'avoine. Elles composent la base des mueslis floconneux associées à des fruits secs, des graines oléagineuses, du chocolat... en diverses proportions ;
- les mueslis croustillants, autrement appelés « crüeslis », sont fabriqués à base de ces flocons amalgamés par un ajout de graisses et de sucres ;
- les soufflées et les extrudées : elles peuvent être nature ou fourrées au chocolat ou aux fruits sous forme de pâtes de fruit ou confiture ;
- les pétales, traditionnellement à base de maïs, mais aussi de blé plus ou moins complet ou avec ajout de son ou de riz.

Ces céréales du petit déjeuner se caractérisent par leur richesse en énergie qui provient majoritairement des glucides : apportés par la céréale de base mais également par les sucres et/ou autres produits sucrés ajoutés.

Les techniques de fabrication utilisées agissent également sur l'amidon qui devient plus digeste et, de ce fait, augmente leur index glycémique. Si on les compare à du pain complet de boulangerie, on risque d'avoir de nouveau faim plus rapidement. La portion de sucres ajoutés est donc un point important à surveiller.

Le taux de lipides est également à prendre en compte.

COMMENT LES CHOISIR ?

• Le meilleur choix est souvent le plus simple : on privilégie les flocons d'avoine, les pétales nature et les mueslis traditionnels floconneux sans sucres ajoutés.

• Les mueslis floconneux sont intéressants de par leur richesse en protéines et en fibres, donc plus rassasiants, mais également en minéraux et vitamines (présence de fruits secs). Les teneurs en graisses sont correctes et celles-ci sont majoritairement insaturées.

• Limitez les formes « originales » (boules, étoiles, anneaux…) nécessitant des méthodes de fabrication qui vont augmenter l'index glycémique : elles sont réalisées le plus souvent à partir de farines de céréales amalgamées en une pâte avec une quantité de sucre et/ou graisses variables, et subissent ensuite une cuisson à haute température.

• Évitez les produits clairement identifiés comme riches en sucres ajoutés (caramel, miel…) ou aux couleurs fantaisistes qui témoignent d'un « glaçage » au sucre.

• Limitez les fourrages, riches en sucres et en graisses.

• Si vous faites attention à votre ligne, choisissez des céréales faiblement énergétiques, c'est-à-dire inférieures à 380 kcal pour 100 g, avec un taux de lipides inférieur à 6 % et une quantité de sucres simples inférieure à 20 %. Reportez-vous au tableau des valeurs nutritionnelles sur l'emballage. Vous verrez que ces critères sont respectés essentiellement pour les pétales de céréales non sucrées, les flocons d'avoine et les mueslis floconneux.

• Pour tous, les céréales ne devraient pas dépasser 400 kcal/100 g, 10/12 % de lipides et 20 à 25 % de sucres simples.

• Regardez bien l'étiquette et la composition : les céréales doivent arriver en première position dans la liste des ingrédients et non le sucre ou le sirop de glucose.

LES PÉTALES ET FLOCONS : UN CHOIX QUI A DU SENS !

Il apparaît que les pétales et flocons restent une gamme peu développée en rayon… En effet, il s'agit des produits pour lesquels les grains de céréales sont les moins transformés, ce qui laisse peu de place à l'imagination des fabricants. Pourtant, les flocons d'avoine sont sans conteste le meilleur choix santé et budget !
Et lorsque l'on regarde les listes des ingrédients des pétales, on se rend compte que les recettes restent assez simples.
Mis à part quelques ajouts excessifs de sucre et/ou de sel (produits ici déconseillés), même les pétales avec petits ajouts de fruits rouges, fruits secs ou chocolat restent des produits plus satisfaisants que les produits extrudés ou mueslis croustillants variés décrits dans les pages suivantes.

LES PIÈGES

- Ne laissez pas les enfants choisir : ils seront attirés par les couleurs attrayantes, les formes amusantes et les jeux, ou le cadeau offert dans ces boîtes colorées...
- Les céréales « minceur » ou « allégées » ne sont pas toujours préférables en comparaison à un produit similaire classique.
- La dénomination au blé complet utilisée de façon abusive et qui ne fait pas forcément référence à un produit riche en fibres.
- Les petits paquets individuels destinés aux enfants. Ils sont disponibles pour des produits souvent très riches en sucres, la portion proposée est de plus faible pour un petit déjeuner rassasiant pour vos enfants. Le prix au kilo quant à lui... flambe !!!
- Les produits du rayon diététique ne sont pas toujours gage de qualité.

CONSEILS DE CONSOMMATION

- Pour varier vos petits déjeuners, une portion de 60 g (8 à 10 cuillerées à soupe) de céréales peut remplacer une portion de pain et beurre du matin.
- En période de régime minceur, une portion de 40 g le matin peut suffire pour une femme.
- À consommer avec 150 à 200 ml de lait (lait de vache demi-écrémé ou écrémé ou une boisson végétale : amande, avoine, soja, noisette...) ou un laitage nature au lait demi-écrémé sans ajout de sucre, miel ou cacao.
- Variez votre source de féculent du petit déjeuner en prenant également du vrai pain de boulangerie (complet, aux céréales, de seigle, au levain...).
- N'oubliez pas qu'un petit déjeuner composé de vraies tartines de pain beurrées avec plus ou moins de confiture, un laitage et un fruit constitue un excellent petit déjeuner et qu'il vous revient beaucoup moins cher !
- Regardez bien le prix au kilo. La qualité des céréales du petit déjeuner est fortement variable, vous pouvez le découvrir à travers nos analyses produits, mais le prix l'est encore plus ! Que le marketing joue sur la taille, la forme du paquet ou son remplissage, fiez-vous au prix au kilo. Dépasser 10 €/kilo pour ce type de produits semble excessif !

LA BONNE SURPRISE !

La gamme des céréales sans gluten en grande surface est à l'heure actuelle peu développée.
Les quelques grandes marques qui développent des céréales sans gluten sont souvent des marques bio, avec une bonne charte de qualité.
Nous avons l'agréable surprise d'y trouver essentiellement de beaux produits.
Toutefois, en dehors des grandes surfaces, les grandes marques sans gluten ont déjà développé plusieurs produits.
Tout comme pour les produits classiques, on surveillera alors la qualité des matières grasses et des sucres.
On privilégiera des produits contenant moins de 20 % de sucres et moins de 10 % de lipides.

LES BARRES DE CÉRÉALES

Elles sont toujours plus nombreuses dans les rayons et gagnent leur place dans de plus en plus de sacs à main ! Attention cependant, « céréales » ne signifie pas « sain »… En effet, la grande majorité est surtout un mélange de céréales, de sirop de sucre et de matière grasse ! À ce titre, elles doivent rester un encas de secours : une portion de pain, un laitage et un fruit est le modèle à suivre au quotidien.
Pour une consommation occasionnelle, tournez-vous vers les barres apportant moins de 100 kcal par portion, préférez celles contenant moins de 6 g de sucres. Enfin, ne vous laissez pas tenter par les produits dits diététiques, certains sont plus gras et sucrés que les classiques, soyez plus vigilants. Gardez un œil sur la qualité des ingrédients : une barre avec du sucre plutôt qu'un sirop de glucose-fructose et une huile non hydrogénée sera toujours à privilégier.
Pour les quantités : à 90 kcal la barre en moyenne, on préférera l'associer à un laitage et/ou une portion de fruit pour assurer une bonne satiété plutôt que d'en consommer plusieurs !

Pétales et flocons

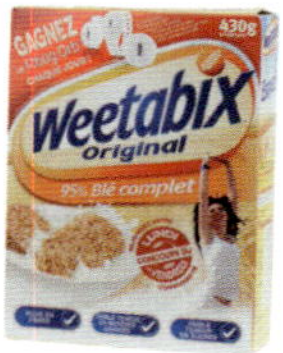

**ORIGINAL -
95 % BLÉ COMPLET**

WEETABIX®

Des ingrédients de qualité, seulement 2 % de lipides, 4 % de sucre et 10 % de fibres, le tout sans additif chimique. La teneur en sel a diminué depuis l'édition précédente, bravo !

• **Ingrédients :** blé complet (95 %), extrait d'orge maltée, sucre, sel, niacine, fer, vitamines B2, B1 et B9.

• **Données nutritionnelles pour 100 g**
Valeur énergétique : 362 kcal • protéines : 12 g • glucides : 69 g dont sucres : 4,4 g • lipides : 2 g dont 0,6 acides gras saturés • fibres : 10 g • sel : 0,28 g • fer : 12 mg

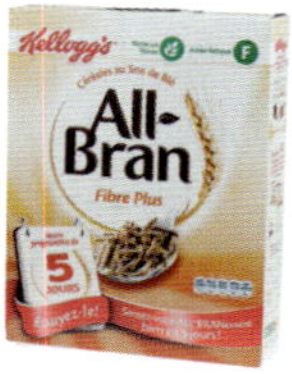

**ALL BRAN
FIBRES PLUS**

KELLOG'S®

Près de 30 % de fibres, faible apport énergétique et 14 g de protéines aux 100 g, sans additif.

• **Ingrédients :** son de blé (86 %), sucre, extrait de malt d'orge, sel, vitamines et minéraux, niacine, fer, vitamine B6, riboflavine, thiamine, acide folique, vitamine D, vitamine B12.

• **Données nutritionnelles pour 100 ml**
Valeur énergétique : 334 kcal • protéines : 14 g • lipides : 3,5 g dont acides gras saturés : 0,7 g • glucides : 48 g dont sucres : 18 g • sel : 0,9 g • fibres : 27 g • fer : 8,8 mg • B12 : 1,6 µg

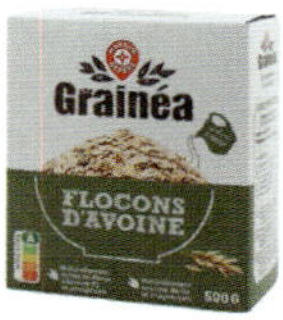

**FLOCONS
D'AVOINE
GRAINÉA**

MARQUE REPÈRE®

On a ici une petite valeur calorique pour 100 g, ce qui est intéressant lorsqu'on contrôle son alimentation, mais surtout un très fort taux de protéines et quasiment pas de sucre ajouté. De surcroît, les graisses sont surtout des graisses insaturées ce qui est meilleur pour la santé.

• **Ingrédients :** flocons d'avoine.

• **Données nutritionnelles pour 100 g**
Valeur énergétique : 375 kcal • protéines : 14 g • glucides : 59 g, dont sucres : 0,7 g • lipides : 7 g dont acides gras saturés : 1,3 g • sel : < 0,01 g • fibres : 10 g • fer : 4,8 mg

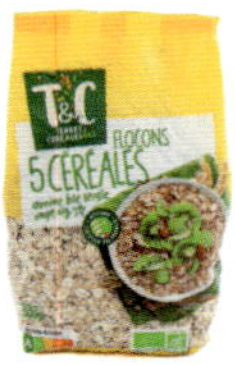

**FLOCONS
5 CÉRÉALES**

TERRE ET CÉRÉALES®

De simples flocons de céréales variées afin de diversifier les saveurs. Aucun ajout de sucre et un taux de sucre intéressant !

• **Ingrédients :** flocons d'avoine complets* 22 %, flocons de blé complets* 22 %, flocons de seigle complets* 22 %, flocons d'orge complets* 22 %, flocons de riz* 10 %.*Ingrédients issus de l'agriculture biologique.

• **Données nutritionnelles pour 100 g**
Valeur énergétique (kcal) : 347 • protéines : 9,6 g • lipides : 3,3 g dont 0,6 g d'acides gras saturés • glucides : 64 g dont 1 g de sucres • fibres : 12 g • sel : 0,01 g

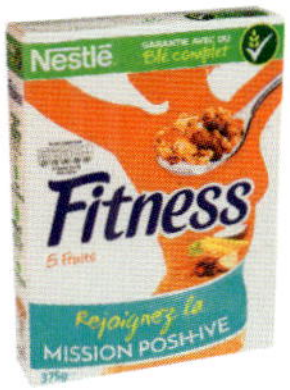

FITNESS 5 FRUITS

NESTLÉ®

Du sucre + du sirop de sucre inverti + des fruits secs rendent ce produit assez riche en sucre (25 %). Pas idéal pour un produit minceur. L'appellation fitness est un peu un gadget, utilisant la présence de produits complets et de raisin pour se justifier.

• **Ingrédients :** blé complet 38,5 %, riz 28,3 %, raisins secs 8,6 %, sucre, flocons d'avoine complète 5,3 %, raisins secs sultanine 4,9 %, ananas déshydraté 3,6 %, papaye déshydratée 2,7 %, noix de coco 1,9 %, sirop de sucre inverti, extrait de malt d'orge, carbonate de calcium, sel, pomme déshydratée 0,4 %, sirop de glucose, mélasse, antioxydants : extrait riche en tocophérols, anhydride sulfureux, émulsifiant : mono et diglycérides d'acides gras, correcteur d'acidité : acide citrique, fer, niacine, acide pantothénique, vitamine B6, riboflavine (B2), acide folique.

• **Données nutritionnelles pour 100 g**
Valeur énergétique : 366 kcal • protéines : 7,7 g • lipides : 2,8 g dont acides gras saturés : 1,8 g • glucides : 74 g dont 25 g de sucres • fibres : 6,9 g • sel : 0,71 g • fer : 10 mg

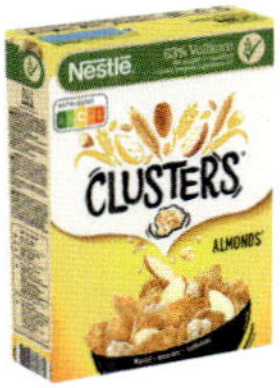

CLUSTERS AMANDES

NESTLÉ®

Un mélange de pétales et de pépites qui multiplie les ajouts de sucre, sirop de sucre, mélasse...

• **Ingrédients :** blé complet 63,3 %, sucre, amandes effilées 9,2 %, farine de blé, sirop de glucose, pétales de blé, extrait de malt d'orge (orge, orge malté), sirop de sucre inverti, flocons d'avoine, carbonate de calcium, huile de palme, sel, miel, farine de riz, mélasse, émulsifiant : mono et diglycérides d'acides gras, arôme naturel, correcteur d'acidité : phosphate trisodique, poudre à lever : carbonate de calcium, fer, vitamines B3, B5, B9, B6, B2.

• **Données nutritionnelles pour 100 g**
Valeur énergétique : 392 kcal • protéines : 10,3 g • lipides : 7,3 g dont acides gras saturés : 1,4 g • glucides : 66,5 g dont 19,9 g de sucres • fibres : 9,6 g • sel : 0,91 g • fer : 12 mg • calcium : 524 mg

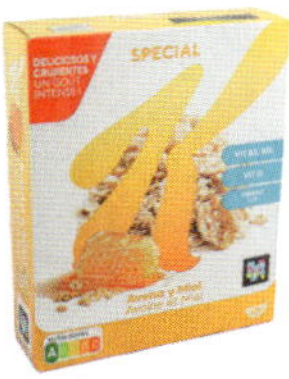

SPÉCIAL K AVOINE ET MIEL

KELLOG'S®

Pour une marque identifiée minceur, c'est un produit trop sucré ! C'est la motte de l'avoine et de l'orge malté qui a conduit probablement à l'élaboration de cette formule.

• **Ingrédients :** blé complet (31 %), riz (28 %), avoine (19 %), sucre, orge (3 %), farine d'orge maltée (2 %), miel (2 %), riz brun soufflé, arôme de malt d'orge, sel. Vitamines et minéraux : vitamines (niacine, B2, B1, B6, acide folique, D, B12), fer et zinc.

• **Données nutritionnelles pour 100 g**
Valeur énergétique : 381 kcal • protéines : 9 g • lipides : 3 g dont acides gras saturés : 0,5 g • glucides : 77 g dont sucres : 18 g • fibres : 5 g • sel : 0,63 g

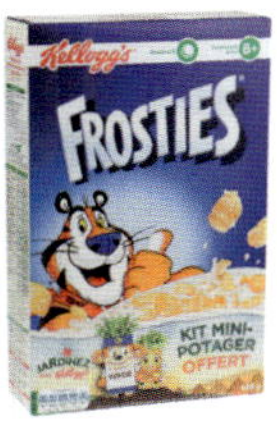

FROSTIES

KELLOGG'S®

37 g de sucre pour 100 g avec du sucre en 2e position, ce n'est vraiment pas idéal pour un bon petit déjeuner rassasiant ! Ça risque même d'ouvrir l'appétit trop tôt.

• **Ingrédients :** maïs, sucre, arôme de malt d'orge, sel. Vitamines et minéraux : vitamines (niacine, B6, B2, B1, acide folique, D, B12) et fer.

• **Données nutritionnelles pour100 g**
Valeur énergétique : 375 kcal • protéines : 4,5 g • lipides : 0,6 g dont acides gras saturés : 0,1 g • glucides : 87 g dont sucres : 37 g • fibres : 2 g • sel : 0,83 g • fer : 8 mg • vitamine D : 8,4 µg

Céréales soufflées et/ou extrudées

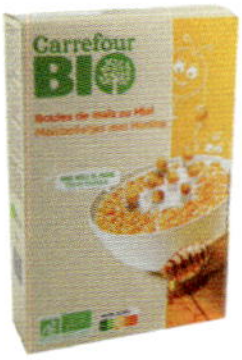

BOULES DE MAÏS AU MIEL

CARREFOUR BIO®

Une recette qui se démarque par sa simplicité. On apprécierait toutefois un enrichissement en fibres afin de mieux réguler l'absorption des sucres.

· **Ingrédients :** semoule de maïs* 73 %, sucre de canne* 21 %, miel* 4 %, sel marin. *Ingrédients issus de l'agriculture biologique.

· **Données nutritionnelles pour 100 g**
Valeur énergétique : 389 kcal • protéines : 5,4 g • glucides : 88 g, dont sucres : 25 g • lipides : 1,1 g dont acides gras saturés : 0,2 g • fibres : 2,2 g • sel : 0,9 g

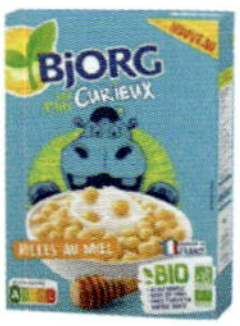

BILLES AU MIEL - LES P'TITS CURIEUX

BJORG®

Une composition très simple sans additifs, également riche en fibres (7,9 %).

· **Ingrédients :** semoule de maïs*, farine complète de blé* 24 %, sucre de canne*, miel* 4 %, sel. *Ingrédients issus de l'agriculture biologique.

· **Données nutritionnelles pour 100 g**
Valeur énergétique : 377 kcal • protéines : 6,9 g • lipides : 2 g dont acides gras saturés : 0,3 g • glucides : 79 g dont sucres : 20 g • fibres : 7,9 g • sel : 0,21 g

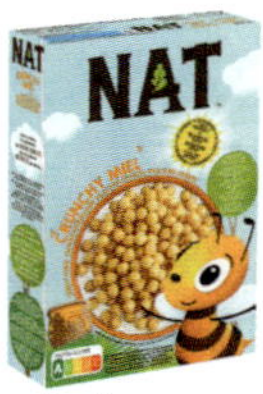

CÉRÉALES CRUNCHY MIEL

NAT®

Une jolie recette qui compte moins de 20 % de sucres, avec une belle teneur en fibres et peu de sel comme les précédents produits.

· **Ingrédients :** farine d'avoine complète* 35,5 %, semoule de maïs, farine de blé complet* 21,9 %, sucre, miel* 6,2 %, sel, arôme naturel*. *Ingrédients d'origine naturelle. Peut contenir du lait et des fruits à coque.

· **Données nutritionnelles pour 100 g**
Valeur énergétique : 389 kcal • protéines : 9,1 g • lipides : 3,1 g dont acides gras saturés : 0,5 g • glucides : 76,5 g dont sucres : 19,3 g • fibres : 7,5 g • sel : 0,29 g

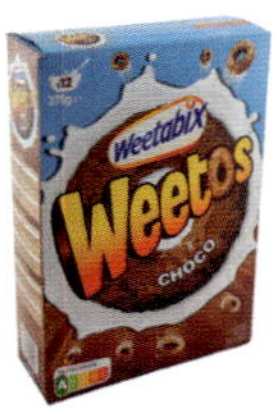

WEETOS CHOCO

WEETABIX®

Ici, certes un produit au chocolat mais néanmoins extrudé, qui reste modérément sucré comparé aux autres produits du même type, et bien pourvu en fibres grâce au blé complet à hauteur de 49 %. Les enrichissements sont un plus !

· **Ingrédients :** blé complet (49 %), farine de blé, sucre, maltodextrine, poudre de cacao faible en matières grasses, sel, chlorure de potassium, arôme, carbonate de calcium, niacine, fer, riboflavine (B2), vitamine B6, thiamine (B1), acide folique, vitamine D, vitamine B12.

· **Données nutritionnelles pour 100 g**
Valeur énergétique : 374 kcal • protéines : 8,7 g • lipides : 1,9 g dont acides gras saturés : 0,7 g • glucides : 77 g dont sucres : 19 g • fibres : 7 g • sel : 0,21 g • fer : 12 mg • vitamine D : 4,3 µg • vitamine B12 : 2,1 µg

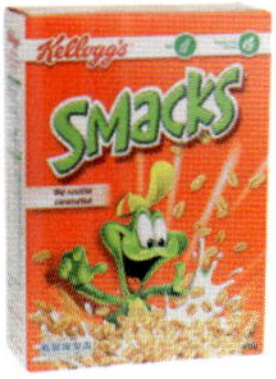

SMACKS

KELLOGG'S®

Près de la moitié de ce produit est du sucre et sirop de sucre, on est loin d'un produit céréalier rassasiant et sain.

• **Ingrédients :** blé (54 %), sucre, sirop de glucose.

• **Données nutritionnelles pour 100 g**
Valeur énergétique 377 kcal • protéines : 7,1 g • lipides : 1,6 g dont acides gras saturés : 0,3 g • glucides : 81 g dont sucres : 34 g • fibres : 5 g • sel : 0,02 g

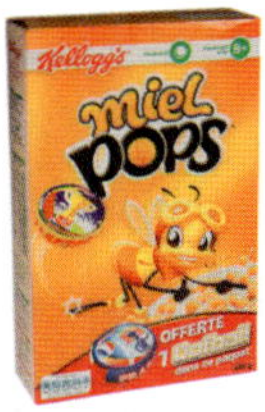

MIEL POPS

KELLOGG'S®

27 % de sucre, c'est trop ! Une recette qui contient encore moins de miel qu'avant (2 % contre 5 % précédemment).

• **Ingrédients :** farine de maïs (76 %), sucre, sirop de glucose, fibre de maïs, miel (2 %), sel, extrait de malt d'orge, colorant (caroténoïdes).

• **Données nutritionnelles pour 100 g**
Valeur énergétique : 380 kcal • protéines : 5,4 g • lipides : 1,1 g dont acides gras saturés : 0,2 g • glucides : 85 g dont sucres : 27 g • fibres : 4 g • sel : 0,83 g

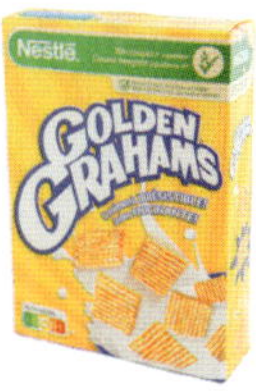

GOLDEN GRAHAMS

NESTLÉ®

Sucre, sirop de glucose, sirop de sucre inverti, dextrose, amidon de maïs... : trop de sucres ! Elles font également partie des moins riches en fibres. Enfin, l'emploi d'huile de palme nous donne définitivement une bonne raison de laisser en rayon.

• **Ingrédients :** blé complet 36,3 %, semoule de maïs, sucre, sirop de glucose, sirop de sucre inverti, dextrose, amidon de maïs, huile de palme, carbonate de calcium, poudre à lever : bicarbonate de sodium, mélasse, sel, fer, arôme naturel, vitamines B3, B5, B9, B6 et B2. Peut contenir du lait, des arachides et des fruits à coque.

• **Données nutritionnelles pour 100 g**
Valeur énergétique : 382 kcal • protéines : 6,9 g • lipides : 3,3 g dont acides gras saturés : 1,2 g • glucides : 78,6 g dont sucres : 24,5 g • fibres : 4,6 g • sel : 0,97 g

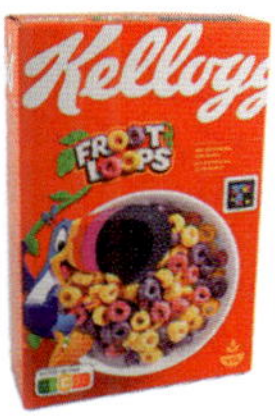

FROOT LOOPS

KELLOGG'S®

Ces céréales sont hyper colorées et le marketing est bien ficelé. Cependant il n'en reste pas moins de la farine, beaucoup de sucre, de sel et des arômes : point de fruits ici.

• **Ingrédients :** farines de céréales (77 %) (blé, avoine, maïs), sucre, sirop de glucose, sel, concentrés de fruits et légumes (radis, pomme, cassis, carotte, cerise), arôme naturel d'agrumes avec autres arômes naturels, colorant (caroténoïdes).

• **Données nutritionnelles pour 100 g**
Valeur énergétique : 382 kcal • protéines : 8,3 g • lipides : 3 g dont acides gras saturés : 0,9 g • glucides : 79 g dont sucres : 25 g • fibres : 4,3 g • sel : 1,1 g

Céréales au chocolat

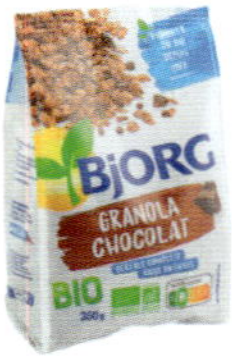

GRANOLA CHOCOLAT BIO

BJORG®

Un produit au chocolat de belle qualité : composé à 70 % de flocons d'avoine, bien pourvu en fibres et contenant seulement 13 g de sucre pour 100 g.

· **Ingrédients :** flocons d'avoine complets* 70 %, sucre de canne non raffiné*, huile de tournesol* oléique, inuline, chocolat noir* 5,6 % (pâte de cacao, sucre de canne non raffiné, beurre de cacao*), riz extrudé au chocolat noir* 3 % [chocolat noir*(pâte de cacao*, sucre de canne non raffiné*, farine complète de riz*], poudre de cacao maigre* 2,7 %, antioxydants : extrait riche en tocophérols. *Ingrédients certifiés biologiques. Peut contenir des traces de : lait, sésame, noix/fruits à coque et soja.

· **Données nutritionnelles pour 100 g**
Valeur énergétique : 415 kcal • protéines : 11 g • lipides : 13 g dont acides gras saturés : 2,4 g • glucides : 59 g dont sucres : 13 g • fibres : 8,9 g • sel : 0,02 g

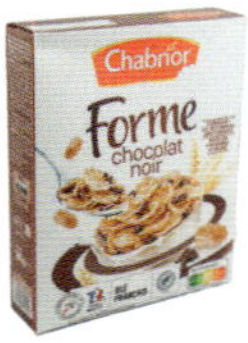

FORME CHOCOLAT NOIR

CHABRIOR®
INTERMARCHÉ®

Des pétales au chocolat assez bien composés, avec une teneur en fibres intéressante et un ajout de sucre limité. Contrairement à l'image adulte et minceur véhiculée, ces céréales au chocolat conviennent aussi pour des enfants.

· **Ingrédients :** riz 38 %, blé complet 27 %, copeaux de chocolat noir 14 % (sucre, pâte de cacao, beurre de cacao, émulsifiant : lécithines de tournesol), sucre 11 %, orge complète 6 %, extrait de malt d'orge, sel, vitamines et minéraux : D, thiamine (B1), riboflavine (B2), niacine (PP/B3), acide pantothénique (B5), vitamine B6, acide folique (B9/M), vitamine B12, oxyde de zinc.

· **Données nutritionnelles pour 100 g**
Valeur énergétique : 403 kcal • protéines : 8,3 g • glucides : 75,5 g, dont sucres : 17,6 g • lipides : 6,1 g dont acides gras saturés : 3,7 g • fibres : 6,2 g • sel : 0,72 g

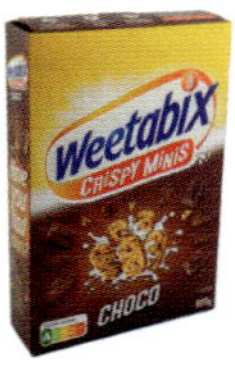

CRISPY MINIS CHOCO

WEETABIX®

89 % de blé complet comme premier ingrédient, du chocolat et un ajout de sucre raisonnable, pour un produit qui plaira aux enfants ! On valide.

· **Ingrédients :** blé complet (89 %), chocolat noir (12 %) (sucre, pâte de cacao, beurre de cacao, émulsifiant : lécithine de soja, arôme), sucre, sel, arômes, fer, niacine, thiamine (vitamine B1), riboflavine (vitamine B2), acide folique, vitamine D.

· **Données nutritionnelles pour 100 g**
Valeur énergétique : 386 kcal • protéines : 10 g • lipides : 5,1 g dont acides gras saturés : 2,3 g • glucides : 70 g dont sucres : 17 g • fibres : 10 g • sel : 0,16 g • vitamine D : 4,3 µg • fer : 12 mg

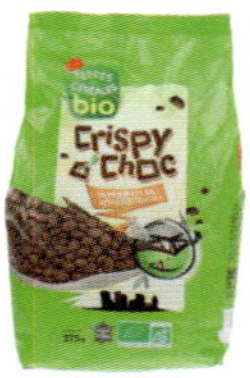

CRISPY O'CHOC

TERRES ET CÉRÉALES BIO®

Une qualité satisfaisante pour des céréales au chocolat et une teneur en sel remarquablement faible !

· **Ingrédients :** riz* 60 %, sucre de canne*, poudre de cacao dégraissé* 6,5 %, blé complet* 5,2 %, avoine complète* 4,3 %, orge complète* 4,3 %, chocolat* 2,2 % (pâte de cacao*, sucre de canne*, beurre de cacao*, extrait de vanille*), sirop de malt d'orge déshydraté*, poudre de cacao* 1,3 %, vanille*. *Ingrédients issus de l'agriculture biologique.

· **Données nutritionnelles pour 100 g**
Valeur énergétique : 377 kcal • protéines : 1,1 g • lipides : 3,1 g dont acides gras saturés : 1,5 g • glucides : 77 g dont sucres : 18 g • fibres : 5,1 g • sel : 0,02 g

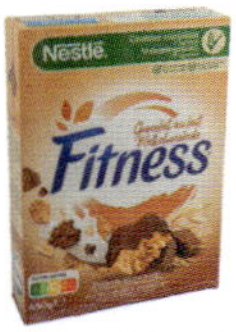

CHOCOLAT AU LAIT FITNESS

NESTLÉ®

Des ajouts de sucre de basse qualité : sirop de sucre inverti, sirop de glucose... dans un produit qui se vante minceur/bien-être. Certes moins sucré que les autres flops, mais la qualité n'y est pas !

• **Ingrédients :** blé complet 40,3 %, riz 29,5 %, chocolat noir 20,5 % (pâte de cacao, sucre, matière grasse laitière, émulsifiant : lécithine de soja ; arôme naturel de vanille), sucre, flocons d'avoine complète 5,6 %, sirop de sucre inverti, extrait de malt d'orge, carbonate de calcium, sel, sirop de glucose, agents d'enrobage : gomme d'acacia, polydextrose, mélasse, émulsifiant : mono et diglycérides d'acides gras, antioxydant : extrait riche en tocophérols, fer, vitamines B3, B5, B6, B2 et B9.

• **Données nutritionnelles pour 100 g**
Valeur énergétique : 401 kcal • protéines : 8,9 g • lipides : 8,3 g dont acides gras saturés : 4,6 g • glucides : 69 g dont sucres : 17 g • fibres : 8 g • sel : 0,71 g

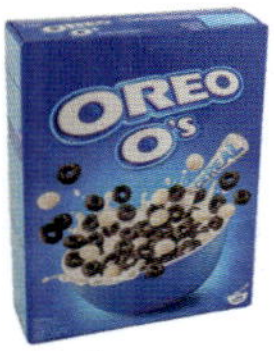

ORÉO O'S CÉRÉALES

OREO®

Les biscuits très connus de cette marque sont clairement à classer parmi les aliments ultra transformés. La composition des céréales n'est pas plus glorieuse, avec une farine non complète en premier. Le bilan à 27 g de sucre pour 100 g est vraiment trop élevé pour le petit déjeuner, censé nous rassasier durablement !

• **Ingrédients :** farines de céréales (66 %) blé (45 %), riz (21 %), sucre, poudre de cacao dégraissée, brisure de biscuits Oreo (2,8 %) farine de blé, sucre, huile de graines de colza, poudre de cacao dégraissée (0,2 %), sirop de glucose-fructose, amidon de blé, poudres à lever (carbonate de potassium, carbonate d'ammonium, carbonate de sodium), huile de palme, sel, émulsifiant : lécithine de soja, aromatisant, amidon de blé (2,5 %), aromatisants, sel, niacine, fer, riboflavine (B2), vitamine B6, thiamine(B1), acide folique, vitamine D, vitamine B12.

• **Données nutritionnelles pour 100 g**
Valeur énergétique : 382 kcal • protéines : 7,5 g • lipides : 2,7 g dont acides gras saturés : 1 g • glucides : 77 g dont sucres : 27 g • fibres : 3,9 • sel : 0,5 g

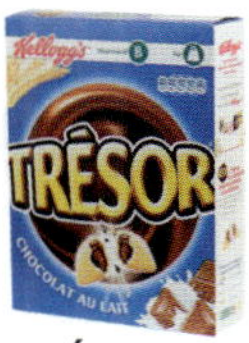

TRÉSOR CHOCOLAT AU LAIT

KELLOGG'S®

Un produit à base de farines de céréales et non de flocons ou grains entiers, fourré d'une préparation au chocolat de piètre qualité. De nombreux additifs, de l'huile de palme et beaucoup de sucre ajouté avec 28 g aux 100 g, et trop de sel pour des céréales de petit déjeuner !

• **Ingrédients :** farines de céréales (55 %) (blé, avoine, riz), fourrage au chocolat au lait (sucre, huiles végétales {palme, tournesol, colza} en proportions variables, chocolat au lait (8,5 %) {sucre, pâte de cacao, petit lait en poudre, matière grasse du lait, lait entier en poudre, beurre de cacao}, sirop de glucose, cacao maigre en poudre, lait entier en poudre, lait écrémé en poudre, émulsifiant {lécithine de soja}, acidifiant {acide citrique}), sucre, sel, colorants (norbixine de rocou, caroténoïdes), antioxydants (palmitate d'ascorbyle, alpha-tocophérol).

• **Données nutritionnelles pour 100 g**
Valeur énergétique : 441 kcal • protéines : 8 g • lipides : 14 g dont acides gras saturés : 4 g • glucides : 70 g dont sucres : 28 g • fibres : 3,1 • sel : 0,91 g

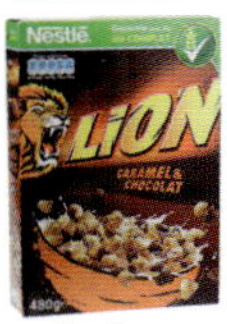

CÉRÉALES LION CARAMEL ET CHOCOLAT

NESTLÉ®

Sucre + sirop de glucose + huile de palme...
Des ingrédients à optimiser. Le taux de sucre est encore une fois excessif pour que ce produit soit recommandable au petit déjeuner.

• **Ingrédients :** blé complet 41,3 %, farine de blé, sucre, sirop de glucose, huile de palme, chocolat 3,0 % (cacao maigre en poudre, pâte de cacao, sucre), lait concentré sucré (lait, sucre), carbonate de calcium, sel, arômes naturels, émulsifiant : lécithines, sirop de sucre caramélisé, fer, vitamines B3, B5, D, B6, B1, B2, B9.

• **Données nutritionnelles pour 100 g**
Valeur énergétique : 409 kcal • protéines : 8,2 g • lipides : 7,7 g dont acides gras saturés : 3,2 g • glucides : 73,9 dont sucres : 25 g • fibres : 5,8 • sel : 0,49 g

Muesli floconneux ou croustillant

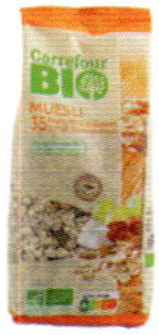

MUESLI 35 % FRUITS, NOIX ET GRAINES

CARREFOUR BIO®

D'habitude, la quasi-totalité des produits qui contiennent des oléagineux sont très riches. Pourtant ici, on retrouve seulement 373 kcal pour 100 g et, en plus, une quantité très importante de fibres (8,9 g) qui diminue l'impact négatif des sucres ajoutés (17 g) et alimente le microbiote.

• **Ingrédients :** raisins* secs sultanines 26 % (raisins* 25,9 %, huile de tournesol*), flocons d'avoine* complets 25 %, flocons de seigle* complets toastés 25 %, flocons de blé* complets toastés 14,5 %, lamelles de noix de coco* 3,5 %, noisettes* entières toastées 3 %, graines de tournesol* 3 %.
*Ingrédients issus de l'agriculture biologique.

• **Données nutritionnelles pour 100 g**
Valeur énergétique : 380 kcal • protéines : 8,8 g • lipides : 8,3 g dont acides gras saturés : 2,8 g • glucides : 63 g dont sucres : 17 g • fibres : 8,9 g • sel : 0,02 g

---

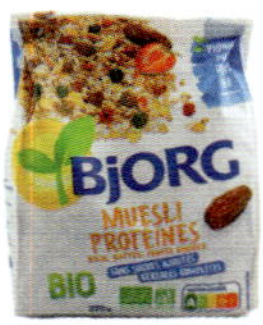

MUESLI PROTÉINES

BJORG®

Un produit assez inédit dans ce rayon, avec un tiers de flocons de soja, donc nettement plus riche en protéines que les autres mueslis. Intéressant pour un petit déjeuner plus rassasiant et/ou pour compléter les apports pour les végétariens. Le reste est composé de flocons de céréales et de fruits secs bien dosés.

• **Ingrédients :** flocons de soja* 33 %, flocons d'avoine* 26 %, flocons de blé* 25 %, raisins secs* 8 % (raisins*, huile de tournesol*), dattes* 5 % (dattes*, farine de riz*), fruits rouges* lyophilisés 1,4 % (groseilles*, cassis*, fraises*), graines de sarrasin* 1 %. *Ingrédients issus de l'agriculture biologique.

• **Données nutritionnelles pour 100 g**
Valeur énergétique : 382 kcal • protéines : 21 g • lipides : 12 g dont acides gras saturés : 1,9 g • glucides : 41 g dont sucres : 11 g • fibres : 13 g • sel : 0,03 g

---

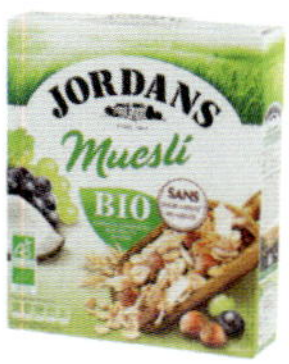

MUESLI BIO

JORDANS®

65 % de céréales comme premier ingrédient, des fruits secs de qualité, quelques graines pour les acides gras essentiels. Un beau produit !

• **Ingrédients :** céréales complètes (65 %) (flocons de blé*, flocons d'avoine*, pétales de blé grillé*), raisins de sultane (15 %) (raisins de sultane*, huile de tournesol*), raisins secs (11 %) (raisins secs*, huile de tournesol*), copeaux de noix de coco* (3,5 %), noisettes grillées* (3 %), graines de tournesol* (3 %).
* Ingrédients issus de l'agriculture biologique.

• **Données nutritionnelles pour 100 g**
Valeur énergétique : 373 kcal • protéines : 12 g • lipides : 8,4 g dont acides gras saturés : 2,8 g • glucides : 60,7 g dont sucres : 18,9 g • fibres : 9,8 g • sel : < 0,02 g

---

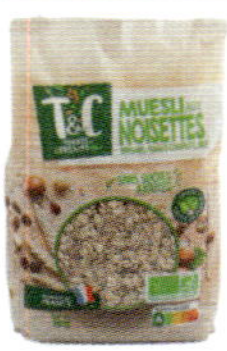

MUESLI AUX NOISETTES

TERRES ET CÉRÉALES BIO®

Une recette ici remarquablement simple avec un juste dosage de gourmandises avec les raisins et les noisettes. L'équilibre est parfait !

• **Ingrédients :** flocons de seigle* complet 70 %, raisins secs* (raisins* 11 %, huile de tournesol*), pétales de blé* 10 %, noisettes grillées* 8 %.
* Ingrédients issus de l'agriculture biologique.

• **Données nutritionnelles pour 100 g**
Valeur énergétique : 369 kcal • protéines : 9,5 g • lipides : 7,8 g dont acides gras saturés : 0,7 g • glucides : 59 g dont sucres : 10 g • fibres : 12 g • sel : 0,02 g

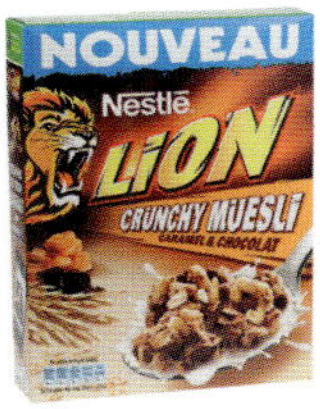

CRUNCHY MUESLI LION, CARAMEL ET CHOCOLAT

NESTLÉ®

Sans trop de surprises : trop de sucre ajouté avec 26,4 g/100 g, et des additifs en surnombre !

• **Ingrédients :** flocons d'avoine complète 38,3 %, céréales soufflées ([céréales 17,5 % (farine de blé complet 11,2 %, farine de blé), sucre, minéral (carbonate de calcium), sel, poudre de cacao, colorant (caroténoïdes)], céréales soufflées au cacao [céréales 10,3 % (farine de blé complet 7,0 %, semoule de maïs, farine de riz), sucre, poudre de cacao, huiles végétales (palme, tournesol), poudre de cacao maigre, sel, dextrose, émulsifiant (lécithine de tournesol), correcteur d'acidité (phosphate de sodium)], pâte de caramel 11 % (lait concentré sucré (lait entier, sucre, lactose), sucre, sirop de glucose), poudre de lactosérum (lait)), éclats de chocolat 5,6 % (sucre, pâte de cacao, beurre de cacao, émulsifiant (lécithine de soja)), sucre, huile de palme, sirop de sucre inverti, minéral (carbonate de calcium), arômes naturels, poudre à lever (carbonate de sodium), sel, mélasse. Peut contenir des amandes et autres fruits à coque.

• **Données nutritionnelles pour 100 g**
Valeur énergétique : 412 kcal • protéines : 10,2 g • lipides : 9,5 g dont acides gras saturés : 3,7 g • glucides : 69,7 g dont sucres : 26,4 g • fibres : 6,7 g • sel : 0,67 g

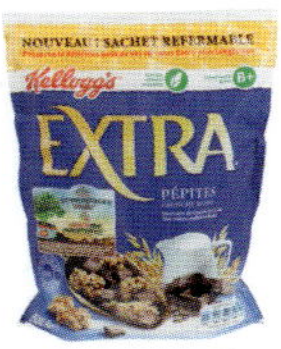

EXTRA® PÉPITES CHOCOLAT AU LAIT

KELLOGG'S®

Avec plus de 480 kcal/100 g, elle représente la bombe calorique des céréales industrielles avec plus de 20 % de matières grasses, dont la moitié d'acides gras saturés, 25 % de sucre, sans oublier la présence d'huile de palme.

• **Ingrédients :** avoine complète (48 %), sucre, morceaux de chocolat au lait (14 %) (sucre, beurre de cacao, lait entier en poudre, pâte de cacao, graisses végétales {palme, karité} en proportions variables, émulsifiant {lécithine de soja}), huile de palme durable, farine de blé, sel, mélasse, noix de coco séchée, extrait de malt d'orge.

• **Données nutritionnelles pour 100 g**
Valeur énergétique (kcal) : 484 kcal • protéines : 7 g • lipides : 22 g dont acides gras saturés : 10 g • glucides : 62 g dont sucres : 25 g • fibres : 4,9 g • sel : 0,73 g

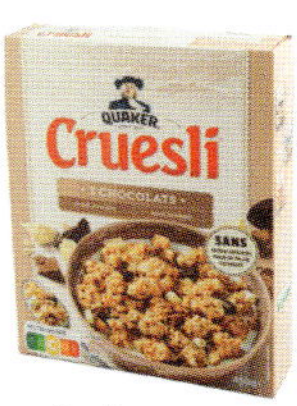

CÉRÉALES CRUESLI 3 CHOCOLATS

QUAKER®

Seulement 39 % d'avoine et des additifs en surnombre. On peut trouver mieux !

• **Ingrédients :** avoine complète (39 %),huile de tournesol, sucre, blé complet (10 %), sirop de glucose, oligofructose, chocolat noir* 2,6 % sucre, pâte de cacao, beurre de cacao, arôme naturel de vanille, émulsifiant (lécithine de soja), chocolat au lait* 2,6 % sucre, pâte de cacao, beurre de cacao, lait entier et lait écrémé en poudre, arôme naturel de vanille, émulsifiant (lécithine de soja), chocolat blanc* 2,5 % sucre, beurre de cacao, lait entier et petit-lait en poudre, arôme naturel de vanille, émulsifiant (lécithine de soja), farines de riz et de blé, noix de coco, mélasse, sel, cannelle, antioxydant (tocophérol). *Les copeaux de chocolat noir et au lait contiennent respectivement 50 % et 28 % de cacao minimum.

• **Données nutritionnelles pour 100 g**
Valeur énergétique : 454 kcal • protéines : 7,6 g • lipides : 19 g dont 4,3 g d'acides gras saturés • glucides : 59 g dont 18 g de sucres • fibres : 9,1 g • sel : 0,03 g

Biscuits

Le linéaire des biscuits est le plus important du rayon épicerie sucrée. Entre les paquets colorés ou rappelant les biscuiteries traditionnelles, les saveurs diverses avec inclusions de friandises mais également les formes variées allant de simples biscuits rectangulaires ou ronds jusqu'à des tubes, des cœurs, des dinosaures... Tout est bon pour nous séduire !

Mais ces critères de choix sont-ils vraiment garants du goût et de la qualité ?

QU'EST-CE QU'UN BISCUIT ?

La recette de base est un mélange de farine, de sucre, de beurre et d'œufs entiers ou clarifiés en quantités variables notamment pour obtenir des biscuits secs ou plus moelleux.

À cette recette de base, il est possible d'ajouter du lait, de la levure ou d'autres ingrédients visant à varier les saveurs comme des fruits, du chocolat, de la confiture, des épices, des fruits oléagineux...

Chacun des ingrédients de base a une fonction précise :

• les œufs sont un liant et apportent du « moussant » aux recettes, comme pour les boudoirs, les madeleines, les génoises, tout en permettant d'ajouter une teinte dorée lors de la cuisson ;

• le sucre donne le goût sucré que l'on aime tant et permet la caramélisation à la cuisson ;

• la farine est la base constituante du biscuit. Il s'agit le plus souvent de farine de froment (blé tendre), parfois enrichie avec du son ou en germe de blé ;

• le beurre joue un rôle important sur le goût et augmente le moelleux ;

• le lait améliore la texture de la pâte tout en augmentant sa saveur et permet également une liaison plus rapide qui peut jouer sur la friabilité ou le fondant des gâteaux et biscuits.

Mais de nombreux ingrédients sont également ajoutés par les industriels afin d'élargir la palette des goûts et ainsi nous inciter à accroître notre consommation.

De plus, la qualité des ingrédients est souvent tirée vers le bas afin de tirer les marges vers le haut.

On trouve alors du sirop de glucose-fructose ou sucre inverti qui vient remplacer le sucre, de l'huile de palme qui se substitue au beurre, mais également des ajouts d'additifs en quantité.

Toutes ces modifications ne sont pas sans conséquences sur notre comportement alimentaire et notre santé et imposent d'apprendre à sélectionner habilement ses aliments plaisir.

COMMENT LES CHOISIR ?

Du point de vue nutritionnel, la valeur énergétique des biscuits se situe entre 350 et 500 kcal/100 g. Il est bon de ne pas dépasser cette valeur. Préférez les biscuits qui contiennent moins de 25 % de matières grasses et dont les sucres (glucides simples) ne dépassent pas 30 g/100 g. On peut se baser sur cet ordre de qualité nutritionnelle : biscuit sec => biscuit sec nappé au chocolat ou aux fruits => biscuit moelleux => biscuit fourré => biscuit moelleux fourré.

Pour la qualité :

- Regardez la liste des ingrédients et essayez de trouver des composants nobles que vous connaissez avec la liste la plus courte possible : farine, beurre ou huile de colza ou tournesol non hydrogénée, sucre et œufs.
- Fuyez les longues listes d'additifs qui relèvent plus de la chimie que de la pâtisserie.
- Évitez les produits qui contiennent des sirops de sucre (sirop de glucose-fructose, sucre inverti...).
- Privilégiez les biscuits fabriqués avec du vrai beurre qui est un des principaux ingrédients de nos recettes maison, ou bien avec de l'huile de colza ou tournesol non hydrogénée.
- Préférez les biscuits présentant la farine en premier ingrédient plutôt que les sucres.

LES BISCUITS AUX FRUITS SONT-ILS INTÉRÉSSANTS ?

Lorsqu'il s'agit de proposer des biscuits aux fruits conseillés, nous sommes bien embarrassés...

En effet, les fruits sont de par leur composition naturelle des produits riches en eau, ce qui rend leur utilisation compliquée en pâtisserie/biscuiterie. Vous en avez certainement déjà fait les frais à la maison, à la cuisson, les fruits vont relâcher de l'eau qui va imbiber la pâte et la rendre moins agréable ou même l'empêcher de lever.

Pour obtenir un produit sec et stable à la vente, les industriels insèrent en faible pourcentage, soit des fruits secs, soit des purées de fruit (comme dans les biscuits à la figue Bjorg®), soit des cubes de fruits sucrés et avec additifs. Les purées de fruits et cubes à la purée de fruit contiennent souvent des sirops de sucre, voire des matières grasses et des additifs !

Il ne faut pas espérer y retrouver les vitamines, fibres ou autres nutriments intéressants des fruits.

En clair, préférez un biscuit nature et un bon fruit frais à côté. Et si vous préférez les biscuits au chocolat, inutile de culpabiliser, mieux vaut un top au chocolat qu'un flop aux fruits !

LES PIÈGES

• Les biscuits allégés ou dits « minceur », car bien souvent on enlève des matières grasses pour rajouter du sucre ou inversement. Finalement, ils ne sont pas forcément moins caloriques que les autres et imposent toujours une limitation de consommation.

• Par exemple, certains biscuits vendus comme produit minceur apportent près de 90 kcal par unité, alors qu'un petit-beurre classique correspond à 35 kcal soit l'équivalent de 15 g de pain !

• Les biscuits du rayon diététique. Leur recette est basée sur un enrichissement en fibres pour le transit par exemple, ou en glucides et magnésium pour les sportifs, mais ces critères n'en font en rien des produits moins riches ou garants d'ingrédients de meilleure qualité.

• Les biscuits bio contiennent des ingrédients issus de l'agriculture biologique. Mais l'huile de palme bio n'en reste pas moins à éviter. Lisez bien les étiquettes.

• La taille des biscuits. Un biscuit pèse entre 8 et 20 g ; plus la portion est grosse, plus vous serez tenté d'en consommer une quantité importante. Les petits biscuits sont de plus mieux adaptés aux enfants.

• De même, les petits sachets ou formats pocket proposent parfois 3 à 4 gâteaux, laissant à penser qu'il s'agit de la portion conseillée, mais c'est en réalité excessif.

• Les biscuits « spécial petit déjeuner » qui mettent en avant une diffusion plus lente de l'énergie. C'est peut-être le cas en comparaison à d'autres biscuits, mais pas à une authentique tartine de pain beurrée.

CONSEILS DE CONSOMMATION

• Les biscuits sont un aliment plaisir non indispensable à notre équilibre alimentaire et à notre bonne santé. Ils sont destinés soit au goûter, soit au petit déjeuner mais surtout pas aux deux repas et pas quotidiennement, même pour les enfants.

• Nous recommandons une portion de 2 biscuits environ (20 à 30 g) de temps en temps, qui remplace un morceau de pain que l'on aurait beurré et confituré.

• Mais n'oubliez pas qu'un morceau de pain de boulangerie avec 4 carrés de chocolat feront un bien meilleur goûter côté saveur, qualité nutritionnelle et budget !

LES BISCUITS SECS AU CHOCOLAT

Il existe une très grande variété de biscuits secs au chocolat : nappés, fourrés, aux pépites, tout choco... Les industriels proposent de nouvelles recettes tout au long de l'année, et il est difficile de s'y retrouver.
Ce classement nous permet tout de même de définir quelques tendances et conseils à retenir :

- les gaufrettes ou crêpes dentelles fourrées et/ou enrobées s'apparentent plutôt à des barres chocolatées ou friandises qu'à de véritables biscuits, nous les avons écartées ;
- parmi les produits fourrés et sablés : Prince®, BN®, Pépito®, Milka®, Nutella®..., aucun ne se démarque, ils contiennent tous de l'huile de palme et un taux de sucre de plus de 31 %. Il existe de bien meilleurs choix !

Biscuits secs

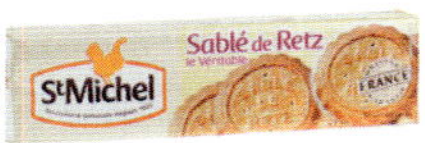

SABLÉS DE RETZ, LE VÉRITABLE

ST MICHEL®

64 % de blé en premier ingrédient, un apport lipidique de 16 % raisonnable dans la gamme, d'autant qu'il est basé sur de l'huile de tournesol non hydrogénée. 1 sablé pèse moins de 7 g. C'est un bon produit !

• **Ingrédients :** farine de blé 64 %, sucre, noix de coco 9,9 %, huile de tournesol non hydrogénée, poudres à lever (carbonates d'ammonium et de sodium, acide citrique), sel, lait écrémé en poudre, émulsifiant : lécithines. Traces éventuelles d'œufs, de fruits à coque, de soja et de graines de sésame.

• **Données nutritionnelles pour 100 g (1 sablé = 6 g)**
Valeur énergétique : 464 kcal • protéines : 7 g • glucides : 71 g dont sucres : 24 g • lipides : 16 g dont acides gras saturés : 8 g • fibres : 4 g • sel : 0,76 g

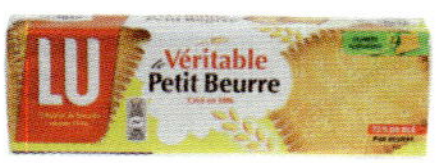

VÉRITABLE PETIT-BEURRE

LU®

Avec 73,5 % de blé, le véritable petit-beurre est riche en glucides complexes, et son apport lipidique reste raisonnable pour un biscuit produit, toujours sucré toutefois.

• **Ingrédients :** farine de blé 73 %, sucre, beurre 13 %, lait écrémé en poudre, sel, poudre à lever (carbonate acide d'ammonium, carbonate acide de sodium), correcteur d'acidité (acide citrique), arôme.

• **Données nutritionnelles pour 100 g (1 sablé = 8,3 g)**
Valeur énergétique : 435 kcal • protéines : 7,9 g • glucides : 72 g dont sucres : 23 g • lipides : 12 g dont acides gras saturés : 7,5 g • fibres : 3 g • sel : 1,38 g

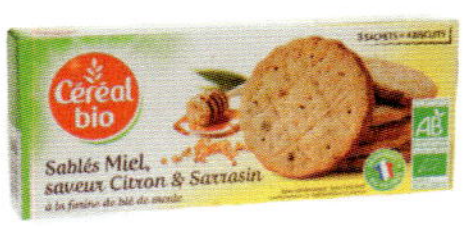

SABLÉS MIEL, SAVEUR CITRON ET SARRASIN

CÉRÉAL BIO®

Des ingrédients de qualité, pour des biscuits modérément sucrés et une belle teneur en fibres de 5,6 % !

• **Ingrédients :** farine complète de blé de meule* 33,6 %, huile de tournesol oléique*, farine de blé* 15,3 %, sucre de canne*, farine de sarrasin* 12,8 %, riz*, miel* 6,1 %, émulsifiant : lécithines* de tournesol, avoine*, extrait de malt d'orge*, sel de mer, arôme naturel de citron, poudre à lever : carbonates d'ammonium.
*Ingrédients issus de l'agriculture biologique.

• **Données nutritionnelles pour 100 g (1 sablé = 11 g)**
Valeur énergétique : 464 kcal • protéines : 7,6 g • glucides : 65 g dont sucres 15 g • lipides : 18 g dont acides gras saturés : 1,8 g • fibres : 5,6 g • sel : 0,30 g

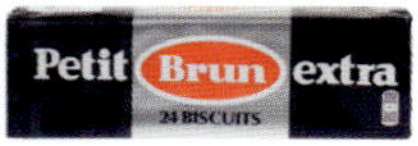

PETIT BRUN EXTRA

BRUN®

Pour une grande marque, la qualité des ingrédients laisse à désirer : présence d'huile de palme, de sirop de glucose fructose et de 4 additifs.

• **Ingrédients :** farine de blé 71,1 %, sucre, huile de palme, sirop de glucose-fructose, poudre à lever (carbonate acide d'ammonium, carbonate acide de sodium, diphosphate disodique), sel, correcteur d'acidité (acide citrique), arôme.

• **Données nutritionnelles pour 100 g (1 biscuit = 12,5 g)**
Valeur énergétique : 445 kcal • protéines : 6,9 g • glucides : 75 g dont sucres : 25 g • lipides : 13 g dont acides gras saturés : 6 g • fibres : 2,9 g • sel : 0,78 g

---

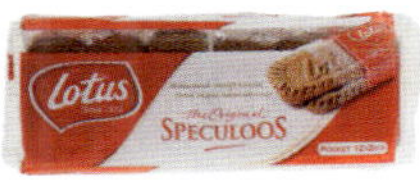

ORIGINAL SPÉCULOOS

LOTUS®

Avec le cumul du sucre et du sucre candi, on atteint 38 g de glucides simples, ce qui est particulièrement riche en sucres. À noter que même si de l'huile de palme durable est utilisée, on préférera toujours se tourner vers un produit sans, car l'argument « écologique » n'élimine pas les acides gras saturés.

• **Ingrédients :** farine de blé, sucre, huiles végétales (huile de palme issue de plantations durables et certifiées, huile de colza), sirop de sucre candi, poudre à lever (carbonate acide de sodium), farine de soja, sel et cannelle. Contient blé, soja.

• **Données nutritionnelles pour 100 g (1 biscuit = 11 g)**
Valeur énergétique : 484 kcal • protéines : 4,9 g • glucides : 72,6 g dont sucres : 38,1 g • lipides : 19 g dont acides gras saturés : 8,8 g • fibres : 1,3 g • sel : 0,92 g

---

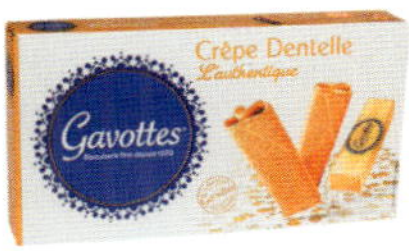

CRÊPE DENTELLE

GAVOTTES®

Un biscuit qui peut sembler léger en apparence, mais avec 47 % de sucre, on est plus proche d'une friandise sucrée que d'un biscuit !

• **Ingrédients :** farine de blé, sucre, beurre pâtissier 9 % , lactose et protéines de lait, sel, extrait de malt d'orge, poudre à lever : carbonate acide de sodium, lécithines de soja.

• **Données nutritionnelles pour 100 g (2 crêpes = 10,5 g)**
Valeur énergétique : 438 kcal • protéines : 5,8 g • glucides : 80 g dont sucres : 48 g • lipides : 10 g dont acides gras saturés : 7 g • fibres : NC • sel : 1,04 g

---

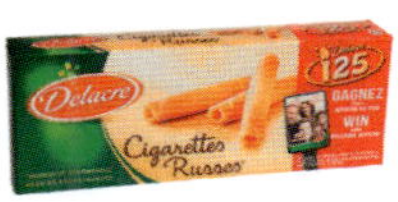

CIGARETTES RUSSES

DELACRE®

Ce grand classique des coupes glacées contient des huiles de palme et palmiste pour atteindre plus de 30 % de lipides, dont 23,4 % d'acides gras saturés. Pour les sucres, ce n'est guère mieux puisque l'on arrive à 34,4 % de sucre ! La valeur calorique est sans appel avec 545 kcal/100 g !

• **Ingrédients :** farine de blé, sucre, graisse végétale (palme, palmiste), blanc d'œuf en poudre, sel, émulsifiant : lécithine de soja, arôme. Peut contenir des traces de fruits à coque et de lait.

• **Données nutritionnelles pour 100 g (1 biscuit = 7,3 g)**
Valeur énergétique : 546 kcal • protéines : 3,8 g • glucides : 63,9 g dont sucres : 36,9 g • lipides : 30,4 g dont acides gras saturés : 23,7 g • fibres : NC • sel : 0,27 g

Biscuits secs au chocolat (pépites ou nappés)

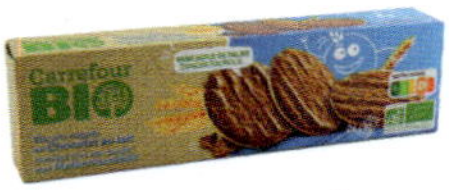

BISCUITS NAPPÉS AU CHOCOLAT AU LAIT

CARREFOUR BIO®

Une belle recette pour ce produit de marque distributeur, qui conserve un prix au kilo tout à fait raisonnable !

- **Ingrédients :** farine de blé* 55,8 %, chocolat au lait* 25 % (sucre roux de canne*, beurre de cacao*, lait entier en poudre*, pâte de cacao*), huile de tournesol*, sucre roux de canne*, noix de coco râpée*, lait écrémé en poudre*, sel de mer, poudres à lever : carbonates de sodium et carbonates d'ammonium.
*Ingrédients issus de l'agriculture biologique.

- **Données nutritionnelles pour 100 g (1 biscuit = 10 g)**
Valeur énergétique : 496 kcal • protéines : 7,6 g • glucides : 63 g dont sucres : 25 g • lipides : 23 g dont acides gras saturés : 8,5 g • fibres : 3,3 g • sel : 0,4 g

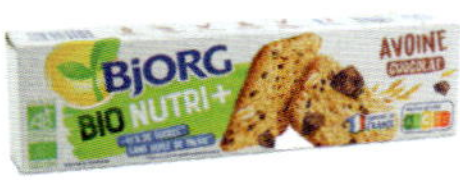

BISCUITS NUTRI + BIO AVOINE CHOCOLAT

BJORG®

Une belle recette avec des pépites de chocolat pur beurre de cacao. Un beau produit !

- **Ingrédients :** flocons d'avoine* 31 %, farine de blé*, huile de colza*, sucre roux de canne*, pépites de chocolat noir* 9 % (sucre de canne*, pâte de cacao*, beurre de cacao*), billettes de riz* soufflé (farine de riz*, sel), fibre alimentaire : gomme d'acacia*, poudres à lever : carbonates d'ammonium, carbonates de sodium, extrait de cacao*, cacao* maigre en poudre, jaune d'œuf* en poudre, sel marin, antioxydant : extraits de romarin*.
*Ingrédients issus de l'agriculture biologique.

- **Données nutritionnelles pour 100 g (1 biscuit = 10,9 g)**
Valeur énergétique : 454 kcal • protéines : 8,2 g • glucides : 61 g dont sucres : 17 g • lipides : 18 g dont acides gras saturés : 3,2 g • fibres : 7,6 g • sel : 0,6 g

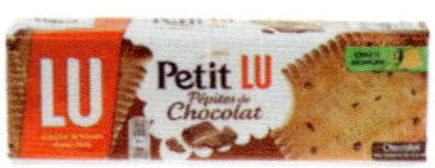

PETIT LU® PÉPITES DE CHOCOLAT

LU®

Pour un biscuit chocolat, on dépasse à peine 16 % de lipides. La qualité des ingrédients est au rendez-vous et les biscuits sont de petit format : on peut facilement doser les quantités consommées. Un bémol cependant pour la teneur en sel, un peu élevée.

- **Ingrédients :** farine de blé 61 %, sucre, beurre 14 %, pépites de chocolat 11 % sucre, pâte de cacao, beurre de cacao, dextrose, émulsifiant (lécithines de soja), poudre à lever (carbonates d'ammonium, diphosphates, carbonates de sodium), lait écrémé en poudre, sel, cacao maigre en poudre, gluten de blé, arôme.

- **Données nutritionnelles pour 100 g (1 biscuit = 8,3 g)**
Valeur énergétique : 449 kcal • protéines : 7,9 g • glucides : 68 g, dont sucres : 25 g • lipides : 16 g dont acides gras saturés : 9,8 g • fibres : 3,5 g • sel : 1,8 g

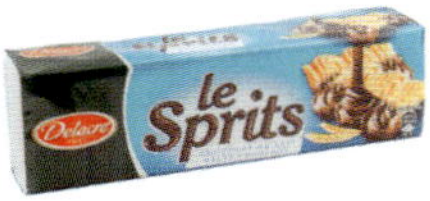

SPRITS CHOCOLAT AU LAIT

DELACRE®

Des biscuits trop riches en glucides et en lipides, avec plus de 15 % de graisse végétale dont de l'huile de palme. Il y a en rayon de meilleurs produits avec du chocolat pur beurre de cacao, contrairement à celui-ci.

• **Ingrédients :** farine de blé (44 %), graisse végétale (palme, colza), sucre, chocolat au lait (15 %) (sucre, pâte de cacao, beurre de cacao, lait écrémé en poudre, beurre pâtissier, lactose, émulsifiants : lécithine de soja, arôme), beurre pâtissier, écorce de citron sucrée (sucre, citron, acide citrique, amidon de pomme de terre modifié, sel), lactose et protéines de lait, sel (0,4 %), poudres à lever : carbonates de sodium, diphosphate disodique.
Peut contenir des traces de fruits à coque, sésame et œufs.

• **Données nutritionnelles pour 100 g (1 biscuit = 16,7 g)**
Valeur énergétique : 536 kcal • protéines : 4,7 g • glucides : 61,5 g dont sucres : 28,8 g • lipides : 30 g dont acides gras saturés : 15,4 g • fibres : NC • sel : 0,6 g

---

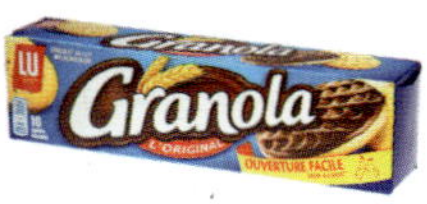

GRANOLA, L'ORIGINAL CHOCOLAT AU LAIT

LU®

Il y a trop d'huile : utilisée dans le nappage chocolat comme substitut du beurre de cacao, dont palme, puis en trop grande quantité dans la recette du biscuit. Un produit très sucré également qui ne contient pas moins de 4 additifs, et qui est encore plus salé qu'à notre dernière édition !

• **Ingrédients :** farine de blé 47 %, chocolat au lait 29 % [sucre, pâte de cacao, beurre de cacao, lactosérum en poudre (de lait), lait écrémé en poudre, graisses végétales (karité, palme, en proportions variables), beurre pâtissier, émulsifiants (lécithine de soja, E476), lactose (de lait), arôme] huiles (palme, noix de coco), sucre, sirop de sucre, son de blé, poudre à lever (carbonate acide de sodium, carbonate acide d'ammonium), sel, germe de blé, acidifiant (acide citrique).
Peut contenir œuf, fruits à coque, sésame. Allergènes : blé, lait, beurre, soja.

• **Données nutritionnelles pour 100 g (1 biscuit = 12,5 g)**
Valeur énergétique : 499 kcal • protéines : 7,1 g • glucides : 62 g, dont sucres : 29 g • lipides : 24 g dont acides gras saturés : 12 g • fibres : 3,5 g • sel : 1,25 g

---

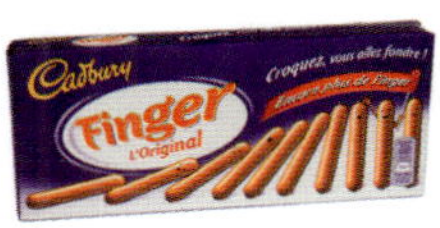

FINGER L'ORIGINAL

CADBURY®

Un format qui pousse facilement à une consommation importante, un produit dont la qualité laisse à désirer et qui atteint 40 % de sucre, plus que pour notre précédente édition ! La version au chocolat blanc n'est pas un meilleur choix !

• **Ingrédients :** chocolat au lait (48 %), farine de blé, sucre, huile de palme, beurre de cacao, pâte de cacao, lait écrémé en poudre, perméat de lactosérum (lait), beurre concentré, sirop de sucre inverti, sel, émulsifiant (E442, E476, lécithine de soja), poudres à lever (carbonate d'ammonium, carbonate de sodium), arôme.

• **Données nutritionnelles pour 100 g (1 biscuit = 5,25 g)**
Valeur énergétique : 521 kcal • protéines : 7,3 g • glucides : 65 g dont sucres : 40 g • lipides : 25 g dont acides gras saturés : 13 g • fibres : 1,4 g • sel : 0,49 g

Biscuits tablette chocolat et fourrés

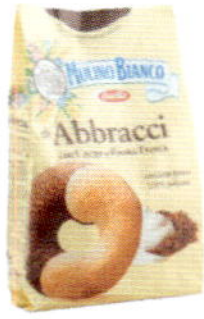

ABBRACCI CACAO ET CRÈME FRAÎCHE

MULINO BIANCO®

Que des ingrédients identifiables, du vrai beurre, du sucre et sans huile de palme. Attention cependant à bien portionner les quantités consommées, le sachet compte près de 35 petits biscuits, 3 suffisent !

• **Ingrédients :** farine de blé, sucre, beurre, huile de tournesol, œufs frais, cacao 2,4 %, crème fraîche pasteurisée 2,1 %, poudre de lait écrémé, miel, sel, poudres à lever (carbonate acide de sodium, carbonate acide d'amonium), arôme de vanille.

• **Données nutritionnelles pour 100 g (1 biscuit = 11 g)**
Valeur énergétique : 491 kcal • protéines : 7 g • glucides : 60,9 g dont sucres : 24 g • lipides : 23,5 g dont acides gras saturés : 10,5 g • fibres : 4 g • sel : 0,625 g

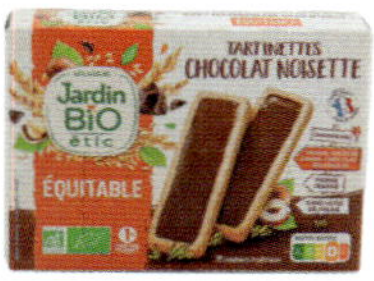

TARTINETTES CHOCOLAT NOISETTE

JARDIN BIO ÉTIC®

Un joli produit, 1 biscuit est équivalent à 1 tartine de pain avec une fine couche de beurre seulement. La version au chocolat est également une belle recette. Petit bémol cependant sur le parfum caramel, plus riche en sucre et sirop de sucre.

• **Ingrédients :** farine de blé*, fourrage au chocolat et à la noisette* (chocolat* 18 % [sucre de canne roux*, pâte de cacao*, beurre de cacao*], pâte de noisette* 4,5 %, sucre de canne roux*, poudre de lait écrémé*, huile de colza*), sucre de canne roux*, semoule de blé dur*, huile de tournesol*, beurre de cacao*, sel marin, poudres à lever : carbonates d'ammonium et carbonates de sodium. *Ingrédients issus de l'agriculture biologique.

• **Données nutritionnelles pour 100 g (1 biscuit = 17,5 g)**
Valeur énergétique : 500 kcal • protéines : 7 g • glucides : 62 g dont sucres 24 g • lipides : 24 g dont acides gras saturés : 7,7 g • fibres : 3,8 • sel : 0,25 g

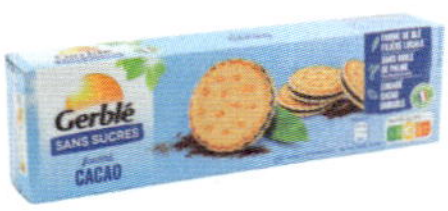

BISCUITS SANS SUCRES FOURRÉS AU CACAO

GERBLÉ®

L'une des exceptions pour les goûters au cacao, avec un fourrage sans huile de palme ni sirop de glucose-fructose. On valide !

• **Ingrédients :** farine de blé 52,2 %, sucre, huiles végétales (colza, tournesol), germe de blé 5,0 %, cacao maigre en poudre 5,0 %, beurre de cacao, amidon de blé, fibres de blé, lait écrémé en poudre, émulsifiant : lécithines de tournesol, amidon de riz, sel, poudres à lever (acide citrique, carbonates de sodium, carbonates d'ammonium), arôme naturel, antioxydant : extraits de romarin.

• **Données nutritionnelles pour 100 g (1 biscuit = 14 g)**
Valeur énergétique : 451 kcal • protéines : 8,7 g • glucides : 68 g dont sucres : 26 g • lipides : 15 g dont acides gras saturés : 3,6 g • fibres : 4,4 g • sel : 0,45 g

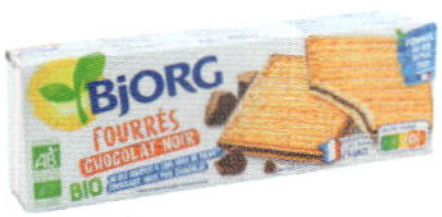

BISCUITS FOURRÉS AU CHOCOLAT NOIR BIO

BJORG®

On les aime pour : la farine complète, un fourrage 100 % chocolat pur beurre de cacao, et l'absence d'huile de palme.

• **Ingrédients :** farine de blé* 39 %, chocolat noir* 25 % (pâte de cacao*, sucre de canne*, beurre de cacao*), sucre de canne* roux non raffiné, farine complète de blé* 15 %, huile de tournesol oléique*, arôme naturel de vanille, lait* écrémé en poudre, sel de mer, poudres à lever : carbonates d'ammonium, carbonates de sodium, épaississant : gomme d'acacia*, antioxydant : extraits de romarin*. *Ingrédients issus de l'agriculture biologique.

• **Données nutritionnelles pour 100 g (1 biscuit = 25 g)**
Valeur énergétique : 478 kcal • protéines : 7,1 g • glucides : 65 g dont sucres : 27 g • lipides : 20 g dont acides gras saturés : 7 g • fibres : 4,8 g • sel : 0,5 g

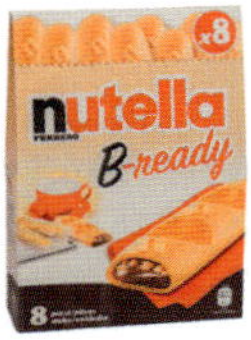

B-READY

NUTELLA® FERRERO®

La recette s'est dégradée : ce n'est plus 76 % de Nutella que vous consommez, mais 81,5 %, dressé dans un biscuit trop fin. Moins de Nutella et plus de biscuits serait plus équilibré et surtout rassasiant ! La teneur de sucre est également plus élevée : 47,1 %, c'est beaucoup trop !

• **Ingrédients :** pâte à tartiner aux noisettes et au cacao 81,5 % (sucre, huile de palme, noisettes 13 %, lait écrémé en poudre 8,7 %, cacao maigre 7,4 %, émulsifiants : lécithines [soja], vanilline), farine de froment 16 %, levure de bière, extrait de malt d'orge, sel, lait écrémé en poudre, émulsifiants : lécithines [soja], protéines de froment, protéines de lait, eau.

• **Données nutritionnelles pour 100 g (1 barre = 19,1 g)**
Valeur énergétique : 521 kcal • protéines : 7,2 g • glucides : 60,7 g, dont sucres : 47,1 g • lipides : 27 g dont acides gras saturés : 9,5 g • fibres : NC • sel : 0,55 g

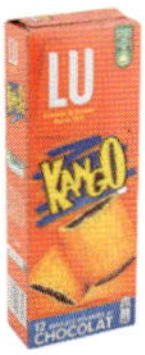

KANGO – BISCUITS FOURRÉS AU CHOCOLAT

LU®

Un produit également trop sucré, avec des huiles de mauvaise qualité (palme, coprah).

• **Ingrédients :** farine de blé 32 %, huiles végétales (palme, colza, coprah en portion variable), sucre, chocolat en poudre 15 % (sucre, cacao en poudre), lait entier en poudre, pâte de cacao, lactosérum en poudre (de lait), poudres à lever (carbonates d'ammonium, phosphates de calcium, carbonates de sodium), œufs en poudre, sel, arômes, gluten de blé, émulsifiant (lécithines de soja), protéines de pois, levure en poudre.

• **Données nutritionnelles pour 100 g (1 biscuit = 18,75 g)**
Valeur énergétique : 530 kcal • protéines : 5,3 g • glucides : 57 g, dont sucres : 34 g • lipides : 30 g dont acides gras saturés : 15 g • fibres : 3,1 g • sel : 0,3 g

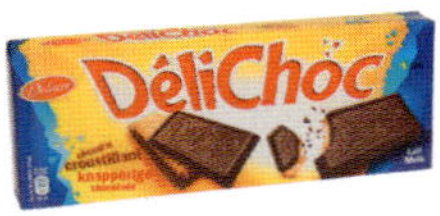

DÉLICHOC CHOCOLAT AU LAIT

DELACRE®

Graisse végétale de palme, ce qui explique les 10 % d'acides gras saturés. Et on frôle le record avec plus de 46 % de sucre ! On est loin d'un simple biscuit avec une petite tablette de chocolat.

• **Ingrédients :** chocolat au lait 38 % (sucre, beurre de cacao, pâte de cacao, lait écrémé en poudre, beurre pâtissier, émulsifiant : lécithine de soja, arôme), farine de blé, sucre, graisse végétale (palme, colza), noix de coco, sel, lactose et protéines de lait, lait entier en poudre, poudre à lever : carbonate acide de sodium, carbonates d'ammonium, diphosphate disodique, émulsifiant : lécithine de soja, arôme, œuf entier en poudre.

• **Données nutritionnelles pour 100 g (1 biscuit = 12,75 g)**
Valeur énergétique : 477 kcal • protéines : 5,2 g • glucides : 71,2 g dont sucres : 46,6 g • lipides : 18,6 g dont acides gras saturés : 10,6 g • fibres : NC • sel : 0,37 g

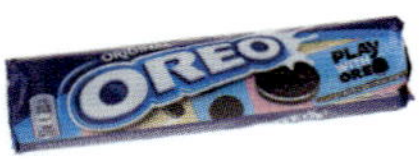

ORIGINAL

ORÉO®

Ils sont moins riches en graisses saturées : Oreo a ajouté de l'huile de colza à sa recette et c'est un mieux, mais avec de sucre et du sirop de glucose fructose, on atteint 37 % de sucre ! Il y a pire : les versions double crème ou enrobée au chocolat grimpent respectivement à 43 et 49 % de sucre !

• **Ingrédients :** farine de blé, sucre, huile de palme, huile de colza, cacao maigre en poudre 4,5 %, amidon de blé, sirop de glucose-fructose, poudre à lever (carbonates de potassium, carbonates d'ammonium, carbonates de sodium), sel, émulsifiants (lécithine de soja, lécithine de tournesol), arôme. Peut contenir du lait.

• **Données nutritionnelles pour 100 g (1 biscuit = 11 g)**
Valeur énergétique : 474 kcal • protéines : 5,4 g • glucides : 68 g dont sucres : 37 g • lipides : 19 g dont acides gras saturés : 5,2 g • fibres : 3,1 g • sel : 0,74 g

Biscuits aux fruits

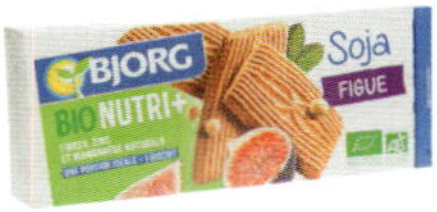

BISCUITS NUTRI + BIO - SOJA FIGUE
BJORG®

On apprécie les ingrédients de qualité utilisés et le taux de sucre modeste, pour un biscuit aux fruits (20 %), d'autant qu'il s'agit d'un produit riche en fibres. Ces fibres vont aider à ralentir l'assimilation des sucres. Petit bémol, la teneur en sel.

· **Ingrédients :** farine de blé*, sucre de canne* non raffiné, farine complète de blé* 15 %, huile de tournesol oléique*, flocons de soja* 5 %, pâte de figue* 5 %, sel, arôme naturel de figue, poudres à lever : carbonates de sodium, acide citrique, antioxydants : extraits de romarin*.

· **Données nutritionnelles pour 100 g (1 biscuit = 15 g)**
Valeur énergétique : 455 kcal • protéines : 7,7 g • glucides : 68 g dont sucres : 20 g • lipides : 16 g dont acides gras saturés : 1,4 g • fibres : 4,2 g • sel : 1 g

---

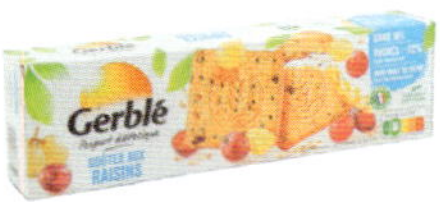

GOÛTER AUX RAISINS
GERBLÉ®

Une recette basée sur des ingrédients simples et un bon équilibre nutritionnel. Le taux de sucre de 21 % est raisonnable.

· **Ingrédients :** farine de blé 59,5 %, sucre de canne roux, huile de colza, raisins secs 10 %, farine de soja, pâte de raisins 3,3 %, fibres de chicorée : fructo-oligosaccharides, poudres à lever (carbonates de potassium, carbonates d'ammonium), protéines de lait.

· **Données nutritionnelles pour 100 g (1 biscuit = 18 g)**
Valeur énergétique : 432 kcal • protéines : 4,7 g • glucides : 64 g dont sucres : 21 g • lipides : 14 g dont acides gras saturés : 1,3 g • fibres : 6,4 g • sel : 0 g

---

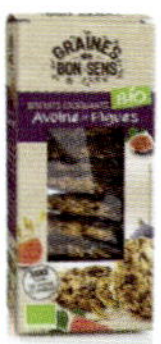

BISCUITS AVOINE & FIGUES BIO
GRAINES DE BON SENS®

On peut difficilement faire plus simple que ce listing d'ingrédients, si simple qu'on pourrait les mettre en œuvre à la maison. Le sucrage reste raisonnable. Bravo à cette marque !

· **Ingrédients :** flocons d'avoine* (52,7 %), œufs*, sucre de canne*, huile de colza*, figues* (7,9 %), sel d'Himalaya. * Ingrédients issus de l'agriculture biologique.

· **Données nutritionnelles pour 100 g**
Valeur énergétique : 380 kcal • protéines : 8,3 g • glucides : 50 g dont sucres : 18 g • lipides : 15 g dont acides gras saturés : 1,9 g • fibres : 6 g • sel : 0,4 g

---

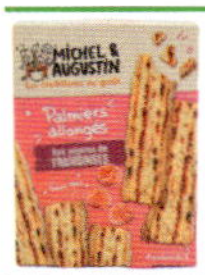

PALMIERS ALLONGÉS AUX PÉPITES DE FRAMBOISES
MICHEL ET AUGUSTIN®

Un biscuit feuilleté pur beurre aux éclats de framboise, clairement régressif sans dévier dans un empilement de sucres. Naturellement plus riche en matières grasses que les précédents (30 % de beurre), mais la simplicité de la recette se démarque tout de même des autres produits aux fruits en rayon.

· **Ingrédients :** 2 cuillères à soupe de farine de blé, une noix de beurre frais 30 %, une cuillère à soupe de sucre, 2 cuillères à café de framboise en poudre 1 % (dont gluten, soja), une pincée de pépites de framboise 1 %, un soupçon d'arôme naturel, une pincée de sel et un soupçon de l'incontournable poudre à lever (carbonate de sodium). Ce produit contient du gluten, du soja et du lait. Dans notre biscuiterie sont utilisés des fruits à coques, des œufs et du lupin. Éventuelles traces dans ces palmiers allongés.

· **Données nutritionnelles pour 100 g (1 biscuit = 10 g)**
Valeur énergétique : 522 kcal • protéines : 6,2 g • glucides : 59 g dont sucres : 19 g • lipides : 29 g dont acides gras saturés : 20 g • fibres : NC • sel : 1,2 g

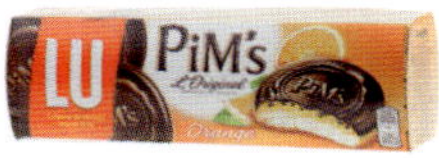

PIM'S L'ORIGINAL ORANGE

LU®

Idem à la framboise, cerise griotte, fraise. Un record ici avec 10 additifs, la présence d'huile de palme, près de 50 % de sucre et une proportion importante d'acide gras saturés.

• **Ingrédients :** marmelade d'oranges 41 %(sirop de glucose, sucre, pulpe d'orange 4,5 %, jus d'orange concentré 1,4 % (équivalent jus d'orange 7,8 %), pulpe d'orange concentrée 0,6 % (équivalent pulpe d'orange 2,8 %), gélifiant (pectines), acidifiant (acide citrique, correcteurs d'acidité : citrate de calcium, citrate de sodium), arôme naturel d'orange, épaississant (gomme xanthane)), chocolat 24,9 % (sucre, pâte de cacao, beurre de cacao, graisses végétales (illipe, mangue, sal, karité et palme en proportions variables), arôme, émulsifiant (lécithine de soja), lactose et protéines de lait), farine de blé, sucre, œufs, sirop de glucose-fructose, huile végétale (colza), poudre à lever (carbonate acide d'ammonium, diphosphate disodique, carbonate acide de sodium), sel.

• **Données nutritionnelles pour 100 g (1 biscuit = 12,5 g)**
Valeur énergétique : 397 kcal • protéines : 3,3 g • glucides : 66 g dont sucres : 48 g • lipides : 13 g dont acides gras saturés : 5,8 g • fibres : 2,5 g • sel : 0,44 g

---

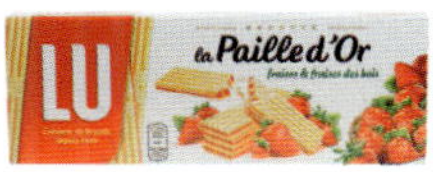

PAILLE D'OR FRAISES ET FRAISES DES BOIS

LU®

86 g de glucides dont 57 g de sucre pour 100 g, 6 additifs, et le 1er ingrédient est du sirop de glucose-fructose avant même la farine. Des biscuits pauvres en lipides, mais néanmoins déconseillés.

• **Ingrédients :** sirop de glucose-fructose, farine de blé 30,8 %, purée de fruits concentrés 30,4 % – équivalent fruits et jus et purée de fruits 40,2 % – [purée de fraises 25,2 %, purée de pommes 2,8 %, jus concentré de cassis 1,9 % (équivalent à 11,2 % de jus de cassis), purée concentrée de fraises des bois 0,5 % (équivalent à 1 % de fraises des bois)], amidon de blé, lactose et protéines de lait, acide citrique, acide malique, matière grasse végétale, jaunes d'œufs en poudre, pectines, sucre glace (sucre, amidon de maïs), citrate trisodique, arômes, lécithine de soja, carbonate acide de sodium, levure sèche.

• **Données nutritionnelles pour 100 g (3 mini-gaufrettes/ 1 étage =10,5 g)**
Valeur énergétique : 364 kcal • protéines : 3,8 g • glucides : 86 g dont sucres : 57 g • lipides : 1 g dont acides gras saturés : 0,2 g • fibres 1,8 g • sel : 0,1 g

---

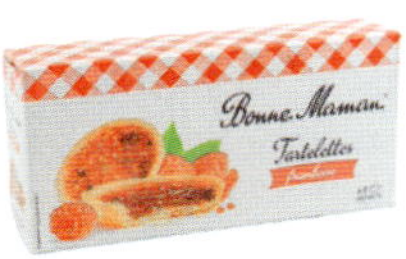

TARTELETTES FRAMBOISE

BONNE MAMAN®

Des efforts sur la qualité des ingrédients mais, tout de même, l'utilisation de sucre inverti et un taux de 47 g de sucre vraiment excessif.

• **Ingrédients :** sucre, farine de blé tendre, purée de framboise et purée de framboise concentrée 8,5 % (équivalent fruits 20 %), beurre, sirop de sucre inverti, huile de tournesol, purée de pomme concentrée 1,9 % (équivalent fruits 5,5 %), œufs frais, jus de fruits de la passion concentré, gélifiant : pectines, arôme naturel de framboise avec autres arômes naturels, sel, jus de raisin concentré, acidifiant : acide citrique. Traces éventuelles de graines de sésame et de fruits à coque.

• **Données nutritionnelles pour 100 g (1 biscuit = 15 g)**
Valeur énergétique : 394 kcal • protéines : 3 g • glucides : 68 g dont sucres : 47 g • lipides : 12 g dont acides gras saturés : 5,6 g • fibres : 1 g • sel : 0,25 g

Gâteaux/biscuits moelleux

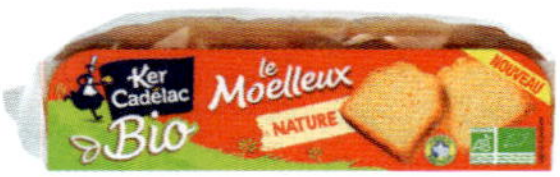

LE MOELLEUX NATURE BIO

KER CADELAC®

On retrouve bien la recette du quatre quarts avec ¼ d'œuf, ¼ de farine, ¼ de sucre, ¼ de beurre. La qualité est au rendez-vous et les additifs peu nombreux.

· **Ingrédients :** farine de blé* 27 %, sucre roux de canne*, œufs entiers* 27 %, huile de tournesol*, poudres à lever : tartrates de potassium, carbonates de sodium, sel de Guérande, arômes naturels (contient alcool < 0,6 %). *Ingrédients issus de l'agriculture biologique.

· **Données nutritionnelles pour 100 g**
Valeur énergétique : 433 kcal • protéines : 6 g • glucides : 48 g dont sucres : 27 g • lipides : 24 g dont acides gras saturés : 3,2 g • fibres : NC • sel : 1,2 g

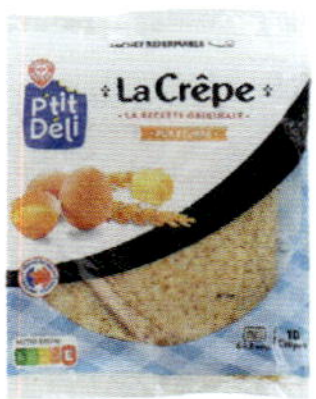

CRÊPE NATURE P'TIT DÉLI

LECLERC®

Une recette quasi comme à la maison. On veillera bien sûr à ne pas sucrer en plus, mais le rapport qualité/prix est ici remarquable !

· **Ingrédients :** lait entier, farine de blé 40 g*, sucre, œufs frais 22 g*, beurre concentré 10 g*, sel. * Poids mis en œuvre pour faire 100 g de produit fini.

· **Données nutritionnelles pour 100 g (1 crêpe = 30 g)**
Valeur énergétique : 394 kcal • protéines : 7,7 g • glucides : 61 g dont sucres : 28 g • lipides : 13 g dont acides gras saturés : 7,4 g • fibres : 1,3 g • sel : 1,7 g

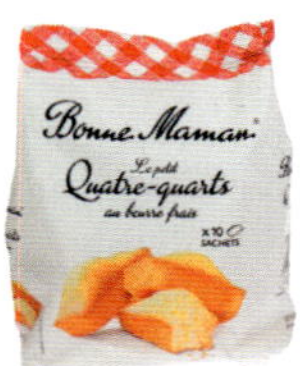

LE PETIT QUATRE-QUARTS AU BEURRE FRAIS

BONNE MAMAN®

On apprécie de retrouver la recette de base avec beurre, farine, œufs frais et sucre. L'arôme de vanille utilisé est un arôme naturel, mais l'ajout d'amidon pourrait être évité.

· **Ingrédients :** farine de blé tendre, sucre, beurre 25 %, œufs frais 25 %, amidon, arôme naturel de vanille (contient alcool), poudre à lever : carbonates et citrates de sodium (blé), sel. Traces éventuelles de fruits à coque et de soja.

· **Données nutritionnelles pour 100 g (1 portion = 30 g)**
Valeur énergétique : 428 kcal • protéines : 5,5 g • glucides : 47 g, dont sucres : 27 g • lipides : 24 g dont acides gras saturés : 16 g • sel : 0,55 g • fibres : 1 g

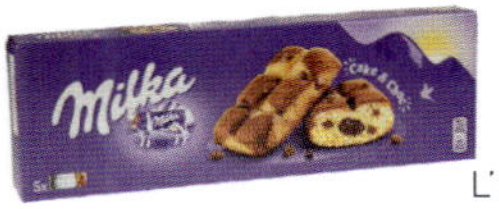

CAKE & CHOC CHOCOLAT AU LAIT

MILKA®

L'image de marque de ces produits ne garantit aucune qualité particulière dans le choix des ingrédients... Il suffit de lire la liste des ingrédients pour comprendre qu'on est vraiment dans le produit totalement transformé.

• **Ingrédients :** farine de blé, sirop de glucose-fructose, matière grasse végétale, œufs, sucre, pépites de chocolat au lait du Pays alpin 10 % [sucre, lait entier en poudre, pâte de cacao, beurre de cacao, lactose et protéines de lait, émulsifiant (lécithine de soja), arôme vanille], stabilisant (glycérol), chocolat noir 2,9 % [pâte de cacao, sucre, cacao maigre en poudre, émulsifiant (lécithine de soja), arôme vanille], lait écrémé en poudre, lactose et protéines de lait, lait entier en poudre, amidon de blé, cacao maigre en poudre, poudre à lever (diphosphate disodique, carbonate acide de sodium), émulsifiants (E471, E472b, E475), sel, arômes, sirop de glucose, épaississant (gomme xanthane).

• **Données nutritionnelles pour 100 g (1 portion = 35 g)**
Valeur énergétique : 429 kcal • protéines : 5,4 g • glucides : 56,5 g dont sucres : 31 g • lipides : 21 g dont acides gras saturés : 4,1 g • fibres : 1,5 g • sel : 0,6 g

---

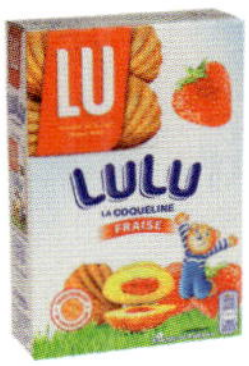

LULU LA COQUELINE FRAISE

LU®

Du sirop de glucose fructose en 1er ingrédient, pour atteindre 42 % de sucres simples ! Bien trop pour un goûter équilibré.

• **Ingrédients :** sirop de glucose-fructose, farine de blé 24,1 %, sucre, purée de fraises 16,7 %, œufs 14,9 %, huile de palme, stabilisant (glycérol), poudre à lever (carbonate acide d'ammonium, diphosphate disodique, carbonate acide de sodium), gélifiant (pectines), émulsifiants (mono- et diglycérides d'acides gras, lécithine de tournesol), acidifiant (acide citrique), arômes, sel. Peut contenir du lait.

• **Données nutritionnelles pour 100 g (1 portion = 6,87 g)**
Valeur énergétique : 384 kcal • protéines : 4,4 g • glucides : 64 g, dont sucres : 42 g • lipides : 12 g dont acides gras saturés : 5,6 g • fibres : 1,4 g • sel : 0,43 g

---

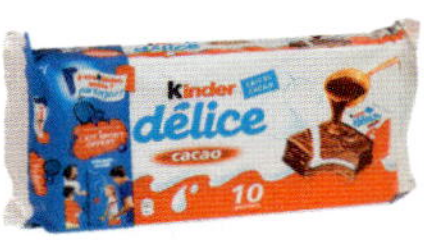

KINDER® DÉLICE LAIT ET CACAO

KINDER®

La recette a été modifiée, ainsi la liste des ingrédients débute par du sucre, puis des graisses de mauvaise qualité, se poursuit avec du sirop de glucose-fructose, pour atteindre 41 % de sucre. On évite, d'autant qu'à 39 g la portion, on atteint près de 177 kcal !

• **Ingrédients :** sucre, graisses végétales (palme, karité, sal), sirop de glucose-fructose, humectant : glycérol, lait en poudre réhydraté 7 %, farine de froment 6,5 %, lait écrémé en poudre 5,5 %, dextrose, cacao maigre 3 %, cacao 2,5 %, œuf 2,5 %, lactoserum en poudre, jus de poire concentré, amidon de froment, lait en poudre 0,5 %, émulsifiants (lécithines [soja], mono- et diglycérides d'acides gras), poudres à lever (carbonate d'ammonium, carbonate acide de sodium), jus de citron concentré, arômes, beurre de cacao, sel, pâte de cacao, beurre concentré.

• **Données nutritionnelles pour 100 g (1 portion = 39 g)**
Valeur énergétique : 455 kcal • protéines : 5,5 g • glucides : 58,8 g, dont sucres : 41 g • lipides : 22,6 g dont acides gras saturés : 13,1 g • fibres : NC • sel : 0,262 g

Confitures

La « confiture » est le mélange de pulpe et/ou de purée d'une ou de plusieurs espèces de fruits, d'eau et de sucre, porté à la consistance gélifiée. La confiture d'agrumes peut toutefois être obtenue à partir du fruit entier, coupé en lamelles et/ou en tranches.

La quantité de pulpe et/ou purée utilisée pour la fabrication de 100 g de produit fini n'est pas inférieure à 35 g en général. On parlera de confiture « extra » pour les produits à base de 45 g de pulpe ou purée non concentrée pour 100 g au minimum.

La « gelée » est le mélange, suffisamment gélifié, de sucres et du jus et/ou d'extrait aqueux d'une ou de plusieurs espèces de fruits. On parlera de gelée « extra » quand la quantité de jus de fruits et/ou d'extrait aqueux utilisé pour la fabrication de 100 g de produit fini n'est pas inférieure à celle fixée pour la fabrication de la « confiture extra ».

La « marmelade » est le mélange, porté à la consistance gélifiée appropriée, d'eau, de sucres et d'un ou de plusieurs des produits suivants obtenus à partir d'agrumes : pulpe, purée, jus, ou écorces. La quantité d'agrumes utilisée pour la fabrication de 100 g de produit fini n'est pas inférieure à 20 g (définitions extraites du document de l'ancienne DGCCRF).

Plusieurs additifs sont autorisés dans l'élaboration de ces produits, tels les gélifiants (pectines), acidifiants (acide lactique, citrique, malique, tartrique) ou anti-oxygène (acide ascorbique).

D'un point de vue nutritionnel, tous ces produits sont riches en sucres entre 60 et 70 %, de par l'ajout de sucre et la teneur en sucre des fruits utilisés. Leur apport énergétique est de 265 kcal pour 100 g en moyenne, soit 3 à 4 fois plus que les fruits frais. Leur teneur en fibres est plus faible avec seulement 1 %, et les vitamines et minéraux des fruits sont réduits par la cuisson, la vitamine C notamment est détruite.

COMMENT LES CHOISIR ?

- On préfère les produits sous la dénomination « confiture », car ils sont plus riches en fruits, et on choisit ceux ayant un pourcentage de fruits d'au moins 50 % (extra).
- On fuit celles contenant du sirop de glucose-fructose, du sirop de glucose ou trop d'additifs : on privilégie celles qui se rapprochent d'une recette maison : fruits, sucre, gélifiant et eau.
- On peut limiter le sucre, en s'orientant vers les produits autour de 40 % de sucre et 60 % de fruit pour un produit que l'on consommera quotidiennement.

LES PIÈGES

• Entre deux recettes de même marque, on remarque assez régulièrement que la version classique contient du sirop de glucose-fructose, alors que la même allégée n'en contient pas : on paie plus cher pour qu'un ingrédient inutile soit retiré...

• Les confitures sans sucres ou sans sucres ajoutées ne sont pas exemptes de sucre, les fruits contenant déjà des sucres naturellement présents. De plus, les industriels remplacent le plus souvent dans ces produits le sucre par un édulcorant comme le maltitol ou le fructose, ce qui a peu d'intérêt au vu des quantités consommées.

CONSEILS DE CONSOMMATION

Il s'agit d'un produit sucré, il est donc à ce titre préférable de se limiter à une portion de 20 à 40 g, soit 1 à 2 cuillerées à soupe bombée(s) par jour : le matin sur vos tartines notamment ou pour sucrer vos laitages, en alternance avec le miel et autres tartinables.

Conservation : à température ambiante dans un endroit sec, à l'abri de la lumière. Après ouverture, se conserve 21 jours au réfrigérateur.

AUTRES TARTINABLES

Au rayon des confitures, on trouve une autre gamme moins étendue, rassemblant les crèmes de marron, crèmes de fruits confits, lemon curds, confitures de lait et caramel au beurre salé notamment. Ces produits, aussi sucrés que les confitures classiques, contiennent aussi des graisses, soit par l'ajout de matières grasses, soit de par la teneur en lipides du produit de base.

Pour bien les choisir, faites attention aux produits mettant en avant une identité régionale : ce ne sont pas forcément les meilleurs produits. Soyez plus critique ! On recommande toujours l'utilisation de vrai sucre et non des sirops de sucre, et on fuit les produits avec des graisses de mauvaise qualité (palme, coprah, coco).

Comptez 1 cuillerée à soupe, occasionnellement, sur vos tartines, en alternance avec les autres tartinables.

Confitures

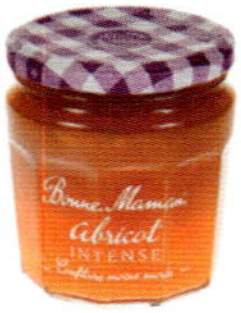

ABRICOT INTENSE - CONFITURE MOINS SUCRÉE

BONNE MAMAN®

Également valable pour les autres fruits de cette gamme. Une nouvelle gamme moins sucrée et plus riche en fruits, tout en conservant une recette simple, on adopte !

- **Ingrédients :** abricots, sucre, jus de citron concentré, gélifiant : pectines de fruits.

- **Données nutritionnelles pour 100 g**
Valeur énergétique : 164 kcal • glucides : 39 g dont sucres : 39 g

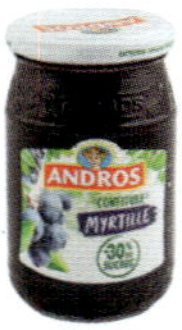

CONFITURE MYRTILLE -30 % DE SUCRES

ANDROS®

Également valable pour les autres fruits de cette gamme. Une réduction du sucre sans ajout d'édulcorant ou additifs. C'est parfait, d'autant que le prix au kilo reste abordable.

- **Ingrédients :** myrtilles, sucre, gélifiant : pectine de fruits.

- **Données nutritionnelles pour 100 g**
Valeur énergétique : 166 kcal • glucides : 40 g dont sucres : 40 g

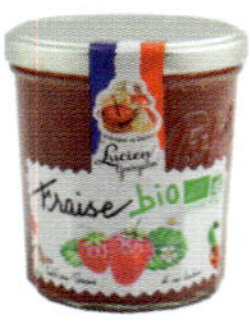

FRAISE BIO

LUCIEN GEORGELIN®

Une recette toute simple qui introduit de la pomme et reste parfaitement composée.

- **Ingrédients :** fraises* 45 %, sucre*, pommes 13 %*, gélifiant : pectines, jus de citron concentré*. *Ingrédients issus de l'agriculture biologique.

- **Données nutritionnelles pour 100 g**
Valeur énergétique : 189 kcal • glucides : 44 g dont sucres : 44 g

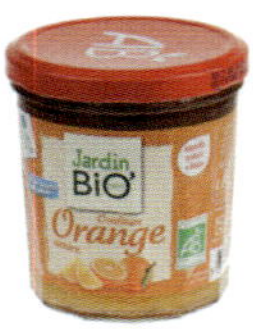

CONFITURE ORANGE AMÈRE

JARDIN BIO®

Ce produit se distingue : l'orange étant souvent proposée en marmelade avec moins de fruits (30 % contre 50 % ici) et plus de sucre (jusqu'à 67 %). On souligne cet effort !

- **Ingrédients :** oranges* amères 50 %, sucre de canne*, eau, gélifiant : pectines. *Ingrédients issus de l'agriculture biologique.

- **Données nutritionnelles pour 100 g**
Valeur énergétique : 164 kcal • glucides : 40 g dont sucres : 40 g

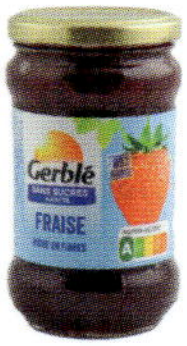

FRAISE SANS SUCRES AJOUTÉS

GERBLÉ®

Une recette ici bien complexe, avec en plus ajout d'édulcorant ! Certes, l'apport calorique est moins élevé, mais microbiote et polyols ne font pas toujours bon ménage. Ne vaut-il pas mieux bien doser sa consommation d'une vraie confiture ?

• **Ingrédients :** fraises (42 %), eau, fibre végétale : dextrine de blé, édulcorant : maltitols, jus de cerises, jus concentré d'aronia, gélifiant : pectines, acidifiant : acide citrique, correcteur d'acidité : citrates de calcium, conservateur : sorbate de potassium, édulcorant : sucralose.

• **Données nutritionnelles pour 100 g**
Valeur énergétique : 76 kcal • glucides : 13 g dont sucres : 3,2 g et polyols : 7 g • fibres : 14 g

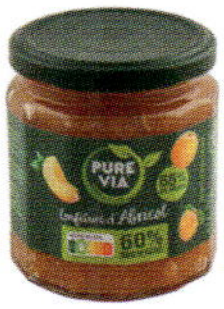

CONFITURE D'ABRICOT - 60 % MOINS DE SUCRES

PURE VIA®

À la stévia mais aussi au sucre ; l'apport dans le produit final est réduit, mais pas nul ! Ce type de produits peut induire en erreur.

• **Ingrédients :** abricots, sucre, eau, gélifiant : pectines, jus de citron concentré, édulcorant, glycosides de stéviol (extraits de stévia).

• **Données nutritionnelles pour 100 g**
Valeur énergétique : 145 kcal • glucides : 34 g dont sucres : 34 g

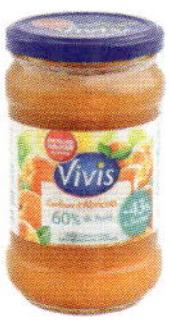

VIVIS CONFITURE D'ABRICOTS - 43 % DE SUCRES

GAYELORD HAUSER®

On lit sur l'étiquette, en gros, - 43 % de sucres. Pourtant, ce produit contient des fruits et du fructose (qui est un glucide). Ici, on joue sur les mots : il n'y a pas du tout une réduction de 43 % d'apports glucidiques dans ce produit par rapport à la moyenne des confitures ! En bref, une accroche marketing qui manque de sincérité.

• **Ingrédients :** abricots 60 %, fructose, eau, jus concentré de citron, gélifiant : pectines, correcteur d'acidité : lactate de calcium, vitamine C.

• **Données nutritionnelles pour 100 g**
Valeur énergétique : 129 kcal • glucides : 31 g dont sucres : 31 g

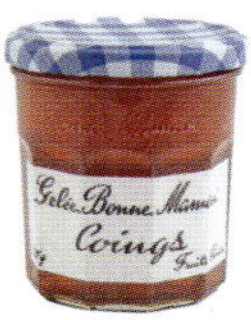

GELÉE DE COINGS

BONNE MAMAN®

Avec ce type de produit composé de sucre et de jus de fruit, le taux de glucides est élevé et sans aucun apport en fibres, alors que le coing est réputé pour cela.

• **Ingrédients :** sucre, jus de coings, sucre roux de canne, jus de citron concentré, gélifiant : pectines de fruits.

• **Données nutritionnelles pour 100 g**
Valeur énergétique : 240 kcal • glucides : 59 g dont sucres : 59 g

Miels

« Le miel est la substance sucrée naturelle produite par les abeilles de l'espèce *Apis mellifera* à partir du nectar des fleurs ou de certaines sécrétions provenant de parties vivantes de plantes ou se trouvant sur elles, qu'elles butinent, transforment, combinent avec des matières spécifiques propres, emmagasinent et laissent mûrir dans les rayons de la ruche. »

Par définition, le miel est donc un produit entièrement naturel qui ne peut contenir ni additif, ni colorant, ni conservateur, ni arôme artificiel.

La variété des miels est très grande, on les distingue cependant selon leur origine florale : miel d'acacia, de lavande, de bruyère, de sapin… ou miel polyfloraux, dit miel de fleurs ou toutes fleurs ; mais aussi selon leur origine géographique : miel de montagne, de Provence ou autres régions. L'origine du miel a une influence sur sa couleur, son arôme : plus un miel est foncé, plus sa saveur est prononcée.

Le miel est un aliment à forte densité énergétique apportant près de 320 calories pour 100 g, sous forme de glucides essentiellement : 78 à 80 %, représentés par du fructose (38 % en moyenne), du glucose (31 % en moyenne), ainsi que du maltose, du saccharose et divers autres polysaccharides. Ces glucides sont très facilement assimilables par l'organisme.

Le pourcentage de ces deux principaux sucres varie selon l'origine du miel et influe sur sa fluidité : un miel contenant plus de fructose, comme le miel d'acacia, sera plus fluide et mettra plus de temps à cristalliser qu'un miel plus riche en glucose comme le miel de bruyère.

Enfin, le miel contient très peu de vitamines et minéraux, même si l'on peut noter que les miels foncés sont globalement plus riches en matières minérales que les miels clairs.

COMMENT LES CHOISIR ?

On peut lire sur de nombreux miels à bas prix : « Mélange de miels originaires et non originaires de la CE. »

Cette indication, qui renseigne peu le consommateur, est possible à cause d'un décret de 2003 qui précise que l'on peut indiquer une provenance en Communauté européenne ou hors CE, sans avoir l'obligation d'y inscrire un pays en particulier.

Ainsi, plus de 30 % des miels à bas prix, dont la provenance reste très douteuse, sont en réalité de faux miels entièrement produits industriellement ou bien une base de miel à laquelle on ajoute de l'eau et/ou du sucre.

Ces faux miels proviennent essentiellement de Chine, où le miel est exclusivement fabriqué industriellement, et ce sans aucune mention sur l'étiquette.

Même si ces faux miels ne sont pas dangereux pour la santé, le consommateur est trompé.

Préférez un miel pour lequel il est mentionné sur l'étiquette « Récolté en France - Mis en pot par l'apiculteur ».

Les petits producteurs locaux restent la meilleure option, ainsi nous ne proposons pas de sélection sur les produits de grandes surfaces.

LES PIÈGES

Certains produits mettent en avant un mélange de miel et de gelée royale. Celle-ci est sécrétée dans la ruche par les abeilles afin de nourrir les reines exclusivement. Les gelées royales étant très utilisées en cure, les industriels surfent sur cet engouement pour proposer des produits qui n'en contiennent malheureusement que 4-5 % en moyenne : un produit plus cher qui ne doit pas être décisif dans votre choix d'achat.

CONSEILS DE CONSOMMATION

Il s'agit d'un produit sucré, il est donc à ce titre préférable de se limiter à une portion de 20 à 40 g, soit 1 à 2 cuillerées à soupe par jour : le matin sur vos tartines notamment, ou pour sucrer vos boissons et/ou laitages, en alternance avec les confitures et autres tartinables.

Conservation : placé dans un endroit sec, à l'abri de la lumière, les miels solides hermétiquement fermés peuvent se conserver pendant deux ans environ. Les miels liquides cristallisent avec le temps, aussi il est préférable de les consommer dans les six mois pour profiter au maximum de leurs qualités organoleptiques.

Pâtes à tartiner

Les pâtes à tartiner sucrées regroupent les beurres de cacahuète, les pâtes de cacao avec plus ou moins de noisettes et autres pâtes originales : spéculoos, Carambar®, goût barre chocolatée...

Elles sont composées classiquement d'huile (de palme, de tournesol, de colza, de cacahuète ou de coco), de sucre, de pâte de cacao ou beurre de cacahuète ou spéculoos, avec plus ou moins de lait ou poudre de lait écrémé et additifs, comme la lécithine de soja ou tournesol, et d'arômes (vanille notamment).

Ce sont des produits à forte densité calorique avec une moyenne de 570 kcal aux 100 g, des glucides (35 à 56 %) et des lipides (30 à près de 50 %).

Le rayon pâte à tartiner s'étoffe toujours un peu plus : même s'il semble difficile de détrôner le leader Ferrero®, les concurrents ne cessent d'innover en proposant des produits sans huile de palme, avec plus de noisettes ou au rayon frais.

COMMENT LES CHOISIR ?

- Pour les versions noisettes/chocolat, on préfère les compositions au plus haut pourcentage de noisettes (plus de 10 %) et/ou pâte de cacao.
- Pour toutes, on privilégie les matières grasses de meilleure qualité : huile de tournesol ou de colza, plutôt que les huiles de palme, coprah ou coco.
- Le vrai sucre est toujours préférable aux sirops de sucre.
- On évite le fluff (pâte à tartiner au marshmallow) qui atteint 80 % de glucides quasi purs !

LES PIÈGES

- Ne vous laissez pas attirer par la belle photo du verre de lait et des noisettes sur l'emballage, TOUTES les pâtes à tartiner ne sont finalement qu'un mélange de sucre et de graisses.
- De même, le label bio n'est pas gage de qualité quant à la matière grasse utilisée : bio ne veut pas dire sans huile de palme.
- Certains produits mettent en avant une composition sans huile de palme mais utilisent de l'huile de coco : celle-ci n'est pas vraiment préférable.

CONSEILS DE CONSOMMATION

Les pâtes à tartiner, comme les autres tartinables, sont des produits plaisir et ne sont pas à consommer en excès. Même en choisissant un produit composé avec des ingrédients de qualité, la densité calorique reste élevée.

À raison d'une à deux fois par semaine, elles sont à mettre en parallèle de la consommation de sucre mais aussi de graisses : 1 cuillerée à soupe rase (15 g) sera équivalente à 10 g de matière grasse OU 20 g de sucre.

LES PURÉES D'OLÉAGINEUX

D'amande, de noisette, de sésame ou de cacahuètes, ces produits ont envahi les rayons !
Si nous gardons trop souvent en tête le beurre de cacahuète utilisé sur les tartines et dans les sandwichs outre-Atlantique, ces produits plaisir ont largement évolué. Riches en fibres, sources de graisses végétales (et donc sans cholestérol) insaturées, leurs intérêts santé ne cessent d'être vantés.
Orientez-vous vers un produit complet si possible, mais surtout une recette toute simple, sans ajout de sucre ou d'autres additifs.
Mais attention, au-delà de leur qualité, la densité calorique de ces produits est élevée. Ils apportent beaucoup de calories sous forme de graisses, même bonnes. La publicité excessive pour promouvoir la bonne qualité des produits empêche de se rendre compte de leur vraie valeur calorique, plus proche de celle des matières grasses. On ne peut donc pas en manger à volonté et il convient de contrôler scrupuleusement la ration. On dosera environ 15 g de ces purées à la place de 10 g de beurre.

CARAMBAR®, GAVOTTES®, M&M'S®, MALTESERS®, TWIX®, LOTUS®, BOUNTY®…

Il semble que l'effet de mode pousse à développer une pâte à tartiner en parallèle de son produit phare habituel : bonbon ou biscuit.
À part effectuer une vente supplémentaire, on ne voit pas trop l'intérêt de ces produits à base de sucres, de graisses et d'additifs. Mieux vaut conserver ces plaisirs sous leur forme originelle plutôt que de les introduire dans ses placards en pâtes à tartiner sur du pain, avec le risque que la consommation en devienne plus quotidienne.

Pâtes à tartiner

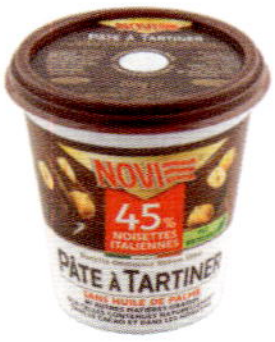

PÂTE À TARTINER

NOVI®

Une pâte à tartiner à partir de 45 % de noisettes italiennes, du sucre et du vrai beurre de cacao ajouté. 1 seul additif ; c'est un bon produit, et également très bon gustativement ! Petit bémol, nous aurions préféré plus de cacao que de sucre.

· **Ingrédients :** noisettes (45 %), sucre, cacao maigre, lait écrémé en poudre, beurre de cacao, émulsifiant : lécithine de soja, vanille en gousse. Sans gluten. Sans huile de palme.

· **Données nutritionnelles pour 100 g**
Valeur énergétique : 550 kcal • protéines : 10,4 g • lipides : 36 g dont acides gras saturés : 5,8 g • glucides : 42,7 g dont sucres : 40,7 g • fibres : 6,9 g

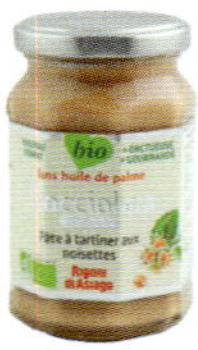

PÂTE À TARTINER AUX NOISETTES

NOCCIOLATA BIANCA®

Plus de noisettes et moins de sucre dans cette recette gourmande. Un produit plus intéressant que la version classique du nocciolata.

· **Ingrédients :** pâte de noisettes* 30 %, sucre de canne*, lait écrémé en poudre*, huile de tournesol *, beurre de cacao*, fibres solubles d'agave*, émulsifiant : lécithine de soja, extrait de vanille*, vanille en poudre*.
*Ingrédients issus de l'agriculture biologique.

· **Données nutritionnelles pour 100 g**
Valeur énergétique : 551 kcal • protéines : 13,5 • lipides : 33,1 g dont acides gras saturés : 4,6 g • glucides : 47 g dont sucres : 41,8 g

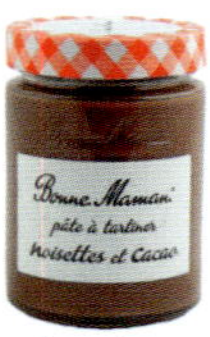

PÂTE À TARTINER NOISETTES ET CACAO

BONNE MAMAN®

Bonne surprise avec 20 % de noisettes, du vrai et non un sous-produit, et un seul additif !

· **Ingrédients :** sucre, noisettes 20 %, huiles végétales (tournesol, colza), lait écrémé en poudre, cacao maigre en poudre 5,5 %, beurre de cacao, émulsifiant, lécithine de tournesol, extrait de vanille. Peut contenir d'autres fruits à coque.

· **Données nutritionnelles pour 100 g**
Valeur énergétique : 551 kcal • protéines : 6,7 g • lipides : 34 g dont acides gras saturés : 5,2 g • glucides : 53 g dont sucres : 51 g • fibres : 3,3 g

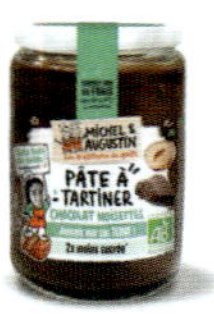

PÂTE À TARTINER CHOCOLAT NOISETTES

MICHEL & AUGUSTIN®

Au rayon frais.
Un produit vendu au rayon frais assez inédit dans la gamme des pâtes à tartiner. Il s'agit d'une pâte de lait sucré, aux noisettes et cacao. Les additifs y sont clairement limités et la réduction des graisses, sucres et donc de l'apport calorique total est significative !

· **Ingrédients :** lait demi-écrémé* 48 %, sucre de canne**, pâte de noisettes torréfiées* 15 %, chocolat* 9 %, poudre de lait écrémé* 2,5 %, beurre de cacao*, cacao*, farines fonctionnelles (blé, manioc). *Ingrédients issus de l'agriculture biologique. Lait origine : France.

· **Données nutritionnelles pour 100 g**
Valeur énergétique : 296 kcal • protéines : 5,4 g • lipides : 16 g dont acides gras saturés : 5 g • glucides : 30 g dont sucres : 27 g • fibres : NC

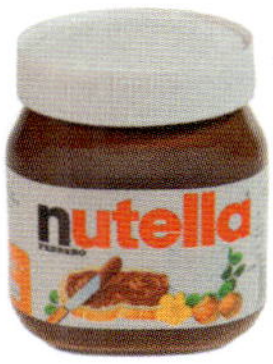

NUTELLA®· PÂTE À TARTINER AUX NOISETTES

FERRERO®

Pour ce top des ventes de la marque Ferrerro®, un effort sur la qualité de l'huile est attendu ! Plus de cacao et de noisettes et moins de sucre et de graisses végétales serait également plus qualitatif !

• **Ingrédients :** sucre, graisse végétale (palme), noisettes (13 %), lait écrémé en poudre (8,7 %), cacao maigre en poudre (7,4 %), émulsifiants (lécithines [soja]) (0,43 %) (SIN 322), arôme (0,075 %).

• **Données nutritionnelles pour 100 g**
Valeur énergétique : 539 kcal • protéines : 6,3 g • lipides : 30,9 g dont acides gras saturés : 10,6 g • glucides : 57,5 g dont sucres : 56,3 g • fibres : 3 g

---

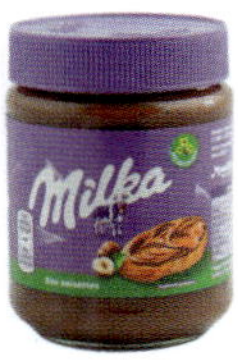

PÂTE À TARTINER AUX NOISETTES

MILKA®

Encore moins de noisettes et de cacao que dans le Nutella. Remplacer l'huile de coco par une huile de colza ne fait pas tout !

• **Ingrédients :** sucre, huile de colza (25 %), lactosérum en poudre (de lait), pâte de noisette (5 %), cacao maigre en poudre (4,5 %), lait écrémé en poudre, beurre de cacao, huile de tournesol, émulsifiant (lécithines), sel, arômes. Peut contenir du blé, autres fruits à coque et arachide.

• **Données nutritionnelles pour 100 g**
Valeur énergétique : 555 kcal • protéines : 3,8 g • lipides : 34 g dont acides gras saturés : 4,6 g • glucides : 58 g dont sucres : 57 g

---

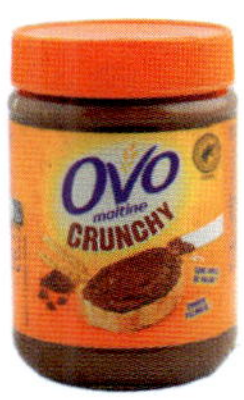

CRUNCHY PÂTE À TARTINER

OVOMALTINE®

Une recette compliquée où se multiplient les sucres (extrait de malt d'orge, sucre, fructose et encore du sucre). On aurait préféré aussi que l'huile de colza soit la seule huile utilisée.

• **Ingrédients :** extrait de malt d'orge et de cacao Ovomaltine 33 % (extrait de malt d'orge 17 %, lait écrémé concentré, lactosérum concentré (lait), cacao maigre en poudre* 6,8 %, sucre, fructose, minéraux (carbonate de magnésium, phosphate de calcium), huile de colza, vitamines (E, C, thiamine : B1, riboflavine : B2, niacine : PP, B6, acide folique : B9, B12, biotine : B8, acide pantothénique : B5), sel, arôme (vanilline)), sucre, huiles végétales (huile de colza, huile de colza totalement hydrogénée), noisettes, émulsifiants (lécithine de tournesol, mono- et diglycérides d'acides gras), minéral (phosphate de calcium), cacao maigre en poudre* 0,4 %, antioxydants (L-palmitate d'ascorbyle, alpha-tocophérol), arôme (vanilline).
* Certifié Rainforest Alliance.

• **Données nutritionnelles pour 100 g**
Valeur énergétique : 547 kcal • protéines : 3,7 g • lipides : 32,4 g dont acides gras saturés : 5,5 g • glucides : 59,4 g dont sucres : 50,1 g

Tablettes, barres chocolatées, rochers et bouchées

Le chocolat est le mélange plus ou moins gras et sucré de pâte de cacao, de beurre de cacao et de sucre. Selon le type de chocolat que l'on veut obtenir, on peut ajouter à cette préparation des ingrédients comme de la poudre de lait, des arômes, des fruits, des noisettes...

On distingue :

• le chocolat noir (amer et mi-sucré), qui contient de 35 à 99 % de pâte de cacao, du beurre de cacao, du sucre en proportion variable et éventuellement un arôme ;

• le chocolat au lait, auquel on ajoute de la poudre de lait, des arômes et notamment de la vanille ;

• le chocolat blanc, exclusivement fabriqué à partir de beurre de cacao, auquel est généralement ajouté du lait, du sucre et de la vanille.

D'un point de vue nutritionnel, le chocolat a une haute valeur énergétique, de 525 kcal pour 100 g en moyenne. Il se distingue des autres produits sucrés de par sa teneur en protéines plus élevée, mais il est également très riche en lipides : cette proportion est plus importante dans le chocolat noir, le chocolat au lait étant plus sucré. Attention, cependant, des matières grasses d'origine végétale, beaucoup moins chères pour les industriels que le beurre de cacao, sont autorisées, comme l'huile de palme ou le beurre de karité, même si elles ne doivent pas dépasser 5 % du produit.

Par ailleurs, le chocolat noir est celui qui renferme le plus de polyphénols (antioxydants), suivi par le chocolat au lait et, loin derrière, le chocolat blanc, qui n'en contient aucun. Celui-ci étant dépourvu de cacao, il ne bénéficie pas des mêmes qualités nutritionnelles. Le chocolat noir reste une source intéressante de phosphore, de magnésium et d'oligoéléments (cuivre, manganèse et zinc). Les autres formes commercialisées (barres chocolatées, rochers, bouchées et autres confiseries) sont des produits qui prennent toujours plus de place dans nos rayons. On en trouve une très grande variété : biscuits ou nougats, mélanges de céréales enrobés de chocolat... Elles ont une forte densité calorique mais une faible densité nutritionnelle. On y perd souvent en qualité des matières premières (peu ou pas de produits pur beurre de cacao)...

COMMENT LES CHOISIR ?

• Pour les tablettes de chocolat, on s'attarde sur la qualité des ingrédients.

• Le premier élément de la liste (pour le chocolat noir) doit être tout simplement : la pâte de cacao.

• On opte, pour toutes les variétés, pour un chocolat « pur beurre de cacao », sans autre matière grasse.

• On privilégie l'utilisation de vrai sucre (saccharose) et non de fructose, et encore moins de sirop de glucose-fructose.

• On choisit les recettes les plus simples : les appellations « gourmand », « fourré », « création » ou « praliné » induisent presque systématiquement des ingrédients de mauvaise qualité et des listes d'additifs interminables.

• Pour les barres, rochers et bouchées chocolatés, on se fie plus aux portions proposées, la qualité de ces produits étant moindre par rapport aux tablettes ; au-delà de 20-25 g par portion, on passe son chemin.

LES PIÈGES

• Certains produits mettent en évidence une quantité de sucre inférieure aux autres de la gamme, cependant, pour compenser ces faibles teneurs en sucre, ils sont enrichis en matières grasses laitières ou végétales et sont donc plus gras : l'apport calorique reste le même.

• Les barres au chocolat de marques diététiques ne sont pas forcément un meilleur choix : avec 128 kcal par barre en moyenne, elles sont tout autant à limiter que les barres de marques nationales et de distributeurs classiques.

CONSEILS DE CONSOMMATION

Les chocolats et friandises chocolatées ne sont pas à interdire, une alimentation équilibrée pouvant inclure jusqu'à 10 % de l'apport énergétique total sous forme de sucres simples chaque jour. Aussi, pour le plaisir, une fois par semaine, vous pouvez consommer une barre, quelques bonbons ou un rocher bien choisi.

Pour les barres chocolatées, qui sont de véritables bombes caloriques, il est conseillé d'opter pour les versions minis, à consommer comme on consommerait deux carrés de chocolat. Il ne s'agit en rien d'une collation conseillée, pour les adultes comme pour les enfants.

Le chocolat noir est une exception qui s'avère plus bénéfique pour la santé que ces confiseries, aussi peut-on se le permettre chaque jour, en comptant deux carrés de chocolat noir (à 70 % minimum de cacao), soit environ 20 g.

LES MINI-CUBES !

Après les barres, les minis, les tops (tablettes biscuitées), les glacés... les mini-cubes envahissent les rayons !
Que ce soit Snickers®, Mars®, Twix®... le bilan est le même : recette inchangée et donc une qualité qui laisse à désirer !
Le format plus petit pourrait nous attirer puisque la valeur calorique est élevée, mais en réalité ce petit format en sachet et sans emballage individuel incite à la surconsommation. 1 paquet = 200 g, pensez à vous limiter !

Tablettes

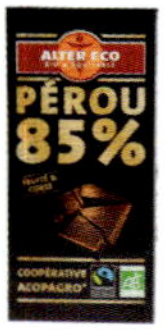

**PÉROU 85 %
CHOCOLAT NOIR
BIO ÉQUITABLE**

ALTER ECO®

Cette tablette présente un chocolat à 85 % de cacao, pur beurre de cacao, avec seulement 3 ingrédients, aucun additif. On apprécie de connaître la provenance de tous les ingrédients, et on apprécie le label pour un commerce plus responsable. C'est un bon produit.

• **Ingrédients :** pâte de cacao (Pérou), beurre de cacao, sucre de canne. Cacao : 85 % minimum.

• **Données nutritionnelles pour 100 g**
Valeur énergétique : 637 kcal • protéines : 7,8 g • lipides : 54 g dont acides gras saturés : 33 g • glucides : 24 g dont sucres : 14 g

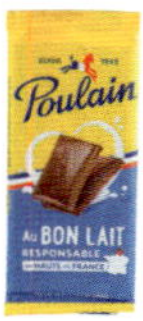

**CHOCOLAT
AU BON LAIT
RESPONSABLE**

POULAIN®

Une tablette avec une composition des plus simples. Ce produit se démarque des autres chocolats au lait. Il détrône le Lindt par une liste d'ingrédients plus courte et l'utilisation d'un arôme naturel.

• **Ingrédients :** sucre, poudre de lait entier (24,3 %), beurre de cacao, pâte de cacao, émulsifiant (lécithine de soja), arôme naturel de vanille. Cacao : 30 % minimum.

• **Données nutritionnelles pour 100 g**
Valeur énergétique : 559 kcal • protéines : 7,2 g • lipides : 35 g dont acides gras saturés : 21 g • glucides : 52 g dont sucres : 51 g

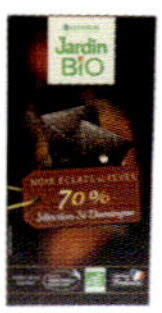

**CHOCOLAT NOIR
70 % ÉCLATS
DE FÈVES**

JARDIN BIO®

Il est difficile de trouver des chocolats fourrés contenant également plus de 30 % de cacao. Celui-ci relève largement le défi : 70 % de cacao, une recette de qualité et des éclats pour la gourmandise.

• **Ingrédients :** pâte de cacao* origine Saint-Domingue, sucre de canne*, éclats de fèves de cacao torréfiés et caramélisés* 10 % (fèves de cacao* 7 %, sucre*), beurre de cacao*, extrait de vanille*. Cacao : 70 % minimum dans le chocolat noir. *Ingrédients issus de l'agriculture biologique.

• **Données nutritionnelles pour 100 g**
Valeur énergétique : 571 kcal • protéines : 9,2 g • glucides : 35,3 g dont sucres : 29 g • lipides : 41 g dont acides gras saturés : 25,6 g • fibres : 12 g

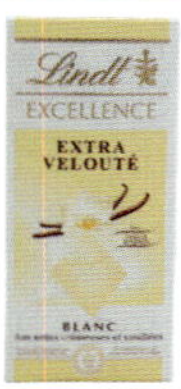

**EXCELLENCE
BLANC**

LINDT®

Le Galak® ne contient plus 100 % de beurre de cacao, mais un ajout d'anhydride de lait. Lindt fait mieux avec cette recette simple.

• **Ingrédients :** sucre, beurre de cacao, poudre de lait, lactose, émulsifiant (lécithine de soja), arôme naturel de vanille de Madagascar.

• **Données nutritionnelles pour 100 g**
Valeur énergétique : 571 kcal • protéines : 4,8 g • glucides : 57 dont sucres : 57 g • lipides : 36 g dont acides gras saturés : 22 g

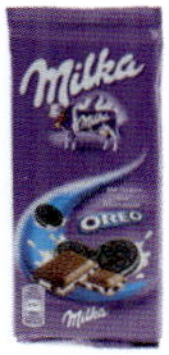

CHOCOLAT AU LAIT AUX ORÉO®

MILKA®

Cette tablette est plus riche que les autres de la gamme : en tête de liste du sucre et des graisses de palme. La recette traditionnelle du chocolat est trop transformée et les Oreo n'améliorent pas la qualité. Depuis la dernière édition, le taux de protéines a baissé quand ceux de sucre et d'acides gras saturés ont augmenté...

• **Ingrédients :** sucre, graisses végétales (palme, palmiste), beurre de cacao, lactosérum en poudre (de lait), poudre de lait écrémé, farine de blé, pâte de cacao, beurre concentré, poudre de lait riche en matières grasses (2 %), cacao maigre en poudre (0,8 %), émulsifiants (lécithine de soja, lécithine de tournesol), pâte de noisettes, sirop de glucose-fructose, amidon de blé, poudres à lever (carbonate acide de potassium, carbonate acide d'ammonium, carbonate acide de sodium), sel, arôme.

• **Données nutritionnelles pour 100 g**
Valeur énergétique : 564 kcal • protéines : 4,8 g • lipides : 35 g dont acides gras saturés : 20 g • glucides : 56 g dont sucres : 49 g

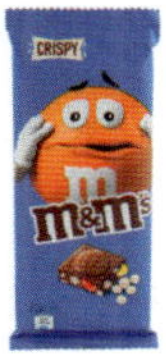

CRISPY CHOCOLAT AU LAIT

M&M'S®

Tablette de chocolat au lait fourrée de mini M&M'S
Le fourrage M&M'S apporte des additifs en grand nombre, des graisses de palme, karité et palmiste à un chocolat au lait de moyenne qualité. On laisse en rayon !

• **Ingrédients :** sucre, beurre de cacao, lait écrémé en poudre, pâte de cacao, matière grasse du lait, lactose, perméat de lactosérum (lait), farine de riz, lait entier en poudre, farine de blé complète, émulsifiant (lécithine de soja, e471), farine de malt de froment, amidon, petit-lait en poudre, matière grasse de palme, matière grasse de karité, sirop de glucose, sel, huile de colza, stabilisant (gomme arabique), colorants*, dextrine, agent d'enrobage (cire de carnauba), extrait de vanille, huile de palmiste, arôme. Peut contenir cacahuète, noisette, amande. Cacao 25 % minimum. *E100, E133, E160a, E162, E170, E172.

• **Données nutritionnelles pour 100 g**
Valeur énergétique : 541 kcal • protéines : 6,9 g • lipides : 31 g dont acides gras saturés : 20 g • glucides : 57 g dont sucres : 53 g

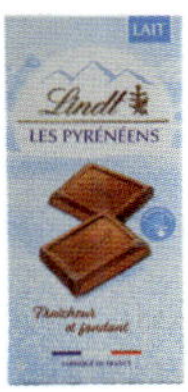

LES PYRÉNÉENS LAIT

LINDT®

L'une des tablettes les plus riches ! Pourtant, le packaging laisse penser à un simple produit chocolat au lait. Un mélange d'huile de coprah, de beurre de cacao et laitier qui ne nous convainc pas du tout !

• **Ingrédients :** sucre, matière grasse végétale de coprah, beurre de cacao, poudre de lait, pâte de cacao, lactose, poudre de lait écrémé, beurre laitier concentré, émulsifiant (lécithine de soja), noisettes, amandes, extrait de malt d'orge, arômes, arôme naturel de vanille.

• **Données nutritionnelles pour 100 g**
Valeur énergétique : 620 kcal • protéines : 5 g • lipides : 46 g dont acides gras saturés : 33 g • glucides : 45 g dont sucres : 44 g

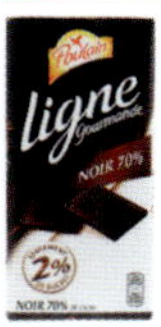

LIGNE GOURMANDE NOIR 70 %

POULAIN®

Moins d'1 % de sucre... mais beaucoup de lipides et d'acides gras saturés. L'édulcorant apporte quand même des calories et, consommé en excès, peut causer des ballonnements. Ce produit est moins sucré mais plus gras que d'autres chocolats noirs 70 %, et tout aussi calorique. Pas d'intérêt.

• **Ingrédients :** pâte de cacao, édulcorant (maltitol), beurre de cacao, cacao maigre en poudre, arôme, émulsifiant (lécithine de soja), lait écrémé en poudre. Cacao : 70 % minimum.

• **Données nutritionnelles pour 100 g**
Valeur énergétique : 510 kcal • protéines : 5,2 g • lipides : 42,4 g dont acides gras saturés : 27,5 g • glucides : 33 g dont sucres : 0,4 g

Barres chocolatées

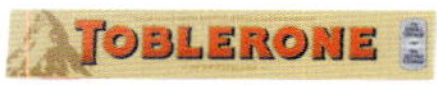

TOBLERONE®

On apprécie sa liste d'ingrédients courte comparée à la gamme, de plus, tous sont identifiables par nous consommateurs et seulement deux additifs sont présents. On regrette seulement la taille d'une portion : 20-25 g serait amplement suffisant pour ce produit qui reste très sucré.

· **Ingrédients :** sucre, poudre de lait entier, beurre de cacao, pâte de cacao, miel 3 %, beurre concentré, amandes 1,6 %, émulsifiant : lécithine de soja, blanc d'œuf, arôme, vanilline.

· **Données nutritionnelles pour 100 g**
Valeur énergétique : 528 kcal • protéines : 5,6 g • glucides : 61 g dont sucres : 60 g • lipides : 28 g dont acides gras saturés : 18 g • fibres : 2,2 g

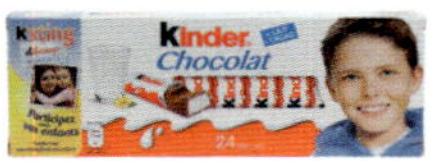

KINDER® CHOCOLAT

KINDER®

On note que le chocolat utilisé est un chocolat pur beurre de cacao, même si de la graisse végétale est ajoutée en complément en fin de liste. Une barre de 12,5 g apporte « seulement » 71 kcal : ce format permet de se faire plaisir raisonnablement.

· **Ingrédients :** chocolat supérieur au lait 40 % (sucre, lait en poudre, beurre de cacao, pâte de cacao), émulsifiants : lécithines (soja), vanilline), sucre, lait écrémé en poudre, graisse végétale huile de palme, beurre concentré, émulsifiants : lécithines (soja), vanilline.

· **Données nutritionnelles pour 100 g**
Valeur énergétique : 566 kcal • protéines : 8,7 g • lipides : 35 g dont acides gras saturés : 22,6 g • glucides : 53,5 g dont sucres : 53 g • fibres : 0,9 g

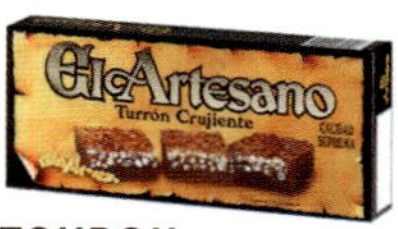

TOURON CHOCOLAT CROQUANT

EL ARTESANO®

Des ingrédients facilement identifiables et un minimum d'additifs. Le sucre est très présent comme dans tous les produits de ce rayon.

· **Ingrédients :** sucre 40 %, lait en poudre 15,6 %, noisette 14,5 %, beurre de cacao 10 %, pâte de cacao 9 %, céréales croustillantes 8 % (farine de riz, farine de maïs, sucre et sel), lécithine de soja, arôme (vanilline).

· **Données nutritionnelles pour 100 g**
Valeur énergétique : 495 kcal • protéines : 5,1 • lipides : 24 g dont acides gras saturés : 12 g • glucides : 64 dont sucres : 57 g • fibres : NC

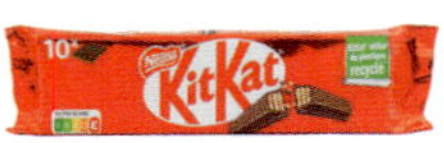

KIT KAT

NESTLÉ®

Il est difficile de trouver une barre à moins de 100 kcal, avec une recette sans ingrédients de mauvaise qualité. Aussi Kit Kat, qui apporte 87 kcal par portion (barre de 16,7 g), est un produit de grande marque qui se distingue. On regrette toujours l'utilisation d'huile de palme qui est heureusement ici non hydrogénée.

· **Ingrédients :** sucre, farine de blé, beurre de cacao, lait écrémé en poudre, huile de palme, pâte de cacao, beurre pâtissier, petit-lait filtré en poudre, cacao maigre, émulsifiant (lécithine de tournesol), arôme, arôme naturel de vanille, sel, poudre à lever (carbonates de sodium).

· **Données nutritionnelles pour 100 g**
Valeur énergétique : 523 kcal • protéines : 7 g • glucides : 60,2 g dont sucres : 49,4 g • lipides : 27,9 g dont acides gras saturés : 15,6 g • fibres : 1,7 g

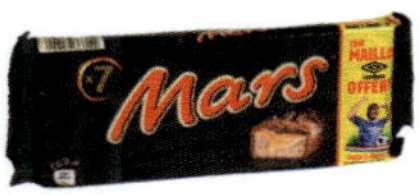

MARS®

Les premiers ingrédients sont du sucre et du sirop de glucose, pour atteindre 70 % de glucides dont 61,7 % de sucres simples, ce qui est particulièrement élevé. On comprend qu'avec Mars®, ça repart : 1 portion de 45 g représente 202 kcal et 5 morceaux et demi de sucre !

• **Ingrédients :** sucre, sirop de glucose, beurre de cacao, lait entier en poudre, pâte de cacao, huile de tournesol, lait écrémé en poudre, lactose, petit-lait en poudre, cacao maigre, beurre concentré (lait), extrait de malt d'orge, émulsifiant (lécithine de soja), sel, blanc d'œuf en poudre, matière grasse de palme, protéine de lait hydrolysée, extrait naturel de vanille.

• **Données nutritionnelles pour 100 g (1 barre = 45 g)**
Valeur énergétique : 449 kcal • protéines : 4 g • lipides : 16,6 g dont acides gras saturés : 8,3 g • glucides : 70,2 g dont sucres : 61,7 g

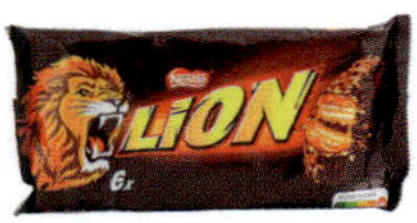

LION®

Twix® n'est pas plus recommandable.
Plus de la moitié n'est faite que de sucre : le sirop de glucose-fructose est même maintenant l'ingrédient majoritaire. S'ajoutent des matières grasses et huile végétale dont la provenance n'est pas précisée. Avec 207 kcal par barre, on laisse ce produit en rayon.

• **Ingrédients :** sirop de glucose-fructose, sucre, farine de blé, lait concentré sucré (lait, sucre), beurre de cacao, huile de palme, lait entier en poudre, pâte de cacao, petit-lait en poudre, maltodextrine, lait écrémé en poudre, amidon de blé, émulsifiant : lécithine de tournesol, sel, poudre à lever (carbonates de sodium), sucre caramélisé, arôme naturel de vanille, stabilisant : carraghénanes.

• **Données nutritionnelles pour 100 g (1 barre = 42 g)**
Valeur énergétique : 483 kcal • protéines : 5,4 g • lipides : 22,2 g dont acides gras saturés : 11,9 g • glucides : 64,6 g dont sucres : 44,8 g

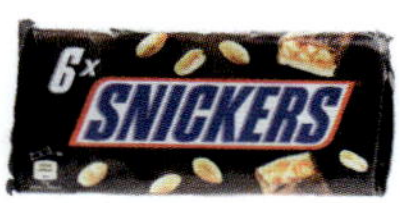

SNICKERS®

Comme le précédent, ces barres sont de véritables bombes caloriques : 1 Snickers® apporte près de 242 kcal pour 50 g, essentiellement des lipides et des glucides qui ne vous rassasieront pas et entretiennent votre attirance pour les produits qui combinent gras et sucre.

• **Ingrédients :** sucre, sirop de glucose, cacahuètes, lait écrémé en poudre, beurre de cacao, pâte de cacao, lactose, huile de tournesol, beurre concentré, petit-lait en poudre, matière grasse de palme, sel, émulsifiant (lécithine de soja), blanc d'œuf en poudre, huile de noix de coco, protéine de lait hydrolysée, extrait naturel de vanille.

• **Données nutritionnelles pour 100 g**
Valeur énergétique : 483 kcal • protéines : 8,6 g • lipides : 22,8 g dont acides gras saturés : 8,3 g • glucides : 60,2 g

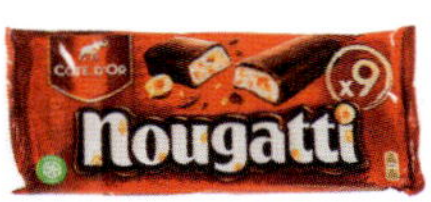

NOUGATTI
CÔTE D'OR®

Encore un concentré en sucres simples et du sirop de glucose en premier ingrédient. Cette barre de 30 g ne vous rassasiera pas durablement !

• **Ingrédients :** sirop de glucose, sucre, noisettes 15 %, lait entier en poudre, pâte de cacao, beurre de cacao, graisse de palme, lactose (de lait), lactosérum en poudre (de lait), protéines de lactosérum (de lait), émulsifiants (lécithine de soja, lécithine de tournesol), sel, arômes.

• **Données nutritionnelles pour 100 g**
Valeur énergétique : 475 kcal • protéines : 6,1 g • lipides : 24,5 g dont acides gras saturés : 9,7 g • glucides : 56,5 g dont sucres : 55 g

Rochers et bouchées

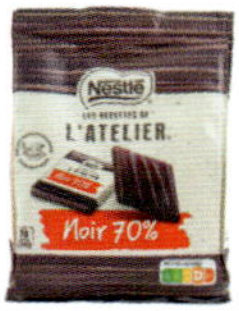

LES RECETTES DE L'ATELIER NOIR 70 %

NESTLÉ®

Son format est idéal pour combler une envie de sucre sans se sentir obligé de finir une tablette. De plus, on note que ne sont utilisés que des ingrédients nobles. Parmi les bouchées, c'est un très bon produit et un des seuls sans lécithines de soja !

• **Ingrédients :** pâte de cacao (Afrique de l'Ouest, Équateur), sucre, beurre de cacao, beurre pâtissier, arôme naturel de vanille. Cacao : 70 % minimum. Peut contenir : fruits à coque, lait.

• **Données nutritionnelles pour 100 g**
Valeur énergétique : 578 kcal • protéines : 9,3 g • lipides : 42,5 g dont acides gras saturés : 24,6 g • glucides : 46 g dont sucres : 34,5 g • fibres : 10,3 g

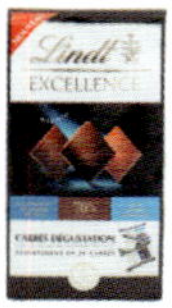

EXCELLENCE 70 % DE CACAO, FLEUR DE SEL ET LAIT

LINDT®

Un chocolat en mignonnettes de 5,5 g. La pâte de cacao (ingrédient majeur du chocolat) arrive en premier ingrédient, ce qui est rare parmi les bouchées.

• **Ingrédients :** pâte de cacao, sucre, beurre de cacao, poudre de lait, beurre laitier concentré, lactose, poudre de lait écrémé, émulsifiant (lécithine de soja), extrait de malt d'orge, fleur de sel, vanille, arôme, sel.

• **Données nutritionnelles pour 100 g (1 portion = 5,5 g)**
• Valeur énergétique : 560 kcal • protéines : 7,2 g • lipides : 37 g dont acides gras saturés : 22 g • glucides : 46 g dont sucres : 42 g

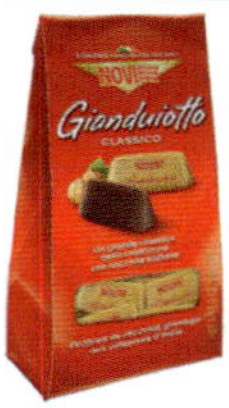

GIANDUIOTTO CLASSICO

NOVI®

Un produit gourmand gianduja aux noisettes, qui conserve une recette limitant les empilements de sucres et d'additifs.

• **Ingrédients :** sucre, noisettes (26 %), pâte de cacao, beurre de cacao, lait entier en poudre, émulsifiant : lécithine de soja.

• **Données nutritionnelles pour 100 g**
Valeur énergétique : 572 kcal • protéines : 7,7 g • lipides : 38 g dont acides gras saturés : 14 g • glucides : 47 g dont sucres : 44 g

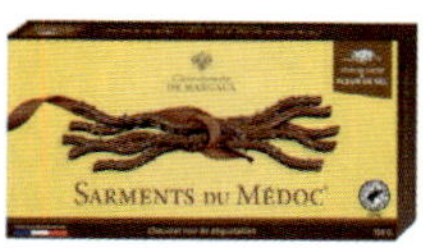

SARMENTS DU MÉDOC® CHOCOLAT NOIR

CHOCOLATERIE DE MARGAUX®

Une composition de qualité et un produit traditionnel riche en pâte de cacao !

• **Ingrédients :** pâte de cacao, sucre, éclats de fèves torréfiés, émulsifiant : lécithine de soja, beurre de cacao, fleur de sel de l'île de Ré 0,2 %. Cacao : 59 % minimum dans le chocolat.

• **Données nutritionnelles pour 100 g**
Valeur énergétique : 524 kcal • protéines : 7,3 g • lipides : 34 g dont acides gras saturés : 21 g • glucides : 41 g dont sucres : 37 g

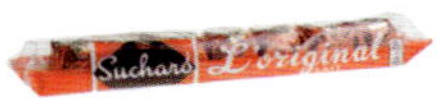

L'ORIGINAL LAIT ROCHERS

SUCHARD®

Ces célèbres rochers contiennent malheureusement plus de graisses végétales de palme et karité que de beurre de cacao. Les portions de 35 g, soit 197 kcal, poussent à la surconsommation. On préfère occasionnellement une version mini ou une mignonnette au chocolat.

- **Ingrédients :** sucre, praliné 22 % (noisettes, sucre), pâte de cacao, graisses végétales (palme, karité), beurre de cacao, poudre de lait écrémé, éclats de noisettes (3,5 %), lactosérum en poudre (de lait), beurre concentré, émulsifiants (lécithine de soja, E476, lécithine de tournesol), arômes. Peut contenir autres fruits à coque et blé.

- **Données nutritionnelles pour 100 g (35 g par portion)**
Valeur énergétique : 565 kcal • protéines : 5,5 g • lipides : 36,5 g dont acides gras saturés : 15 g • glucides : 52 g dont sucres : 50 g

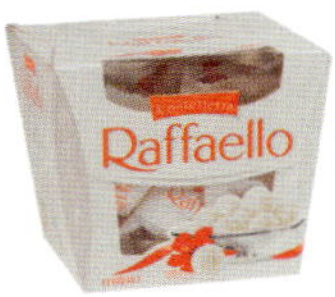

RAFFAELLO

FERRERRO®

Un pourcentage de coco de 25,5 % qui place la noix de coco râpée en premier ingrédient. Mais la qualité des graisses utilisées ne nous séduit toujours pas, avec près de 30 % d'acides gras saturés et une valeur énergétique record du rayon !

- **Ingrédients :** noix de coco râpée 25,5 %, graisses végétales (palme, karité), sucre, amande 8 %, lait écrémé en poudre, lactosérum en poudre, farine de froment, amidon, émulsifiants : lécithines [soja], arômes, poudre à lever : carbonate acide de sodium, sel.

- **Données nutritionnelles pour 100 g (35 g par portion)**
Valeur énergétique : 627 kcal • protéines : 7,4 g • lipides : 48,3 g dont acides gras saturés : 29,5 g • glucides : 38,6 g dont sucres : 33,6 g

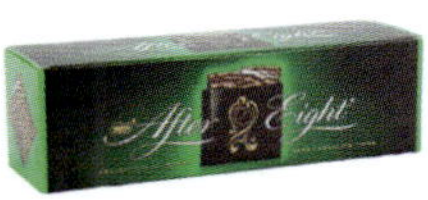

AFTER EIGHT®

NESTLÉ®

Un concentré de sucre et de sirop de glucose additionné à de graisses végétales de qualité très discutable, et trop d'additifs !

- **Ingrédients :** sucre, pâte de cacao, sirop de glucose, matières grasses végétales (palme, karité), beurre de cacao, matière grasse de lait anhydre, lait écrémé en poudre, petit-lait en poudre, stabilisant (invertase), émulsifiant (lécithines), huile essentielle de menthe poivrée, sel, acidifiant (acide citrique). Cacao : origine non UE.

- **Données nutritionnelles pour 100 g**
Valeur énergétique : 426 kcal • protéines : 2,1 g • lipides : 12,9 g dont acides gras saturés : 7,6 g • glucides : 73,5 g dont sucres : 67,8 g

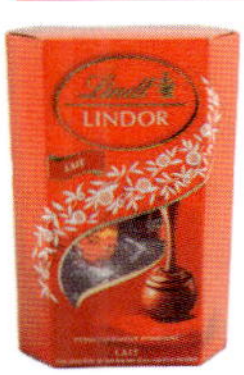

BOULES LINDOR LAIT

LINDT®

La pâte de cacao arrive bien loin dans cette liste des ingrédients dominée par le sucre et les graisses végétales.

- **Ingrédients :** sucre, matière grasse végétale (coprah, palmiste), beurre de cacao, pâte de cacao, poudre de lait, lactose, poudre de lait écrémé, beurre laitier concentré, émulsifiant (lécithine de soja), extrait de malt d'orge, arômes, vanille.

- **Données nutritionnelles pour 100 g**
Valeur énergétique : 620 kcal • protéines : 4,9 g • lipides : 48 g dont acides gras saturés : 34 g • glucides : 43 g dont sucres : 40 g

Bonbons et friandises

On regroupe sous le terme bonbon un large éventail de produits mous ou durs qui peuvent être également fourrés, feuilletés, à la liqueur, au caramel, mais aussi des réglisses, des guimauves, des gélifiés, des nougats, des dragées...

Il s'agit de produits élaborés à base de sucre comme ingrédient majoritaire, auquel s'ajoutent des arômes et des colorants synthétiques ou naturels, des acidifiants comme l'acide citrique... destinés à les rendre attrayants pour exciter notre gourmandise.

Selon les cas, on peut également y ajouter du miel, du lait, du chocolat, des matières grasses, quelques fruits, quelques céréales... mais également des agents de texture qui peuvent être des pectines de fruits, des amidons de céréales, de l'albumine de blanc d'œuf, de la gélatine animale ou encore de la gomme arabique ou de la gomme xanthane. Sous le terme bonbon, qui est vaste, les valeurs nutritionnelles peuvent varier largement.

Les bonbons gélifiés sont souvent les moins caloriques (environ 330 kcal pour 100 g) puisque l'on a incorporé au sucre de la gélatine contenant des protéines non utilisables par l'organisme.

L'apport énergétique se fait exclusivement sous forme de glucides, même si certaines friandises apporteront des graisses, telles les spécialités au chocolat vues précédemment.

COMMENT LES CHOISIR ?

- On préfère ceux qui présentent le « vrai » sucre comme ingrédient majoritaire et non pas du sirop de glucose-fructose également appelé sirop de sucre inverti. Ce dernier bénéficie d'un pouvoir sucrant plus fort que le saccharose, ainsi, pour un goût sucré équivalent, l'industriel met en œuvre une quantité inférieure... soit un gain sur le coût de la matière première ! Mais, en excès, il entraîne une élévation des triglycérides dans le sang, favorise la prise de poids et la résistance à l'insuline.
- Si la liste d'ingrédients est longue, que vous n'identifiez pas tous les composants et/ou avec un ajout d'additifs important et/ou avec des graisses hydrogénées, choisissez un produit de meilleure qualité.

LES PIÈGES

Les bonbons et chewing-gums sans sucre (soit sans saccharose) contiennent des polyols. Ces sucres-alcool ont l'avantage d'être moins cariogènes et sont un petit peu moins caloriques que le saccharose et moins absorbés dans l'intestin, mais ils ont un pouvoir sucrant inférieur. On a ainsi tendance à en consommer plus pour compenser, et en toute bonne conscience puisque le terme « sans sucre » est souvent traduit dans les esprits par « sans calories », alors que cela n'est pas tout à fait le cas. Ils sont utiles pour les diabétiques et les « gros » consommateurs de bonbons. De plus, en excès ils sont responsables de troubles intestinaux.

CONSEILS DE CONSOMMATION

Les bonbons sont des aliments plaisir dont la consommation doit être limitée en fréquence et en quantités.

Les produits sucrés ne devraient pas constituer plus de 10 % de l'apport énergétique total quotidien. Il en sera de même pour les bonbons et chewing-gums sans sucre : une consommation quotidienne et excessive des édulcorants et des nombreux additifs que contiennent les friandises édulcorées peut avoir des impacts sur l'organisme... Ils ne sont donc pas non plus à consommer sans limite !

ZOOM SUR LES ADDITIFS

Le rayon bonbons ne cesse de se développer avec les produits toujours plus ludiques et amusants pour séduire les enfants !
Et pour les attirer, outre la saveur sucrée et parfois acidulée, la forme et la texture, la couleur joue un rôle important ! Or, un bonbon rouge vif ne s'obtient pas sans colorant, qui s'avère très souvent de synthèse et donc d'origine chimique. Ils sont présents en quantités encore plus importantes dans les produits qui colorent la langue ! Plus le produit est piquant et coloré et plus sa composition est chimique.
Ensuite, un additif est particulièrement montré du doigt : le dioxyde de titane (E171) qui agit comme pigment blanc. Composé en partie de nanoparticules, capables de passer la barrière intestinale, cet additif aurait des effets délétères sur le système immunitaire, mais serait également potentiellement cancérogène.

PAS DE TOPS NI DE FLOPS

Dans cette édition, nous avons supprimé les tops et flops pour les bonbons, confiseries au chocolat, nougats, caramels et autres gourmandises. Certes, certains produits sont pires que d'autres car ils contiennent davantage d'ingrédients de basse qualité et surtout d'additifs en tous genres, mais nous souhaitons surtout rappeler que si vous consommez, comme conseillé, ces produits plaisir occasionnellement, l'impact sur votre santé sera alors clairement minime.

Avec ce type de produits, chacun a ses préférences. Choisissez donc ceux que vous aimez, qui vous apportent du plaisir et assouvissent vos envies. La consommation en sera alors satisfaisante.

Les produits portionnés peuvent aider à doser et à gérer une consommation occasionnelle et limiter la tentation de terminer le paquet une fois entamé.

Un produit artisanal, à base d'ingrédients de qualité, sera toujours préférable, mais ne doit pas non plus inciter à une surconsommation régulière.

Sucres

Les sucres sont obtenus à partir de la canne à sucre et betteraves sucrières dont on extrait un jus sucré, qui sera ensuite éventuellement filtré et enfin concentré avant sa cristallisation. Le sucre de betterave, après cette étape, est naturellement blanc, le sucre de canne, lui, aura une coloration brune. Le sucre blanc de betterave n'est donc pas raffiné, seul le sucre blanc de canne le sera.

LES DIFFÉRENTS TYPES DE SUCRES

On distingue toujours plus de choix dans nos rayons :

- le sucre semoule ou sucre en poudre : présent dans toutes les cuisines, il s'agit simplement du sucre cristallisé tamisé ;
- le sucre en cube ou morceaux : concassé brut ou moulé en morceaux n° 3 (7 g) ou n° 4 (5 g), on l'utilise essentiellement dans les boissons chaudes ;
- la cassonade : comme son nom l'indique, est issue de la canne à sucre, c'est un sucre cristallisé roux à la couleur ambrée et une note de rhum ;
- la vergeoise : à ne pas confondre avec la précédente, elle doit sa coloration et son parfum caramélisé à des cuissons successives de sucre de betterave ;
- le sucre glace : sucre cristallisé finement broyé, auquel est ajouté de l'amidon jouant un rôle d'anti-agglomérant. On l'utilise pour les meringues et la décoration des pâtisseries ;
- le sucre pour les confitures : il s'agit simplement de sucre semoule auquel sont ajoutés de la pectine et de l'acide citrique, afin de faciliter la prise des gelées et confitures ;
- le sucre vanillé ou vanilliné : ce sont des sucres en poudre additionnés d'au moins 10 % d'extrait de vanille naturelle pour le premier et de vanille de synthèse pour le second.

Il existe également d'autres sucres, moins répandus et plus exotiques :

- le sucre complet ou intégral ;
- le rapadura : jus de canne concentré puis déshydraté. Solide, il est ensuite râpé (d'où son nom) ou broyé en petits granulés couleur mastic ;
- le muscovado ou mascobado : ils proviennent de l'île Maurice ou des Philippines. Denses, humides, odorants, ses cristaux brun sombre révèlent des notes épicées et torréfiées, des arômes de réglisse, de café, de caramel, de vieux rhum, parfois une pointe de fumé. Le muscovado doit sa couleur ambrée à la présence de mélasse, le résidu non cristallisable du sirop de canne ;
- le demerara (nom d'origine guyanaise) : plus parfumé que la cassonade.

Ce sont tous des sucres bruts ou roux plus ou moins raffinés ou recouverts de mélasse.

INFO NUTRITION

D'un point de vue nutritionnel, tous ces sucres contiennent de 390 à 400 kcal aux 100 g, apportés exclusivement par le saccharose. Il s'agit donc de produits à forte densité énergétique, qui, même s'ils ne cessent d'être pointés du doigt dans les campagnes nutritionnelles, ne sont pas néfastes, consommés en juste quantité.

COMMENT LES CHOISIR ?

• On préfère un produit contenant 100 % de saccharose, on évite toujours l'ajout de sirop de sucre inverti, glucose ou glucose-fructose. À noter aussi qu'à l'exception du sucre glace, un ajout d'amidon n'est pas nécessaire dans ces produits.

• On fuit ceux qui font apparaître des matières grasses végétales : on est d'ailleurs en droit de se demander que font des matières grasses dans du sucre ?

• Les sucres complets comme le rapadura, muscovado ou mascobado ont l'intérêt d'être plus parfumés, ce qui peut aider à réduire la quantité ajoutée. Mais ils ne sont pas vraiment moins caloriques.

LES PIÈGES

• Sucre roux et sucre blanc ont les mêmes qualités nutritives : ils sont tous les deux composés de saccharose, de minéraux, de matières organiques et de traces d'eau. Même si effectivement le roux contient plus de minéraux que le blanc, les quantités sont tellement infimes que cela n'est pas significatif au regard de vos besoins journaliers en ces micronutriments.

• La gamme des sucres dits « complets », tout du moins non raffinés que l'on trouve dans le commerce, magasin bio, etc. présente, contrairement à ce qu'ils laissent penser, peu de différence nutritionnelle avec le saccharose : votre choix se fera en fonction de vos goûts !

• Les sucres aromatisés vanille... et qui contiennent des arômes de synthèse et autres amidons modifiés. L'assurance d'ajouter des additifs dans un produit pourtant si simple à la base !

CONSEILS DE CONSOMMATION

Comme nous l'écrivions précédemment, le sucre est un fournisseur d'énergie essentielle au fonctionnement de notre organisme et notamment pour nos muscles et notre cerveau.

Aussi, ce n'est pas le produit lui-même qu'il faut mettre en cause dans la constante augmentation des maladies métaboliques, mais l'excès de sa consommation. Le sucre ne devrait pas dépasser 10 % de l'apport énergétique total d'une journée, soit 50 g de sucre environ.

Dans cette portion, il ne faut pas oublier de soustraire les sucres cachés de notre alimentation : les laitages sucrés, les confitures et autre tartinables, les sodas, etc.

Sucres

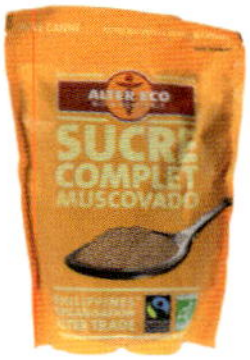

SUCRE COMPLET MUSCOVADO

ALTER ECO®

Un sucre de canne complet non raffiné, certifié AB et équitable, aux notes de miel et caramel. Un produit riche en saveur, pas besoin d'en mettre en quantité excessive pour être satisfait !

• **Ingrédients :** sucre de canne complet issu de l'agriculture biologique et du commerce équitable, contrôlé selon le référentiel Fair For Life (100 % du poids total).

• **Données nutritionnelles pour 100 g**
Valeur énergétique : 394 kcal • protéines : 0,5 g • lipides : 0 g • glucides : 98 g dont sucres : 95 g

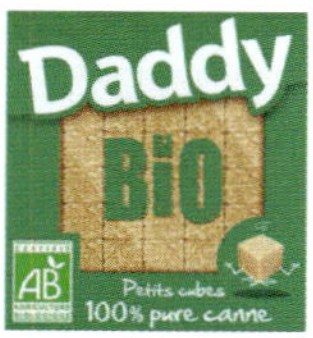

PETITS CUBES 100 % PURE CANNE BIO

DADDY®

Le dosage en petit cubes est intéressant pour vos boissons chaudes.

• **Ingrédients :** sucre pure canne non raffiné issu de l'agriculture biologique.

• **Données nutritionnelles pour 100 g**
Valeur énergétique : 400 kcal • glucides : 100 g dont sucres : 100 g

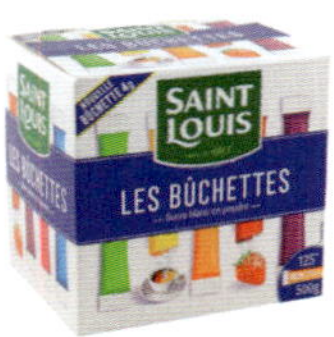

BÛCHETTES SUCRE BLANC EN POUDRE

SAINT LOUIS®

Un dosage de 4 g bien adapté !

• **Ingrédients :** sucre.

• **Données nutritionnelles pour 100 g**
Valeur énergétique : 400 kcal • glucides : 100 g

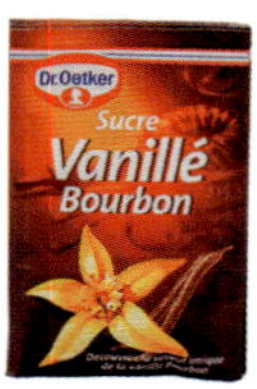

SUCRE VANILLÉ BOURBON

DR. OETKER®

Un sucre vanillé sans amidon, c'est suffisamment rare pour être souligné !

• **Ingrédients :** sucre, gousses de vanille épuisées, extrait de vanille Bourbon.

• **Données nutritionnelles pour 100 g**
Valeur énergétique : 399 kcal • glucides : 96,1 g

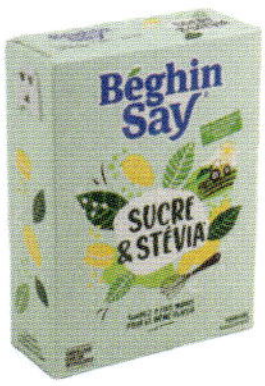

SUCRE ET STÉVIA

BÉGHIN SAY®

1 carré = 2,6 g. Mis à part cela, il s'agit bien quand même de sucre, malgré la présence d'un édulcorant (du rebaudioside A, qui est le vrai nom de la molécule extraite de la stévia) pour donner un goût plus sucré ! C'est du marketing outrancier.

• **Ingrédients :** sucre roux de canne (99,7 %), édulcorant (0,3 %) : glycosides de stéviol (extraits de plante de stévia).

• **Données nutritionnelles pour 100 g**
Valeur énergétique : 400 kcal • glucides : 99,7 g

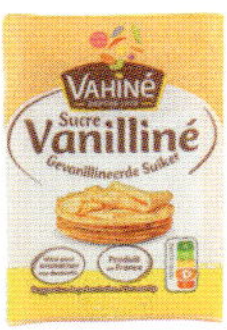

SUCRE VANILLINÉ

VAHINÉ®

Idem pour le produit équivalent marque Alsa®. Du sucre et un arôme de synthèse, pas une trace de vraie vanille !

• **Ingrédients :** sucre, arôme éthylvanilline.

• **Données nutritionnelles pour 100 g**
Valeur énergétique : 399 kcal • glucides : 100 g

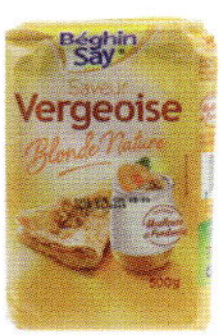

SAVEUR VERGEOISE, BLONDE NATURE

BÉGHIN SAY®

Non, vous n'achetez pas que du sucre en choisissant ce produit, mais un sous-produit. Préférez-lui au quotidien une cassonade.

• **Ingrédients :** sucre, sucre caramélisé, agent anti-agglomérant : glycérol (origine végétale), sirop de sucre inverti.

• **Données nutritionnelles pour 100 g**
Valeur énergétique : 396 kcal • glucides : 99 g

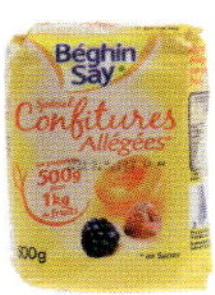

SUCRE SPÉCIAL CONFITURES ALLÉGÉES

BÉGHIN SAY®

Il est tout à fait possible de réaliser maison des confitures plus légères, en diminuant simplement la quantité de sucre de moitié, en ajoutant un petit plus de pectines et en choisissant des fruits à pleine maturité. Ce produit, qui contient en plus de la matière grasse végétale hydrogénée, reste dans le rayon.

• **Ingrédients :** sucre, gélifiant : pectine de fruits, triglycérides à chaîne moyenne, matière grasse végétale hydrogénée, conservateur : acide ascorbique, acidifiant : acide citrique.

• **Données nutritionnelles pour 100 g**
Valeur énergétique : 399 kcal • glucides : 97,1 g • lipides : 0,5 g

Substituts du sucre

À côté du « sucre » sans « s » qui désigne le saccharose, extrait de la canne à sucre ou de la betterave vu précédemment, une gamme ne cesse de s'agrandir, nous les appellerons les sucres alternatifs.

En effet, le sucre est au centre de nouvelles recommandations, indiquant de baisser la consommation du sucre à 10 voire 5 % de l'apport énergétique total journalier, afin de faire baisser l'obésité mais aussi les maladies métaboliques comme le diabète.

Ce sucre ainsi désigné concerne tous les sucres ajoutés : le saccharose bien entendu, mais aussi le miel, les confitures, le chocolat, les confiseries, etc.

Ainsi dans ce rayon, on trouve des sucres alternatifs qui surfent sur la vague des régimes « zéro sucres » en vous proposant de baisser votre consommation de « sucre », en gardant le plaisir du goût sucré. On y distingue des édulcorants naturels et d'autres de synthèse.

LES ÉDULCORANTS NATURELS

• Le sucre de coco : il s'agit d'un sucre produit à partir de la sève des bourgeons de fleurs du cocotier. Après une très fine incision, les fleurs de noix de coco laissent s'écouler leur nectar, qui après cuisson permet d'obtenir le sucre de coco. Celui-ci est composé jusqu'à 80 % de fructose. Il a un index glycémique plus bas que le saccharose (25 contre 65), cette mesure évaluant la capacité d'un glucide donné à élever la glycémie après le repas par rapport à un standard de référence qui est le glucose pur. Toutefois vanter sa richesse en minéraux et vitamines ou en prébiotiques semble abusif dans la mesure où la consommation de sucre doit être limitée.

• Le fructose : c'est un sucre simple que l'on retrouve essentiellement dans les fruits, le miel notamment. Il apporte autant de calories que le saccharose (sucre) soit 400 kcal aux 100 g, cependant il possède un pouvoir sucrant supérieur : pour le même goût sucré, on utilisera moins de fructose. Le fructose possède un index glycémique plus faible que le sucre (saccharose) de 20.

• Le sucre de bouleau ou xylitol : c'est un édulcorant naturel de la famille des polyols (sucre-alcool). Il est extrait de l'écorce de bouleau, il possède le même pouvoir sucrant et la même saveur que le saccharose, en revanche il est légèrement moins énergétique que ce dernier avec 2,4 kcal par gramme contre 4 kcal mais, précision importante, non absorbé par le corps. Il ne rentre donc pas dans le bilan calorique.

• Le sirop d'érable : il est l'un des ingrédients phares de la cuisine québécoise. On l'obtient par évaporation, à partir de l'eau d'érable à sucre recueillie par coulée au printemps. Il est moins riche en sucre du fait sa nature de sirop (61,5 % de saccharose, 1,5 % de glucose, 1,5 % de fructose) et contient près de 34 % d'eau, il est donc moins riche en calories que le sucre pur.

• Le sirop d'agave : c'est le nouveau sirop tendance pour remplacer le sucre blanc. Il est issu de l'extraction de la sève du cœur de cactus, le plus utilisé étant l'agave bleue. Celle-ci est ensuite concentrée afin d'obtenir un sirop riche en fructose (76 %). Il est 22 à 25 % moins calorique que le sucre.

• L'érythritol : c'est un polyol peu calorique 0,2 kcal/g et il n'agit pas sur l'insuline. Il est donc, contrairement aux produits précédents, adapté aux diabétiques. Son pouvoir sucrant est toutefois plus faible que le saccharose, il faut augmenter la quantité d'environ 4 pour un goût sucré équivalent. Les études sur ce produit restent encore limitées.

• La stévia : il s'agit d'une plante originaire d'Amérique du Sud dont on extrait une molécule responsable de son goût sucré : le rébaudioside A. Son pouvoir sucrant est supérieur à plus de 200 fois celui du saccharose tout en apportant aucune calorie. À noter que la stévia supporte les cuissons jusqu'à 200 °C. Il existe désormais, notamment commercialisé par Daddy®, de la stévia en feuilles bio. Trois feuilles de stévia suffisent à donner un goût naturellement sucré à vos boissons préférées. Une alternative naturelle intéressante.

LES ÉDULCORANTS DE SYNTHÈSE

L'aspartame, le sucralose, la saccharine, le cyclamate, l'acésulfame de potassium (ou acésulfame K) sont des édulcorants dits intenses, de synthèse. Les industriels les utilisent pour remplacer le sucre, notamment lors de la fabrication de produits « allégés », « light » ou « zéro ». Ayant tous un fort pouvoir sucrant, une petite quantité suffit pour donner un goût assez sucré sans apport de calories (ou infime notamment pour l'aspartame).

Comme l'on dispose toujours peu d'informations sur l'impact positif ou négatif de leur usage, il a été défini une dose journalière acceptable (DJA) afin d'éviter toute toxicité à long terme. Ces DJA sont telles qu'il faudrait consommer plusieurs litres de soda light par exemple pour les atteindre.

À noter qu'il semble qu'au rayon édulcorant, souffrant de sa mauvaise presse, l'aspartame soit peu à peu remplacé par la saccharine et acésulfame-K ou le sucralose seul. Canderel® met en avant son sucralose et Pepsi® supprime l'aspartame de son soda au cola notamment.

COMMENT LES CHOISIR ?

Si le but est de réduire votre consommation de sucre, il apparaît que ce n'est pas LA solution de vous tourner vers le fructose, les sirops d'agave et érable, sucre de coco et bouleau : ils font partie eux aussi des sucres ajoutés à limiter au quotidien. Aussi, il faut vous demander si vous préférez consommer du « vrai » sucre en juste quantité ou le remplacer par ceux-ci toujours en juste quantité, selon vos goûts essentiellement !

• Le fructose : il est vendu sous forme de poudre blanche 100 % fructose.

• Le sucre de coco et bouleau : choisir des produits 100 % naturels respectivement : sucre de sève de coco qui est un vrai sucre, contrairement à une rumeur qui laisse croire le contraire, et 100 % xylitol extrait d'écorces de bouleau, qui reste un sucre alcool et donc non absorbé par le corps.

• Le sirop d'érable : faites bien attention à choisir, comme les précédents, un produit 100 % sirop d'érable, les mentions « saveur d'érable » ou « arôme d'érable » ne constituent pas une garantie que le produit contient effectivement du sirop d'érable.

• Le sirop d'agave : bio ou non, brun ou blond, c'est selon votre goût !

• La stévia : il est important d'attirer votre attention sur le développement de la production mondiale de stévia et notamment les industries chinoises qui la cultivent et étudient sa production génétique. À ce titre, une stévia bio a un intérêt certain. On préférera aussi un produit naturel (poudre verte ou blanche concentré de rébaudioside) : les nouveaux produits sur le marché vous proposent des argents de charge, additifs et un très faible pourcentage de rébaudioside A (à peine 1,35 % d'extrait de stévia) : la feuille verte sur l'emballage n'a plus rien de naturel.

• Les édulcorants de synthèse : nous les retrouvons en rayons sous forme de poudre, liquide ou pastilles, choisissez leur présentation suivant votre utilisation.

LES PIÈGES

• Édulcorants ne veut pas dire sans aucune calorie : les produits mi-sucre mi-stevia ou édulcorant de synthèse apportent en moyenne 6 kcal par morceau.

• Le fructose est aussi calorique que le sucre et il n'est pas si naturel puisqu'il est obtenu par un processus de raffinement artificiel. À noter que, naturellement, on le retrouve dans les fruits accompagnés d'eau, de fibres, vitamines et minéraux et qu'ici il est proposé concentré à 100 %. Aussi, en excès, il est stocké sous forme de graisses, augmentant le taux de triglycérides, facteur de risque des maladies cardio-vasculaires. Il n'est pas à conseiller aux diabétiques.

• Même remarque pour le sirop d'agave qui est un concentré à 76 % de fructose et le sucre de coco.

• Le sucre de bouleau ou xylitol est un polyol, en excès il peut provoquer des désordres intestinaux.

• Enfin, les édulcorants comme la stévia et ceux de synthèse, même si ce sont ceux qui permettent réellement de diminuer la quantité de sucre consommé, entretiennent notre goût pour le sucre et même le gras ; d'après certaines études, il serait plus pertinent de se déshabituer du goût sucré.

CONSEILS DE CONSOMMATION

Nous l'avons vu, ce qui pose problème dans notre alimentation aujourd'hui, ce n'est pas le « sucre » en soi, mais la quantité que nous consommons et tous ceux cachés dans les produits industriels. Fructose, sucre de coco, de bouleau et sirops sont à limiter et la totalité des sucres ne doit pas dépasser 10 % de l'apport énergétique total journalier (50 g environ).

Par prudence, les personnes avec un intestin sensible, une intolérance au fructose ou à l'histamine devraient renoncer aux succédanés de sucre.

Pour les édulcorants de synthèse qui n'apportent aucune calorie, il faut aussi modérer sa consommation : on les soupçonne de provoquer une envie accrue de sucre, notre organisme cherchant à obtenir les glucides promis par leur goût sucré.

Apéritifs

Grignotages, chips et tartinables

Si, autrefois, les produits apéritifs se limitaient à quelques chips, olives, cacahuètes ou autres oléagineux, il y a désormais profusion de ce type de produits que nous prenons un malin plaisir à conserver et stocker dans nos placards. Il s'agit en majorité en rayons de chips ou autres biscuits secs salés de formes, saveurs et textures variées.

LES CHIPS

Les chips sont traditionnellement de fines rondelles de pommes de terre cuites dans de la graisse de plus ou moins bonne qualité, puis salées en quantité importante.

Les pommes de terre sont donc une base de glucides, l'huile est un agent de cuisson extrêmement important, assurant le croustillant caractéristique du produit. Le sel suffit en général à masquer la « misère culinaire » de ce produit.

Sont apparues ensuite des recettes à base de fécule de pommes de terre (et non de vraies rondelles de pommes de terre), permettant d'obtenir des pétales soufflés.

LES BISCUITS SALÉS

Les biscuits salés sont des produits panifiés secs, comme des crackers, des gressins, des tuiles, des bretzels... dont la composition est essentiellement faite de différentes farines ou fécules, de graisse et de sel.

Cette gamme se diversifie également avec des produits, farcis avec des crèmes, comme les petits choux ou autres déclinaisons, les torsades... La composition de ces produits est stupéfiante, car on y trouve des semoules (souvent de la semoule de maïs) amalgamées avec des graisses (assez souvent de l'huile de palme), du sel et de nombreux additifs permettant d'obtenir la texture et forme désirée. La qualité des fourrages est bien souvent catastrophique !

On trouve même des graines qui ont été cuisinées dans de l'huile d'arachide, ou encore de la pâte de cacahuètes dans des cônes soufflés, ce qui rend le produit encore plus riche. Il y a surenchère dans cette catégorie de produits !!!

DES PRODUITS À LIMITER

Dans tous les cas, les chips et biscuits apéritifs sont des produits essentiellement gras et salés, donc très riches en calories et avec une valeur nutritionnelle assez peu intéressante.

Même si quelques variations sont possibles, la moyenne de ces produits se situe à 500 kcal pour 100 g, avec des taux de graisse moyens de 20 %, mais qui évoluent entre 10 à 45 %, ce qui situe assez rapidement le problème couplé à 50 % de glucides en moyenne.

L'autre problème de ces produits est que l'on a pendant longtemps utilisé des huiles de petite qualité, comme la fameuse huile de palme ou les huiles de coprah ou de coco, autant pour des raisons industrielles (conservation, bonne tenue du produit) que pour des raisons économiques. Ces huiles saturées ne sont pas intéressantes.

Les graines oléagineuses sont des graines particulièrement riches en matières grasses (45 % en moyenne), puisque l'on peut, comme leur nom l'indique, en extraire de l'huile.

Il s'agit des amandes, cacahuètes, pistaches, noix de cajou, de pécan, noisettes, graines de tournesol...

Cette richesse en lipides en fait des produits riches en calories sous un faible volume, ce qui incite à limiter la consommation, d'autant que ces graines sont fréquemment proposées grillées et très salées !

D'autres recettes vous proposent ces mêmes graines enrobées d'une coque biscuitée ou encore caramélisées, ce qui augmente encore l'apport calorique.

La nouvelle mode en termes d'apéritifs est apparue grâce au portionnage, c'est-à-dire que l'on a présenté des produits, comme la charcuterie, sous forme de mini-saucissons, le fromage, sous forme de dés...

Ces produits n'ont pas amélioré le statut nutritionnel de la catégorie, car il s'agit encore une fois de produits gras et salés, même si, dans le cas du fromage, on trouve un peu plus de protéines.

De même, la gamme des produits tartinables pour l'apéritif s'est beaucoup développée : tarama, tapenade ou autres tartinables dont la composition pose le plus souvent le même problème : excès de graisse et de sel.

Depuis quelque temps apparaissent des produits de la mer, comme des crevettes, des moules marinés ou simplement en saumure, mais qui recueillent moins la faveur des consommateurs.

Fort heureusement, la gamme s'est également développée sur des produits plus intéressants comme des légumes marinés, des crudités prêtes à consommer...

COMMENT LES CHOISIR ?

Il y a réellement quatre indicateurs essentiels :

- la quantité de matière grasse : on essaie de trouver des produits qui ne dépassent pas 25 % de matière grasse ;
- la nature des graisses utilisées : on préfère consommer des produits qui contiennent de l'huile de tournesol ou de colza, on évite les graisses de palme et coprah (coco) ;
- le taux de sel : 600 mg de sodium (soit 1,5 g de sel) pour 100 g est vraiment la dose maximale ;
- les additifs : on préfère les recettes les plus simples, on limite le nombre d'additifs !

LES PIÈGES

• On peut considérer que le piège principal, c'est l'emballage, qui présente un produit de façon très alléchante, ne correspondant pas à la réalité nutritionnelle. Pour les chips, c'est particulièrement évident, avec des déclinaisons aromatiques dans tous les sens : barbecue, paysanne, à l'ancienne, qui en réalité ne signifient pas grand-chose car la recette reste toujours la même sauf quand on y ajoute des arômes… artificiels. Préférez les produits nature sans arôme original. Mieux vaut manger du poulet rôti si l'on a envie de cette saveur que de prendre des chips avec un arôme qui s'en approchera, mais qui n'aura jamais croisé l'ombre d'un poulet !

• L'autre piège, c'est la portion de produit qui n'est souvent pas standardisée, nous faisant passer d'un niveau de consommation à l'autre. On trouve des paquets de chips de 30 g comme de 135 g.

• Le terme « huile végétale » qui figure encore parfois sur certains produits et qui ne permet pas de connaître la vraie nature de la graisse utilisée.

• Les produits fourrés sous forme de choux ou bâtonnets. La qualité du fourrage est systématiquement catastrophique !

• Les formes qui attirent vos enfants : frites, mini pizza, crackers animaux et petits fantômes… Rappelez-vous qu'ils n'ont aucun intérêt !

• Les graines oléagineuses grillées à sec, riches en additifs !

• Les mélanges japonais qui, sous leur air de légèreté, sont composés en majorité d'amidon et de multiples additifs !

CONSEILS DE CONSOMMATION

Puisque ce sont des produits secs qui se conservent assez facilement, on a tendance à les stocker en trop grand nombre dans nos placards.

Pour les produits secs comme les biscuits ou les chips, la portion idéale est de 30 g par personne une à deux fois par semaine. Cela vous permet, en multipliant le nombre de personnes, de savoir combien de paquets acheter.

C'est un produit à considérer comme une friandise, à ce titre, il n'est pas obligatoire en plus grande quantité dans nos cuisines, car nous savons très bien que plus il y en a, plus nous en consommerons.

Pour les tartinables que nous avons observés, la quantité à respecter est à peu près identique : 30 g par personne une à deux fois par semaine, en alternance avec les autres produits apéritifs.

Info : les surimis sont traités dans la partie traiteur, les saucisses cocktails dans les charcuteries.

LES FROMAGES POUR L'APÉRITIF

Les marques de fromage ont pour beaucoup développé des gammes de produits adaptées à l'apéritif. Il s'agit de produits déjà portionnés, qui vous évitent simplement le temps de découpe, mais également d'autres recettes plus originales à base de fromage frais compacté, fourré, ou encore des fameux cubes que tout le monde connaît !

Ne nous faisons pas d'illusions, pour qu'un fromage frais tienne sous forme de petites billes très régulières, de nombreux additifs y sont ajoutés, ce qui en fait des recettes peu recommandables pour la santé. Le taux de matières grasses est rarement inférieur à 30 % et le taux de sel est en moyenne de 1,5 %, ce qui reste raisonnable, mais atteint parfois plus de 2 %.

Ces préparations ne sont pas particulièrement intéressantes, pour deux raisons : il s'agit soit de fromage simplement coupé avec un prix au kilo qui a flambé, soit de produits riches en additifs, sel et graisses.

Seules les petites billes de mozzarella nature sortent du lot avec moins de 15 % de lipides et un salage modeste.

Chips et biscuits

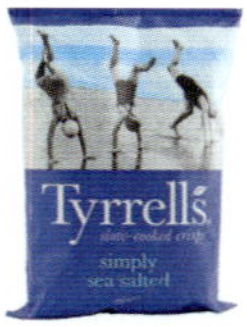

CHIPS LÉGÈREMENT SALÉES, AU SEL DE MER

TYRRELLS®

Une recette simplissime à partir de vraies pommes de terre (et non d'une farine ou d'un amidon), proche de 25 % de lipides, ce qui est raisonnable dans ce rayon. Et surtout : < 1 g de sel : un produit qui se démarque !

· **Ingrédients :** pomme de terre, huile de tournesol, sel de mer.

· **Données nutritionnelles pour 100 g**
Valeur énergétique : 476 kcal • protéines : 6,2 g • glucides : 49 g dont sucres : 0,64 g • lipides : 27 g dont acides gras saturés : 2,4 g • sel : 0,84 g • fibres : 5,5 g

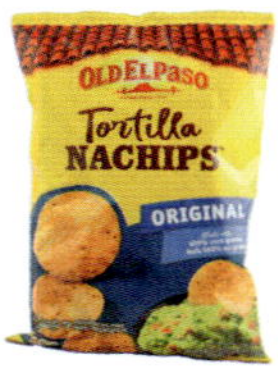

TORTILLA NACHIPS ORIGINAL

OLD EL PASO®

Un produit simplissime sans aucun additif. L'utilisation de grains de maïs et non de farine, plus conforme à la recette originale, le choix de l'huile de tournesol et le taux de sel remarquablement bas nous séduisent !

· **Ingrédients :** grain de maïs, huile de tournesol riche en acide oléique, sel.

· **Données nutritionnelles pour 100 g**
Valeur énergétique : 500 kcal • protéines : 6,2 g • glucides : 56,4 g dont sucres : 0,5 g • lipides : 26,7 g dont acides gras saturés : 3 g • sel : 0,49 g • fibres : 1,2 g

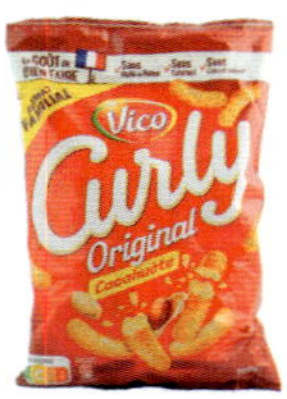

CURLY ORIGINAL CACAHUÈTE

VICO®

Un grand classique, avec une recette assez simple et un choix judicieux d'huile de tournesol. Le taux de lipides est dans la moyenne. Une petite diminution de sel est cependant attendue !

· **Ingrédients :** semoule de maïs, arachides grillées moulues 30 %, huile de tournesol, sel, arôme naturel, tomate, épices.

· **Données nutritionnelles pour 100 g**
Valeur énergétique : 487 kcal • protéines : 12,6 g • glucides : 52,3 g dont sucres : 1,4 g • lipides : 24,2 g dont acides gras saturés : 3,2 g • sel : 1,63 g

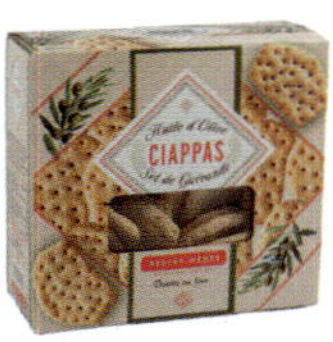

CIAPPAS HUILE D'OLIVE, SEL DE GUÉRANGE

ALBERT MÉNÈS®

Des ingrédients simples et facilement identifiables, peu de sucre et de matières grasses qui sont, de plus, de bonne qualité. Petit carton jaune sur le taux de sel.

· **Ingrédients :** farine de blé (gluten), huile d'olive (9,3 %), huile d'olive extra-vierge (2,3 %), sel de Guérande (2 %), levure, farine de blé malté (gluten).

· **Données nutritionnelles pour 100 g**
Valeur énergétique : 395 kcal • protéines : 9,6 g • glucides : 60 dont sucres : 0,9 g • lipides : 12 g dont acides gras saturés : 1,8 g • fibres : NC • sel : 1,9 g

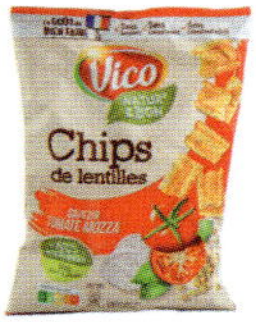

CHIPS DE LENTILLES SAVEUR TOMATE MOZZA

VICO NATUR' & BON®

Le marketing est bien rodé avec un visuel de produit santé et la mention « Natur' & bon » très trompeurs. C'est en réalité un produit ultra-transformé !

• **Ingrédients :** farine de lentille (38 %), farine de maïs, farine de riz, huile de tournesol, amidon de maïs, amidon de pomme de terre, lactosérum, sel, sucre, arôme naturel, tomate, persil, oignon, ail, poivre vert, fromage (mozzarella), basilic. Traces éventuelles de gluten. Fabriqué dans un atelier qui utilise des arachides.

• **Données nutritionnelles pour 100 g**
Valeur énergétique : 457 kcal • protéines : 13 g • glucides : 57 g dont sucres : 3,7 g • lipides : 19 g dont acides gras saturés : 1,8 g • fibres : 5,3 g • sel : 1,5 g

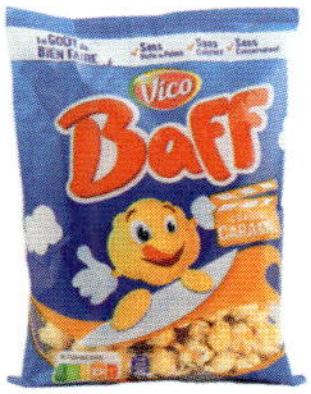

BAFF, L'ORIGINAL CARAMEL

VICO®

Premier ingrédient : du sucre puis, plus loin, du sirop de glucose et enfin, du sucre glace. Un produit à 82 % de glucides, dont près de 65 g de sucres. De quoi faire grimper la glycémie en flèche ! On peut facilement réaliser des pop-corns à la maison sans superposer autant de sucres.

• **Ingrédients :** sucre, maïs 20%, sirop de glucose-fructose, BEURRE concentré, huile de tournesol, LAIT entier, sucre glace, LAIT, LACTOSERUM, LAIT écrémé, sel, BABEURRE, émulsifiant : lécithine de soja, crème, crème de sérum, LACTOSE, arôme.

• **Données nutritionnelles pour 100 g**
Valeur énergétique : 416 kcal • protéines : 2,8 g • glucides : 82 g dont sucres : 64,9 g • lipides : 8,1 g dont acides gras saturés : 3,5 g • fibres : NC • sel : 0,6 g

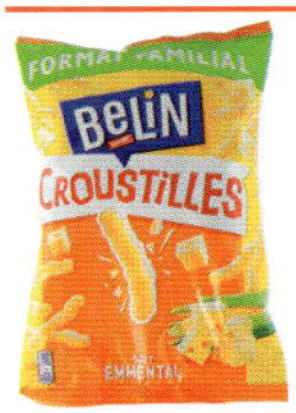

CROUSTILLES GOÛT EMMENTAL

BELIN®

Avec 33 % de lipides, du fromage en poudre et un exhausteur de goût très controversé pour la santé... On oublie !

• **Ingrédients :** semoule de maïs 62,5 %, huile de palme, lactosérum en poudre (de lait), fromage en poudre 3,1 %, arômes, sel, exhausteur de goût (glutamate monosodique, disodium guanylate, disodium inosinate).

• **Données nutritionnelles pour 100 g**
Valeur énergétique : 543 kcal • protéines : 7,3 g • glucides : 54 g dont sucres : 5,9 g • lipides : 33 g dont acides gras saturés : 3,7 g • fibres : 1,9 g • sel : 1,5 g

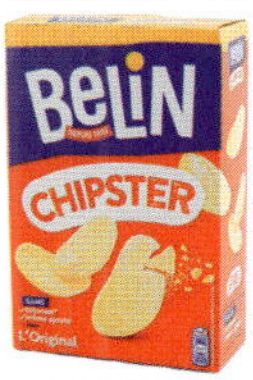

CHIPSTER L'ORIGINAL

BELIN®

Ce grand classique a tout faux : l'utilisation d'huile de palme et un salage réellement excessif !

• **Ingrédients :** flocons et fécule de pomme de terre 82 %, huile de palme, sel, antioxydant (extrait de romarin), curcuma 0,02 %.

• **Données nutritionnelles pour 100 g**
Valeur énergétique : 472 kcal • protéines : 4,3 g • glucides : 66 g dont sucres : 0,7 g • lipides : 20 g dont acides gras saturés : 9,2 g • sel : 3 g • fibres : 4 g

Tartinables

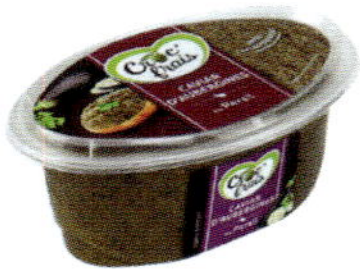

CAVIAR D'AUBERGINE
CROC' FRAIS®

Une recette telle que l'on pourrait la préparer à la maison avec seulement 10,5 % de lipides, un bon produit !

- **Ingrédients :** aubergines préfrites 81 % (aubergines 91 %, huile de colza 9 %), oignons, huile d'olive vierge extra, persil, ail, sel, jus de citron à base de concentré.

Données nutritionnelles pour 100 g
Valeur énergétique : 136 kcal • protéines : 1,1 g • glucides : 9,3 g • lipides : 10,5 g • sel : 1,5 g

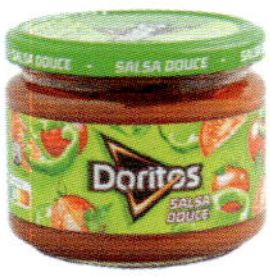

SAUCE DIPPAS SALSA DOUCE
DORITOS®

Une sauce tomate légèrement sucrée avec seulement 35 kcal pour 100 g !

- **Ingrédients :** tomates (en purée à base de concentré et en morceaux) (68 %), oignon, poivrons (10 %), piment jalapeño (2 %), vinaigre d'alcool, sel, amidon de maïs modifié, sucre, purée d'ail, épices.

Données nutritionnelles pour 100 g
Valeur énergétique : 35 kcal • protéines : 1,4 g • glucides : 6,6 g dont sucres : 4,7 g • lipides : 0,2 g dont acides gras saturés : 0,1 g • sel : 1,5 g

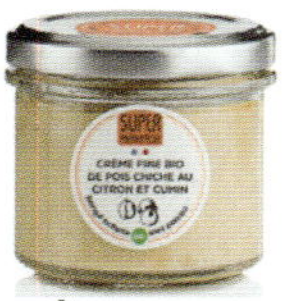

CRÈME FINE BIO DE POIS CHICHES AU CITRON ET CUMIN
SUPERPRODUCTEUR®

Une recette de houmous légère, cuisinée très simplement, sur le lieu de culture des pois chiches. Un produit de qualité !

- **Ingrédients :** pois chiches cuits* (70%) récoltés dans les Alpes de Haute-Provence, Sésame*, jus de citron (8,5%)*, huile d'olive*, sel de Guérande, cumin (0,7%)*, poivre*. * Ingrédients issus de l'agriculture biologique. Sans colorant, sans conservateur, sans gluten.

Données nutritionnelles pour 100 g
Valeur énergétique : 194 kcal • protéines : 6,3 g • glucides : 13 g dont 0,5 g de sucre • lipides : 13 g dont acides gras saturés : 2 g • sel : 1 g

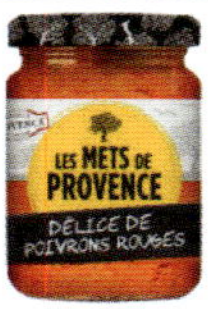

DÉLICE DE POIVRONS ROUGES
LES METS DE PROVENCE®

Une très belle marque artisanale ! Ce produit est de plus l'un des moins gras de la sélection, *made in France* et à base de produits locaux !

- **Ingrédients :** poivrons rouges 61,5 % (poivrons rouges préfrits, poivrons rouges), huile d'olive vierge extra, tomates, ail, oignons, carottes, tomates en poudre, olives vertes, sel, huile de tournesol, basilic, poivre, vinaigre de vin rouge, laurier, jus concentré de citron.

Données nutritionnelles pour 100 g
Valeur énergétique : 88 kcal • protéines : 1,2 g • glucides : 6,4 g dont 5,1 de sucre • lipides : 5,7 g dont acides gras saturés : 0,5 g • sel : 1,9 g

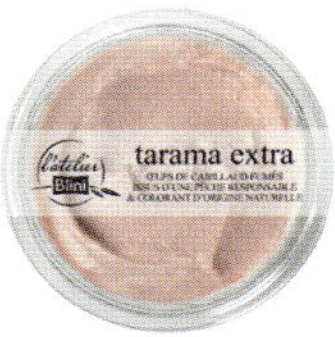

TARAMA EXTRA

L'ATELIER BLINI®

Une recette qui a changé avec un peu plus d'œufs de poisson et qui est passée sous les 500 kcal aux 100 g. Cependant, elle reste vraiment trop riche, avec comme principal ingrédient de l'huile !

• **Ingrédients :** huile de colza, œufs de cabillaud fumés 33 %, eau, chapelure (farine de blé, eau, sel, levure), semoule de blé dur, crème (lait), sel, sucre fermenté, acidifiant : E270, conservateurs : E262 et E202, concentré de patate douce, concentre de carotte pourpre, gélifiant : E407, sirop de glucose déshydraté, extrait d'épices.

• **Données nutritionnelles pour 100 g**
Valeur énergétique : 486 kcal • protéines : 8 g • glucides : 8,1 g dont sucres : 1 g • lipides : 46,8 g dont acides gras saturés : 3,8 g • sel : 1,4 g

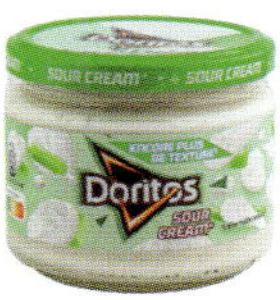

SOUR CREAM SAUCE POUR TORTILLA

DORITOS®

Ce n'est pas une sauce crème, c'est un mélange d'eau, d'huile et d'un peu de crème aromatisée. Préférez à la maison choisir une crème fraîche de qualité, et épicez-la à votre goût !

• **Ingrédients :** eau, huile de colza, crème acidulée (9 %) (lait), amidon de maïs modifié (dont sirop de glucose), crème fraîche épaisse (lait) (2,9 %), poudre de petit-lait, lait entier en poudre, crème en poudre (lait), oignons, vinaigre de vin blanc, ciboulette, poudre de jaune d'œuf, sel, purée d'ail, correcteur d'acidité (acide lactique), stabilisant (gomme xanthane), arôme, conservateur (sorbate de potassium).

• **Données nutritionnelles pour 100 g**
Valeur énergétique : 201 kcal • protéines : 1,1 g • glucides : 7,5 g dont sucres : 2,4 g • lipides : 18 g dont acides gras saturés : 3,1 g • sel : 0,63 g

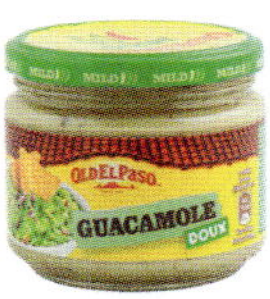

GUACAMOLE DOUX

OLD EL PASO®

Cela saute aux yeux, la liste des ingrédients est beaucoup, beaucoup trop longue ! Et si le produit vous semble plus léger qu'un guacamole classique, c'est normal, car l'ingrédient principal est de l'eau, et seulement 13,6 % d'avocat !

• **Ingrédients :** eau, avocat (13,6 %), tomates en morceaux (10,2 %), oignons (7,2 %), farine de blé, spécialité fromagère (lait et crème pasteurisés, protéines de lait, sel, stabilisant (gomme de caroube), conservateur (acide sorbique), ferments lactiques : lait), crème, purée de citron vert, amidon modifié de maïs, huile de colza, flocons de pommes de terre, purée d'ail, extrait de lactosérum (lait), épices, sel, correcteurs d'acidité (acide citrique, glucono-delta-lactone), lactosérum en poudre (lait), sucre, sirop de glucose déshydraté, piments jalapeno déshydratés, dextrose, antioxydant (acide ascorbique), colorants (chlorophyllines, lutéine), extrait de levure, caséinate (lait), ail en poudre, herbes aromatiques, arôme naturel.

• **Données nutritionnelles pour 100 g**
Valeur énergétique : 100 kcal • protéines : 1,8 g • glucides : 10,3 g dont sucres : 3,7 g • lipides : 5,1 g dont acides gras saturés : 1,8 g • sel : 0,77 g

Légumes préparés et olives

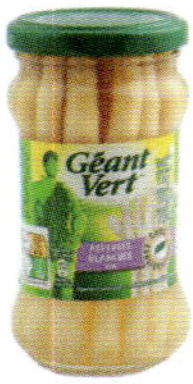

ASPERGES BLANCHES MINI

GÉANT VERT®

Un produit nature tout simple et pauvre en calories avec un taux de sel modeste, contrairement à ce que l'on reproche aux conserves.

• **Ingrédients :** asperges blanches, eau, sel, acidifiant : acide citrique.

• **Données nutritionnelles pour 100 g**
Valeur énergétique : 17 kcal • protéines : 1 g • glucides : 2 g dont sucres : 1,5 g • lipides : 0,3 g • fibres : 1,1 g • sel : 0,73 g

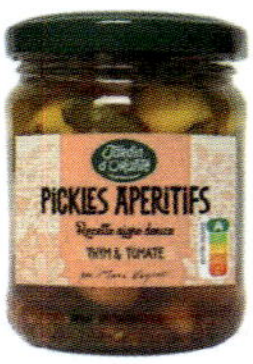

PICKLES APÉRITIFS THYM ET TOMATES

JARDIN D'ORANTE®

Sur le même principe que le produit précédent. Un bon produit pour changer des bâtonnets de crudités, sans aller vers trop de calories et avec un apport en sel dosé !

• **Ingrédients :** mélange de légumes 51 % en proportion variable (carottes, cornichons*, olives vertes, poivrons rouges), eau, miel, vinaigre d'alcool, sel, tomate 0,9 %, thym 0,2 %. *Contient des sulfites. Traces éventuelles de moutarde. Présence possible de noyaux.

• **Données nutritionnelles pour 100 g**
Valeur énergétique : 71 kcal • protéines : 1 g • glucides : 9,2 g dont sucres : 6,7 g • lipides : 3,4 g dont acides gras saturés : 0,6 g • fibres : NC • sel : 1,7 g

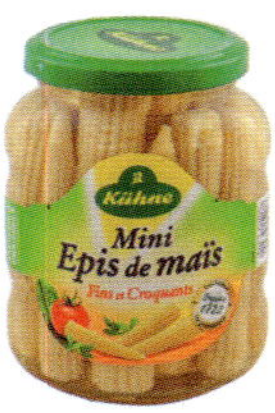

MINI ÉPIS DE MAÏS

KUHNE®

Un produit qui reste simple, économique, original et peu calorique. Une bonne option apéritive !

• **Ingrédients :** épis de maïs, eau, vinaigre d'alcool, sucre, sel, acidifiant, acide citrique et ascorbique.

• **Données nutritionnelles pour 100 g**
Valeur énergétique : 36 kcal • protéines : 1,5 g • glucides : 4,9 dont sucres : 4,3 g • lipides : 18 g dont acides gras saturés : 0,1 g • fibres : NC • sel : 1,3 g

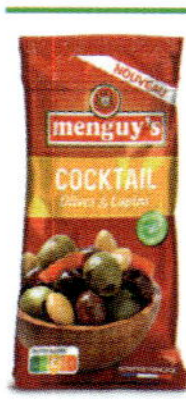

COCKTAIL OLIVES ET LUPINS

MENGUY'S®

Un mélange d'olives et de lupins avec un taux de sel qui reste correct ! De plus, les lupins sont un produit oublié mais intéressant en termes de santé, pour son contenu en fibres, minéraux et vitamines A, B et C.

• **Ingrédients :** olives vertes et noires au naturel (69 %), lupins (17 %), poivrons, sel, huile d'olive, épices et herbes aromatiques. Saumure : eau, jus de citron concentré.

• **Données nutritionnelles pour 100 g**
Valeur énergétique : 146 kcal • protéines : 1,9 g • glucides : 1 g dont sucres : 0,5 g • lipides : 14 g dont acides gras saturés : 2,3 g • fibres : 4,4 g • sel : 2,4 g

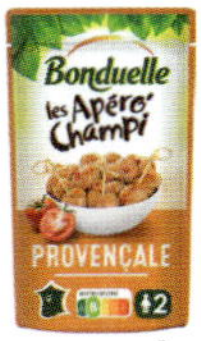

LES APÉRO' CHAMPI PROVENÇALE

BONDUELLE®

On pourrait facilement s'y laisser prendre, mais il s'agit d'un produit faussement léger, puisque l'on atteint 17 % de lipides pour des champignons.

• **Ingrédients :** champignons de Paris précuits 74 % (champignons, eau, vinaigre d'alcool, sel, acidifiant : acide lactique), huile de colza 14 %, huile d'olive vierge extra 3,7 %, purée de tomates mi-réduite 2,4 %, légumes déshydratés en morceaux 1,6 % (tomates 1,4 %, poivrons verts et rouges), arôme naturel de citron, mélange de plantes aromatiques, mélanges d'épices, extrait d'agrumes, extrait d'épices, extrait de romarin. Peut contenir gluten, céleri, fruits à coque, lait, moutarde, œufs, sésame, soja.

• **Données nutritionnelles pour 100 g**
Valeur énergétique : 184 kcal • protéines : 2,4 g • glucides : 3,6 g dont sucres : 0,8 g • lipides : 17,2 g dont acides gras saturés : 1,5 g • fibres : 2,6 g • sel : 0,54 g

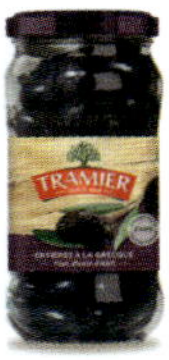

OLIVES NOIRES ENTIÈRES À LA GRECQUE

TRAMIER®

Bien plus grasses que les autres olives, elles sont également excessivement riches en sel !

• **Ingrédients :** olives noires, sel, huile de tournesol, conservateur : E202.

• **Données nutritionnelles pour 100 g**
Valeur énergétique : 359 kcal • protéines : 2,1 g • glucides : 1,4 g dont sucres : 0 g • lipides : 38 g dont acides gras saturés : 4,9 g • fibres : NC • sel : 8 g

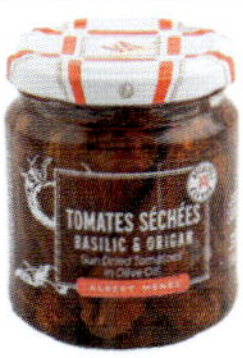

TOMATES SÉCHÉES BASILIC ET ORIGAN

ALBERT MÉNÈS®

La base de tomates n'en fait pas un produit si léger en calories à cause de l'ajout de l'huile d'olive. Le taux de sel est de plus réellement trop élevé.

• **Ingrédients :** tomates séchées partiellement réhydratées au court-bouillon 55 % (tomate 32 %, sel, composition du court-bouillon : eau, vin blanc, vinaigre d'alcool, oignons frais, sucre, épices), huile d'olive vierge extra 22 %, huile de tournesol 22 %, basilic, origan.

• **Données nutritionnelles pour 100 g**
Valeur énergétique : 221 kcal • protéines : 4,3 g • glucides : 21 g dont sucres : 5,5 g • lipides : 13 g • sel : 7,3 g

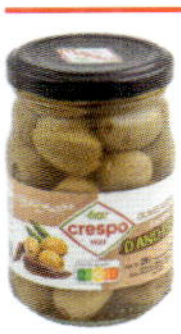

OLIVES VERTES FARCIES AUX ANCHOIS

CRESPO®

Un produit très riche en sel, mais surtout des additifs, dont du glutamate qui est très controversé. Il y a plus simple en rayon !

• **Ingrédients :** saumure, olives, farce à l'anchois 7 % (anchois, agent de texture : alginate de sodium), exhausteur de goût : glutamate de sodium, acidifiant : acide citrique, antioxydant : acide L ascorbique.

• **Données nutritionnelles pour 100 g**
Valeur énergétique : 155 kcal • protéines : 1,3 g • glucides : 0 g • lipides : 16 g dont acides gras saturés : 3 g • fibres : 2,5 g • sel : 4 g

Fruits secs

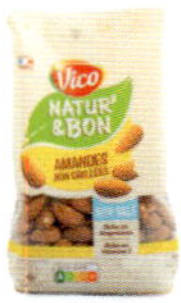

AMANDES NON GRILLÉES NON SALÉES

VICO NATUR' & BON®

Un produit brut, l'un des meilleurs choix à l'apéritif. On dosera tout de même la quantité, une petite poignée est suffisante !

• **Ingrédients :** amandes crues.

• **Données nutritionnelles pour 100 g**
Valeur énergétique : 613 kcal • protéines : 26 g • glucides : 6 g dont sucres : 3,9 g • lipides : 52 g dont acides gras saturés : 4,3 g • sel : < 0,01 g

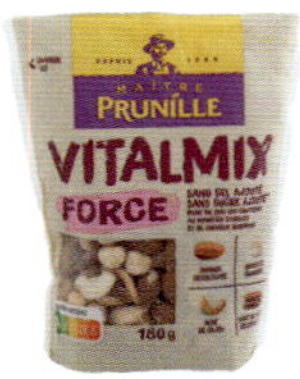

VITALMIX FORCE

MAÎTRE PRUNILLE®

Un mélange de noix et aucun autre ajout. La qualité est au rendez-vous, à condition de doser !

• **Ingrédients :** Amandes décortiquées grillées, noisettes émondées, noix de cajou décortiquées grillées, noix de pécan décortiquées.

• **Données nutritionnelles pour 100 g**
Valeur énergétique : 659 kcal • protéines : 21 g • glucides : 6,2 g dont sucres 5,1 g • lipides : 59 g dont acides gras saturés : 5,9 g • sel : 0 g • fibres : 9,1 g

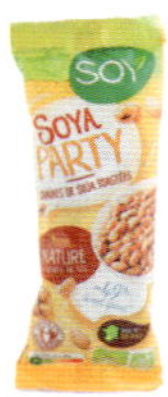

SOYA PARTY

SOY®

Un produit à base de graines de soja toastées qui sort réellement du lot, puisque l'on atteint 23,5 % de protéines, moitié moins de lipides que les cacahuètes et qui plus est, de bonne qualité avec un salage raisonnable !

• **Ingrédients :** graines de soja*(1) entier toasté 96 %, huile de tournesol* désodorisée, sel. *Ingrédients issus de l'agriculture biologique. (1) Soja français sans OGM issu d'une filière bio solidaire contrôlée par Ecocert Environnement.

• **Données nutritionnelles pour 100 g**
Valeur énergétique : 452 kcal • protéines : 39 g • glucides : 12 g dont sucres : 5,7 g • lipides : 24 dont acides gras saturés : 3,6 g • sel : 0,98 g

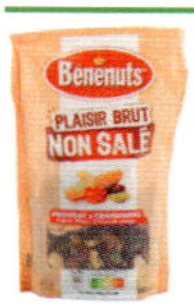

AMANDES & CRANBERRIES PLAISIR BRUT NON SALÉ

BÉNÉNUTS®

Un mélange de graines et de fruits secs qui se contente d'un ajout d'huile de tournesol, qui fait office d'agent d'enrobage. L'apport en fibres est intéressant, encore une fois en dosant une petite poignée.

• **Ingrédients :** amandes (33 %), cranberries (24 %), noix de cajou, raisins secs, graines de citrouille, huile de tournesol.

• **Données nutritionnelles pour 100 g**
Valeur énergétique : 511 kcal • protéines : 16 g • glucides : 38 g dont sucres : 21 g • lipides : 33 g dont acides gras saturés : 4,9 g • fibres : 5,9 g • sel : 0,02 g

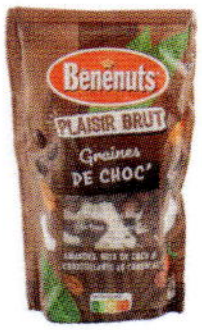

PLAISIR BRUT GRAINES DE CHOC'

BÉNÉNUTS®

Le produit traître par excellence ! Bénénuts surfe sur sa belle gamme Plaisir brut pour proposer ici un produit très transformé. En format 35 g, on a vite fait d'ingérer plus de 200 kcal en pensant avoir fait un bon choix.

• **Ingrédients :** amandes frites (55 %) (amandes, huile de tournesol), pétales de noix de coco (19 %), cranberries déshydratées (cranberries, sucre, huile de tournesol), fèves de soja enrobées de chocolat noir (12 %) [chocolat noir (pâte de cacao, sucre, beurre de cacao, matière grasse de lait anhydre, émulsifiant [lécithine de soja], arôme naturel de vanille), fèves de soja, sirop de glucose, amidon de tapioca modifié, huile de coco, agent d'enrobage (shellac), émulsifiants (mono et di-glycérides d'acides gras)].

• **Données nutritionnelles pour 100 g**
Valeur énergétique : 579 kcal • protéines : 18 g • glucides : 19 g dont sucres : 18 g • lipides : 45 g dont acides gras saturés : 15 g • fibres : 11 g • sel : 0 g • magnésium : 171 mg

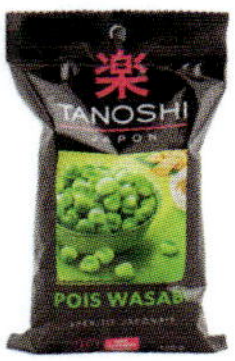

POIS WASABI APÉRITIF JAPONAIS

TANOSHI®

Un produit déjà très riche en glucides, enrichi en amidon, sucré et trop salé : il y a mieux !

• **Ingrédients :** petits pois 75 %, amidon modifié de maïs, amidon de maïs, sucre, sel, huile de soja, wasabi 0,5 % (moutarde), colorants : curcumine, bleu brillant FCF.

• **Données nutritionnelles pour 100 g**
Valeur énergétique : 397 kcal • protéines : 15 g • glucides : 59 g dont sucres : 11 g • lipides : 8,2 g dont acides gras saturés : 3 g • sel : 2,2 g

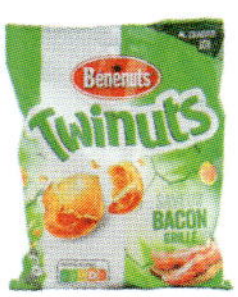

TWINUTS SAVEUR BACON GRILLÉ

BÉNÉNUTS®

On ne compte pas moins de cinq additifs et l'enrobage de mauvaise qualité représente plus de la moitié du paquet. Un produit également trop salé.

• **Ingrédients :** cacahuètes (38 %), farine de riz, amidon de blé, huiles de tournesol, sucre, base aromatisante saveur bacon [poudre d'oignon et d'ail, poudre de fromage, arôme, chlorure de potassium, arôme de fumée, acidifiant (acide citrique)], sel, colorant (jus de betterave concentré, curcumine).

• **Données nutritionnelles pour 100 g**
Valeur énergétique : 548 kcal • protéines : 14 g • glucides : 42 g dont sucres : 7,3 g • lipides : 35 g dont acides gras saturés : 5,1 g • sel : 2,8 g

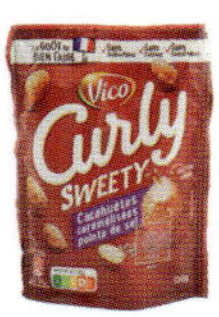

SWEETY CACAHUÈTES CARAMÉLISÉES

CURLY®

Des cacahuètes caramélisées au sucre et au sirop de glucose fructose. On est loin du produit idéal !

• **Ingrédients :** cacahuètes 72 %, sucre 23 %, sirop de glucose-fructose, huile de tournesol, gélifiant : gomme arabique, sel 1,1 %, miel.

• **Données nutritionnelles pour 100 g**
Valeur énergétique : 548 kcal • protéines : 18 g • glucides : 34 g dont sucres : 29 g • lipides : 36 g dont acides gras saturés : 4,8 g • sel : 1,1 g

Matières grasses

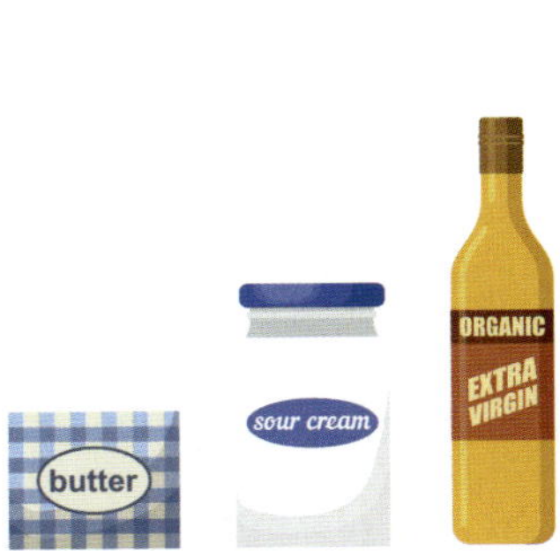

Matières grasses

Les matières grasses sont importantes pour votre santé et les supprimer totalement serait une erreur.

Le plus important est de savoir les sélectionner.

Beurre, huile, margarine ou crème n'ont pas les mêmes apports caloriques, mais surtout pas la même composition nutritionnelle.

LES HUILES

Une huile se définit comme un corps gras ayant la propriété d'être liquide à température ambiante.

Mis à part l'huile de foie de morue d'origine animale, il s'agit principalement de produits végétaux extraits de fruits (olive, palme), de graines oléagineuses (tournesol, noix, noisette, colza, lin) ou de germes de céréales (germe de blé, de maïs).

Les huiles végétales, quelles qu'elles soient, contiennent 100 % de lipides et apportent ainsi 90 kcal pour 10 g. Leur intérêt non négligeable est d'être dépourvues de cholestérol (hors huile de foie de morue), ce dernier étant uniquement d'origine animale.

Les proportions en acides gras saturés, mono-insaturés et poly-insaturés varient selon les huiles et c'est en fonction de cela que l'on sélectionne une huile plutôt qu'une autre, et que l'on en définit l'usage.

Plus une huile est riche en acides gras saturés et mono-insaturés, plus son point de fumée (température à laquelle l'huile commence à fumer) sera élevé et plus celle-ci sera résistante à la chaleur. Toutefois, ces mêmes acides gras saturés, consommés en excès, ont des effets délétères sur le système cardio-vasculaire.

On privilégie les huiles aux points de fumée les plus élevés pour la cuisson (cf. tableau ci-contre), mais dans tous les cas on évite de surchauffer et donc de faire fumer l'huile dans la poêle.

Les huiles utilisées en friture impliquent une surveillance particulière car les triglycérides se dégradent au long des cycles d'utilisation. Un filtrage après chaque usage et un changement toutes les cinq utilisations est conseillé.

On privilégiera en assaisonnement les huiles les plus riches en acides gras poly-insaturés.

VIERGES OU RAFFINÉES

On distingue les huiles vierges et les huiles raffinées. Les premières dites vierges ou brutes sont extraites de la graine ou du fruit par pressage mécanique, suivi d'une clarification et d'une filtration.

Alors que certains leur prêtent des propriétés nutritionnelles supérieures, il faut savoir que la différence se joue surtout sur le goût et que par ailleurs, les pesticides, les mycotoxines et les impuretés éventuellement présentes n'ont alors pas pu être éliminés par les procédés technologiques de raffinage.

Les huiles raffinées ont un point de fumée plus élevé que la même huile non raffinée.

POINT DE FUMÉE DES HUILES

Huile d'olive	242 °C
Huiles d'arachide, de tournesol oléique, de sésame, de soja	232 °C
Huile de pépins de raisin	216 °C
Huile de colza, de noix	204 °C

LE BEURRE ET LA CRÈME

Le beurre et la crème sont des matières grasses animales, d'origine laitière, qui apportent respectivement 82 et 30 % de matières grasses (pour la crème entière). Les acides gras saturés et mono-insaturés prédominent dans ces produits et il faut également relever un apport en cholestérol important.

Les versions allégées présentent un gain calorique, si l'on prend soin de ne pas trop augmenter les quantités... Mais les saveurs restent incomparables. Et n'oublions pas que pour garder une texture proche du beurre, ces produits compensent la diminution des matières grasses par des additifs nombreux et notamment des ajouts d'amidons et autres formes de sucres.

On voit également apparaître des versions de beurre aux céréales ou au chocolat, qui ont tendance à perdre le consommateur et ne présentent aucun intérêt particulier.

Pour les crèmes, seules les versions entières épaisses conservent une recette basique. Dans les versions fluides fraîches ou UHT, qu'elles soient liquides ou semi liquides et allégées ou non, les ajouts d'amidons et autres épaississants sont quasi systématiques.

LA CHANTILLY

La crème Chantilly est une crème laitière fouettée sucrée et parfumée, le plus souvent à la vanille.

Elle contient dans sa version classique autour de 30 % de matière grasse et 300 kcal pour 100 g.

La crème chantilly allégée à 20 % de matière grasse permet un petit gain calorique, puisque l'on passe à 230 kcal/100 g.

Ce produit à air incorporé étant léger, une portion pèse environ 20 g et donc le gain calorique rapporté à la quantité consommée est d'environ 15 kcal et se révèle vraiment négligeable.

Les additifs et stabilisants étant nombreux dans ce type de produits, une chantilly maison reste à privilégier au vu du caractère occasionnel de la consommation.

LA MARGARINE

La margarine classique contient 80 % de matières grasses.

Son principe de fabrication repose sur l'émulsion d'eau dans de l'huile végétale. La phase lipidique est constituée de matières grasses végétales en l'état ou hydrogénées le plus souvent, afin d'assurer une stabilité. La phase aqueuse est constituée d'eau et/ou de lait.

Des additifs et auxiliaires technologiques vont également être ajoutés. Il s'agit d'émulsifiants, de colorants, de vitamines, d'arômes, de conservateurs, de régulateurs de pH et éventuellement de sel.

Dans beaucoup de margarines, des huiles végétales hydrogénées sont utilisées pour assurer la stabilité. On sait désormais que ce processus d'hydrogénation partielle contribue à la formation d'acides gras trans, avec des effets néfastes sur le système cardio-vasculaire.

En réaction, de plus en plus de produits sont désormais fabriqués sans hydrogénation, et il est alors spécifié « non-hydrogénée » dans la liste des ingrédients. Elles sont alors souvent constituées de matières grasses issues d'huiles de palme, coco, coprah permettant la solidification de la margarine sans hydrogénation.

Les margarines enrichies en stérols végétaux ont prouvé des effets bénéfiques sur le taux de cholestérol sanguin. Pensez à rester objectif sur la qualité et l'état des huiles utilisées dans leur fabrication, et n'oubliez pas qu'elles ne sont pas destinées à l'usage des enfants, adolescents, femmes enceintes ou encore toute personne ne présentant pas d'excès de cholestérol.

LES VINAIGRETTES PRÊTES À L'EMPLOI

Ce produit prêt à l'emploi ne présente aucun intérêt nutritionnel. Son seul avantage est de vous faire gagner le temps de préparation d'une sauce salade...

Même pour les versions allégées affichant des apports caloriques intéressants, la qualité des huiles utilisées et/ou la liste d'additifs sans fin les rendent peu recommandables.

Certains produits non émulsionnés à base simplement d'huile et de vinaigre sont apparus sur le marché. Leur qualité est intéressante mais le rapport qualité/prix reste en faveur d'une recette maison.

LES NOUVEAUX SUBSTITUTS DE MATIÈRES GRASSES D'ORIGINE VÉGÉTALE

Crème de soja, d'avoine, de riz, d'amande... sont des substituts à la crème, qui tentent de se rapprocher de la texture de la crème fraîche laitière.

Les recettes se basent le plus souvent sur un ajout d'huile qui s'avère de bonne qualité le plus souvent (colza, tournesol), ce qui permet un apport en acides gras intéressant et zéro cholestérol.

Les apports caloriques ne se valent pas du tout d'un produit à l'autre, allant de 71 kcal/100 ml et 6 % de lipides pour la crème d'avoine, à 190 kcal et 18 % pour la crème de soja.

Il est important de surveiller les additifs utilisés et surtout les ajouts de sucres !

La crème de coco est à mettre à part, car préparée avec un produit déjà oléagineux (la noix de coco) et donc riche en graisses saturées par nature.

Les purées d'amandes ou de noisettes à tartiner sont intéressantes à la place du beurre, de par leur composition en acides gras majoritairement insaturés et l'absence de cholestérol.

COMMENT LES CHOISIR ?

Il est intéressant de privilégier les huiles riches en acides gras oméga 3 et plus particulièrement en acide alpha-linolénique et oméga-6, acide linoléique qui sont deux acides gras essentiels que le corps ne sait pas synthétiser, à partir desquels il fabrique ces deux familles d'acides gras.

• La richesse en vitamine E antioxydante d'une huile est un autre point important. Les huiles de germe de blé, huiles combinées et huile de tournesol sont les meilleures sources.

• Certaines huiles combinées sont supplémentées en vitamine D, ce qui est intéressant quand on sait que cette vitamine est essentiellement synthétisée par une exposition suffisante au soleil.

• Les acides gras mono-insaturés font diminuer le taux de LDL cholestérol et modérément augmenter le taux de cholestérol HDL. C'est sur ce point, couplé à sa teneur en polyphénols qui renforcent cette action, que se base la réputation de l'huile d'olive à laquelle il manque pourtant des acides gras essentiels de la série oméga 3 et de la vitamine E. Le tout huile d'olive n'est donc pas l'option idéale !

• Le beurre ou la crème en version classique sont parfaits, nul besoin d'opter pour un produit allégé, un dosage quantitatif suffit !

• Les margarines sont un substitut du beurre intéressant, notamment si vous devez surveiller vos apports en cholestérol. La liste des ingrédients reste à surveiller de près en évitant en priorité les graisses partiellement hydrogénées. L'huile de palme a été remplacée par des huiles de coco, palmiste, karité, coprah, en fait assez similaires, mais qui font moins polémique, de façon surprenante. Elles garantissent la stabilité des produits (huiles solides à température ambiante), surtout pour les industriels mais ne sont pas recommandées en excès chez le consommateur. Regardez surtout le pavé nutritionnel et privilégiez un rapport oméga 6/3 inférieur ou égal à 5. Certaines margarines excluent l'utilisation de produits d'origine laitière : ceci représente une belle évolution pour les personnes allergiques aux protéines de lait de vache ou intolérantes au lactose.

• Préférez les vinaigrettes à la liste des ingrédients la plus simple et à base d'une huile riche en oméga 3, puisque ce produit est destiné à l'assaisonnement.

• Les substituts végétaux sont intéressants dans le cadre d'un régime hypocholestérolémiant, ou simplement pour varier votre alimentation et découvrir de nouvelles saveurs !

LES PIÈGES

• Les margarines à base de graisses hydrogénées ou partiellement hydrogénées.

• Les huiles et graisses spéciales fritures peuvent contenir de l'oléine de palme et/ou des graisses hydrogénées ou partiellement hydrogénées, donc une quantité excessive d'acides gras saturés et/ou trans.

• Les beurres et les crèmes allégés si on en utilise plus en quantité.

• Les vinaigrettes et sauces toutes prêtes avec ajouts de sucre et nombreux additifs.

LA MARGARINE EST-ELLE PRÉFÉRABLE AU BEURRE ?

NON, pas toujours selon la margarine choisie. Si certaines ont une composition très équilibrée en acides gras et sont même sources d'acides gras essentiels, de vitamines A (tout comme le beurre) mais également D et E..., d'autres, à la composition laissant à désirer, atteignent des niveaux d'acides gras saturés comparables au beurre, contiennent des acides gras trans dont on connaît la nocivité cardio-vasculaire et peuvent même contenir des graisses animales et donc du cholestérol.
Surveillez votre choix.

CONSEILS DE CONSOMMATION

• Pour les huiles, l'idéal reste de varier sa consommation en ayant plusieurs bouteilles ou en choisissant bien son huile combinée.

• En assaisonnement, on privilégiera les huiles les plus riches en acides gras poly-insaturés de la famille des oméga-3, comme l'huile de colza, de soja, de noix, de noisette, de lin, de sésame... ou oméga-6, comme l'huile de tournesol ou les huiles combinées.

• En cuisson, les huiles de tournesol, d'olive et les huiles combinées sont parfaites, en pensant toujours à éviter qu'elles ne fument à la cuisson.

• La friture demeure, même à base d'une huile adaptée, un mode de cuisson à limiter à 2 fois par semaine.

• 2 cuillerées à soupe par jour est une bonne quantité, à alterner selon votre choix avec une margarine qui convient à la cuisson.

• Pour le beurre, optez pour une version classique sans dépasser 10 à 20 g par jour. Hors régime hyposodé, il n'est pas nécessaire de diaboliser le beurre demi-sel si l'on respecte bien les 10 à 20 g de beurre par jour. On ne dépasse alors pas 0,4 g de sel apporté par le beurre. Le beurre salé est à consommer plus occasionnellement.

• La cuisson au beurre n'est pas réellement nocive, mais doit rester occasionnelle.

• La crème est à mettre en parallèle avec la consommation de beurre. Pensez à varier selon votre taux de cholestérol avec des substituts végétaux.

LA DÉNOMINATION DES BEURRES

Tous les beurres sont issus du barattage et c'est le seul procédé autorisé pour fabriquer le beurre.

Traditionnellement, le barattage se faisait en cuves en bois, pouvait durer plusieurs heures, et on laissait mûrir la crème pendant un jour ou deux pour développer ses arômes.

Aujourd'hui, seuls les petites exploitations fermières et certains producteurs de beurre AOP utilisent des procédés qui s'en approchent, dans des barattes mécanisées en inox.

Les 90 % restants de beurre industriel que nous consommons sont fabriqués en continu dans des canons à beurre à partir de crèmes pasteurisées et non maturées.

Le terme « beurre de baratte » n'est pas réglementé, mais fait l'objet d'un arrêté qui précise que tout le processus de fabrication doit se faire à la baratte, ce qui exclut l'utilisation de canons à beurre. Le bio ne garantit pas un beurre de baratte.

Autres dénominations :

- beurre cru : fabriqué à partir de crème uniquement réfrigérée ;
- beurre extra-fin : fabriqué exclusivement à partir de crème pasteurisée, mais non congelée. Pour le beurre fin, jusqu'à 30 % de la crème peut avoir été congelée ;

beurre moulé, motte de beurre : la seule différence est la forme !

Laissez-vous principalement guider par le goût !

Huiles

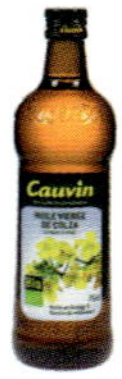

HUILE VIERGE DE COLZA

CAUVIN®

Une huile vierge bio, issue de graines de colza, obtenue par extraction à froid. Naturellement riche en oméga-3 et source de vitamine E. Le plus : elle est conditionnée dans une bouteille teintée pour préserver les acides gras essentiels.

• **Ingrédients :** huile de colza.

• **Données nutritionnelles pour 100 g**
Valeur énergétique : 900 kcal • lipides : 100 g dont acides gras saturés : 8 g, AGMI : 62 g, AGPI : 30 g, oméga 3 : 9 g • glucides : 0 g • protéines : 0 g • vitamine E : 25 mg

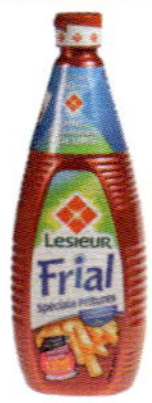

FRIAL SPÉCIAL FRITURES

LESIEUR®

Le choix des huiles nous séduit. Cette huile aromatisée à la muscade peut parfaitement être utilisée en assaisonnement et cuisson autre que friture.

• **Ingrédients :** huile de tournesol, huile de colza, arôme naturel de muscade.

• **Données nutritionnelles pour 100 g**
Valeur énergétique : 900 kcal • lipides : 100 g dont acides gras saturés : 10 g

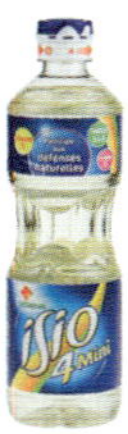

ISIO 4

LESIEUR®

L'idée ici est de combiner 4 huiles aux propriétés différentes et complémentaires, pour un excellent équilibre. On obtient ainsi une huile utilisable aussi bien pour l'assaisonnement, la cuisson et la friture, source de vitamines E et D et riche en acides gras poly-insaturés.

• **Ingrédients :** huile de colza, huile de tournesol, oléisol (huile de tournesol à haute teneur en acide oléique), huile de lin, arôme naturel de coriandre, vitamine D.

• **Données nutritionnelles pour 100 g**
Valeur énergétique : 900 kcal • lipides : 100 g dont acides gras saturés : 9 g, AGMI : 48 g, AGPI : 43 g • vitamine E : 42 mg • vitamine D : 50 µg

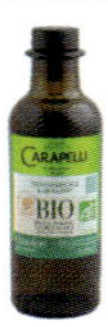

HUILE D'OLIVE VIERGE EXTRA BIO CLASSICO

CARAPELLI®

Un grand classique pour une huile d'olive vierge extra bio extraite à froid à partir d'olives mûres, et à prix abordable. Le verre teinté protège l'huile des rayons UV, garantissant une conservation optimale. D'autres marques proposent également de bons produits. La différence se fera alors sur le goût et le prix.

• **Ingrédients :** olives.

• **Données nutritionnelles pour 100 g**
Valeur énergétique : 823 kcal • lipides : 91 g dont acides gras saturés : 14 g

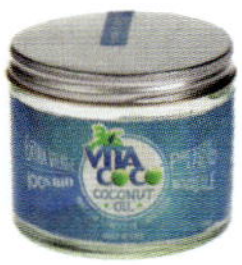

HUILE DE COCO

VITA COCO®

OU AUTRE MARQUE

Elle est solide à température ambiante et on trouve de nombreux avis la conseillant, en remplacement du beurre, et même en vinaigrette. C'est une huile vierge extra, mais une huile riche en acides gras saturés avant tout : à réserver à une utilisation occasionnelle.

- **Ingrédients :** huile de coco extra vierge bio.

- **Données nutritionnelles pour 100 g**
Valeur énergétique : 784 kcal • lipides : 91 g dont acides gras saturés : 78,7 g

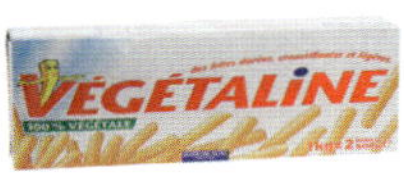

VÉGÉTALINE®

100 % végétal n'est pas gage de qualité ! Une graisse totalement hydrogénée contenant 100 % d'acides gras saturés : ce n'est pas un bon choix !

- **Ingrédients :** huile de coco totalement hydrogénée.

- **Données nutritionnelles pour 100 g**
Valeur énergétique : 900 kcal • lipides : 100 g dont 100 g d'acides gras saturés

Mis à part ces deux huiles riches en acides gras saturés que l'on reconnaît à leur aspect solide à température ambiante, aucune huile végétale ne mérite réellement de se retrouver dans les flops !

L'idéal est de doser en quantité et de les varier en préférant les huiles riches en acides gras poly-insaturés, mais les autres ne sont pas pour autant à proscrire.

On conseillera surtout d'éviter de les surchauffer (ne pas les faire fumer) et de limiter la consommation de fritures.

Par ailleurs, laissez-vous guider par vos goûts, mais également votre budget. Le prix au litre est un bon repère, avec des prix qui varient et sont parfois multipliés par dix alors qu'une simple huile de colza, par exemple, est déjà une belle source d'oméga-3. Le marketing est parfois bien fait pour vous faire payer plus cher.

Vinaigrettes et sauces crudités

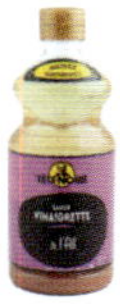

SAUCE VINAIGRETTE À L'AIL

TÊTE NOIRE®

Une recette quasi comme à la maison sans aucun additif. Bravo pour ce produit qui serait encore mieux avec une base d'huile de colza à la place du tournesol.

· **Ingrédients :** huile de tournesol (50 %), eau, vinaigre de vin rouge*, moutarde de Dijon* (graines de moutarde, vinaigre d'alcool, eau, sel), ail (3,5 %), sel. *Contient des sulfites.

· **Données nutritionnelles pour 100 g**
Valeur énergétique : 466 kcal • lipides : 51 g dont acides gras saturés : 5,3 g • glucides : 0,5 g dont sucres : 0 g • fibres : NC • sel : 1,8 g

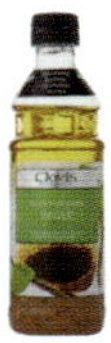

VINAIGRETTE XÉRÈS ET BASILIC

CLOVIS®

Une jolie recette. Un petit peu moins d'huile de tournesol pour plus d'olive ou colza serait toutefois préférable.

· **Ingrédients :** huile de tournesol (40 %), vinaigre de vin blanc*, huile d'olive (10 %), purée de tomates, vinaigre de Jerez AOP* (8 %), eau, ail, moutarde de Dijon* (graines de moutarde, vinaigre d'alcool, eau, sel), sel, basilic (1,5 %), miel. *Contient des sulfites.

· **Données nutritionnelles pour 100 g**
Valeur énergétique : 481 kcal • lipides : 51 g dont acides gras saturés : 5,6 g • glucides : 3,9 g dont sucres : 3,2 g • sel : 2,4 g

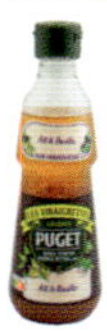

VINAIGRETTE XÉRÈS, AIL & BASILIC

PUGET®

Le premier ingrédient est de l'eau, certes, mais le reste de la recette est de belle qualité avec un choix d'huile idéal comparé aux produits des concurrents !

· **Ingrédients :** eau, huile d'olive vierge extra 18 %, huile de colza, purée de tomates mi réduite, vinaigre de Xérès 8 % (contient des sulfites), vinaigre de vin blanc, ail 3,2 %, sel, basilic 1,5 %, miel, arômes, épaississant : gomme xanthane.

· **Données nutritionnelles pour 100 g**
Valeur énergétique : 307 kcal • lipides : 32 g dont acides gras saturés : 3,7 g • glucides : 3,1 g dont sucres : 1,2 g • sel : 2,1 g

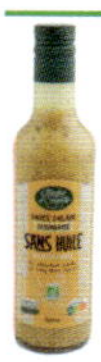

SAUCE CRUDITÉS DIJONNAISE SANS HUILE, BIO

LE JARDIN D'ORANTE®

Ici une version très allégée qui reste bien composée, limite les additifs et reste savoureuse. Toutefois, n'oublions pas que cela ne remplace par un apport en graisses de belle qualité dans l'alimentation.

· **Ingrédients :** eau, moutarde à l'ancienne* 8,9 % (vinaigre de pommes*, graines de moutarde*, eau, sel marin), moutarde forte de Dijon* 7,5 % (vinaigre d'alcool*, graines de moutarde*, eau, sel marin), vinaigre d'alcool*, concentré de jus de pomme*, fibre d'acacia*, jus de citron concentré*, épices*, sel marin, épaississant (gomme xanthane). * Ingrédients issus de l'agriculture biologique.

· **Données nutritionnelles pour 100 g**
Valeur énergétique : 59 kcal • lipides : 1,3 g dont acides gras saturés : 0,5 g • glucides : 8 g dont sucres : 4,7 g • fibres : 2,6 g • sel : 2 g

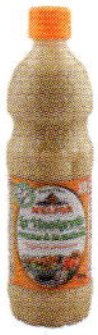

LA VINAIGRETTE COMME À LA MAISON

MELFOR®

Une recette qui s'intitule comme à la maison, alors que les additifs alimentaires y sont nombreux, dont du glutamate, très controversé. On peut faire bien mieux à la maison !

• **Ingrédients :** condiment Melfor 45 % (vinaigre d'alcool, eau, miel, infusion de plantes, colorant : E150c, conservateur : bisulfite de potassium), huile de tournesol, moutarde Melfor (eau, Graines de moutarde, vinaigre, miel de fleurs 5 %, condiment 5 %, sel, épices, arômes, conservateur : bisulfite de sodium), sel, condiment (protéines végétales hydrolysées (eau, protéines de blé, sel), eau, arôme, exhausteur de goût (glutamate monosodique, inosinate disodique), sel, sucre), échalote, poivre, stabilisant : gomme de xanthane, conservateur : bisulfite de potassium.

• **Données nutritionnelles pour 100 g**
Valeur énergétique : 405 kcal • lipides : 42 g dont acides gras saturés : 4,6 g • glucides : 3,9 g dont sucres : 0,4 g • sel : NC

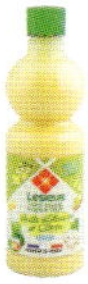

SAUCE SALADE À L'HUILE DE COLZA, HUILE D'OLIVE ET CITRON

LESIEUR®

À première vue, le choix d'huile est intéressant, mais l'ajout d'amidon modifié et de protéines de pois, en plus d'un épaississant et d'un colorant, nous fait passer notre chemin !

• **Ingrédients :** eau, vinaigre d'alcool, huile d'olive vierge extra (11 %), huile de colza (5 %), sucre, sel, amidon modifié, jus de citron concentré (0,15 %), protéines de pois (contient du gluten) épaississant : gomme xanthane, colorant : lutéine, arômes.

• **Données nutritionnelles pour 100 g**
Valeur énergétique : 175 kcal • lipides : 17 g dont acides gras saturés : 2 g • glucides : 6,3 g dont sucres : 4,2 g • fibres : NC • sel : 2,5 g

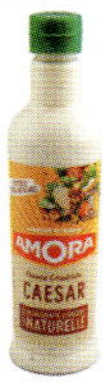

SAUCE CRUDITÉS CAESAR

AMORA®

Cette sauce avec ajout de fromage, amidon et jaune d'œuf n'a aucun mérite à être hypocalorique puisque le premier composant n'est que de l'eau. Autant faire la sauce soi-même !

• **Ingrédients :** eau, huile de colza, vinaigre de cidre* (vinaigre de cidre, moût de pomme concentré), fromage* 3,5 %, amidon de maïs*, ail*, jaune d'ŒUF*, sel*, ail fumé* (ail, fumée), jus de citron concentré*, stabilisant : gomme guar*, poivre noir*. Peut contenir : moutarde, sésame. *Ingrédients d'origine naturelle.

• **Données nutritionnelles pour 100 g**
Valeur énergétique : 231 kcal • lipides : 22 g dont acides gras saturés : 2,4 g • glucides : 6,1 g dont sucres : 3,2 g • sel : 1,3 g

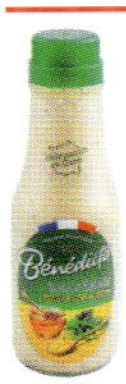

SAUCE SALADE MOUTARDE & MIEL

BÉNÉDICTA®

Une recette complexe avec amidon modifié et colorants, dont du caramel ammoniacal.

• **Ingrédients :** eau, huile de colza, moutarde douce 12 % (eau, graines de moutarde, vinaigre d'alcool, sel), sucre, moutarde à l'ancienne 4,6 % (eau, graines de moutarde, vinaigre d'alcool, sel), vinaigre d'alcool, vinaigre de vin blanc, jaunes d'œufs de poules élevées en plein air pasteurisés, miel 2 %, sel, amidon modifié, poivre noir, jus de citron concentré, colorants : E150c, beta-carotène, conservateur : sorbate de potassium, stabilisant : gomme xanthane.

• **Données nutritionnelles pour 100 g**
Valeur énergétique : 299 kcal • lipides : 28,3 g dont acides gras saturés : 2,2 g • glucides : 9,7 g dont sucres : 7,4 g • sel : 1,2 g

Margarines et autres matières grasses

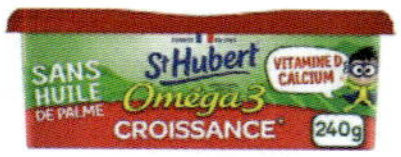

OMÉGA 3 CROISSANCE

ST HUBERT 41®

Une recette assez proche des autres margarines dans le choix des huiles, dont une partie est hydrogénée (stéarines), mais soulignons l'équilibre en acides gras et les teneurs en vitamine D, E et calcium intéressantes.

• **Ingrédients :** huiles et stéarine végétales 52 % (colza 28 %, coco, karité, lin 5,7 %), eau, carbonate de calcium, émulsifiants (mono et diglycérides d'acides gras, lécithine de soja), sel, arômes, stabilisant (pectines), colorant (bêta-carotène), vitamine D2. Traces éventuelles d'arachides.

• **Données nutritionnelles pour 100 g**
Valeur énergétique : 477 kcal • lipides : 53 g dont acides gras saturés : 17 g, acides gras mono-insaturés (AGMI) : 24 g, acides gras poly-insaturés (AGPI) : 12 g • vitamine D : 7,5 µg • vitamine E : 9 mg • calcium : 400 mg • sel : 0,42 g

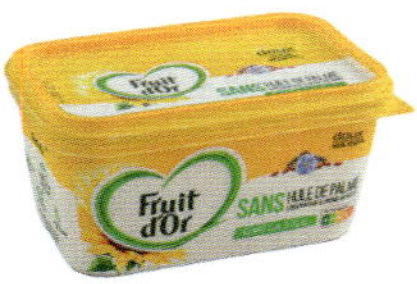

OMÉGA 3&6

FRUIT D'OR®

Ce grand classique du marché s'impose parmi les meilleurs choix ! L'équilibre en acides gras est parfait et les enrichissements en vitamine A et D très intéressants. Petit bémol : l'utilisation de mono et diglycérides d'acides gras.

• **Ingrédients :** huiles végétales non hydrogénées 50 % (colza, tournesol 12 %, lin 5 %, coco), eau, sel de mer 0,6 %, émulsifiants (lécithine de tournesol, mono et diglycérides d'acides gras), arômes naturels, vitamines A et D.

• **Données nutritionnelles pour 100 g**
Valeur énergétique : 450 kcal • lipides : 50 g dont acides gras saturés : 11 g, AGMI : 22 g, AGPI : 17 g • oméga-3 : 4,3 g • oméga-6 : 11 g • vitamine D : 7,5 µg • vitamine A : 130 µg • sel : 0,6 g

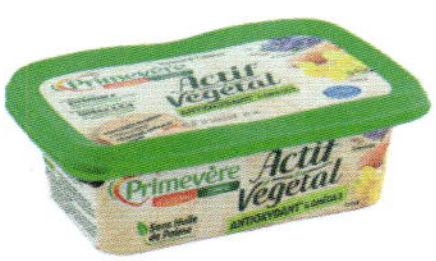

ACTIF VÉGÉTAL

PRIMEVÈRE®

Une recette qui se démarque par une teneur en vitamine E, antioxydante, bien au-dessus des autres produits de la gamme. L'équilibre en acides gras essentiels est parfait !

• **Ingrédients :** huiles et graisses végétales non hydrogénées 62,6 % (colza* 43,7 %, coco*, karité*, amande* 0,7 %, lin* 0,6 %), eau, purée d'amande* 0,4 %, sel 0,4 %, émulsifiant : lécithine de tournesol*, jus de citron concentré*, antioxydant : extrait de romarin*, vitamines : E et B1, colorant : beta-carotène.
*Ingrédients d'origine végétale.

• **Données nutritionnelles pour 100 g**
Valeur énergétique : 567 kcal • lipides : 63 g dont acides gras saturés : 17 g, AGMI : 32 g, AGPI : 13 g • oméga 3 : 4 g • oméga 6 : 8,9 g • oméga 9 : 31 g • vitamine E : 25 mg • vitamine B1 : 0,55 mg • sel : 0,4 g

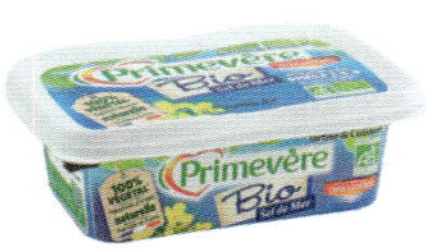

BIO SEL DE MER

PRIMEVÈRE®

Nous faisons le choix de vous proposer ici un produit demi-sel pour ceux qui peinent à apprécier les produits doux. Sur une portion raisonnable de 10 à 15 g par jour, l'apport en sel du produit reste modeste. La composition en acides est par ailleurs équilibrée. L'enrichissement en vitamine E et le strict minimum.

• **Ingrédients :** huiles végétales biologiques non hydrogénées 55 % (colza*, palme*), eau, sel de mer 1,4 %, émulsifiant : lécithine de tournesol biologique*, arôme naturel de coco*, jus de citron concentré biologique*.
*Ingrédients d'origine végétale.

• **Données nutritionnelles pour 100 g**
Valeur énergétique : 495 kcal • lipides : 55 g dont acides gras saturés : 14 g, AGMI : 30 g, AGPI : 11 g • oméga-3 : 1,9 g • oméga-6 : 8,9 g • oméga-9 : 29 g • vitamine E : 13 mg • sel : 1,4 g

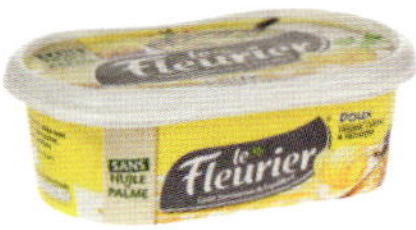

MARGARINE DOUX TARTINE ET CUISSON

LE FLEURIER®

Ni tout à fait du beurre, ni une margarine, cette matière grasse contient des huiles hydrogénées (stéarines) et beaucoup d'additifs. Le remplacement de l'huile de palme est intelligent et signalé sur l'emballage, mais sa composition en acides gras reste peu intéressante, les huiles de coco ou karité ne sont pas un si meilleur choix.

• **Ingrédients :** huiles et stéarine végétales 38 % (colza, coco, karité), eau, beurre (14,8 %), lait écrémé réhydraté, émulsifiants (mono et diglycérides d'acide gras, lécithine de soja), sel, arôme, conservateur (sorbate de potassium), correcteur d'acidité (acide lactique), colorant (bêta-carotène).

• **Données nutritionnelles pour 100 g**
Valeur énergétique : 468 kcal • lipides : 52 g dont acides gras saturés : 22 g, mono : 21 g, poly : 8,5 g • glucides : 0,6 g • protéines : 0 g • sel : 0,4 g

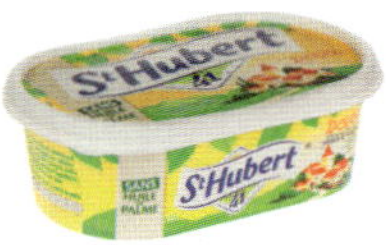

TARTINABLE DOUX – MARGARINE ALLÉGÉE

ST HUBERT 41®

Six additifs, une composition en acides gras la moins riche en poly-insaturés, mi-margarine mi-beurre, il y a mieux en rayon.

• **Ingrédients :** babeurre (lait), huiles et stéarine végétales 34 % (colza, coco, karité), lait écrémé réhydraté, eau, épaississant (E1422), beurre concentré (2 %), émulsifiants (mono et diglycérides d'acide gras, E476), sel, correcteurs d'acidité (E331, acide lactique), conservateur (sorbate de potassium), arômes (lait), colorant (bêta-carotène).

• **Données nutritionnelles pour 100 g**
Valeur énergétique : 370 kcal • lipides : 38 g dont acides gras saturés : 8 g, mono : 14 g, poly : 6 g • glucides : 5,6 g dont sucres : 2,5 g • protéines : < 1,5 g • sel : 0,44 g

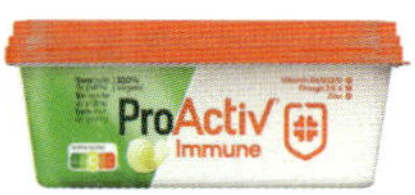

IMMUNE

PROACTIV®

Nous connaissions Proactiv pour son enrichissement en stérols végétaux et leur marketing pour aider à baisser le cholestérol. Attention ici, il n'en est rien ! Aucun stérol dans la liste d'ingrédients, mais un enrichissement en vitamines, qu'il serait préférable de trouver dans les végétaux et des huiles de qualité.

• **Ingrédients :** huiles végétales non hydrogénées 50 % (colza, tournesol, karité, lin, coco), eau, émulsifiants (lécithine de tournesol, mono et diglycérides d'acides gras), sel de mer 0,3 %, acidifiant (acide citrique), arômes naturels, vitamines (A, B1, B2, B6, B12, D, E), acide folique, zinc.

• **Données nutritionnelles pour 100 g**
Valeur énergétique : 445 kcal • lipides : 55 g dont acides gras saturés : 13 g • sel : 0,3 g

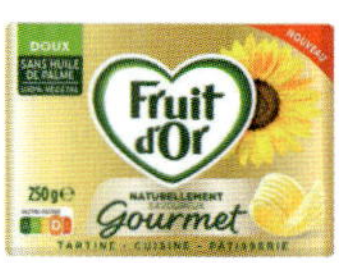

GOURMET – DOUX

FRUIT D'OR®

Un produit qui se compose en premier ingrédient d'huile de coco. Le résultat est sans appel avec 79 % de lipides, majoritairement saturés. Un produit à laisser en rayon !

• **Ingrédients :** huiles végétales non hydrogénées (coco, tournesol, colza), eau, préparation à base de fève, émulsifiant (lécithine de tournesol), arômes naturels, colorant (bêta-carotène).

• **Données nutritionnelles pour 100 g**
Valeur énergétique : 713 kcal • lipides : 79 g dont acides gras saturés : 48 g • sel : 0 g

Crèmes

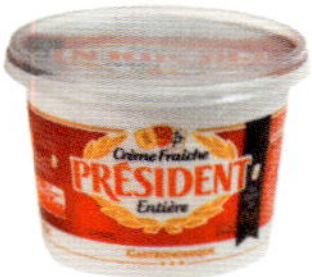

CRÈME FRAÎCHE ENTIÈRE GASTRONOMIQUE

PRÉSIDENT®

Une recette entière épaisse et sans additif, un basique !

- **Ingrédients :** crème (lait, origine France), ferments lactiques.

- **Données nutritionnelles pour 100 g**
Valeur énergétique : 291 kcal • protéines : 2,3 g • lipides : 30 g dont acides gras saturés : 22 g • glucides : 2,9 g dont sucres : 2,9 g • sel : 0,07 g

---

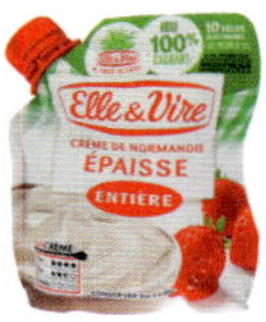

CRÈME DE NORMANDIE ENTIÈRE

ELLE & VIRE®

Un conditionnement pratique et une recette des plus simples ! D'autres produits de la marque contiennent des amidons modifiés… Restez vigilants.

- **Ingrédients :** crème de Normandie, ferments lactiques.

- **Données nutritionnelles pour 100 g**
Valeur énergétique : 292 kcal • protéines : 2,3 g • lipides : 30 g dont acides gras saturés : 21 g • glucides : 3,1 g dont sucres : 3,1 g • sel : 0,08 g

---

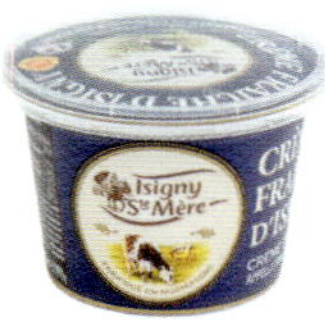

CRÈME FRAÎCHE D'ISIGNY AOP

ISIGNY STE MÈRE®

Une recette simple, d'appellation d'origine protégée. Une fois de plus, ne vous fiez pas à son Nutri-Score D, il s'agira plutôt d'ajuster les quantités consommées d'un produit de qualité !

- **Ingrédients :** lait de vache pasteurisé, ferments.

- **Données nutritionnelles pour 100 g**
Valeur énergétique : 225 kcal • lipides : 35 g dont acides gras saturés : 25 g • glucides : 2,8 g dont sucres : 2,8 g • protéines : 2,3 g • sel : 0,08 g

---

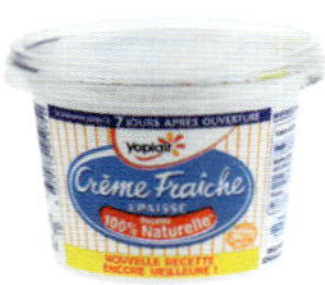

CRÈME FRAÎCHE ÉPAISSE EN POT

YOPLAIT®

Une recette classique en pot, entière, sans aucun additif. La crème non allégée apporte moins de 300 kcal pour 100 g, ce qui reste raisonnable dans la quantité d'1 cuillerée à soupe.

- **Ingrédients :** crème, ferments lactiques.

- **Données nutritionnelles pour 100 g**
Valeur énergétique : 293 kcal • protéines : 2,3 g • lipides : 30,2 g dont acides gras saturés : 20,2 g • glucides : 2,9 g

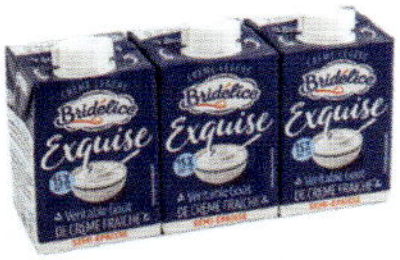

EXQUISE CRÈME LÉGÈRE SEMI-ÉPAISSE 15 % MG

BRIDÉLICE®

L'argument avancé est qu'elle aurait un véritable goût de crème fraîche… Au vu de sa composition, préférez-lui une véritable crème fraîche !

• **Ingrédients :** crème légère (lait) 97 %, amidon modifié de maïs, stabilisants : pectines, cellulose, gomme de cellulose, émulsifiants : mono et diglycérides d'acides gras, esters monoacétyltartriques et diacétyltartriques des mono et diglycérides d'acide gras.

• **Données nutritionnelles pour 100 g**
Valeur énergétique : 168 kcal • protéines : 2,1 g • lipides : 15 g dont acides gras saturés : 10 g • glucides : 6,1 g dont sucres : 5,8 g • sel : 0,13 g

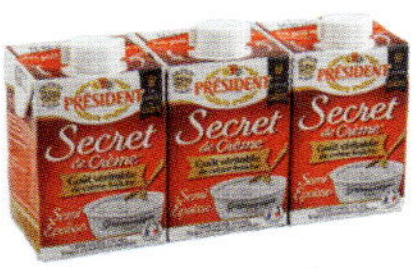

SECRET DE CRÈME SEMI-ÉPAISSE 25 % DE MG

PRÉSIDENT®

La crème entière gastronomique de la même marque est de bien meilleure qualité et équivalente !

• **Ingrédients :** crème légère (lait), stabilisants : pectines, cellulose, gomme de cellulose, émulsifiants : mono et diglycérides d'acides gras, esters lactiques des mono et diglycérides d'acides gras, amidon modifié, acidifiant : acide lactique.

• **Données nutritionnelles pour 100 g**
Valeur énergétique : 250 kcal • protéines : 2,3 g • lipides : 25 g dont acides gras saturés : 17 g • glucides : 3,9 g dont sucres : 3,6 g • sel : 0,12 g

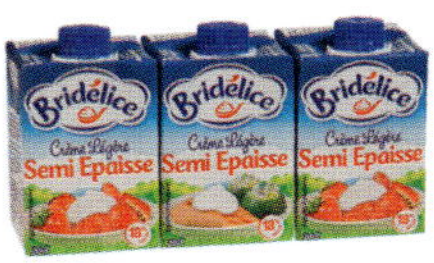

CRÈME SEMI-ÉPAISSE LÉGÈRE UHT

BRIDÉLICE®

5 additifs pour de la crème, c'est trop !

• **Ingrédients :** crème légère (98 %), amidon modifié : E1422, stabilisants : E460, pectine, carraghénanes, E466, émulsifiant : E472e.

• **Données nutritionnelles pour 100 g**
Valeur énergétique : 143 kcal • protéines : 3 g • lipides : 12 g dont acides gras saturés : 8 g • glucides : 5,8 g dont sucres : 4 g • sel : 0,1 g

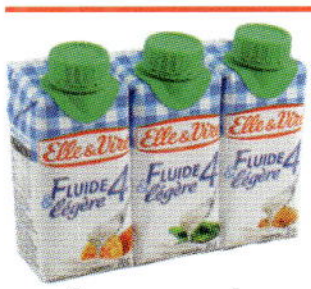

SPÉCIALITÉ LAITIÈRE FLUIDE ET LÉGÈRE 4 % DE MG

ELLE & VIRE®

Additifs et amidon modifié… À ce stade, autant utiliser un lait entier de qualité !

• **Ingrédients :** lait écrémé, crème de lait (9 %), amidon modifié, fibre végétale, épaississant : carraghénanes, pectine, émulsifiant : E471.

• **Données nutritionnelles pour 100 g**
Valeur énergétique : 76 kcal • protéines : 3,1 g • lipides : 4 g dont acides gras saturés : 2,7 g • glucides : 6,6 g dont sucres : 4,4 g • sel : 0,12 g

Nouveaux substituts de matières grasses d'origine végétale

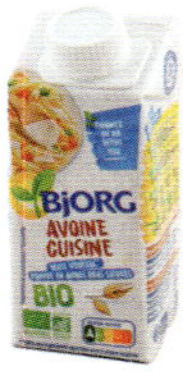

SAUCE AVOINE CUISINE BIO

BJORG®

Un seul épaississant dans cette crème, dont la composition reste intéressante.

• **Ingrédients :** eau, avoine* 8 %, huile de tournesol* pressée à froid, épaississant : gomme guar*, sel marin. *Ingrédients issus de l'agriculture biologique.

• **Données nutritionnelles pour 100 ml**
Valeur énergétique : 79 kcal • protéines : 0,6 g • lipides : 6,7 g dont acides gras saturés : 0,6 g • glucides : 3,5 g dont sucres : 0,5 g • fibres : 1 g • sel : 0,18 g

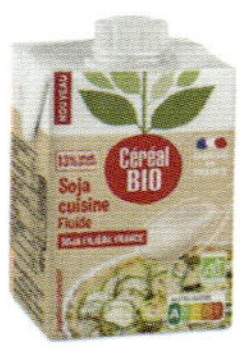

SAUCE SOJA CUISINE FLUIDE

CÉRÉAL BIO®

Des ingrédients de belle qualité, même si les additifs pourraient être limités.

• **Ingrédients :** jus de soja*87 % (eau, graines de soja*[1]), huile de tournesol*, émulsifiant : gomme d'acacia*, sucre de canne non raffiné*, épaississants : gomme xanthane, carraghénanes. * Ingrédients issus de l'agriculture biologique. [1] Soja français sans OGM cultivé dans le Sud-Ouest.

• **Données nutritionnelles pour 100 ml**
Valeur énergétique : 138 kcal • protéines : 3,1 g • lipides : 13 g dont acides gras saturés : 1,4 g • glucides : 1,2 g dont sucres : 1,2 g • fibres : 2 g • sel : 0,05 g

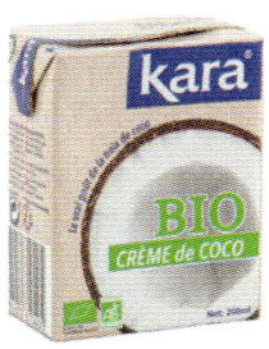

CRÈME DE COCO BIO EN BRIQUE

KARA®

Cette version bio évite tout additif, ce qui est remarquable. N'oublions pas que la crème de coco, composée naturellement de graisses saturées, mais sans cholestérol, est intéressante pour remplacer une crème laitière, mais pas pour remplacer une huile végétale riche en graisses polyinsaturées.

• **Ingrédients :** extrait de noix de coco biologique* (90 %), eau. *Ingrédients issus de l'agriculture biologique.

• **Données nutritionnelles pour 100 ml**
Valeur énergétique : 242 kcal • protéines : 2,9 g • lipides : 24 g dont acides gras saturés : 23 g • glucides : 3,6 g dont sucres : 2,9 g • fibres : NC • sel : 0,06 g

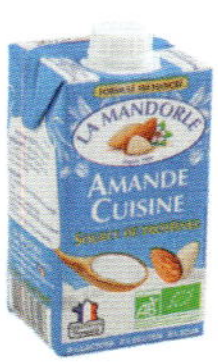

AMANDE CUISINE

LA MANDORLE®

Une composition propre, qui limite également les additifs.

• **Ingrédients :** eau de source, amandes* (Sicile ou Espagne) partiellement dégraissées 6 %, épaississants : gomme xanthane, carraghénanes. *Ingrédients issus de l'agriculture biologique.

• **Données nutritionnelles pour 100 ml**
Valeur énergétique : 41 kcal • protéines : 1,2 g • lipides : 3,7 g dont acides gras saturés : 0,3 g • glucides : 0,4 g dont sucres : 0,2 g • fibres : 0,4 g • sel : < 0,01 g

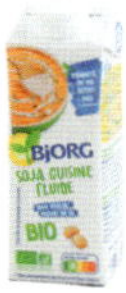

SAUCE SOJA CUISINE FLUIDE BIO

BJORG®

Un sirop de blé et un arôme viennent s'ajouter à l'épaississant. On peut trouver plus simple en rayon !

- **Ingrédients :** tonyu*(eau, fèves de soja* sans OGM décortiquées 6,3 %), huile de colza*, sirop de blé*, huile de tournesol*, émulsifiant : lécithines* (soja), épaississants : gomme guar, gomme xanthane, sel marin, arômes naturels, antioxydant : extrait riche en tocophérols.
* Ingrédients issus de l'agriculture biologique.

- **Données nutritionnelles pour 100 ml**
Valeur énergétique : 167 kcal • protéines : 2,7 g • lipides : 17 g dont acides gras saturés : 1,1 g • glucides : 2,4 g dont sucres : 2 g • fibres : 1,1 g • sel : 0,14 g

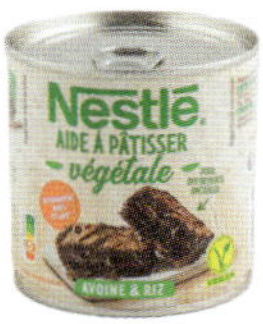

AIDE PÂTISSIÈRE AVOINE & RIZ

NESTLÉ®

Nous restons estomaqués par la composition de ce produit : 49 % de sucre, auquel s'ajoute une farine hydrolysée. Ce produit, qui n'a rien d'une crème, est à laisser en rayon !

- **Ingrédients :** sucre (49 %), eau, farine de riz hydrolysée (10 %), huile de tournesol, farine d'avoine* (7 %). *Sans gluten. Peut contenir des traces de lait.

- **Données nutritionnelles pour 100 ml**
Valeur énergétique : 332 kcal • protéines : 1,6 g • lipides : 8,6 g dont acides gras saturés : 0,74 g • glucides : 61,8 g dont sucres : 50,2 g • fibres : 0,5 g • sel : 0,02 g

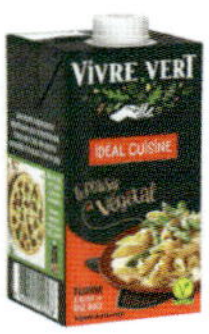

AIDE CULINAIRE À BASE DE RIZ BIO IDÉAL CUISINE

VIVRE VERT®

Ici également, les additifs sont trop nombreux. On s'interroge sur l'intérêt de ce type de produits, et encore plus au regard de son prix.

- **Ingrédients :** eau, huile de tournesol*, ingrédients issus du riz* 10 % (sirop de riz*, amidon de riz*, farine de riz*), émulsifiant : gomme arabique*, épaississant : farine de graines de caroube*. *Ingrédients issus de l'agriculture biologique. Fabriqué dans un atelier utilisant du lait, du gluten, des œufs, du soja, des fruits à coque et des sulfites. Peut donc contenir des traces.

- **Données nutritionnelles pour 100 ml**
Valeur énergétique : 179 kcal • protéines : 0,5 g • lipides : 14 g dont acides gras saturés : 1,6 g • glucides : 95 g dont sucres : 1,7 g • fibres : 0,5 g • sel : 0,02 g

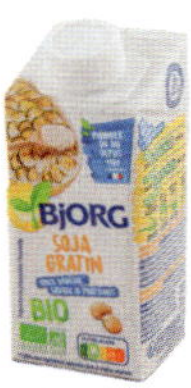

SOJA GRATIN

BJORG®

Un ajout de farine et d'amidon dans cette recette spéciale gratin, ainsi plus riche en glucides et qui ne présente pas grand intérêt.

- **Ingrédients :** tonyu* (eau, fèves de soja* décortiquées 6,2 %), huile de tournesol* pressée à froid, farine de blé*, amidon de blé*, émulsifiant : lécithines* (tournesol), sel marin, noix de muscade* 0,15 %, épaississant : gomme guar, arôme naturel de poivre noir, arôme naturel de noix de muscade.
*Ingrédients issus de l'agriculture biologique.

- **Données nutritionnelles pour 100 ml**
Valeur énergétique : 99 kcal • protéines : 3,5 g • lipides : 6,5 g dont acides gras saturés : 1,4 g • glucides : 6,3 g dont sucres : 1,2 g • fibres : 0,7 g • sel : 0,5 g

Assaisonnements

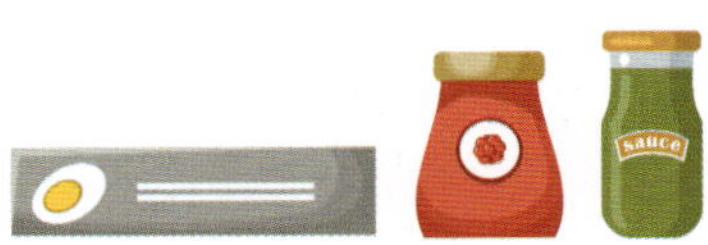

Moutardes

La moutarde a beaucoup fait parler d'elle ces derniers mois et nous nous sommes rendu compte de sa place assez importante dans nos habitudes alimentaires et nos recettes.

Il s'agit d'un condiment préparé à partir de graines de moutarde broyées dans du vinaigre.

Ce terme vient de l'ancien français *moustarde*, issu du mot *moût*, lui-même issu du latin *mustum* et *arde* qui donne aussi le verbe « arder » (« brûler ») ou « ardant ».

Il existe aujourd'hui plusieurs textures, saveurs et couleurs de moutardes. De la moutarde à l'ancienne à la moutarde à l'estragon ou au champagne, en passant par la moutarde au miel, il y en a pour tous les goûts.

À noter également que la moutarde représente la quatrième allergie infantile !

COMMENT LES CHOISIR ?

La plus simple possible, en version « à l'ancienne » ou non. Mais, surtout, on n'oublie pas que la recette de base, c'est du vinaigre, des graines de moutarde, de l'eau et du sel ! Dans l'idéal, on la choisit sans additifs, et ça, croyez-nous, c'est bien plus difficile qu'il n'y paraît !

LES PIÈGES

Les moutardes avec un packaging élégant qui renvoient une image de gastronomie et d'authenticité et qui, au final, regorgent d'additifs et sont riches en huile.

CONSEILS DE CONSOMMATION

Si elles ne contiennent ni huile ni sucre, vous pouvez en consommer quotidiennement.

Attention toutefois à leur acidité en cas de soucis gastriques, et à leur teneur en sel, toujours très élevée, qui impose une limitation en quantité, mais également de surveiller le contenu en sel du reste du repas Les moutardes sucrées, les chutneys et les moutardes aux goûts variés, riches en huile, sont à consommer occasionnellement lors de repas festifs, à raison de 1 cuillerée à soupe au maximum par repas.

Ketchups

Le ketchup est un condiment populaire, habituellement élaboré à partir de la tomate cultivée (*Lycopersicum esculentum*), de vinaigre et de sucre en majorité, puis on retrouve le plus souvent du sel, du piment, de l'oignon, du céleri et des épices.

Très apprécié des enfants, ce condiment est souvent fortement critiqué et associé à la malbouffe, alors qu'il s'agit d'un aliment pauvre en graisses et réalisé (le plus souvent) à base d'aliments sains et simples comme la tomate et le sucre.

COMMENT LES CHOISIR ?

Nature ou épicé selon vos goûts mais avec un maximum de tomates, un minimum d'additifs et, si possible, moins de 20 % de sucre.

On privilégie les produits qui utilisent du sucre plutôt que du sirop de glucose-fructose.

La qualité des sauces barbecue est inférieure à celle des ketchups : elles sont moins riches en tomate, contiennent plus d'additifs et sont légèrement plus caloriques.

LES PIÈGES

- L'appellation ketchup léger ou allégé et les ketchups pour enfants, qui, sous prétexte d'être moins riches en sucre, sont un ramassis d'additifs.
- Les ketchups Heinz® pour enfant ou plaisir+ d'Amora®, pour lesquels on apprécie la réduction significative du sucre... Mais l'ajout d'édulcorant (stévia) est en trop. On ne veut pas seulement réduire le sucre, mais ne pas habituer les enfants notamment à une saveur trop sucrée.

CONSEILS DE CONSOMMATION

On n'oublie pas qu'il s'agit d'un condiment et non d'une sauce à proprement parler.

Aussi, on le consomme avec parcimonie, comme la moutarde, à raison d'1 cuillerée à soupe par plat au maximum.

Pour les enfants, il n'est pas conseillé d'ajouter systématiquement du ketchup afin de les inciter à manger. Cette habitude entretient l'appétence pour le goût sucré et vient à l'encontre de l'éveil au goût, puisque tout finit par avoir un goût commun... celui du ketchup !

Sauces chaudes

Alors que l'on mijotait volontiers, il n'y a encore pas si longtemps, de bons petits plats en sauce, l'industrie se propose aujourd'hui de réaliser ces sauces pour nous, toujours dans un souci de gain de temps.

Bien que la grande majorité des sauces en bocaux soient à base de tomate, on retrouve aujourd'hui une gamme très étendue de sauces chaudes, de la béchamel au pesto, disponibles également en brique ou sachet plastique déjà reconstituées ou déshydratées et à reconstituer à l'eau.

COMMENT LES CHOISIR ?

• Bien sûr, dans l'idéal, on essaie de préparer soi-même ces sauces et on garde l'option sauce industrielle en cas de besoin. Si l'on n'a pas le temps ou que l'on n'aime pas cuisiner, on apprend à bien les choisir en optant en priorité pour des recettes simples, proches des recettes originales que l'on trouverait dans un livre de cuisine.

• Si les sauces à base de tomate sont assez maigres, les béchamels, beurre blanc ou autres sauces au roquefort sont, de par leur recette de base, plus riches.

• Les sauces à base de tomate sans viande sont en général mieux composées.

LES PIÈGES

• Les marques qui ont pignon sur rue et à qui on voue une confiance aveugle, et les appellations alléchantes type « gourmet ».

• Les sauces bolognaises ou à base de viande qui en contiennent une quantité anecdotique et de qualité médiocre. Cela ne remplace en rien la portion de viande, poisson ou œufs du repas.

• Les pestos déçoivent par les additifs et ingrédients ultra transformés souvent présents dans les recettes.

CONSEILS DE CONSOMMATION

• On essaie de se limiter à trois plats en sauce par semaine et on n'abuse pas du bocal entier. Ne pas dépasser 2 à 3 cuillerées à soupe par repas plaisir.

• On peut être plus souple sur la fréquence de consommation des sauces à base de tomate sans fromage.

SAUCE BOLOGNAISE ET MINERAI DE VIANDE

Qu'est-ce que le minerai de viande ? Il s'agit, une fois les morceaux les plus nobles prélevés sur l'animal (filet, bavette...), des parties restantes et raclées sur la carcasse, qui se composent donc de morceaux de viande débarrassés des membranes et glandes, que l'on ne peut pas vendre en l'état (trop petits, trop durs...) et de tissus graisseux.

En clair c'est un mélange à base de morceaux de muscles, d'os, de collagène et de gras, des restes qui s'avèrent propres à la consommation, une aubaine pour la rentabilité !

Après un broyage, on reconstitue des pains de 10 ou 25 kilos qui seront vendus sous vide ou surgelés pour entrer dans la composition de plats préparés : lasagnes, raviolis, hachis Parmentier... et sauces bolognaises !

Avec un tel produit, on est bien loin des apports en protéines, en lipides et en fer d'un vrai morceau de viande rouge !

Mayonnaises et autres sauces froides

Le rayon des sauces froides ne cesse de s'enrichir. Des classiques mayonnaises, béarnaises, tartare, on arrive à une multitude de recettes spéciales frites, burger et autres... qui copient les produits de fast-food et les font entrer à la maison.

La mayonnaise est une sauce froide typique de la cuisine française, à base d'huile émulsionnée dans un mélange de jaune d'œuf et de vinaigre ou jus de citron et parfois d'une pointe de moutarde.

Les autres sauces traitées dans cette rubrique ont des recettes et surtout des saveurs variées ; nous avons choisi de les comparer aux mayonnaises en tenant compte de leur utilisation.

Comparé aux guides précédents, les mayonnaises allégées sont de moins en moins présentes en rayon et sont remplacées par davantage de produits qui vantent une recette comme à la maison, ou même quelques sauces vegan. Pour ces dernières, le prix au kilo est le plus souvent très élevé !

COMMENT LES CHOISIR ?

• Pour les mayonnaises, on privilégie celles dont la composition semble la plus proche de la recette maison : huile, jaune d'œuf, moutarde, vinaigre, sel, poivre.

• Pour les autres sauces, on privilégie les listes d'ingrédients les plus courtes, à base de produits les plus nobles et limitant le nombre d'additifs. On surveille principalement la qualité de l'huile utilisée.

• Les petits formats vendus en kit spécial fondue ou pierrade sont une bonne option, même au quotidien, pour varier les plaisirs, mais surtout pour éviter de gaspiller. Un kit de 4 petits pots est déjà suffisant, inutile de craquer pour les promotions qui en proposent 6 ou 8.

• On note que le choix du contenant est un bon indicateur de la qualité : les recettes en pots mettent souvent en avant un produit plus traditionnel que les présentations en flacons souples ou tubes ; attention à rester vigilant cependant.

• On privilégie l'utilisation d'huile de bonne qualité (colza, olive, tournesol) et un petit ajout de sucre, plutôt qu'un sirop de sucre.

• Il s'agit de produits salés. 1,5 g de sel pour 100 g semble une dose suffisante.

LES PIÈGES

• Presque toutes les mayonnaises industrielles, tant il est difficile d'en trouver des recommandables, mais en particulier les mayonnaises allégées. Mieux vaut en consommer moins et moins souvent mais une de qualité, d'autant que le goût sera incomparable !

• Les sauces certes peu grasses, mais très sucrées et liées avec un ramassis d'additifs !

• Les ajouts de glutamate monosodique, un additif controversé.

CONSEILS DE CONSOMMATION

• Avec 75 % de matière grasse et en moyenne 700 kcal pour 100 g, la mayonnaise est une sauce très grasse. On la réserve aux jours de fête. Une portion d'1 cuillerée à soupe semble raisonnable.

• Les autres sauces sont moins riches en lipides que la mayonnaise, avec en moyenne 25 %. 1 cuillerée à soupe semble tout de même une quantité à ne pas dépasser, et de façon occasionnelle.

• Ces sauces se conservent toutes au réfrigérateur après ouverture.

SAUCES SOJA, SAUCES MAGGI®, ETC.

On trouve de plus en plus de sauces salées aromatisées au rayon assaisonnement. De la simple sauce soja à la sauce Maggi® en passant par le Viandox®, ces sauces donnent du goût à vos préparations en quelques gouttes seulement !

Lorsqu'on a le choix (par exemple pour les sauces soja), on privilégie les listes d'ingrédients les plus courtes et on évite le sirop de glucose-fructose, les colorants et autres additifs.

Pour les autres sauces, on reste tolérant du fait que l'on n'en consomme pas tous les jours et en très petites quantités.

On n'oublie pas qu'elles sont riches en sel, aussi pas besoin de saler les plats assaisonnés avec de telles sauces. (On les déconseille ainsi chez les personnes sujettes à l'hypertension, à la rétention d'eau, ou devant suivre un régime hyposodé).

La sauce soja sucrée, quant à elle, a pour premier ingrédient du sucre. On atteint plus de 50 % de glucides et plus de 280 kcal/100 g. Elle reste également très salée (14 % de sel).

Bouillons cubes et papillotes

Les bouillons cubes, fonds de veau et autres aides culinaires sont des bouillons ou jus de cuisson qui ont été réduits puis gélifiés, compactés ou lyophilisés.

De légumes, de poule, de bœuf, sous forme de cubes, de sachets, secs ou surgelés, il en existe de toutes sortes. Leurs compositions sont souvent riches en additifs, en sel et en matières grasses, mais ils restent très pratiques pour assaisonner nos recettes du quotidien.

COMMENT LES CHOISIR ?

On privilégie la liste d'ingrédients la plus courte et la plus simple possible. On fuit l'huile de palme, le sirop de glucose-fructose et le glutamate, encore plus s'ils figurent au début de la liste.

LES PIÈGES

• Les produits qui se vantent sans sel, sans gluten ou bio, mais qui restent un ramassis d'additifs et se basent même sur une matière grasse riche en acides gras saturés : palme, karité ou coprah.

• Pour les papillotes, même constat. Tant la cuisson en papillote et donc à l'étouffée mérite sa bonne réputation, tant les sachets d'assaisonnements qui les accompagnent font baisser la qualité du produit !

• Les produits gélifiés bénéficient d'une belle image, mais il n'en est parfois rien !

CONSEILS DE CONSOMMATION

• On essaie de ne pas les utiliser systématiquement pour cuisiner et on respecte les indications de reconstitution du produit. On n'ajoute pas de sel en plus dans la préparation avec ce type de bouillon.

• On les supprime ainsi chez les personnes sujettes à l'hypertension, à la rétention d'eau ou devant suivre un régime hyposodé.

LE GLUTAMATE DE SODIUM

Le glutamate de sodium ou glutamate monosodique (E621) est un additif qui agit en exhausteur de goût. Dans l'organisme, l'acide glutamique existe naturellement. Il s'agit d'un acide aminé qui agit comme neurotransmetteur du système nerveux.

En tant qu'additif, le glutamate est associé au « syndrome du restaurant chinois » : maux de tête, nausées, douleurs cardiaques… suite à une surdose au cours d'un repas. On le soupçonne également, sur le long terme, d'impacts importants sur le cerveau : dérèglement de la faim et de la satiété, mais aussi développement de maladies neurodégénératives notamment. Par principe de précaution, on évitera les excès !

Épices et herbes

La teneur en calories des herbes et des épices est négligeable, on peut donc en consommer autant que l'on souhaite. Il est même conseillé d'en ajouter quotidiennement à ses préparations pour bénéficier de leurs qualités nutritionnelles, comme les antioxydants.

LES HERBES

- Les herbes fraîches sont bien sûr à favoriser en termes de saveur, mais également en termes d'apports en vitamines et minéraux.
- Les herbes aromatiques lyophilisées sont intéressantes pour la praticité de leur conservation et ne présentent aucune adjonction de produits. Vous pouvez donc les consommer sans souci, même si les apports en vitamines, minéraux et substances antioxydantes seront fortement diminués.
- Les herbes, l'ail, l'oignon et les échalotes surgelés contiennent souvent de l'huile qui agit comme anti-agglomérant, afin de « rester saupoudrables ». La teneur en huile est minime, inférieure à 5 %, cependant veillez dans ce cas à privilégier les marques qui utilisent des huiles de tournesol ou de colza par rapport à celles utilisant de l'huile de palme.

LES ÉPICES

- Les épices sont des produits agricoles. Elles peuvent être issues d'écorces (cannelle), de fleurs (safran, clou de girofle), de feuilles (thé, laurier), de fruits (poivre, aneth, moutarde), de bulbes (comme le gingembre) ou de graines (fenouil, coriandre).
- Elles contiennent des substances organiques volatiles, souvent appelées arômes. Ces substances organiques appartiennent à des groupes chimiques, tels que les alcools ou les aldéhydes, et stimulent les perceptions olfactives et gustatives. Elles sont donc responsables des odeurs, des arômes et des saveurs et sont utilisées en petite quantité en cuisine comme conservateur, assaisonnement ou colorant.
- De même que pour les herbes, on peut en consommer au quotidien et les varier selon ses goûts et ses envies pour bénéficier de leurs propriétés tonifiantes et antioxydantes.

À noter que les herbes et épices sont à limiter *a priori* pour les personnes atteintes de colopathie ou sujettes à l'acidité gastrique, mais cela sera en fonction de la tolérance de chaque personne.

Moutardes

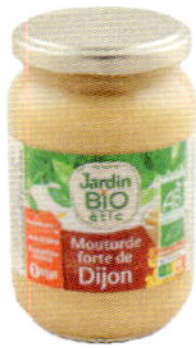

MOUTARDE FORTE DE DIJON
JARDIN BIO ÉTIC®

Valable aussi pour la moutarde à l'ancienne. On ne peut mieux faire que cette moutarde sans aucun additif !

· **Ingrédients :** graines de moutarde*, vinaigre d'alcool*, eau, sel marin. *Ingrédients issus de l'agriculture biologique.

· **Données nutritionnelles pour 100 g**
Valeur énergétique : 174 kcal • protéines : 8,4 g • lipides : 13 g dont acides gras saturés : 0,9 g • glucides : 5,34 g dont sucres : 2,2 g • sel : 5,9 g

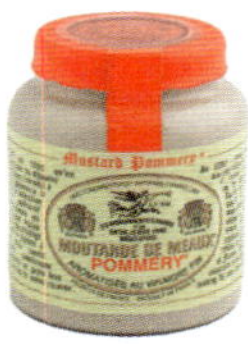

MOUTARDE DE MEAUX
POMMERY®

Un produit traditionnel dans son joli pot en grès, qui ne nous trompe pas et remplit le contrat du zéro additif !

· **Ingrédients :** eau, graines de moutarde, vinaigre, sel, épices.

· **Données nutritionnelles pour 100 g**
Valeur énergétique : 124 kcal • protéines : 6,73 g • lipides : 8,91 g dont acides gras saturés : 0,63 g • glucides : 8,87 g dont sucres : 1,88 g • sel : 6 g

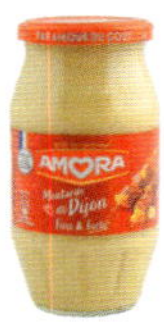

MOUTARDE DE DIJON, FINE ET FORTE
AMORA®

Une recette qui se veut simple, sans ajout de sucre ni d'huile. Mais 2 additifs tout de même : un top qui peut mieux faire !

· **Ingrédients :** eau, graines de moutarde, vinaigre d'alcool, sel, acidifiant : acide citrique, conservateur : E224 (sulfites).

· **Données nutritionnelles pour 100 g**
Valeur énergétique : 161 kcal • protéines : 7,9 g • lipides : 12 g dont acides gras saturés : 0 g • glucides : 4,4 g dont sucres : 2,3 g • sel : 6,4 g

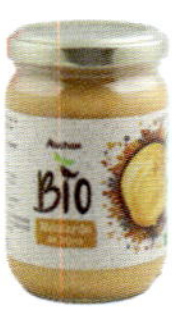

MOUTARDE DE DIJON
CARREFOUR BIO®, AUCHAN BIO®, MONOPRIX BIO®...

Les marques distributeur bio offrent un bon rapport qualité/prix avec une moutarde bien composée, sans additifs et pas trop chère !

· **Ingrédients** (Auchan bio® à l'ancienne) : vinaigre de cidre* 51,3 %, graines de moutarde*, eau, sel. *Ingrédients issus de l'agriculture biologique.

· **Données nutritionnelles pour 100 g**
Valeur énergétique : 138 kcal • protéines : 6,5 g • lipides : 13 g dont acides gras saturés : 0,8 g • glucides : 2,4 g dont sucres : 1,8 g • sel : 5,3 g

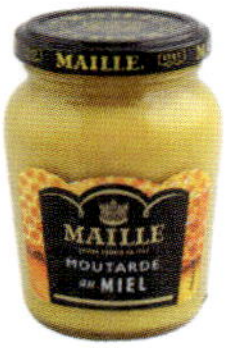

MOUTARDE AU MIEL

MAILLE®

Du sucre en premier ingrédient et beaucoup d'additifs.

• **Ingrédients :** sucre, eau, vinaigre d'alcool, graines de moutarde 13 %, miel 8 %, farine de moutarde, sel, épices et aromates, colorant : caramel ammoniacal, acidifiant : acide citrique, conservateur : disulfite de potassium.

• **Données nutritionnelles pour 100 g**
Valeur énergétique : 226 kcal • protéines : 4,2 g • lipides : 6,4 g dont acides gras saturés : 0,4 g • glucides : 35 g dont sucres : 34 g • sel : 2,8 g

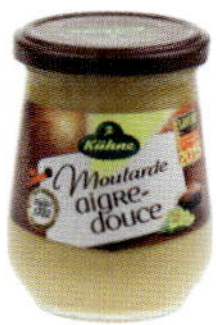

MOUTARDE AIGRE-DOUCE

KÜHNE®

Le « miel destiné à l'industrie » n'est malheureusement que du sirop de glucose aromatisé au miel, et on ajoute à ce bien médiocre ingrédient des conservateurs, un colorant et des arômes... Il ne reste pas grand-chose de bon ici et le résultat donne une sauce bien plus sucrée que les autres moutardes : on laisse en rayon !

• **Ingrédients :** eau, vinaigre d'alcool, graines de moutarde, sucre, miel destiné à l'industrie, sel, colorant : caramel ordinaire, épice, acidifiant : acide citrique, antioxydant : disulfite de potassium, arômes naturels de cannelle, de gingembre, de girofle et de muscade.

• **Données nutritionnelles pour 100 g**
Valeur énergétique : 148 kcal • protéines : 5,1 g • lipides : 2,4 g • glucides : 25 g dont sucres : 24 g • sel : 3,6 g

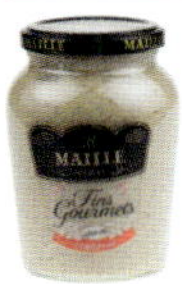

FINS GOURMETS, SPÉCIALITÉ AUX DEUX MOUTARDES ET AU VIN BLANC

MAILLE®

Bien qu'assimilée à une moutarde, il s'agit en réalité d'une spécialité à la moutarde, avec 35 % de lipides, ce qui en fait une sauce grasse. S'ajoute un quatuor catastrophique d'amidon modifié, d'acidifiant, d'épaississant et de conservateur. Le tout n'a rien de « fin gourmet ». Ne vous laissez pas berner.

• **Ingrédients :** moutarde de Dijon 52 % (eau, graines de moutarde, vinaigre d'alcool, sel, acidifiant : acide citrique, conservateur : E224 : sulfites), huile de tournesol, moutarde à l'ancienne 17,5 % (eau, graines de moutarde, vinaigre d'alcool, sel, sons de moutarde, acidifiant : acide citrique, épices (dont céleri)), vin blanc 1,9 %, amidon modifié, eau, stabilisant : gomme xanthane, farine de moutarde, sel, épices (dont céleri).

• **Données nutritionnelles pour 100 g**
Valeur énergétique : 360 kcal • protéines : 5 g • lipides : 35 g • glucides : 4,5 g • sel : 4,2 g

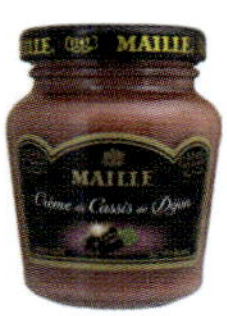

MOUTARDE À LA CRÈME DE CASSIS DE DIJON

MAILLE®

Une recette bien complexe qui contient, certes, 5 % de crème de cassis, mais s'ensuit une flopée d'additifs. Pas très intéressant !

• **Ingrédients :** eau, graines de moutarde, vin blanc 15 % (dont sulfites), sel, crème de cassis de Dijon IGP[1] 5 %, sucre, extrait de bourgeons de cassis, concentré de carotte noire, concentré de sureau, sirop de sucre inverti, jus de citron concentré, farine de moutarde, stabilisants gomme xanthane et gomme de guar, acidifiant acide citrique, colorant caroténoïdes, conservateur e224 (sulfites). [1]Indication géographique protégée. Pour information, contient 3,8 % d'alcool en volume.

• **Données nutritionnelles pour 100 g**
Valeur énergétique : 164 kcal • protéines : 6,3 g • lipides : 13 g dont acides gras saturés : 7,4 g • glucides : 8,1 g dont sucres : 7 g • sel : 6,2 g

Ketchups

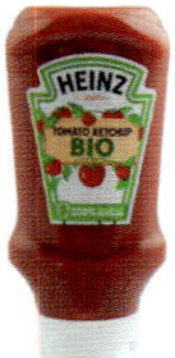

TOMATO KETCHUP BIO

HEINZ®

Une recette comme on pourrait le préparer à la maison, bravo pour ce produit ! Une réduction de la quantité de sucre serait toutefois un plus.

• **Ingrédients :** tomates (180 g pour 100 g de ketchup)*, sucre*, vinaigre*, sel, épices* (contient du céleri), poudre d'oignon*, poudre d'ail*.
* Ingrédients issus de l'agriculture biologique.

• **Données nutritionnelles pour 100 g**
Valeur énergétique : 112 kcal • protéines : 1,4 g • lipides : 0,1 g dont acides gras saturés : 0 g • glucides : 25,3 g dont sucres : 24,8 g • sel : 1,7 g

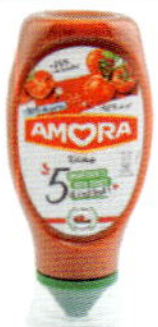

KETCHUP 5 INGRÉDIENTS BIEN DOSÉS

AMORA®

Cette version est intéressante, elle fait partie des moins sucrées et des moins salées avec une recette on ne peut plus simple : on valide !

• **Ingrédients :** tomates* 100 % italiennes (190 g de tomates pour 100 g de ketchup), vinaigre d'alcool 12 %, du sucre 10 %, un peu de sel 0,9 %, un extrait d'épices 0,1 %. *Tomates issues de l'agriculture durable.

• **Données nutritionnelles pour 100 g**
Valeur énergétique : 74 kcal • protéines : 1,5 g • glucides : 15 g dont sucres : 14 g • lipides : < 0,5 g dont acides gras saturés : < 0,1 g • sel : 0,88 g

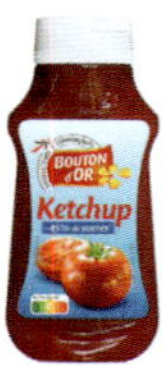

KETCHUP ALLÉGÉ EN SUCRES

BOUTON D'OR®

Une jolie recette de marque de distributeur, allégée en sucre ET sans édulcorant.

• **Ingrédients :** tomates (176 g de tomate pour 100 g de ketchup), sucre (7,15 %), vinaigre d'alcool, sel, oignon, ail, clou de girofle.

• **Données nutritionnelles pour 100 g**
Valeur énergétique : 58 kcal • protéines : 1,6 g • glucides : 12 g dont sucres : 11 g • lipides : < 0,5 g dont acides gras saturés : < 0,1 g • fibres : 1,8 g • sel : 1,2 g

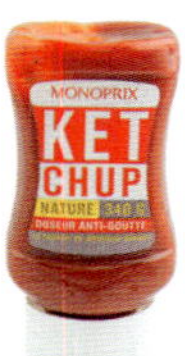

KETCHUP NATURE

MONOPRIX®

Un produit simple, un bon rapport qualité prix.

• **Ingrédients :** tomates (159 g de tomates pour 100 g de tomato ketchup), sucre, vinaigre d'alcool, sel, épices.

• **Données nutritionnelles pour 100 g**
Valeur énergétique : 105 kcal • protéines : 1,5 g • glucides : 24 g dont sucres : 23 g • lipides : 0,5 g dont acides gras saturés : 0,1 g • fibres : NC • sel : 1,6 g

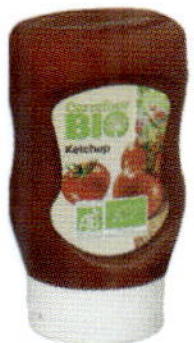

KETCHUP

CARREFOUR BIO®

Bio n'est pas toujours gage de qualité. Ce produit est trop sucré, trop salé, présente de l'amidon de riz, qui semble pourtant inutile dans l'élaboration d'un ketchup, et est à base de concentré. Dommage.

• **Ingrédients :** eau, double concentré de tomates* 33 % (184 g de tomates fraîches pour 100 g de ketchup), sucre de canne*, vinaigre d'alcool*, sel marin non raffiné, amidon de riz*, épices* (clou de girofle*, noix de muscade*, cannelle*, poivre*), herbes aromatiques déshydratées* (persil*, thym*). *Ingrédients issus de l'agriculture biologique.

• **Données nutritionnelles pour 100 g**
Valeur énergétique : 120 kcal • protéines : 1,1 g • glucides : 28 g dont sucres : 26 g • lipides : NC • fibres : 1,3 g • sel : 2,2 g

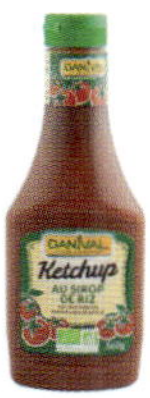

KETCHUP AU SIROP DE RIZ

DANIVAL®

Le sirop de riz ici est présenté comme une alternative au sucre dans ce ketchup ; il reste pourtant un ingrédient au fort pouvoir sucrant, ayant un index glycémique très élevé. Un produit bio, mais trop sucré et trop salé.

• **Ingrédients :** purée de tomates*(65,5 %), sirop de riz*(22 %), vinaigre d'alcool de céréales*, sel marin non raffiné de l'Atlantique, épaississant : amidon de riz*, épices*(clou de girofle*, noix de muscade*, poivre*, cannelle*), herbes aromatiques* (thym*, persil*). * Ingrédients d'origine agricole obtenus selon les règles de production biologique.

• **Données nutritionnelles pour 100 g**
Valeur énergétique : 117 kcal • protéines : 1,5 g • glucides : 28 g dont sucres : 22 g • lipides : 0,3 g dont acides gras saturés : 0,1 g • fibres : 2,3 g • sel : 2,6 g

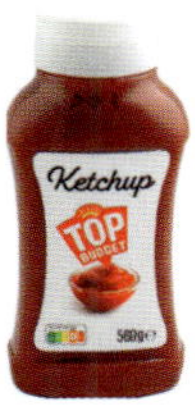

KETCHUP

TOP BUDGET®

Il est possible de trouver de joli rapport qualité prix. Ici, l'eau en premier ingrédient, l'amidon modifié, le sirop de sucre et le concentré ne nous séduisent pas !

• **Ingrédients :** eau, sirop de glucose-fructose, triple concentré de tomates 19,5 % (140 g de tomates fraîches pour 100 g de ketchup), vinaigre d'alcool, amidon modifié de maïs, sel, sucre, piment fort 0,4 %, arôme naturel d'épices et autres arômes naturels.

• **Données nutritionnelles pour 100 g**
Valeur énergétique : 94 kcal • glucides : 21,5 g dont sucres naturels : 15,6 g • lipides : 0,5 g dont acides gras saturés : 0,1 g • fibres : 1 g • protéines : 1,2g • sel : 1,99 g

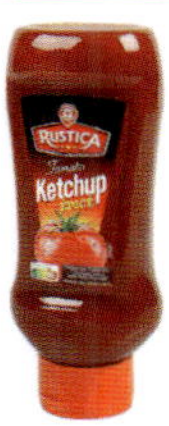

KETCHUP ÉPICÉ

RUSTICA®

On préfère les produits utilisant des tomates fraîches de qualité et écartant les amidons inutiles de leur recette.

• **Ingrédients :** eau, purée de tomates double concentrée 25 %, sucre, vinaigre d'alcool, amidon de maïs, sel, épices 0,14 % (paprika, piment de Cayenne, gingembre, poivre blanc, clou de girofle, cannelle), extraits d'épices, ail en poudre.

• **Données nutritionnelles pour 100 g**
Valeur énergétique : 107 kcal • glucides : 24 g dont sucres : 21 g • lipides : 0,5 g dont acides gras saturés : 0,1 g • fibres : 1,2 g • protéines : 1,2 g • sel : 2,5 g

Sauces chaudes

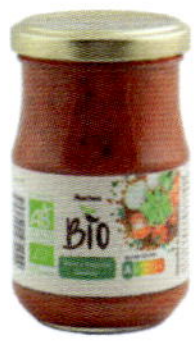

SAUCE TOMATE BASILIC BIO

AUCHAN BIO®

Une belle composition avec plus de 75 % du produit composé de tomates et concentré de tomates, une huile d'olive et un taux de sel et de sucre raisonnables !

• **Ingrédients :** pulpe de tomates* 65,6 %, eau, concentré de tomate* 10,4 %, oignons*, huile d'olive vierge extra*, basilic* 1,4 %, sel de mer, ail*, sucre de canne* non raffiné, poivre*. *Ingrédients issus de l'agriculture biologique.

• **Données nutritionnelles pour 100 g**
Valeur énergétique : 54 kcal • protéines : 1,4 g • lipides : 2,1 g dont acides gras saturés : 0,4 g • glucides : 7,4 g dont sucres : 4,9 g • fibres : 2,2 g • sel : 1 g

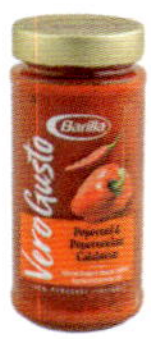

SAUCE VERO GUSTO PEPERONI & PEPERONCINO

BARILLA®

Une recette préparée avec des ingrédients facilement identifiables, comme on pourrait la préparer à la maison et de plus, qui utilise une huile d'olive vierge extra.

• **Ingrédients :** pulpe de tomates 43 %, purée de tomates 33 %, poivron rouge 9 %, oignon, huile d'olive vierge extra, ail, sel de mer, persil, piment de Calabre 0,15 %.

• **Données nutritionnelles pour 100 g**
Valeur énergétique : 84 kcal • protéines : 1,8 g • lipides : 5 g dont acides gras saturés : 0,8 g • glucides : 6,9 g dont sucres : 5,2 g • fibres : 1,9 g • sel : 0,85 g

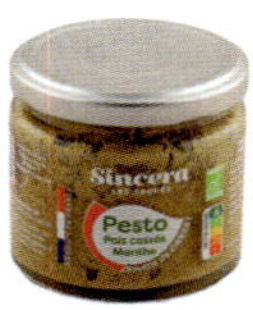

PESTO POIS CASSÉS MENTHE BIO

SINCERA®

Trouver du pesto sans additifs est bien compliqué. BRAVO pour cette recette à base de pois cassés et donc, de plus, source de fibres !

• **Ingrédients :** pois cassés* (34 %), huile de tournesol*, épinard branche* (14 %), eau, jus de citron*, noisettes* (5,4 %), menthe verte* (5,4 %), ail*, sel fin de Guérande, poivre noir*. *Ingrédients issus de l'agriculture biologique.

• **Données nutritionnelles pour 100 g**
Valeur énergétique : 253 kcal • protéines : 4,72 g • lipides : 22 g dont acides gras saturés : 2,32 g • glucides : 6,8 g dont sucres : 1,6 g • fibres : 4,71 g • sel : 0,7 g

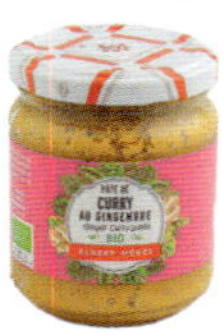

PÂTE DE CURRY AU GINGEMBRE BIO

ALBERT MÉNÈS®

Ici, une base curry à diluer bien composée et qui évite le surempilement d'additifs. BRAVO ! Le taux de sel est élevé, mais il s'agit d'un produit concentré à diluer.

• **Ingrédients :** gingembre* (34 %), ail*, huile de tournesol vierge*, vinaigre d'alcool*, épices curry en poudre (5,8 % dont curcuma*, coriandre*, épices* (1 %)), sel. *Ingrédients issus de l'agriculture biologique.

• **Données nutritionnelles pour 100 g**
Valeur énergétique : 252 kcal • protéines : 3,1 g • lipides : 20,2 g dont acides gras saturés : 2,1 g • glucides : 14 g dont sucres : 14,6 g • fibres : 4,71 g • sel : 5,6 g

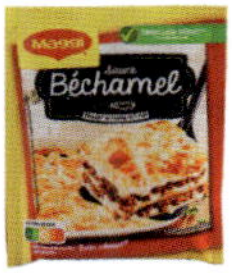

SAUCE BÉCHAMEL SAVEUR À L'ANCIENNE

MAGGI®

En sachet. Même constat pour les versions poivre vert, champignons.
Cette gamme de sauces à reconstituer est bien éloignée des recettes maison. Il s'agit d'un empilement d'ingrédients ultra-transformés sur lesquels on vient principalement varier l'arôme. À éviter !

• **Ingrédients :** farine de blé, huile de palme, fécule de pomme de terre, sirop de glucose, sel, lait en poudre, huile de tournesol, muscade, poivre blanc, protéines de lait, arôme (lait). Peut contenir : œufs, céleri, soja, moutarde.

• **Données nutritionnelles pour 100 g**
Valeur énergétique : 495 kcal • protéines : 4,5 g • lipides : 28,4 g dont acides gras saturés : 16,5 g • glucides : 54,6 g dont sucres : 2,6 g • fibres : 1,9 g • sel : 6,4 g

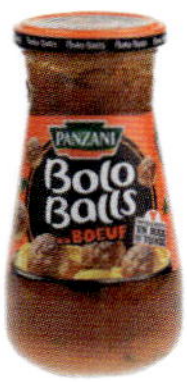

BOLO BALL'S AU BŒUF

PANZANI®

Il est noté sur l'étiquette : « Un max de viande ». Or, on retrouve peu de viande de bœuf (environ 10 g pour 100 g), le reste étant sans scrupule un agglomérat de protéines végétales. Peu de chances de trouver dans cette sauce la portion de protéines de votre repas !

• **Ingrédients :** pulpe de tomates avec morceaux et purée de tomates (57 %), produit à base de viande de bœuf avec protéines végétales 18 % (viande de bœuf 60 %, soit 10,8 % dans le produit fini, protéines végétales de soja 29 %, soit 5,2 % dans le produit fini, oignons, arômes, persil, sel, poivre), eau, oignons, carottes, sucre, huile de tournesol, sel, amidon transformé de maïs, arômes, plante aromatique.

• **Données nutritionnelles pour 100 g**
Valeur énergétique : 73 kcal • protéines : 5,3 g • glucides : 6 g dont sucres : 5 g • lipides : 2,5 g dont acides gras saturés : 0,8 g • fibres : 2,8 g • sel : 1,25 g

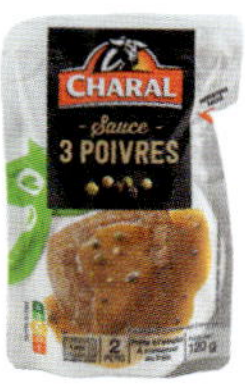

SAUCE 3 POIVRES

CHARAL®

Un packaging « traiteur », pour cette sauce d'une marque bien connue de viande sous vide, qui laisse penser que la qualité est au rendez-vous. Pourtant, il s'agit encore d'une base d'eau et de crème, additionnée d'additifs et d'arômes.

• **Ingrédients :** eau, crème 13,5 % (dont stabilisant : E407), amidon transformé de maïs, cognac, oignon, farine de blé, huile de colza, sel, sucre caramélisé, bouillon de veau, arôme naturel de poivre noir, poivre noir 0,5 %, poivre vert déshydraté 0,4 %, maltodextrine, arôme, matière grasse de veau, oignon déshydraté, jus concentré de carotte, ail et tomate en poudre, poivre blanc 0,08 %, extraits de levure, épaississants : xanthane, guar, huile de tournesol, antioxydant : extrait de romarin. Ce produit contient : lait, blé.

• **Données nutritionnelles pour 100 g**
Valeur énergétique : 62 kcal • protéines : 0,9 g • glucides : 3,3 g dont sucres : 0,5 g • lipides : 4,9 g dont acides gras saturés : 3,7 g • fibres : 0,6 g • sel : 1,13 g

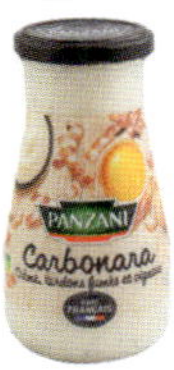

SAUCE CARBONARA

PANZANI®

Une carbonara maison (à la française) sera facile à préparer avec des lardons ou du bacon émincé, de la crème et éventuellement un jaune d'œuf. Ici, cette sauce prête à l'emploi est préparée à base d'eau, de seulement 19 % de crème, et s'ensuit un bel empilement d'additifs !

• **Ingrédients :** eau, crème (lait) 19 %, lardons fumés cuits 16 % (poitrine de porc, sel, dextrose, antioxydant : E316, conservateur : E250), amidons transformés de maïs, oignons 2 %, arômes (gluten), sel, jaune d'œuf 0,2 %, émulsifiant : E472e, épaississant : E415, arôme de fumée, noix de muscade, correcteur d'acidité : E500, colorant : bêta-carotène.

• **Données nutritionnelles pour 100 g**
Valeur énergétique : 129 kcal • protéines : 3 g • lipides : 20,2 g dont acides gras saturés : 5,5 g • glucides : 4,2 g dont sucres : 1,4 g • fibres : 0,5 g • sel : 1,3 g

Mayonnaises et autres sauces froides

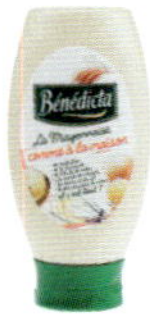

LA MAYONNAISE COMME À LA MAISON

BÉNÉDICTA®

Comme son nom l'indique, une vraie mayonnaise maison, même le choix de la moutarde est parfait. Rien à redire.

• **Ingrédients :** huile de colza 77 %, moutarde de Dijon 8,2 % (eau, graines de moutarde, vinaigre d'alcool, sel), jaunes d'œufs de poules élevées en plein air pasteurisés 6,9 %, vinaigres (vinaigre d'alcool et vinaigre de vin blanc), sel 0,9 %, jus de citron à base de concentré, épices 0,3 % (poivre blanc, curcuma, paprika).

• **Données nutritionnelles pour 100 g**
Valeur énergétique : 731 kcal • protéines : 1,6 g • glucides : 0,8 g dont sucres : 0,1 g • lipides : 80,1 g dont acides gras saturés : 6 g • sel : 1,3 g

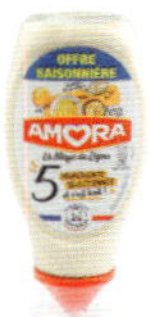

LA MAYO DE DIJON, 5 INGRÉDIENTS ET C'EST TOUT

AMORA®

Des ingrédients simples et un produit bien composé. Le flacon doseur est pratique et hygiénique et surtout le prix au kilo, tout à fait raisonnable !

• **Ingrédients :** les 5 ingrédients de notre recette sont : de l'huile de colza 75 %, notre moutarde de Dijon 8,8 % (eau, graines de moutarde, vinaigre d'alcool, sel), notre vinaigre de vin blanc 6 %, du jaune d'œuf de poules élevées en plein air origine France 5,5 %, une touche de sel 0,6 %.

• **Données nutritionnelles pour 100 g**
Valeur énergétique : 697 kcal • protéines : 1,5 g • glucides : 0,5 g dont sucres : 0,5 g • lipides : 76 g dont acides gras saturés : 6 g • sel : 1,2 g

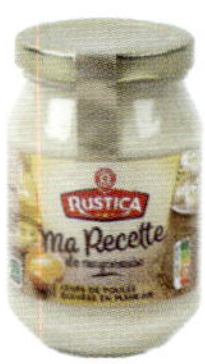

MA RECETTE DE MAYONNAISE

RUSTICA® LECLERC®

Un produit distributeur qui rivalise avec les grandes marques citées précédemment. Ingrédients de qualité avec un prix au kilo qui reste autour des 5 euros. Bravo ! La mayonnaise basique Rustica® contient, quant à elle, des additifs.

• **Ingrédients :** huile de colza 77 %, moutarde de Dijon 8,2 % (eau, graines de moutarde, vinaigre d'alcool, sel), jaune d'œufs de poules élevées en plein air 7,5 %, eau, sel, vinaigre d'alcool, jus de citron concentré, vinaigre de vin blanc, poivre blanc 0,03 %, curcuma, paprika.

• **Données nutritionnelles pour 100 g**
Valeur énergétique : 697 kcal • protéines : 1,9 g • glucides : 0,7 g dont sucres < 0,5 g • lipides : 80 g dont acides gras saturés : 6,6 g • sel : 1,4 g

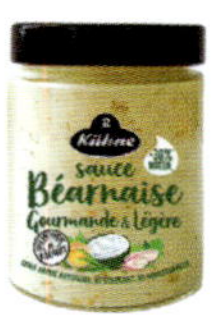

SAUCE BÉARNAISE GOURMANDE ET LÉGÈRE

KÜHNE®

Une recette qui se démarque clairement, dans un rayon de sauces froides variées dont les recettes sont des ramassis d'additifs !

• **Ingrédients :** eau, huile de colza, yaourt (lait entier de vache, poudre de lait entier, ferments du yaourt (lait)) 12 %, échalote 7 %, vinaigre de vin rouge, moutarde de Dijon (eau, graines de moutarde, vinaigre, sel), farine de riz, jaune d'ŒUF en poudre 2 %, estragon 2 %, sucre de canne roux, sel, épaississant : gomme xanthane, poivre noir, huile essentielle d'estragon.

• **Données nutritionnelles pour 100 g**
Valeur énergétique : 228 kcal • protéines : 2 g • glucides : 5,2 g dont sucres : 3,1 g • lipides : 22 g dont acides gras saturés : 3,3 g • sel : 1,5 g

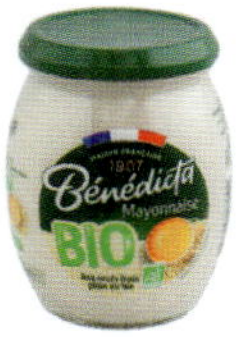

MAYONNAISE BIO

BÉNÉDICTA®

Ici, on paye le prix fort du bio pour une sauce qui contient tout de même un amidon, un arôme et un épaississant.

• **Ingrédients :** huile de tournesol bio 69 %, eau, moutarde de Dijon bio 6,5 % (eau, graines de moutarde bio, vinaigre d'alcool bio, sel), jaunes d'œufs frais pasteurisés bio 5,1 %, vinaigre d'alcool bio, vinaigre de vin blanc bio, jus de citron à base de concentré bio, sel, amidon bio, arôme naturel de moutarde, épaississant : gomme xanthane.

• **Données nutritionnelles pour 100 g**
Valeur énergétique : 656 kcal • protéines : 1,3 g • glucides : 2,2 g dont sucres : 1,4 g • lipides : 71 g dont acides gras saturés : 8,1 g • sel : 1,4 g

---

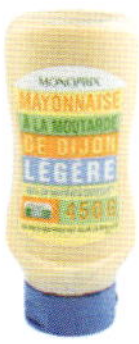

MAYONNAISE À LA MOUTARDE DE DIJON LÉGÈRE

MONOPRIX®

Aucun intérêt santé à opter pour une sauce, certes allégée, mais qui contraint le fabricant à superposer les additifs !

• **Ingrédients :** eau, huile de colza 25 %, jaune d'œuf 6 % (œufs issus de poules élevées en plein air), sirop de glucose-fructose, amidon transformé de maïs, moutarde de Dijon 3 % (eau, graines de moutarde, vinaigre d'alcool, sel, acidifiant : acide citrique), vinaigre d'alcool, sel, amidon de maïs, acidifiants : glucono-delta-lactone, acide lactique, acide tartrique, conservateur : sorbate de potassium, épaississants : gomme xanthane, gomme guar, arômes, colorants : extrait de paprika, lutéine, jus de citron concentré.

• **Données nutritionnelles pour 100 g**
Valeur énergétique : 284 kcal • protéines : 1,2 g • glucides : 9,1 g dont sucres : 4,2 g • lipides : 27 g dont acides gras saturés : 2,5 g • sel : 1,8 g

---

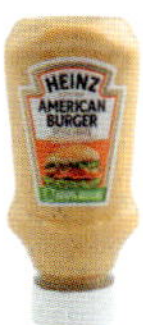

AMERICAN BURGER STYLE SAUCE

HEINZ®

Du sucre, du sirop de glucose, une sauce Worcester mal composée, amidon, épaississants, arômes… Une sauce grasse et sucrée. On peut largement trouver mieux !

• **Ingrédients :** huile de tournesol, eau, vinaigre d'alcool, purée de tomates concentrée, sucre, sirop de glucose-fructose, jaune d'œufs, sel, amidon modifié, sauce Worcester (vinaigre de malt d'orge, mélasse, sirop de sucre inverti, eau, oignon, sel, extrait de tamarin (plante), ail, épices, huile de citron), graines de moutarde en poudre, épaississants (gomme xanthane, gomme guar), arômes, colorant (ribolavine), extrait d'épice.

• **Données nutritionnelles pour 100 g**
Valeur énergétique : 372 kcal • protéines : 0,9 g • glucides : 12 g dont sucres 9,6 g • lipides : 35,5 g dont acides gras saturés : 3,1 g • sel : 2,4 g

---

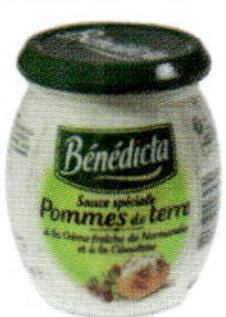

SAUCE SPÉCIALE POMMES DE TERRE

BÉNÉDICTA®

Nous cherchons l'utilité de ce produit ! Une crème fraîche entière avec ciboulette, sel et poivre sera faite en un tour de main et sera de bien meilleure qualité !

• **Ingrédients :** eau, huile de colza, vinaigre d'alcool, crème fraîche de Normandie 2,9 % (lait), jaunes d'œufs, sucre, amidon modifié, ciboulette 2 %, sel, stabilisants : pectine, gomme xanthane, arômes, acidifiant : acide lactique, conservateur : sorbate de potassium, antioxydant : E385.

• **Données nutritionnelles pour 100 g**
Valeur énergétique : 372 kcal • lipides : 38,8 g dont acides gras saturés : 2,9 g • glucides : 5,1 g • protéines : 0,6 g • sel : 1,9 g

Bouillons cubes et papillotes

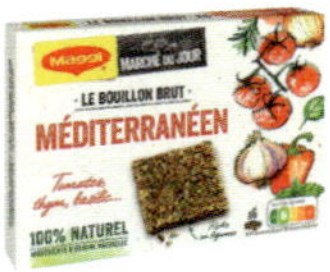

MARCHÉ DU JOUR – LE BOUILLON BRUT MÉDITERRANÉEN

MAGGI®

Ces bouillons bruts sortent réellement du lot car il sont composés de légumes déshydratés, de sel, des fibres, d'aromates, d'épices et d'une petite quantité d'huile d'olive. Un taux de sel qui reste naturellement élevé, mais en respectant la dilution et évitant d'en ajouter, c'est un bon choix.

· **Ingrédients :** légumes 35,3 % : oignon 14,8 %, tomate 11,6 %, ail 7,3 %, poivron rouge 1,6 %, sel marin, fibres solubles de betterave sucrière liquide, plantes aromatiques 5,6 % : basilic 2 %, persil, sarriette, thym 0,7 %, romarin, marjolaine, origan, arômes naturels, extrait de levure, épices 0,5 % : poivre blanc, curcuma, huile d'olive vierge extra. Peut contenir : céleri, gluten, lait, soja, fruits à coque.

· **Données nutritionnelles pour 100 g**
Valeur énergétique : 193 kcal • protéines : 9,2 g • lipides : 1,4 g dont acides gras saturés : 0,2 g • glucides : 23,1 g dont sucres : 12,5 g • fibres : 26,1 g • sel : 35 g

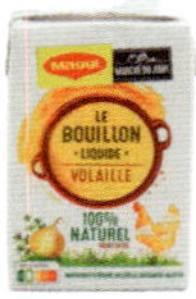

LE BOUILLON LIQUIDE VOLAILLE 100 % NATUREL

MAGGI®

Idem pour la version légumes du marché.
Maggi® sort encore son épingle du jeu avec un bouillon liquide, qui a pour seul défaut des arômes naturels qui pourraient être évités !
Pour le reste, c'est un produit réellement bien composé dans ce rayon.

· **Ingrédients :** bouillon de poulet (eau, extrait de poulet 2,6 %, sel, clou de girofle en poudre, thym en poudre, arômes naturels), eau, oignon 2,4 %, carotte 0,8 %, huile d'olive vierge extra.

· **Données nutritionnelles pour 100 ml**
Valeur énergétique : 11 kcal • protéines : 1,3 g • lipides : 0,5 g dont acides gras saturés : 0,1 g • glucides : 0,5 g dont sucres : 0,5 g • fibres : 0,5 g • sel : 0,67 g

UN PETIT PEU DE CUISINE ?

Réaliser un bouillon maison sans y passer des heures est tellement simple en réalité...
Quand vous préparez un potage, prélevez une portion de bouillon de légumes avant de mixer.
Quand vous avez cuit une viande à la poêle ou au four, ajoutez 2 verres d'eau pour décoller les sucs de cuisson.
Dans ces deux cas, vous obtenez un petit bouillon que vous pouvez chauffer afin de concentrer les saveurs ; salez légèrement, ajoutez des herbes et épices au choix et congelez-le en bac à glaçons.
Il vous suffira d'aller prélever votre portion au congélateur dès que vous en aurez besoin et la qualité sera optimale !

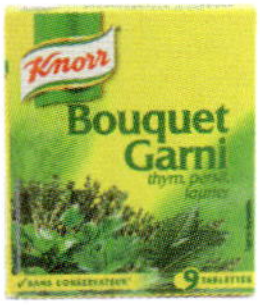

BOUQUET GARNI – THYM, PERSIL, LAURIER

KNORR®

Un produit qui a simplement tout faux ! Un bouquet garni est composé de laurier, de thym et de persil, attachés ensemble avec une ficelle ou du vert de poireau. Ici, c'est un aliment ultra-transformé qui multiplie les ingrédients de basse qualité et sur lesquels on vient coller très peu de substances aromatisantes.

• **Ingrédients :** sel, exhausteur de goût glutamate de sodium, graisses végétales (palme, palme totalement hydrogénée), oignon*, amidon de pomme de terre, poireau*, sucre, graines de céleri, arômes, thym* 1 %, persil* 0,9 %, laurier 0,5 %, extrait de levure. *Ingrédients issus de l'agriculture durable 6,7 %.

• **Données nutritionnelles pour 100 g**
Valeur énergétique : 318 kcal • protéines : 12 g • lipides : 24 g dont acides gras saturés : 17 • glucides : 14 g dont sucres : 3 g • sel : 43,7 g

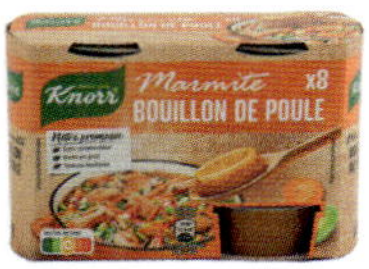

MARMITE BOUILLON DE POULE

KNORR®

Utiliser ce type de produits veut dire que l'on fait l'effort de cuisiner maison… pour y glisser au final un empilement d'additifs, qui n'a rien de bon !

• **Ingrédients :** eau, sel, graisse de palme, sucre, arômes, graisse de poule 2 % (graisse de poule, antioxydants extraits de romarin), extrait de levure, carotte* réhydratée 1,4 %, poireau* réhydraté 0,8 %, gélifiants gomme xanthane et farine de graines de caroube, épice et aromates (ail, persil* 0,04 %, poivre), préparation à base de viande de poule en poudre (viande de poule 0,2 %, sel, antioxydant extraits de romarin), sirop de caramel, maltodextrine, colorant caroténoïdes. *Ingrédients issus de l'agriculture durable.

• **Données nutritionnelles pour 100 g**
Valeur énergétique : 93 kcal • protéines : 2,4 g • lipides : 7,2 g dont acides gras saturés : 4 g • glucides : 4,8 g dont sucres : 3,9 g • sel : 21,2 g

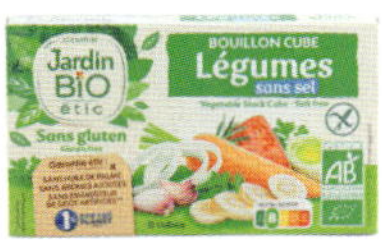

BOUILLON CUBE LÉGUMES - SANS SEL, SANS GLUTEN

JARDIN BIO ÉTIC®

Bio certes, sans sel et sans gluten, mais la base de beurre de karité à laquelle s'ajoute un amidon, du sirop de glucose, du sucre de canne et du sucre caramélisé ne nous séduit pas !

• **Ingrédients :** beurre de karité*, légumes* 21,5 % (tomates*, céleri*, oignons*, carottes*, poireaux*, panais*), amidon de maïs*, sirop de glucose*, sucre de canne brut*, extrait de levure, plantes aromatiques* (feuilles de livèche*, persil*, feuilles de céleri*, origan*, thym*, romarin*), épices*, huile d'olive*, jus de carottes* concentré, ail*, sucre caramélisé*, huile de tournesol*. *Ingrédients issus de l'agriculture biologique.

• **Données nutritionnelles pour 100 ml reconstitués**
Valeur énergétique : 9 kcal • protéines : 0,1 g • lipides : 0,6 g dont acides gras saturés : 0,3 g • glucides : 0,9 g dont sucres : 0,4 g • sel : 0,005 g

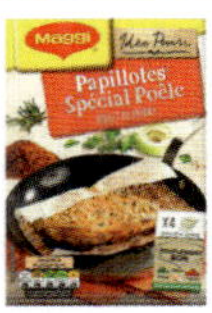

PAPILLOTES SPÉCIAL POÊLE POULET AU PAPRIKA

MAGGI®

On nous donne ici l'impression que cette papillote va permettre de cuire à la poêle sans matières grasses… Pourtant, la base de la recette est de l'huile de palme. À raison de 6 g de matières grasses (de mauvaise qualité) par portion. Mieux vaut cuire dans 1 cuillerée d'huile d'olive, saupoudrer de paprika et éviter cet achat inutile !

• **Ingrédients :** huile de palme*, sel iodé, huile de tournesol, paprika 11,7 %, légumes : oignon 5,3 %, poivron rouge, arômes naturels, persil 5,9 %, sel, sucre, fécule de maïs, acidifiant : acide citrique, piment, marjolaine, romarin, carvi, antioxydant : extraits de romarin. *100 % issue de plantations responsables. Peut contenir : céleri, œufs, poissons, gluten, lait, soja.

• **Données nutritionnelles pour 100 g**
Valeur énergétique : 435 kcal • protéines : 8,7 g • lipides : 34,9 g dont acides gras saturés : 14,4 g • glucides : 13,4 g dont sucres : 6,9 g • sel : 21,9 g

Féculents

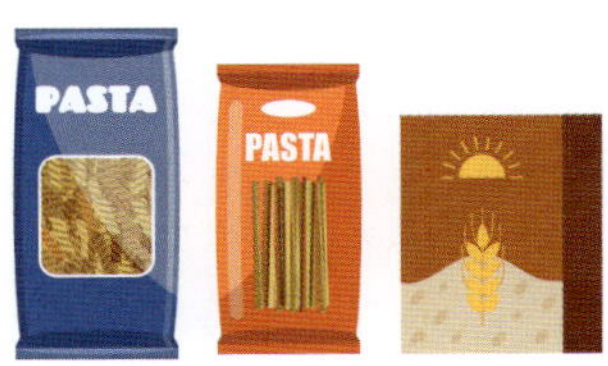

Pâtes, riz, semoule, légumes secs, blé, pommes de terre...

D'un point de vue nutritionnel, un féculent se définit comme un aliment d'origine végétale, source importante de glucides complexes (amidon). Il s'agit de notre principale source d'énergie.

Les féculents peuvent être d'origine :

=> céréalière : issus du blé, maïs, riz... ou pseudo-céréalière (plante non-graminée) : sarrasin, quinoa, amarante ;

=> potagère (partie de plantes) :

- racine ou tubercule comme la pomme de terre, patate douce, igname ;
- graines comme les lentilles, pois chiches, pois cassés et haricots secs ;
- fruits comme la banane plantain, le fruit à pain ou les châtaignes.

Les différences entre les féculents vont se faire principalement sur le taux de glucides et de fibres.

Les minéraux et vitamines vont également varier d'un produit à l'autre.

LES FÉCULENTS COMPLETS

Il est intéressant de consommer des féculents complets, ainsi enrichis en fibres (complets ou intégraux).

En plus de l'impact positif sur le transit, la présence des fibres rend l'assimilation des glucides plus lente, ce qui ralentit l'élévation de la glycémie et favorise la satiété.

Les féculents complets apportent également une quantité supérieure de protéines végétales, lipides, vitamines et minéraux. L'absorption des vitamines et minéraux sera toutefois limitée par la présence de fibres.

LES PÂTES

Les Français consomment en moyenne 7 kg de pâtes chaque année.

Les pâtes classiques, quelle que soit leur forme, sont fabriquées à partir de blé dur raffiné, d'eau, de sel et parfois d'œufs.

Les nouilles asiatiques sont couramment fabriquées à partir de blé tendre (froment), le même utilisé pour la fabrication du pain et des pâtisseries. Cette caractéristique les rend légèrement plus riches en amidon et donc plus collantes à la cuisson.

Les pâtes fraîches sont également susceptibles d'être fabriquées à partir de blé tendre.

Les pâtes sèches sont fabriquées par extrusion. La pâte, réalisée à partir de semoule de blé dur, passe à travers différentes buses lui donnant la forme caractéristique de sa dénomination (coquillette, spaghetti, farfalle, penne...).

Les pâtes sont ensuite séchées.

La forme des pâtes n'a pas d'impact direct sur les valeurs nutritionnelles. Toutefois, plus le calibre est petit et moins le produit nécessite de mastication, pourtant importante en termes de satiété.

D'un point de vue nutritionnel, elles apportent près de 30 g de glucides pour 100 g de pâtes cuites, environ 5 g de protéines, et un peu plus pour les pâtes aux œufs. 100 g de pâtes cuites apportent environ 150 kcal.

Les pâtes ont de nombreux atouts : ce sont des aliments économiques, qui se conservent facilement car déshydratés et qui sont faciles et rapides à cuire.

LE SAVIEZ-VOUS ?

50 g de pâtes crues = environ 150 g de pâtes cuites, car elles gonflent lors de la cuisson à l'eau et prennent environ trois fois leur volume.

Les pâtes fraîches sont réalisées à partir d'un mélange de semoule de blé dur et/ou tendre et d'eau avec plus ou moins d'œufs. Contrairement aux pâtes sèches, cette pâte est simplement passée au laminoir pour leur donner ensuite leur forme (lasagnes, tagliatelles...) et ne subit pas de séchage. Le produit fini contient ainsi davantage d'eau, ce qui en fait une denrée périssable.

Leur conservation est de ce fait limitée et elles sont vendues au rayon frais. En moyenne, 100 g de pâtes fraîches aux œufs apportent 275 kcal, avec près de 50 g de glucides, 10 g de protéines, 4 g de lipides et 3 g de fibres.

Contrairement aux pâtes sèches qui voient leur poids tripler à la cuisson, les pâtes fraîches, elles, doublent leur poids.

Au rayon des pâtes fraîches, on trouve de plus en plus de pâtes farcies, ce qui augmente réellement l'apport calorique (voir le chapitre des plats préparés).

AUTRES PRODUITS À BASE DE BLÉ

- Le blé à cuisiner vendu dans le commerce est un produit précuit. Il est comparable aux pâtes en termes d'apports nutritionnels, avec un petit peu plus de fibres.
- La semoule de blé provient de grains humidifiés de blé moulus plus ou moins finement, puis séchés et tamisés. La cuisson par absorption d'eau est particulièrement rapide. Les apports nutritionnels sont comparables aux pâtes sèches sans œufs. La semoule fine se prête également parfaitement à la réalisation de desserts : semoule au lait, gâteau de semoule... On utilisera alors environ 15 à 20 g de semoule pour 150 ml de lait demi-écrémé de préférence et en surveillant les ajouts de sucre.
- Le boulgour est un sous-produit du blé dur débarrassé du son qui l'enveloppe, précuit à la vapeur, séché et enfin concassé. Il est comparable aux pâtes en termes d'apports nutritionnels, avec un petit peu plus de fibres.

COMMENT LES CHOISIR ?

- Les pâtes complètes sont intéressantes pour leur apport en fibres, tout comme le boulgour et le blé. Pensez à alterner entre produits classiques et complets, selon vos goûts et votre tolérance.
- Évitez les pâtes à cuisson rapide type 3 minutes qui sont davantage précuites et desséchées industriellement. En conséquence, elles ont un index glycémique plus élevé, ainsi elles rassasieront moins durablement. D'autant que, vu le temps de cuisson habituel déjà rapide des pâtes, ce type de produit n'est pas intéressant.

• Pour les pâtes fraîches, préférez-les nature accompagnées d'une sauce maison.

• Pour les pâtes fraîches farcies, la qualité de la farce est un point à surveiller : on préférera des termes désignant des morceaux de viande de qualité, du vrai fromage et non des « préparations à base de viande », des mélanges de fromage, des graisses de mauvaise qualité ou encore des flocons de pommes de terre en premier ingrédient de la farce. Fuyez également les longues listes d'ingrédients.

LES PIÈGES

• Les pâtes dites « aux légumes » ne remplacent en aucun cas une portion de légumes. La présence des légumes y est en effet anecdotique, souvent aux alentours de 5 % de légumes qui jouent davantage un rôle de colorant. Mieux vaut ajouter aux pâtes nature un coulis de tomates 100 %.

• Les nouilles asiatiques en bol avec assaisonnement, qui nécessitent un simple ajout d'eau chaude mais sont très salées et riches en additifs.

Les pâtes sont des produits bruts secs. Il n'y a pas ou peu d'ingrédients supplémentaires ou additifs dans leur composition. Il n'est donc pas nécessaire de présenter une sélection, qui relève plus du goût de chacun.

LE SANS GLUTEN

Les pâtes classiques, à base de farine de blé, font partie des aliments supprimés dans le cadre d'une alimentation sans gluten.
Avec le pain, c'est l'aliment qui manque le plus aux personnes intolérantes au gluten.
Il est possible de les remplacer par un autre féculent naturellement sans gluten (riz, maïs, sarrasin, pommes de terre, quinoa, millet, tapioca...).
Toutefois, la gamme des pâtes sans gluten s'est de plus en plus développée.
Ces pâtes sans gluten sont le plus souvent fabriquées à partir de farine de maïs avec ou sans autre farine sans gluten et nécessitent souvent l'ajout d'un émulsifiant.
Mais certaines recettes sont plus complexes et laissent à désirer.
Privilégiez les produits aux recettes les plus simples ou, encore mieux, remplacez par des féculents naturellement sans gluten : riz, polenta, quinoa...

LE RIZ

Cultivé depuis l'Antiquité, le riz est aujourd'hui la céréale la plus répandue dans le monde.

En France, la consommation est de 4,5 kg par an et par habitant. Il en existe une très grande variété, entre 7 000 et 10 000. On peut les regrouper en trois catégories suivant leur forme : le riz long grain, le riz à grain moyen et le riz à grain court ou riz rond.

• Le riz blanc apporte une grande quantité de glucides complexes, essentiellement sous forme d'amidon (78 g pour 100 g de riz sec). Les grains d'amidon sont de très petite taille et seront donc très facilement digérés. Il contient par ailleurs peu de protéines (6,5 %) et ces protéines sont dépourvues de gluten. Il est donc tout indiqué en cas d'intolérance au gluten ou maladie cœliaque. Le riz blanc subit un blanchiment qui supprime la couche externe du grain de riz, éliminant 80 % des fibres, il est donc préconisé pour certaines infections intestinales. Ce traitement élimine également l'acide phytique et améliore l'absorption de ses minéraux : potassium (98 mg pour 100 g), magnésium (35 mg pour 100 g) et phosphore (100 mg pour 100 g).

• Le riz complet ou riz brun est intéressant sur le plan nutritionnel pour sa richesse en fibres.

• Le riz rouge de Camargue est un riz complet teinté de façon naturelle.

• Le riz étuvé subit un traitement thermique qui permet de faire migrer les vitamines et minéraux du germe et des enveloppes vers l'intérieur du grain de riz, et ainsi d'améliorer ses valeurs nutritionnelles.

• Les riz parfumés sont aujourd'hui la plus grande part de marché de ce rayon : il s'agit de riz long blanc ou étuvé : basmati, thaï, riz du Vietnam ou Surinam ; ils se caractérisent par leurs grains plus fins et plus longs et sont surtout plus aromatiques.

• Enfin, on trouve en rayon du riz sauvage seul ou en mélange avec du riz blanc. Il se présente sous forme de grains noirs et allongés qui ressemblent à des grains de riz, mais issus en réalité d'une plante graminée aquatique ou terrestre. Il ne s'agit pas réellement de riz. Sa valeur nutritive est intéressante, car il est riche en protéines, et particulièrement en lysine, un acide aminé limité dans les autres céréales.

COMMENT LE CHOISIR ?

• Le riz complet est intéressant pour un complément en fibres. Pour les intestins fragiles, préférez le riz blanc.

• Au-delà de ce critère, le choix du riz se fera surtout en fonction de vos goûts. Basmati, du Surinam, thaï… présentent chacun des parfums différents.

LES PIÈGES

• Les sachets cuisson, non indispensables, font également flamber le prix au kilo.

• Les riz à poêler ne sont pas un bon choix : même si leur préparation est ultra rapide et qu'ils sont de ce fait ultra tentants, le prix, encore une fois, grimpe et vous ne maîtrisez plus ce que vous consommez : ajout systématique d'huile, d'arôme et plus ou moins de… sucre !

• De même que pour les pâtes, le riz à cuisson rapide type 3 minutes, qui n'est pas à confondre avec le riz étuvé : c'est un riz précuit puis déshydraté afin d'abréger le temps de cuisson. Il a une apparence sèche et légère. Il a peu de goût, moins de valeur nutritive et est plus coûteux que le riz blanc.

LE QUINOA

Le quinoa est une petite graine complète que l'on assimile à une céréale. Il est issu en réalité d'une plante de la famille des chénopodiacées, tout comme la blette, la betterave et l'épinard. En rayon, on trouve du quinoa blond (le plus courant), rouge ou sauvage, cette différence de couleur n'ayant aucun impact sur la qualité nutritionnelle du produit.

Le quinoa présente une teneur en glucides proche de celle des autres céréales, mais son apport en protéines est particulièrement intéressant, 15 % à 18 %, et surtout une composition en acides aminés supérieure à la majorité des autres céréales. En effet, les protéines de quinoa apportent tous les acides aminés essentiels (AAE) qui font en partie défaut aux autres céréales.

Ces caractéristiques nutritionnelles le rendent intéressant pour les végétariens. Une portion de 70 g de quinoa cru (200 g cuit) pourra alors remplacer la portion de viande d'un repas en termes de protéines, mais occasionnellement, car la viande contient du fer en quantité et sous forme héminique, qui est mieux absorbé que celui contenu dans le quinoa.

Le quinoa est également riche en fibres (plus de 10 % en moyenne), garantissant un confort digestif et une grande sensation de satiété. Il s'agit d'un féculent dont la consommation est à alterner avec les autres féculents à raison d'une portion de 150 à 200 g cuit (50 à 70 g sec) une fois par jour. À moduler selon l'âge, l'activité physique et l'appétit.

L'autre intérêt du quinoa est qu'il ne contient pas de gluten. Les personnes intolérantes pourront donc tout à fait en consommer en remplacement du blé, des pâtes et de la semoule notamment.

CONSEILS DE CONSOMMATION DES PÂTES, RIZ, SEMOULE, BLÉ, QUINOA

Dans le cadre d'une alimentation équilibrée, il est conseillé de consommer une portion de féculents par repas. L'important est de raisonner les quantités et la fréquence de consommation qui doit laisser une belle place aux légumes dans les repas. Les assaisonnements sont également à surveiller.

Voici les préconisations :

• une portion de 150 à 200 g de féculents cuits (50 à 70 g sec) en variant les féculents, 1 à 2 fois par jour à moduler selon l'âge, l'activité physique et l'appétit ;

• l'ajout de matières grasses dans l'eau de cuisson est inutile. Il est également conseillé de saler modérément l'eau. Après cuisson, il est possible d'ajouter une petite quantité de beurre ou margarine (1 noisette) ou de crème fraîche (1 cuillerée à soupe) ;

- évitez de surcuire les féculents, ce qui permettra une élévation moins brutale de la glycémie ;
- pour le riz, favorisez les cuissons par absorption totale (un volume de riz pour deux volumes d'eau), qui évitent les pertes en nutriments (fuite dans l'eau de cuisson) tout en limitant les ajouts de graisses (riz pilaf). En cas de cuisson à la créole, modérez l'ajout de sel ;
- le risotto est une préparation particulière réalisée avec un riz rond et par totale absorption d'un bouillon aromatique et/ou de crème et/ou de vin blanc. C'est surtout la nature du produit utilisé pour hydrater le riz (crème, vin) et les ajouts après cuisson (parmesan, lardons...) qui feront varier les apports nutritionnels du plat ;
- si vous ajoutez une sauce, préférez les sauces tomate nature sans sucre ni graisses ajoutés ou une petite quantité de ketchup aux sauces industrielles du commerce, parfois riches en graisses. Soyez vigilant sur la composition (voir le chapitre des sauces dans la partie Assaisonnements) ;
- si vous ajoutez une portion de fromage râpé, limitez-vous à 20 g ;
- le riz rond et la semoule fine, se prêtent parfaitement à la réalisation de desserts : riz ou semoule au lait, gâteau de riz ou de semoule... On utilisera alors environ 15 à 20 g de riz/semoule pour 150 ml de lait demi-écrémé de préférence et en surveillant les ajouts de sucre.

Pâtes, riz, blé, semoule préparés

Nous analysons ici les produits proposés à la vente prêts à cuire, cuits et/ou cuisinés. Bien sûr, l'achat de produits bruts nature à cuisiner maison reste à privilégier !

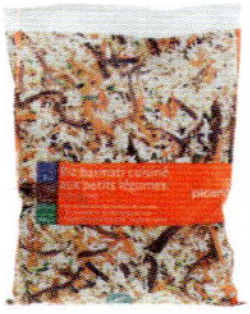

RIZ BASMATI CUISINÉ AUX PETITS LÉGUMES

PICARD®

Une recette juste à réchauffer, réalisée à base d'aliments simples avec un choix de 2 bonnes huiles et un taux de sel raisonnable. On adhère !

- **Ingrédients :** riz basmati précuit 70 %, carotte 9 %, courgette 8 %, champignon noir 6 %, huile d'olive vierge extra 2,8 %, huile de tournesol, vinaigre de vin 1 %, sel, persil, gingembre en poudre 0,05 %.

- **Données nutritionnelles pour 100 g**
Valeur énergétique : 132 kcal • protéines : 2,2 g • glucides : 20 g dont sucres : 0,3 g • lipides : 5 g dont acides gras saturés : 0,6 g • fibres : < 0,5 g • sel : 0,39 g

---

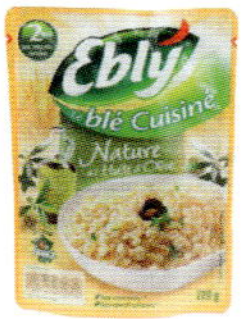

LE BLÉ CUISINÉ NATURE À L'HUILE D'OLIVE

EBLY®

Du blé, de l'huile d'olive et une petite portion de sel, tout simplement. Même si cuire du blé reste rapide, c'est un produit de dépannage de qualité. Il s'agit d'un Doypack® pratique à emporter, mais ce n'est pas un repas complet. Le sel pourrait néanmoins être modéré.

- **Ingrédients :** blé (97 %), huile d'olive (2 %), sel.

- **Données nutritionnelles pour 100 g**
Valeur énergétique : 152 kcal • protéines : 4,7 g • glucides : 27,1 g dont sucres : 0,5 g • lipides : 2,3 g dont acides gras saturés : 0,4 g • fibres : 2,2 g • sel : 0,88 g

---

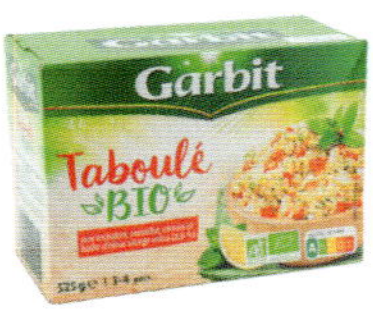

PRÉPARATION POUR TABOULÉ BIO AUX TOMATES

GARBIT®

Une base de salade aromatisée sans additifs qui pourra facilement être complétée pour un repas complet. L'ajout de tomate ne sert ici qu'à assaisonner et ne suffit pas à remplacer une portion de légumes. Le sel pourrait être modéré.

- **Ingrédients :** 1 boîte de garniture 400 g : tomates* 60 %, eau, oignons*, poivrons rouges*, huile d'olive vierge extra* 2,6 %, feuilles de menthe émincées* 1,8 %, sel, persil*, jus de citron concentré* 0,7 %, jus d'orange concentré*, extrait de poivre. (Pourcentages exprimés sur la garniture). 1 étui de semoule de blé dur* précuite à la vapeur 125 g. *Ingrédients issus de l'agriculture biologique.

- **Données nutritionnelles pour 100 g**
Valeur énergétique : 107 kcal • protéines : 3,1 g • glucides : 20 g dont sucres : 2,6 g • lipides : 1,1 g dont sucres : 0,2 g • fibres : 1,7 g • sel : 0,81 g

---

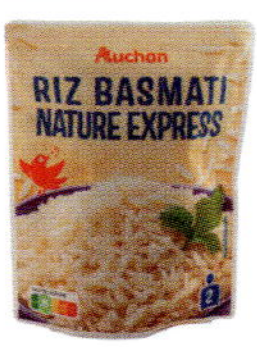

RIZ BASMATI NATURE EXPRESS MICRO-ONDES

AUCHAN®

Le basmati ou le long grain nature Ben's Original® sont également de bons choix.
Un produit de dépannage simplement à réchauffer, qui évite de tomber dans l'excès de sel.

- **Ingrédients :** riz basmati étuvé précuit 98 % (eau, riz basmati étuvé), huile de tournesol, sel.

- **Données nutritionnelles pour 100 g**
Valeur énergétique : 59 kcal • protéines 3,8 g • glucides : 30,8 g dont sucres : 0,2 g • lipides : 2 g dont sucres : 0,3 g • fibres : 1,3 g • sel : 0,4 g

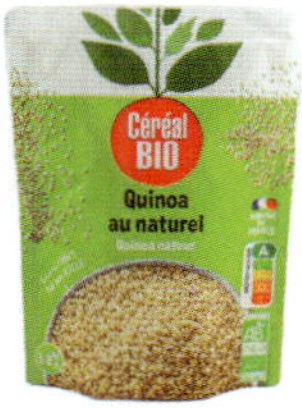

QUINOA AU NATUREL

CÉRÉAL BIO®

Pas de fausse note niveau ingrédients, mais ici, avec 4,6 % de lipides, nous sommes loin du féculent nature. Plus de 10 g de lipides dans la poche de 220 g.

• **Ingrédients :** eau, quinoa* 38,4 %, huile d'olive* extra vierge, huile de tournesol*, sel de mer. * Ingrédients issus de l'agriculture biologique. Fabriqué dans un atelier qui utilise du céleri, des fruits à coque, de la moutarde, de l'oeuf, du lait, du sésame, du soja et du gluten.

• **Données nutritionnelles pour 100 g**
Valeur énergétique : 156 kcal • protéines : 4,6 g • glucides : 21 g dont sucres : 0,9 g • lipides : 4,6 g dont sucres : 0,6 g • fibres : 6 g • sel : 0,59 g

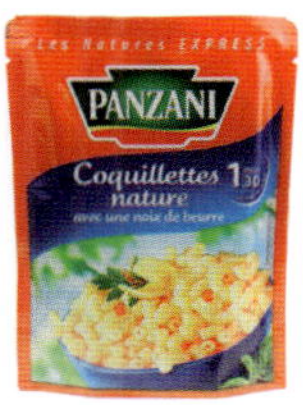

COQUILLETTES NATURE AVEC UNE NOIX DE BEURRE

PANZANI®

4 additifs avec présence d'émulsifiants, d'épaississant et d'un colorant… Mieux vaut prendre 5 minutes pour cuire ses coquillettes soi-même, surtout quand on voit la différence de prix incroyable entre le produit brut et le Doypack®…

• **Ingrédients :** pâtes précuites 93 % (eau, semoule de blé dur, blanc d'œuf), eau, huile de tournesol, sel, beurre (lait) 0,5 %, émulsifiants : E471, E472e, épaississant : E412, colorant : lutéine, arôme naturel de poivre.

• **Données nutritionnelles pour 100 g**
Valeur énergétique : 147 kcal • protéines : 4,5 g • glucides : 27 g dont sucres : 0,3 g • lipides : 1,8 g dont acides gras saturés : 0,5 g • fibres : 2,2 g • sel : 0,7 l g

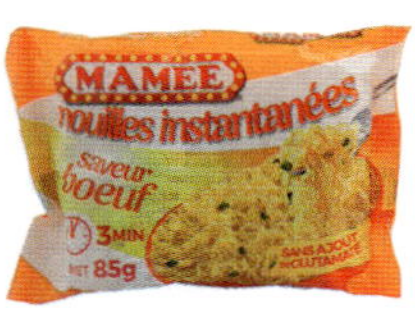

NOUILLES INSTANTANÉES, SAVEUR BŒUF

MAMEE®

Le type de produit à fuir, tant les additifs sont nombreux !

• **Ingrédients :** nouilles : farine de blé 69 %, huile de palme, sel, stabilisant (E452i, E501i, E412), assaisonnement 10 % : sel, sucre de canne, arôme artificiel de bœuf 1,5 % (soja, anti-agglomérant E551, colorant E551, E150a), farine de tapioca, ail en poudre, exhausteur de goût E635, oignon en poudre, poivre en poudre, ciboulette séchée, colorant E150d.

• **Données nutritionnelles pour 100 g**
Valeur énergétique : 90 kcal • protéines : 2 g • glucides : 12,2 g dont sucres : 2,2 g • lipides : 3,7 g dont sucres : 0,7 g • fibres : NC • sel : 1,2 g

Pommes de terre sous toutes leurs formes (purées, frites...)

La pomme de terre est un tubercule comestible. Elle est originaire de l'Amérique du Sud où son utilisation remonte à environ 8 000 ans.

La pomme de terre, longtemps classée parmi les légumes, est aujourd'hui assimilée à un féculent en raison de sa richesse en amidon.

Il s'agit du seul féculent source de vitamine C. Ainsi, après déperdition à la cuisson, une portion de pommes de terre fournit en moyenne 18 mg de vitamine C par personne (soit plus de 20 % des besoins journaliers). La pomme de terre apparaît également comme une source de fibres appréciable, avec 2,5 g de fibres pour 100 g.

Peu onéreuse, la pomme de terre se prête à de nombreuses préparations : purée, frites, pommes noisettes et autres qui font fortement varier ses apports.

LES PURÉES

Si les purées surgelées ou fraîches sont assez bien composées et nécessitent peu d'additifs, le constat est bien différent pour les purées en flocons.

La purée en flocons est réalisée à partir de pommes de terre qui sont cuites, écrasées et déshydratées, permettant ainsi une longue conservation.

Avant séchage, du lait, du sel, des stabilisants, des épices et/ou des antioxydants peuvent être ajoutés.

Les purées en flocons industrielles contiennent essentiellement les glucides naturellement présents dans la pomme de terre. Les valeurs nutritionnelles, une fois reconstituées avec de l'eau et/ou du lait, sont assez proches d'une purée classique, mis à part la vitamine C qui a subi une perte importante.

La cuisson et la déshydratation augmentent également l'hydrolyse de l'amidon, rendant sa digestion et donc l'assimilation des glucides plus rapide. La purée sera moins rassasiante.

Une fois reconstituées, les versions nature ne présentent pratiquement pas de lipides, contrairement aux dénominations spéciales telles que « gourmande », « à l'ancienne », qui contiennent des ajouts de fromage, crème, beurre ou huile...

LES PRÉPARATIONS FRAÎCHES OU SURGELÉES

On trouve des pommes de terre frites de différentes tailles et formes, mais également des préparations élaborées à base de pommes de terre, comme les pommes noisettes (pommes de terre frites à base de purée), les pommes duchesse (purée de pommes de terre additionnée d'œufs et façonnée en diverses formes, généralement en rosaces), les pommes dauphine (mélange de purée de pommes de terre et de pâte à choux) ou encore les röstis.

COMMENT LES CHOISIR ?

• **Pour les purées :** optez pour une surgelée nature ou en flocons nature, c'est-à-dire qui ne soit pas déjà à base de lait entier, de crème ou de fromage.

• Idéalement, la composition ne doit présenter qu'un unique ingrédient : la pomme de terre.

• **Pour les préparations à base de pomme de terre :** préférez les produits avec un taux important de vraies pommes de terre et non de pommes de terre déshydratées, et avec un minimum d'huile (moins de 5 % de lipides). On fuit les longues listes d'additifs, l'amidon modifié et l'huile de palme.

• Dans tous ces produits, le sel est également un critère important à surveiller. Un dosage inférieur à 1 g pour 100 g reste un maximum à retenir.

LES PIÈGES

• **Pour les purées :** les dénominations type « saveur à l'ancienne, d'autrefois », ou « gourmande » traduisent l'ajout de matières grasses et, souvent, d'additifs...

• Les purées de légumes déshydratées, qui restent essentiellement à base de pommes de terre et ne remplacent pas une portion de légumes.

• **Pour les préparations à base de pomme de terre :** les frites au four contiennent un enrobage qui vient allonger la liste des ingrédients, d'autant qu'elles ne sont pas nécessairement moins grasses que les autres. Évitez les potatoes, sous leur image plus traditionnelle, pour les mêmes raisons.

• Les pommes rissolées sont plus grasses que les frites et on note un ajout systématique de dextrose.

CONSEILS DE CONSOMMATION

• **Pour les pommes de terre cuisinées maison** sans matière grasse (ou avec un ajout modeste), comptez 150 à 250 g comme portion de féculents.

• **Pour les purées :** une purée maison reste toujours garante d'un meilleur goût, d'une texture plus ferme et rassasiante. Les purées surgelées et fraîches s'approchent d'un produit maison. Les purées en flocons demeurent un dépannage intéressant ou quand il est plus compliqué de cuisiner, comme en camping l'été. Comptez une portion de 200 g de purée reconstituée pour votre portion de féculent. Il est possible, pour une touche de gourmandise, d'ajouter une noisette de beurre ou une petite cuillerée de crème dans votre purée. N'hésitez pas à mettre des herbes et épices, comme la muscade. Dans tous les cas, on évite de ressaler un produit déjà salé industriellement.

• **Pour les préparations à base de pomme de terre :** on se limite à une consommation de friture deux fois par mois, à alterner avec les autres produits frits (le poisson pané, par exemple). 1 portion = environ 150 g et on réduit l'apport en lipides sur le reste du repas.

• On surveille la sauce : préférez un ketchup bien choisi aux autres sauces grasses comme les sauces frites, les mayonnaises... (voir la partie « Sauces » dans le chapitre « Assaisonnements »).

Pommes de terre sous toutes leurs formes (purées, frites...)

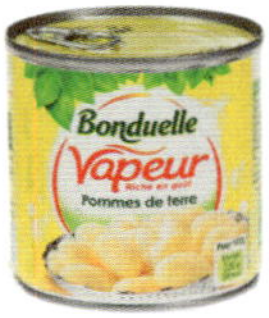

POMMES DE TERRE VAPEUR

BONDUELLE®

En conserve.
Des pommes de terre avec un ajout de sel modéré pour la conservation, et c'est tout. Rien à redire, si ce n'est une différence certaine en texture et en goût. Mais c'est un bon dépannage !

• **Ingrédients :** pommes de terre, eau, sel.

• **Données nutritionnelles pour 100 g**
Valeur énergétique : 56 kcal • protéines : 1,3 g • lipides : 0,1 g • glucides : 11,7 g • fibres : 1,3 g • sel : 0,39 g

---

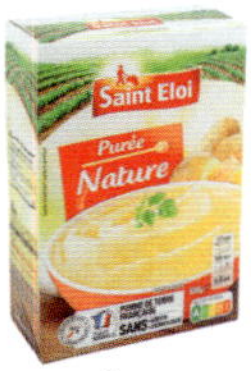

PURÉE NATURE

SAINT ELOI®

INTERMARCHÉ®

Une bonne composition pour une purée en flocon marque distributeur.

• **Ingrédients :** pommes de terre (99,5 %), curcuma en poudre (0,5 %).

• **Données nutritionnelles pour 100 g de produit sec**
• Valeur énergétique : 360 kcal • protéines : 7,8 g • glucides : 77 g dont sucres : 0,6 g • lipides : < 0,5 g dont acides gras saturés : < 0,1 g • fibres : 8,4 g • sel : 0,04 g

---

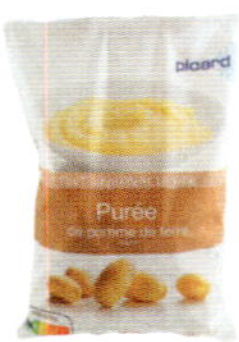

PURÉE DE POMMES DE TERRE

PICARD®

Surgelé. Idem pour la purée surgelée Bio Village® et Carrefour bio®.
Un écrasé de pommes de terre nature tel que l'on pourrait le réaliser à la maison, et qui vous laisse la possibilité de doser l'assaisonnement. Parfait !

• **Ingrédients :** pomme de terre cuite à la vapeur.

• **Données nutritionnelles pour 100 g de produit sec**
• Valeur énergétique : 78 kcal • protéines : 2 g • glucides : 16 g dont sucres : < 0,5 g • lipides : < 0,5 g dont acides gras saturés : < 0,1 g • fibres : 1,9 g • sel : < 0,01 g

---

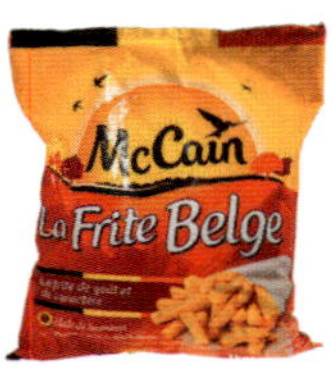

LA FRITE BELGE

MC CAIN®

Surgelé. Les frites tradition de la même marque sont également satisfaisantes.
Deux ingrédients en tout et pour tout, une huile de choix et seulement 3,5 % de matière grasse : c'est parfait !

• **Ingrédients :** pommes de terre (96,5 %), huile de tournesol (3,5 %).

• **Données nutritionnelles pour 100 g**
Valeur énergétique : 135 kcal • protéines : 2,5 g • lipides : 3,5 g dont acides gras saturés : 0,4 g • AGPI : 1,7 g • glucides : 22 g dont sucres : 0,7 g • fibres : 2,5 g • sel : 0,1 g

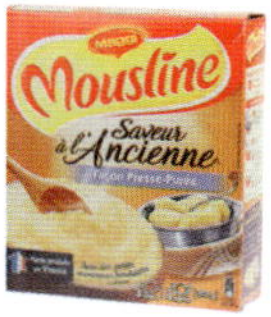

SAVEUR À L'ANCIENNE FAÇON PRESSE-PURÉE

MOUSLINE®

Idem pour la purée Saveur d'autrefois d'Auchan® ou Pomm'liss Saveur d'antan de Marque Repère®.
Pour un produit qui se veut proche d'une purée maison, on trouve seulement 87 % de pommes de terre et un ajout d'huile, de crème et de sirop de glucose inutile ! Le taux de sel est de plus assez important.

· **Ingrédients :** pomme de terre 87 %, lait écrémé en poudre, sirop de glucose, sel, huile de tournesol, crème en poudre, émulsifiant : mono- et diglycérides d'acides gras (origine végétale), protéines de lait, curcuma, noix de muscade, arôme, antioxydant : disulfite de sodium (sulfites).

· **Données nutritionnelles pour 100 g de produit sec**
Valeur énergétique : 347 kcal • protéines : 9 g • glucides : 68 g dont sucres : 3,5 g • lipides : 2,8 g dont acides gras saturés : 0,6 g • fibres : 7 g • sel : 2,8 g

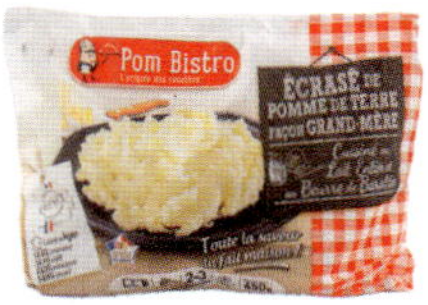

ÉCRASÉ DE POMME DE TERRE FAÇON GRAND-MÈRE

POM BISTRO®

Surgelé.
Ici, un produit qui atteint 11,8 % de lipides, soit près de 18 g pour une simple portion de 150 g. C'est excessif !

· **Ingrédients :** pomme de terre 68,2 %, lait entier 20 %, beurre de baratte 11,3 %, sel de Guerande Label Rouge 0,5 %.

· **Données nutritionnelles pour 100 g de produit sec**
Valeur énergétique : 145 kcal • protéines : 1,5 g • glucides : 7,6 g dont sucres 0,7 g • lipides : 11,8 g dont acides gras saturés : 8,3 g • fibres : NC • sel : 0,63 g

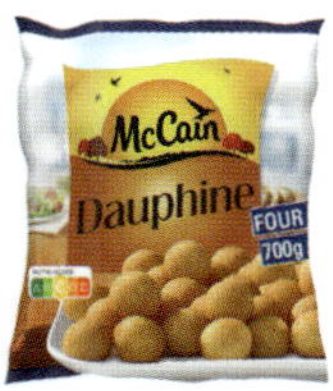

POMMES DAUPHINES

MC CAIN®

Surgelé.
Seulement 13 % de pommes de terre déshydratées, amidon et dextrose, et 16 % de lipides ! Ce n'est pas un choix idéal !

· **Ingrédients :** eau, farine de blé (17,1 %), pommes de terre déshydratées (13 %), huile de tournesol (13 %), œufs entiers salés (12,5 % : œufs entiers, sel), amidon de blé, dextrose, épices. Contient du gluten et des œufs. Non fabriqué à l'huile d'arachide. Sans conservateur.

· **Données nutritionnelles pour 100 g**
Valeur énergétique : 266 kcal • protéines : 3,5 g • lipides : 16 g dont acides gras saturés : 2 g • glucides : 26 g dont sucres : 4 g • sel : 1,2 g

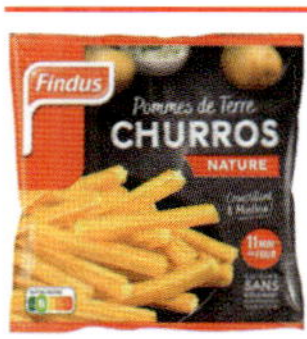

POMMES DE TERRE CHURROS NATURE

FINDUS®

Surgelé.
Les pommes de terre noisettes ne sont pas mieux. Une base de purée de pommes de terre et des additifs… Ce n'est pas un choix idéal, qui reste plus gras et plus salé que des frites !

· **Ingrédients :** pommes de terre 77 %, huile de colza, flocons de pommes de terre (pommes de terre, épice), amidon de blé, sel, stabilisant : hydroxypropylméthylcellulose, émulsifiant : mono- et diglycérides d'acides gras, dextrose, épices (dont muscade). Traces éventuelles d'œufs, lait, céleri et graines de sésame.

· **Données nutritionnelles pour 100 g**
Valeur énergétique : 206 kcal • protéines : 2,4 g • lipides : 10 g dont acides gras saturés : 1,1 g • glucides : 25 g dont sucres : 0,5 g • fibres : 3,2 g • sel : 0,71 g

Légumineuses

Les légumes secs, également appelés légumineuses, comprennent les haricots rouges, les haricots blancs, les flageolets, les pois cassés, les fèves sèches, les pois chiches, les lentilles grises, vertes ou corail...

De par leur richesse en glucides complexes, ils sont à classer parmi les féculents.

Ces produits, pourtant riches en protéines végétales, en fibres, en magnésium, en fer et en vitamines du groupe B, sont trop peu consommés. Ils sont cependant réellement intéressants d'un point de vue nutritionnel.

FAVORISER LEUR DIGESTION

La mauvaise réputation des légumes secs est due aux difficultés digestives qu'ils peuvent entraîner. Ils contiennent en effet des substances indigestes qui vont fermenter dans le côlon, entraînant gaz et ballonnements. Mais ces substances sont en réalité détruites par un trempage avant préparation ; veillez à bien éliminer l'eau de trempage et à bien rincer les légumineuses à l'eau froide.

De plus, en éliminant la peau – en préparant une purée au moulin à légumes par exemple, un potage filtré, ou en ayant recours à une cuisson prolongée –, leurs fibres sont éliminées en partie ou bien attendries, et donc plus digestes.

L'ajout d'une pincée de bicarbonate de sodium lors de la cuisson favorise également leur digestion.

Autre astuce : la plupart des épices ont une action favorable sur les sécrétions digestives, particulièrement sur la sécrétion de salive, et stimulent les fonctions intestinales.

Toutefois, n'oubliez pas qu'en fonction de la tolérance de chacun, il est possible que certains intestins fragiles supportent assez mal les plats très épicés ! Testez d'abord cette association sur de petites quantités et n'oubliez pas que le mieux, pour améliorer la digestion des légumes secs, reste le trempage et de commencer par introduire des petites quantités, afin de s'habituer progressivement.

COMMENT LES CHOISIR ?

• En Doypack® ou conserve, en priorité nature, à accommoder soi-même.

• Pour les produits cuisinés, on privilégie ceux apportant moins de 1,5 % de matières grasses.

• On surveille également la qualité des graisses utilisées, en privilégiant les huiles végétales (colza, tournesol, olive...).

• On limite les recettes trop complexes qui multiplient les additifs, ajouts d'amidons, de sucre, épaississants... On limite la présence de plusieurs acides *a priori* présents pour des raisons techniques de conservation.

• On privilégie les plus modérément salés, autour de 0,5 g de sel pour 100 g (200 mg de sodium) et dans tous les cas, on garde en tête 0,7 g de sel pour 100 g comme limite maximale à ne pas dépasser.

LES PIÈGES

Ils sont peu nombreux : la teneur en sel, voire en sucre pour le maïs et pour les produits cuisinés, la teneur en lipides qui est parfois bien supérieure à 1,5 %.

CONSEILS DE CONSOMMATION

Il s'agit de féculents dont la consommation est à alterner avec les autres féculents céréaliers, à raison d'une portion de 150 à 200 g cuit (50 à 70 g sec) une fois par jour. À moduler selon l'âge, l'activité physique et l'appétit.

Comme de nombreux produits en conserve, les féculents appertisés sont déjà plus ou moins salés, vous pouvez les rincer à l'eau claire avant préparation ou consommation.

Dans tous les cas, évitez toujours de les ressaler et de les consommer en association avec des produits salés, comme les charcuteries, les fromages, ou un autre produit en conserve.

Dans le cadre d'une alimentation végétarienne, l'association d'un féculent céréalier (blé, pâte, riz, semoule, boulgour, polenta, etc.) avec un légume sec est très importante. En effet, ces protéines végétales étant incomplètes, donc de qualité insuffisante, il s'agit de faire une complémentation protéinée en les associant entre elles. Cette association, à raison de deux tiers de féculents céréaliers et d'un tiers de légumes secs, permet d'assurer un apport en protéines de bonne qualité. Quelques exemples d'association : riz et lentilles ; semoule de blé et pois chiches ; riz et haricots rouges...

Cette association n'est pas à mettre en place obligatoirement sur un même repas, mais à intégrer dans la journée.

Il existe à ce titre des mélanges de céréales et légumes secs dans le commerce :

- Méli-Mélo de Tipiak®, sans aucun additif ajouté. C'est une préparation à base de blé dur, flocons d'orge et d'avoine, lentilles, pois verts et carottes déshydratés, apportant 13,8 g de protéines pour 100 g et 3,4 g de lipides ;
- mélange riz, pois, lentilles de Grain de Frais®, qui contient 60 % de riz complet, 20 % de pois cassés, 20 % de lentilles corail sans aucun autre ajout, soit une complémentation protidique au top ! Aux 100 g, il offre 10 g de fibres et 15 g de protéines.

FÉCULENTS EXPRESS OU DOYPACK®

Un féculent express ou Doypack® est une céréale ou légumineuse déjà cuite et souvent assaisonnée, se présentant sous forme de sachet plastique souple. Ces sachets offrent une excellente conservation grâce au traitement thermique subi. On peut distinguer 3 types de féculents express : ceux à base de céréales (pâtes, riz ou blé), ceux à base de légumineuses et les mélanges céréales et légumineuses.

- Les Doypack® peuvent s'avérer intéressants en dépannage et offrent un réel gain de temps pour les légumineuses qui sont plus longues à cuire, mais en ce qui concerne le blé, les pâtes et le riz, rien de mieux que de les cuire soi-même pour 5 minutes de plus !
- Pour les préparations à base de pâtes ou riz, le prix a été multiplié par 15 en comparaison au produit brut non cuit.
- Optez pour les listes d'ingrédients les plus courtes. On évitera également les ajouts excessifs de lipides (> 5 %) et les ajouts de sucres.
- Adaptez bien la portion car le poids proposé est souvent supérieur aux 150 à 200 g conseillés pour une portion de féculents.
- Les Doypack® de féculents céréaliers et légumes secs (300 g) peuvent remplacer un plat de féculents et viande de temps en temps. Associez-leur idéalement une portion de légumes.
- Il s'agit de produits de dépannage, à réchauffer 2 minutes au micro-ondes ou au bain-marie. N'oublions pas que le réchauffage directement dans un emballage plastifié susceptible de relarguer des substances toxiques doit rester du dépannage, d'autant que le prix de vente est multiplié par 10 à 15 par les industriels, en comparaison aux produits secs.
- Le taux de sel y est souvent trop élevé !

LES PÂTES AUX LÉGUMINEUSES

Les légumineuses font clairement partie des produits santé, mais ne plaisent pas à tout le monde en raison d'un souci de goût, de temps de cuisson, ou de digestion. Les industriels ont surfé sur cette vague en proposant des pâtes à base de légumineuses type Légumiô de Bonduelle®.

L'analyse de ces produits comparés aux pâtes de blé est intéressante, car ils sont plus riches en protéines et fibres, moins riches en glucides.

Mais, pour autant, il s'agit de légumineuses transformées et elles ne sont pas aussi intéressantes que la consommation de la graine brute (lentilles, pois chiches...).

Un produit rigolo pour varier si vous en aimez le goût, mais pas indispensable !

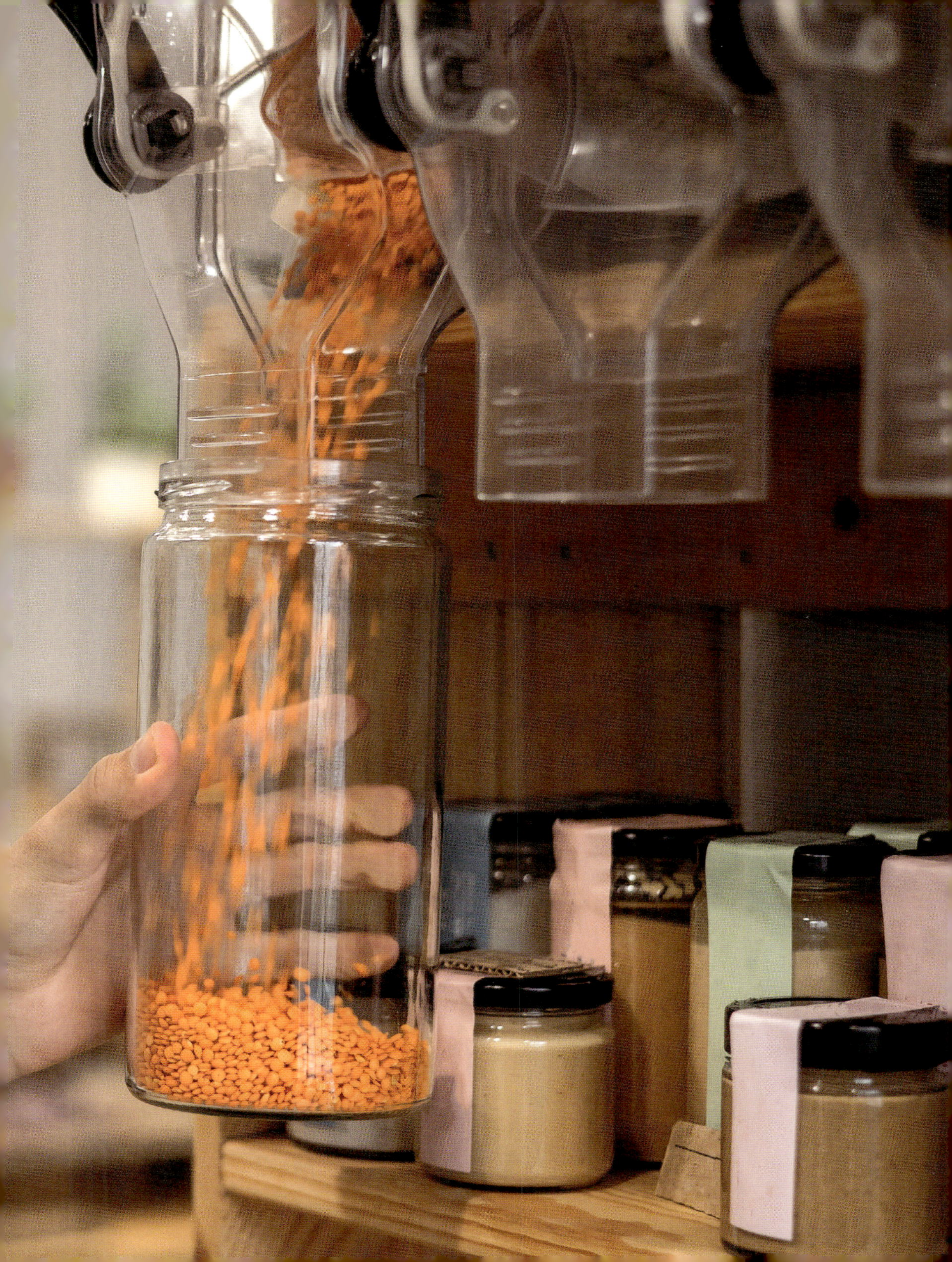

Légumineuses

Nous analysons ici les produits proposés à la vente cuits et/ou cuisinés. Bien sûr, l'achat de produits bruts à cuire à la maison reste à privilégier !

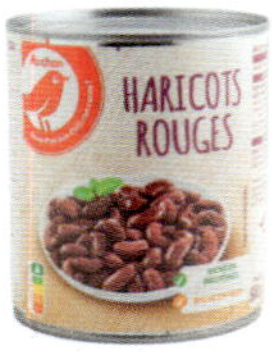

HARICOTS ROUGES

AUCHAN®

Conserve.
Une recette très simple et un taux de sel raisonnable ! Parfait en base de salade ou plat chaud.

• **Ingrédients :** haricots rouges trempés, eau, sel.

• **Données nutritionnelles pour 100 g**
Valeur énergétique : 104 kcal • protéines : 7,2 g • lipides : 0,8 g dont acides gras saturés : 0,2 g • glucides : 14 g dont sucres : 0,5 g • fibres : 6,6 g • sel : 0,5 g

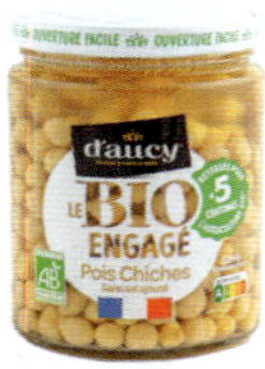

POIS CHICHES BIO OU BIEN CULTIVÉS

D'AUCY®

Conserve.
Un produit rare… en conserve et sans sel. Impeccable !

• **Ingrédients :** pois chiches*, eau. *Ingrédients issus de l'agriculture biologique. Peut contenir des traces de céréales contenant du gluten et de soja.

• **Données nutritionnelles pour 100 g**
Valeur énergétique : 109 kcal • protéines : 6,2 g • lipides : 2,3 g dont acides gras saturés : 0,3 g • glucides : 12 g dont sucres : 0,3 g • fibres : 7,8 g • sel : 0 g

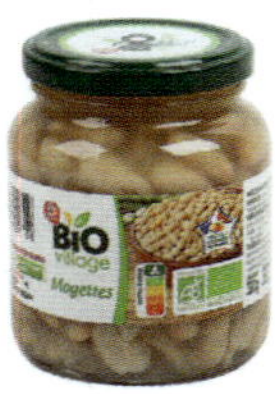

MOGETTES

BIO VILLAGE®

Conserve.
Une recette très simple et un taux de sel raisonnable, pour ce produit rapide à réchauffer et qui sera une base de repas parfaite.

• **Ingrédients :** eau, haricots blancs trempés*, sel marin. Traces de gluten. *Ingrédients issus de l'agriculture biologique.

• **Données nutritionnelles pour 100 g**
Valeur énergétique : 84 kcal • protéines : 6,6 g • lipides : < 0,5 g dont acides gras saturés : 0,1 g • glucides : 11 g dont sucres : 0,5 g • fibres : 7 g • sel : 0,46 g

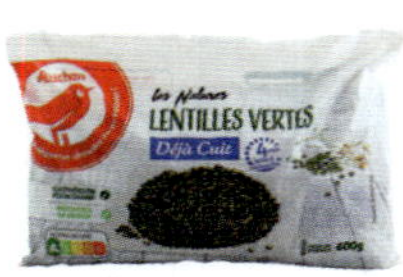

LENTILLES VERTES DÉJÀ CUIT

AUCHAN®

Surgelé. Les lentilles en Doypack® nature Monoprix® sont un équivalent sans sel parfait.
On ne pense pas assez au rayon surgelé pour les légumineuses et pourtant, ici, un exemple de recette très simple et qui permet de minimiser le sel !

• **Ingrédients :** lentilles vertes cuites.

• **Données nutritionnelles pour 100 g**
Valeur énergétique : 132 kcal • protéines : 9,8 g • lipides : 0,8 g dont acides gras saturés : 0,1 g • glucides : 20 g dont sucres : 0,5 g • fibres : 7 g • sel : 0,01 g

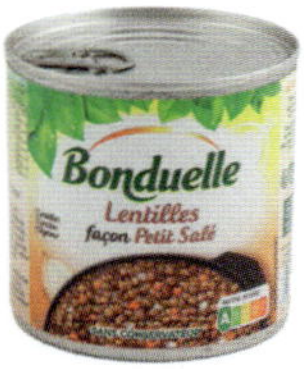

LENTILLES FAÇON PETIT SALÉ

BONDUELLE®

Ici, la recette petit salé est surtout faite d'ajout d'arômes, d'additifs et de davantage de sel… Pas idéal.

• **Ingrédients :** eau, lentilles sèches 24 %, carottes 7 %, oignons 5 %, amidon transformé de maïs, arômes naturels, sel, extrait de levure, antioxydant : acide ascorbique, arôme naturel de poivre, piment doux fumé, arôme naturel de thym, affermissant : chlorure de calcium, arôme naturel de laurier. Peut contenir du blé.

• **Données nutritionnelles pour 100 g**
Valeur énergétique : 81 kcal • protéines : 6,2 g • lipides : 0,5 g dont acides gras saturés : 0 g • glucides : 11,1 g dont sucres : 0,3 g • fibres : 3,5 g • sel : 0,71 g

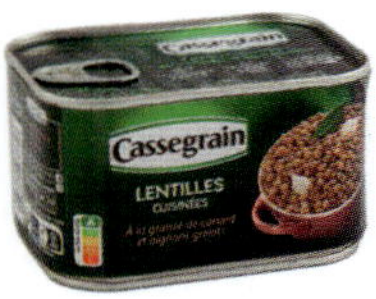

LENTILLES CUISINÉES FAÇON SUD-OUEST

CASSEGRAIN®

Un taux de lipides non négligeable ici, même si nous n'avons rien contre des produits plus gourmands de temps en temps. Mais le taux de sel est clairement excessif, surtout pour un produit que l'on aurait plaisir à consommer avec une saucisse ou du jambon.

• **Ingrédients :** lentilles sèches trempées 49 %, eau, graisse de canard 4 %, purée de tomates, oignons grelots 1 %, moutarde de Dijon (eau, graines de moutarde, vinaigre, sel) 0,9 %, sel, ail en poudre, épaississant : gomme de xanthane, antioxydant : acide ascorbique.

• **Données nutritionnelles pour 100 g**
Valeur énergétique : 215 kcal • protéines : 13,1 g • lipides : 8 g dont acides gras saturés : 2,5 g • glucides : 16,8 g dont sucres : 1 g • fibres : NC • sel : 1,58 g

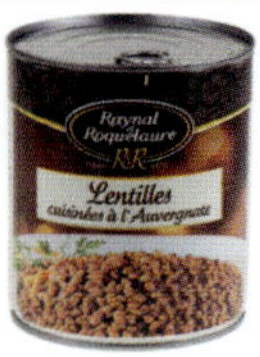

LENTILLES À L'AUVERGNATE

RAYNAL ET ROQUELAURE®

On pourrait apprécier la recette traditionnelle de temps en temps, même si le saindoux (graisse de porc) est riche en acides gras saturés. Mais avec seulement 42 % de lentilles précuites, on achète donc 58 % de bouillon salé, sucré et épaissi à la farine de blé.

• **Ingrédients :** eau, lentilles précuites 38 %, couenne, saindoux, oignon, arômes naturels, farine de blé, graisse de canard, carotte, sel, sucre, ail en poudre, céleri en poudre. Fabriqué dans un atelier utilisant : œuf, lait, moutarde, poisson, crustacés et mollusques.

• **Données nutritionnelles pour 100 g**
Valeur énergétique : 229 kcal • protéines : 6,6 g • lipides : 3,6 g dont acides gras saturés : 1,4 g • glucides : 23 g dont sucres : 2,5 g • fibres : NC • sel : 0,8 g

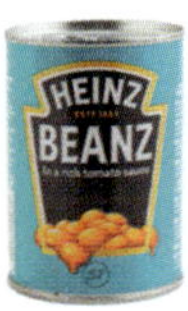

HARICOTS BLANCS À LA SAUCE TOMATE

HEINZ®

Un taux de sucre qui grimpe dans cette recette, avec le combo sucre et amidon modifié.

• **Ingrédients :** haricots blancs (51 %), tomate (34 %), eau, sucre, amidon modifié de maïs, sel, vinaigre d'alcool, extraits d'épices, extrait d'herbes.

• **Données nutritionnelles pour 100 g**
Valeur énergétique : 79 kcal • protéines : 4,7 g • lipides : 0,2 g dont acides gras saturés : 0,1 g • glucides : 12,9 g dont sucres : 5 g • fibres : NC • sel : 0,6 g

Légumes

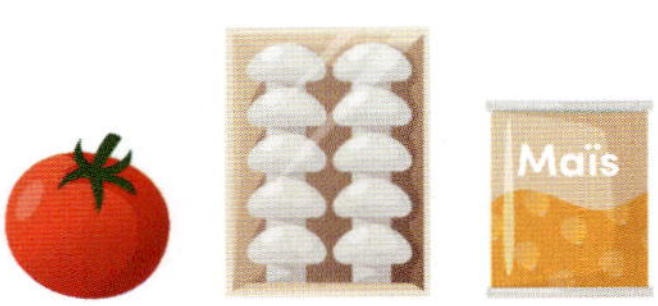

Légumes

Un légume se définit comme une plante cultivée dont on consomme, selon les espèces, les feuilles, les racines, les tubercules, les fruits, les graines. On appelle communément légume la partie consommée de cette plante.

Côté nutrition, il s'agit de végétaux qui se caractérisent par leur richesse en eau, en fibres et un taux de glucides modeste de 5 % en moyenne, avec une variabilité assez importante.

Les vitamines et minéraux y sont particulièrement bien représentés.

Pour les minéraux, le potassium prédomine, mais également le calcium : les légumes sont d'ailleurs la deuxième source de calcium de l'alimentation.

Pour les vitamines, ils sont bien pourvus en vitamine C surtout dans les choux et poivrons consommés crus, en pro-vitamine A surtout dans les végétaux colorés (carottes, poivrons rouges, épinards, potiron...) et en vitamine B9 dans les légumes-feuille (laitue, blettes, épinards, choux...), mais aussi dans les brocolis, radis, céleri et asperges.

Il s'agit également de sources remarquables d'antioxydants qui aident à lutter contre le vieillissement cellulaire.

BIO OU PAS, TELLE EST LA QUESTION ?

Les dangers chimiques existent, mais pas seulement au niveau des pesticides, qui sont le cheval de bataille du bio. On pourrait craindre de retrouver des traces métalliques ou des hydrocarbures, au même titre que les produits phytosanitaires.

On voit donc que si nous sommes uniquement fixés sur les pesticides et achetons en priorité des produits d'agriculture biologique, les craintes sur les légumes vont bien au-delà.

On prendra surtout soin de laver ou brosser nos légumes à l'eau froide additionnée de bicarbonate de sodium avant consommation.

Les plus riches en pesticides sont les légumes-feuille (salades, épinards, blettes), mais aussi les tomates cerises, les poivrons et le concombre. Les tubercules et les légumes poussant dans le sol sont moins concernés : choux et oignons sont moins traités car plus résistants aux maladies.

On parle souvent des légumes frais, mais pour des raisons de temps et de praticité évidente, il est possible de varier avec des légumes surgelés ou en conserve.

La qualité des légumes surgelés peut tout à fait rivaliser avec les légumes frais. Les industriels veillent effectivement à écourter les délais entre la récolte et le conditionnement, ce qui n'est pas toujours le cas avec les produits frais.

L'épluchage réalisé industriellement est en général très fin, visant à limiter les pertes de matière, et ce qui dans un même temps préserve les vitamines et minéraux, très concentrés dans la peau et juste en dessous.

Ensuite, les légumes subissent un blanchiment rapide qui provoque des pertes vitaminiques et minérales mais très limitées.

Veillez de votre côté à bien respecter la chaîne du froid et afin de limiter les pertes vitaminiques, ne laissez pas décongeler avant cuisson.

Pour les conserves, les légumes seuls ou mélangés sont cuits directement dans des contenants hermétiques (métalliques ou en verre) à haute température, ce qui détruit une grande partie des vitamines les plus fragiles comme la vitamine C, mais permet une stabilité bactériologique gage de leur longue conservation.

Ces légumes trempent dans un jus de couverture (saumure) constitué d'eau, de sel et parfois d'un petit peu de sucre (ex. : petits pois). Cette concentration en sel rend ces produits déconseillés pour les personnes qui doivent, pour des raisons médicales, limiter leur consommation de sel.

Pour les autres, le jus peut être consommé, d'autant qu'il contient une partie des vitamines et minéraux hydrosolubles du légume, mais il est important de ne pas consommer uniquement des légumes en conserve.

COMMENT LES CHOISIR ?

- Pour tous les produits, privilégiez bien pour votre santé des versions nature et non cuisinées, avec une liste d'ingrédients la plus courte possible et éviter à la maison de les surcuire.
- On limitera les produits avec ajouts de fromage, lardons, ou autre aliment identifié comme gras.
- Pour tous les produits cuisinés, privilégiez un taux de matières grasses < 1,5 g/100 g, soit moins de 5 g dans 1 portion de 250 à 300 g.
- On surveillera la qualité des graisses ajoutées en privilégiant l'huile de tournesol, de colza ou d'olive, et pour le plaisir, plus occasionnellement, la crème ou le beurre. On limitera les graisses végétales non identifiées, l'huile de palme ou de coprah (coco) et encore plus les graisses hydrogénées et partiellement hydrogénées.
- On limite les recettes trop complexes, qui multiplient les additifs, les ajouts d'amidons, de sucre, épaississants…
- Pour les conserves, on limite la présence de plusieurs acides *a priori* présents pour des raisons techniques de conservation, l'appertisation remplissant pourtant déjà un rôle de conservation.
- On surveillera le taux de sel de ces produits en essayant de rester autour de 0,5 g de sel (200 mg de sodium) pour 100 g. Pour les conserves, plus occasionnellement, 0,8 g de sel pour 100 g comme limite maximale à ne pas dépasser.

LES PIÈGES

• Les produits en conserve avec la mention « vapeur » : il s'agit tout de même de conserves et cela ne limite en rien les additifs et le sel.

• Les conserves cuisinées à la tomate qui multiplient parfois les additifs, alors qu'un simple coulis de tomates ajouté sur un produit nature serait parfait !

• Pour les produits cuisinés, le principal piège est la teneur en lipides. Tenez-en compte et n'ajoutez aucune matière grasse supplémentaire dans la poêle, même si cela est notifié sur l'emballage.

• Les poêlées de légumes qui contiennent une quantité non négligeable de féculents.

• Les gratins, petits palets ou croquettes de légumes qui, en plus des féculents, contiennent des ajouts de graisses et/ou d'œuf et/ou de fromage et/ou de chapelure et peuvent même être préfrits.

• Les confits de légumes en conserve qui contiennent surtout du coulis de tomates, peu de morceaux de légumes et demandent donc peu de mastication. Il s'agit davantage d'une sauce que d'une réelle portion de légumes.

CONSEILS DE CONSOMMATION

• Le PNNS (Programme national nutrition santé) recommande de consommer cinq fruits ou légumes par jour.

• Comptez, à chaque repas, un tiers à une demi-assiette (environ 200 à 300 g) pour une portion de légumes suffisante.

• Les conserves et les surgelés sont des produits pratiques et souvent assez économiques visant à faciliter l'accès à la consommation de légumes au quotidien.

• On privilégie les légumes nature et on garde les recettes cuisinées pour varier les plaisirs, de façon plus occasionnelle. Si vous optez pour un produit cuisiné, réchauffez-le sans ajouter de matières grasses et adaptez les graisses ajoutées sur le reste du repas.

• Évitez ensuite de surcuire ces produits qui ne nécessitent en réalité qu'un simple réchauffage, en limitant le temps et la température de cuisson.

• Pour les poêlées de légumes contenant des féculents, cet apport doit être pris en compte dans l'équilibre du repas.

• Dans tous les cas, évitez toujours de ressaler les produits déjà salés et encore plus les conserves, ou de les consommer en association avec des produits salés, comme les charcuteries, les fromages, ou un autre produit en conserve.

• Pour finir, les qualités organoleptiques des aliments sont altérées lors de l'appertisation (conserves), conséquence du traitement thermique qui dénature certaines molécules.

• Le produit s'éloigne souvent de l'équivalent frais ou surgelé. Pensez surtout à varier pour diversifier les saveurs et connaître le vrai goût du légume.

COULIS DE TOMATES, PULPE DE TOMATES, TOMATES PELÉES EN CONSERVE...

Pour le coulis de tomates, on note des compositions très correctes et homogènes pour toutes les marques, à savoir de la purée de tomates plus ou moins réduite (7 à 11 %) avec un ajout de sel. Il serait ainsi intéressant de les démarquer en fonction de leur teneur en sel, malheureusement cette valeur n'est que trop rarement précisée sur les emballages. On retient cependant le Tomacouli® de chez Panzani® avec 100 % de tomates et aucun sel ajouté.

Pour les tomates pelées et la pulpe de tomates, ça se complique. On retrouve malheureusement du sel, mais également des acidifiants ou un correcteur d'acidité et des affermissants. Une préférence pour les tomates entières pelées Le Cabanon®, avec 100 % de tomates et une pointe d'acide citrique.

Dans tous les cas, on privilégie les produits à base de tomates et non de concentré dilué (sinon on peut le faire soi-même à la maison).

Légumes nature

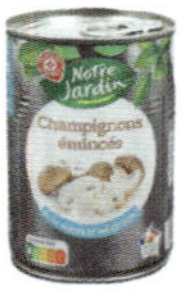

CHAMPIGNONS ÉMINCÉS

MARQUE REPÈRE® LECLERC® – NOTRE JARDIN®

Conserve.
Une recette remarquable sans sel ajouté, mais également sans aucun additif et à un prix très abordable !

• **Ingrédients :** champignons de Paris émincés, eau.

• **Données nutritionnelles pour 100 g**
Valeur énergétique : 15 kcal • protéines : 1,7 g • glucides : 0,9 g dont sucres : < 0,5 g • lipides : < 0,5 g dont acides gras saturés : < 0,1 g • fibres : 2,1 g • sel : 0,02 g

---

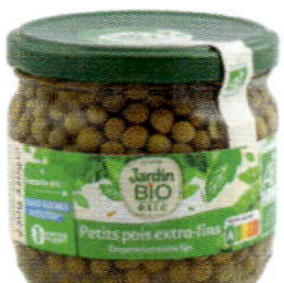

PETITS POIS EXTRA-FINS BIO

JARDIN BIO ÉTIC®

Conserve.
Une jolie et rare recette de petits pois qui évite de céder à l'ajout de sucre excessif et limite également le sel. Le taux de fibres est remarquable et aucun additif, BRAVO !

• **Ingrédients :** petits pois* extra-fins, eau, sel marin. *Ingrédients issus de l'agriculture biologique.

• **Données nutritionnelles pour 100 g**
Valeur énergétique : 62 kcal • protéines : 4 g • glucides : 8 g dont sucres : 1 g • lipides : 0,6 g dont acides gras saturés : 0,2 g • fibres : 4,5 g • sel : 0,58 g

---

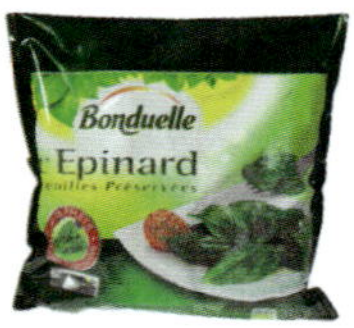

L'ÉPINARD – FEUILLES PRÉSERVÉES

BONDUELLE®

Surgelé.
Un produit nature très facile à préparer, ce que l'on aime : les feuilles superposées nous donnent l'impression de cuisiner des épinards frais ! Saveur, couleur et texture sont préservées.

• **Ingrédients :** épinards en branches surgelés. Traces possibles de céleri.

• **Données nutritionnelles pour 100 g**
Valeur énergétique : 24 kcal • protéines : 2,5 g • lipides : 0,4 g dont acides gras saturés : 0,1 g • glucides : 1,5 g dont sucres : 0,7 g • fibres : 2,3 g • sel : 0,08 g

---

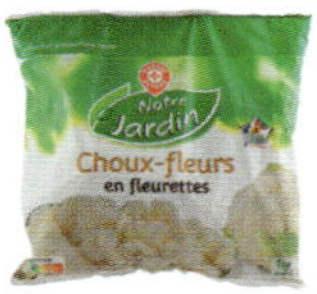

CHOUX-FLEURS EN FLEURETTES

MARQUE REPÈRE® LECLERC® – NOTRE JARDIN®

Surgelé.
Un produit simplissime qui sera facilement et rapidement cuit à la maison, puis agrémenté d'une juste dose de crème ou de béchamel maison ou gratin, avec un petit peu de fromage. On évite ainsi les gratins industriels de bien mauvaise qualité !

• **Ingrédients :** choux-fleurs en fleurettes. Traces de céleri.

• **Données nutritionnelles pour 100 g**
Valeur énergétique : 19 kcal • protéines : 1,7 g • lipides : 0,5 g dont acides gras saturés : 0,1 g • glucides : 2 g dont sucres : 1,6 g • fibres : NC • sel : 0 g

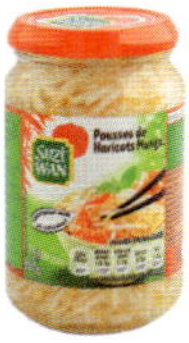

POUSSES DE HARICOT MUNGO

SUZI WAN®

Conserve.
Une recette complexe avec plusieurs additifs et même un arôme, un ajout de sucre et de sel. Un produit bien éloigné des pousses fraîches. Aucune autre marque ne propose de pousses de haricots mungo en conserve bien composées.

• **Ingrédients :** pousses de haricots mungo (52 %), eau, sucre, sel, acide lactique, épaississant (chlorure de calcium), vinaigre de vin, antioxygène (acide ascorbique), arôme naturel.

• **Données nutritionnelles pour 100 g**
Valeur énergétique : 37 kcal • protéines : 2,7 g • glucides : 4,8 g dont sucres : 3,7 g • lipides : 0,4 dont acides gras saturés : 0 g • fibres : 1,3 g • sel : 0,68 g

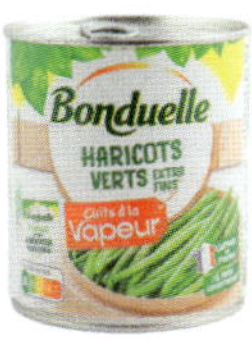

HARICOTS VERTS EXTRA FINS, CUITS À LA VAPEUR

BONDUELLE®

Conserve.
Alors que le mot « vapeur » met en avant ce produit parmi les haricots en conserve, on se retrouve surtout avec un produit plus salé. Dommage !

• **Ingrédients :** haricots verts, eau, sel, jus concentré de citron, antioxycant : acide ascorbique.

• **Données nutritionnelles pour 100 g**
Valeur énergétique : 32 kcal • protéines : 1,7 g • glucides : 3,3 g dont sucres : 1 g • lipides : 0,3 g dont acides gras saturés : 0 g • fibres : 4,6 g • sel : 1 g

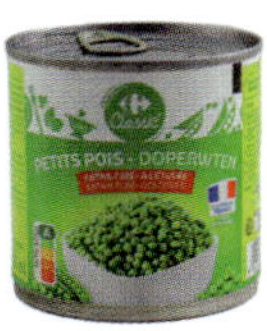

PETITS POIS EXTRA-FINS

CARREFOUR CLASSIC'®

Conserve.
L'ajout de sucre est courant dans les conserves de petits pois et petits pois-carottes, cependant, il est possible de s'en passer (voir tops) et on s'interroge sur l'ajout d'un arôme, même naturel, dans un produit nature. Cela semble si inutile !

• **Ingrédients :** petits pois extra-fins, eau, sucre, sel, arôme naturel.

• **Données nutritionnelles pour 100 g**
Valeur énergétique : 88 kcal • protéines : 5,8 g • glucides : 11 g dont sucres : 3,7 g • lipides : 0,9 dont acides gras saturés : 0,2 g • fibres : 6,1 g • sel : 0,53 g

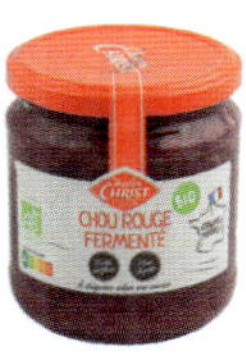

CHOU ROUGE BIO FERMENTÉ

CHARLES CHRIST®

Conserve.
On est vite attiré par ce produit lacto fermenté bénéfique à notre microbiote, mais le taux de sel est réellement excessif !

• **Ingrédients :** chou rouge lacto fermentée (chou rouge* France, sel marin). Jus : eau, sel marin, antioxydant : acide ascorbique 0,03 %. * Ingrédients issus de l'agriculture biologique.

• **Données nutritionnelles pour 100 g**
Valeur énergétique : 17 kcal • protéines : 0,7 g • lipides : 0 g • glucides : 1,8 g dont sucres : 0,4 g • fibres : 3,3 g • sel : 1,1 g

Légumes cuisinés

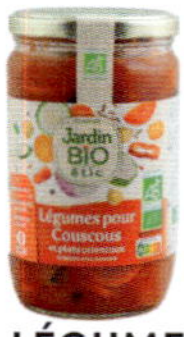

LÉGUMES POUR COUSCOUS ET PLATS ORIENTAUX

JARDIN BIO ÉTIC®

Conserve.
Il est très difficile de trouver des légumes cuisinés en conserve qui évitent de tomber dans un excès de matières grasses. Ici, aucun ajout de graisses, une pointe de sucre et de sel maîtrisée. C'est réellement un beau produit !

• **Ingrédients :** légumes* 60 % (dés de courgettes*, rondelles de carottes*, pois chiches* secs trempés, dés de poivrons* rouges, dés de navets*, dés de céleri*), eau, double concentré de tomates*, sel marin, sucre de canne*, épices*, jus de citron* concentré, purée d'ail*. *Ingrédients issus de l'agriculture biologique.

• **Données nutritionnelles pour 100 g**
Valeur énergétique : 35 kcal • protéines : 1,6 g • lipides : 0,4 g dont acides gras saturés : 0,4 g • glucides : 5,2 g dont sucres : 3,2 g • fibres : 2,2 g • sel : 0,63 g

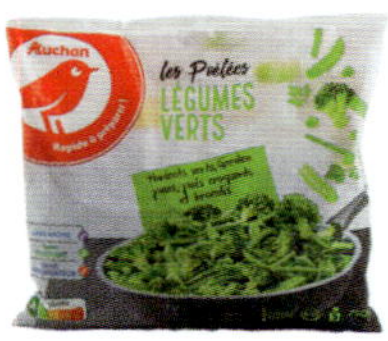

LES POÊLÉES LÉGUMES VERTS

AUCHAN®

Surgelé.
Une poêlée de légumes qui contient une petite quantité de beurre, comme on pourrait le faire à la maison, mais justement dosée, peu de sel et aucun additif. On valide !

• **Ingrédients :** légumes en proportion variable 75 % (haricots verts, petits pois doux, pois croquant), brocolis 22,8 %, beurre concentré (lait), persil 0,3 %, sel. Traces éventuelles de céréales contenant du gluten, crustacés, œufs, poissons, soja, fruits à coque, céleri, moutarde, graines de sésame.

• **Données nutritionnelles pour 100 g**
Valeur énergétique : 52 kcal • protéines : 3,69 g • lipides : 1,44 g dont acides gras saturés : 0,79 g • glucides : 3,79 g dont sucres : 0,76 g • fibres : 4,6 g • sel : 0,23 g

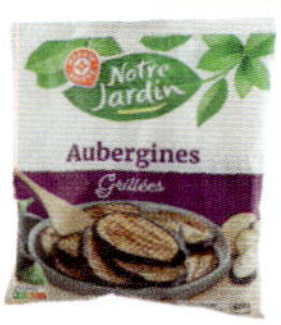

AUBERGINES GRILLÉES

MARQUE REPÈRE®
NOTRE JARDIN®
LECLERC®

Surgelé.
Un produit grillé qui évite de tomber dans l'excès d'huile.

• **Ingrédients :** aubergines grillées 98 %, huile de tournesol.

• **Données nutritionnelles pour 100 g**
Valeur énergétique : 52 kcal • protéines : 1,7 g • lipides : 1,44 g dont acides gras saturés : 0,79 g • glucides : 3,79 g dont sucres : 4,4 g • fibres : 4,8 g • sel : < 0,01 g

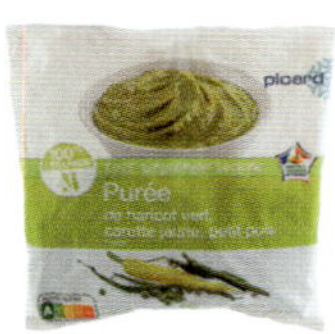

PURÉE DE HARICOT VERT, CAROTTE JAUNE, PETIT POIS

PICARD®

Une purée toute simple et prête à l'emploi, dont on pourra simplement doser soi-même l'assaisonnement.

• **Ingrédients :** haricots verts 45 %, carottes jaunes 30 %, petits pois 25 %.

• **Données nutritionnelles pour 100 g**
Valeur énergétique : 45 kcal • protéines : 2,7 g • lipides : < 0,5 dont acides gras saturés : 0,1 g • glucides : 5,2 g dont sucres : 2,2 g • fibres : 4,5 g • sel : 0,02 g

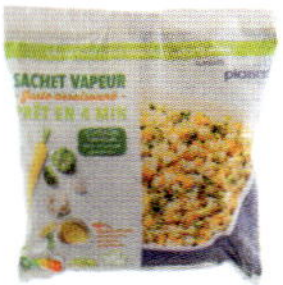

DÉS DE CHOU-FLEUR, BROCOLI ET CAROTTE JAUNE SACHET VAPEUR

PICARD®

Surgelé.
Une étiquette « vapeur » pour un produit à 5,2 % d'huile et un ajout d'amidon... On peut mieux faire !

• **Ingrédients :** chou-fleur 49,2 %, brocoli 24 %, carotte jaune 17,5 %, huile d'olive vierge extra 5,2 %, jus de citron 2 %, basilic 1 %, sel, ail en poudre, zeste de citron 0,2 %, amidon de riz.

• **Données nutritionnelles pour 100 g**
Valeur énergétique : 68 kcal • protéines : 1 g • lipides : 5,4 g dont acides gras saturés : 0,8 g • glucides : 2,9 g dont sucres : 1,4 g • fibres : 1,9 g • sel : 0,21 g

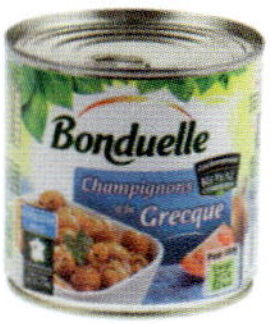

CHAMPIGNONS À LA GRECQUE

BONDUELLE®

Conserve.
Alors que le choix des huiles utilisées reste correct (colza et tournesol), on est vite déçu par l'ajout de sucre, la présence d'amidon modifié, d'arôme et d'épaississant. Le taux de sel est réellement trop élevé !

• **Ingrédients :** champignons de Paris (45 %), eau, double concentré de tomate (3,7 %), huile de colza, vinaigre d'alcool, oignons (2,3 %), oignons frits déshydratés (oignons 1 %, huile de tournesol) 1,2 %, sucre, sel, amidon transformé de maïs, arôme naturel, arôme naturel de citron, extrait d'oignon 0,1 %, épaississant : gomme de xanthane, persil, poivre. Peut contenir des traces de lait et de céleri.

• **Données nutritionnelles pour 100 g**
Valeur énergétique : 61 kcal • protéines : 1,6 g • lipides : 3,6 g dont acides gras saturés : 0,2 g • glucides : 4,6 g dont sucres : 3,2 g • fibres : 1,9 g • sel : 0,96 g

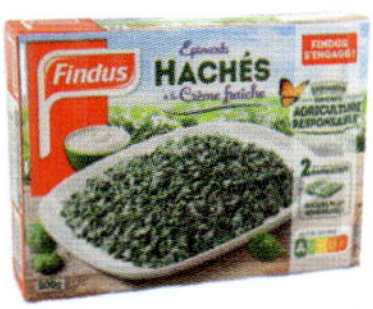

ÉPINARDS HACHÉS À LA CRÈME FRAÎCHE

FINDUS®

Surgelé.
Pour de simples épinards à la crème, on atteint 4,4 % de lipides, soit plus de 8 g pour une simple portion de légumes !

• **Ingrédients :** épinards 71 %, eau, crème fraîche 10 %, farine de blé, lait écrémé en poudre, sel, épices.

• **Données nutritionnelles pour 100 g**
Valeur énergétique : 78 kcal • protéines : 3,5 g • lipides : 4,4 g dont acides gras saturés : 2,8 g • glucides : 5,3 g dont sucres : 1,4 g • fibres : 1,9 g • sel : 0,6 g

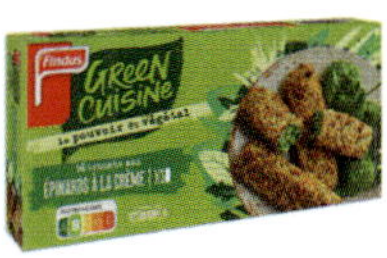

BATONNETS ÉPINARDS À LA CRÈME

GREEN CUISINE® FINDUS®

Surgelé.
Un empilement de chapelure, flocons de pommes de terre, amidons, plus divers ajouts qui nous éloignent des apports correspondants à une portion de légumes. 14 % de lipides, 44 % de glucides et un taux de sel bien trop élevé !

• **Ingrédients :** épinards 40 %, chapelure 21 % (farine de blé, régulateur d'acidité : hydroxyde de sodium, levure, huile de colza, sel, sucre, dextrose, paprika), flocons de pommes de terre, farine de blé, huile de colza, crème 5,1 %, eau, lait écrémé en poudre, sel, amidon de riz, sucre, pommes de terre, muscade, poivre, levure.

• **Données nutritionnelles pour 100 g**
Valeur énergétique : 344 kcal • protéines : 8,6 g • lipides : 14 g dont acides gras saturés : 1,5 g • glucides : 44 g dont sucres : 3,3 g • fibres : 3,8 g • sel : 1,4 g

Soupes et potages

La soupe est un élément incontournable de nos repas d'hiver et qui gagne peu à peu nos tables toute l'année, avec la gamme grandissante de soupes froides ou gaspachos. Si elle est préparée maison, vous pouvez facilement en contrôler la composition, mais il devient plus difficile de consommer un bon produit quand on se tourne vers les produits du supermarché !

SOUPE OU POTAGE ?

Une soupe est initialement un potage ou bouillon, le plus souvent à base d'eau, mais qui peut être à base de bière, de lait, de vin et servi sur des tranches de pain. Aujourd'hui, elle peut être constituée d'aliments non mixés et en morceaux généralement assez gros, avec des ajouts de pâtes, pain, légumes secs, viande... Elle est servie en entrée ou en plat unique du fait de son côté plus consistant.

Un potage est une préparation plus ou moins liquide ou avec de petits morceaux, consommée chaude ou froide au début du repas. Les potages dits « clairs » sont appelés consommés. Ils sont liquides, contrairement aux potages dits « liés » (veloutés).

Toutefois, actuellement, les termes soupes ou potage sont utilisés indifféremment. Seul le terme velouté fait encore référence à un produit lié, moins liquide et plus onctueux.

CÔTÉ NUTRITION

Du point de vue nutritionnel, la recette de base consiste à cuire des légumes et/ou féculents (pommes de terre, pâtes, légumes secs, pain...) à petit bouillon dans de l'eau avec des herbes, des épices et des aromates au choix. Des ajouts de matières grasses, de fromage ou des petits morceaux de viande ou poisson sont également possibles.

Pendant cette cuisson, les éléments hydrosolubles (solubles dans l'eau) vont se diffuser dans le bouillon de cuisson et on y retrouvera une grande quantité de composés aromatiques, mais également de minéraux, comme le calcium, le magnésium, le potassium, le fer, et de vitamines, comme la vitamine C et les vitamines du groupe B. Autre avantage, les fibres des légumes ainsi cuites sont rendues plus digestes et mieux tolérées par les intestins fragiles, et encore plus si la soupe est mixée.

La soupe présente donc de nombreux atouts : elle participe à la couverture des apports en eau, en fibres, en vitamines et en minéraux. Peu calorique dans la recette de base et composée essentiellement de légumes, elle est également un bon moyen de se rassasier dès le début du repas.

AU SUPERMARCHÉ

Dans les différents rayons du supermarché, on trouve des soupes :

• en briques ou en bouteilles : ce sont celles qui sont les plus consommées. Soit longue conservation stérilisées UHT, soit au rayon frais et juste pasteurisées. Ces méthodes entraînent une perte vitaminique mais qui est souvent compensée par un enrichissement.

• déshydratées instantanées : tous les aliments sont alors déshydratés par des procédés industriels et le contenu vitaminique est fortement abaissé. Pour permettre leur stabilité, les matières grasses utilisées sont souvent de l'huile de palme ou des graisses animales. Ces produits peuvent pourtant être peu gras et s'avèrent très pratiques à emporter.

• surgelées : vous trouverez des soupes de légumes sans matières grasses ni féculents, voire, pour ceux qui le souhaitent, sans sel ajouté et qui sont portionnables. Ces produits sont très pratiques et se rapprochent le plus du fait maison.

• froides ou gaspachos : ce sont des soupes glacées à base de légumes crus mixées, consommées aux beaux jours. Ces produits sont intéressants car leurs teneurs en vitamines sont plus importantes que les soupes chaudes, de par l'utilisation de légumes crus.

BOUILLON

Les bouillons aux vermicelles, thaïs ou à la chinoise, ainsi que la fameuse soupe miso ont une place importante dans l'épicerie des supermarchés. Ils sont à classer à part, puisqu'ils ne sont finalement qu'un bouillon aromatique très salé, auquel sont ajoutés des petites pâtes ou des vermicelles de blé ou de riz, et contiennent un très faible pourcentage de légumes. Il est difficile de trouver en rayon un produit qui ne présenterait ni sirop de glucose, ni huile de palme, ni exhausteur de goût (glutamate monosodique notamment)... Ces bouillons ne sont pas à intégrer chaque jour à votre alimentation et il reste préférable de les réaliser maison !

COMMENT LES CHOISIR ?

• Privilégiez d'abord les soupes les plus riches en légumes (légumes en première position dans la liste des ingrédients).

• Surveillez en parallèle la qualité des ingrédients. Plus la liste est courte, plus on limite les additifs et plus on se rapproche du fait maison. Évitez également les ajouts d'huile de palme, de sirop de glucose-fructose et de glutamate monosodique.

• Les industriels utilisent différents épaississants : les gommes (xanthane) seront à privilégier par rapport aux amidons modifiés, amidons transformés de maïs, etc. Rien serait encore mieux !

• Pour un produit raisonnable, vérifiez enfin les valeurs nutritionnelles et préférez celles qui apportent, pour 100 ml de soupe : moins de 1,5 g de lipides, 7 g de glucides maximum et moins de 45 kcal.

• On privilégie un potage qui contient moins de 600 mg de sel (0,6 g) pour 100 ml, soit maxi 1,5 g de sel pour 1 bol de 250 ml.

LES PIÈGES

• Faites bien attention à l'appellation « riche en légumes » ou au pourcentage de légumes qui intègre souvent les pommes de terre.

• La soupe a généralement une faible valeur calorique. Payer plus cher pour des versions allégées présente peu d'intérêt.

• Les ajouts de dés de viande… qui sont souvent de piètre qualité et anecdotiques en quantité.

• Les potages bio avec ajout d'amidon ou arômes… Il y a mieux, et parfois en non bio !

• Enfin, dans le même rayon, vous sont présentés des accompagnements tels que les croûtons : ceux-ci ne vous apportent que graisses et sucres en supplément ; ceux aux fromages n'en contiennent même pas, ou alors en poudre… Préférez quelques morceaux de pain de boulangerie que vous pouvez frotter à l'ail si cela vous plaît, et du vrai fromage si la recette de votre soupe n'en contient pas !

• Certains gaspachos plus gras, et qui imposent tout de même de ne pas les consommer à volonté et d'ajuster les matières grasses du repas.

CONSEILS DE CONSOMMATION

• Pour préserver les fibres et vitamines des soupes, on prendra soin de les faire réchauffer à feu doux, sans jamais les faire bouillir.

• Pour les soupes déshydratées, préparez tout le sachet d'un coup : le remplissage des sachets se faisant ingrédient par ingrédient, par couches successives : n'en utiliser qu'une partie ne sera pas adapté. Ou secouez-le avant emploi et ajustez la quantité d'eau.

• Ne ressalez pas une soupe industrielle, à l'exception de certains produits surgelés non salés qui vous laissent le soin d'assaisonner à votre goût.

• Un bol ou une grande assiette de soupe (250-300 ml) peut remplacer une portion de légumes chaque jour.

• Même si certaines soupes contiennent un peu de viande ou de poisson, elles ne sont jamais suffisamment riches en protéines pour vous abstenir d'un complément.

• Pour un repas équilibré, il est important de compléter avec une portion de viande, poisson ou œufs, puis un laitage, un fruit de préférence cru et une portion de pain ou de féculents, sauf si la soupe contient déjà un féculent (vermicelles, pommes de terre par exemple).

• Attention aux choix des aliments : le repas constitué d'un potage (industriel), de fromage et de pain n'est pas idéal au quotidien, car il ne combine que des aliments riches en sel !

• Enfin, il vous faudra rester vigilant quant à la fréquence de consommation des recettes gourmandes et identifiées comme grasses : crèmes de..., avec ajout de fromage, de lardons... Une consommation limitée à deux à trois fois par semaine semble raisonnable dans le cadre d'une alimentation équilibrée et variée.

LÉGUMES

LES SOUPES DE POISSON

Il s'agit à la base d'un mélange de poissons, de crustacés et de légumes. Aussi, comme pour les soupes, choisissez les recettes qui se rapprochent le plus du fait maison. Les produits qui ne font apparaître que des fumets de poissons reconstitués et/ou des extraits de crustacés sont à laisser en rayon. On regarde ensuite le pourcentage de poisson, en privilégiant ceux en contenant au moins 35 %. Les recettes régionales ou de conserveries locales sont ici, pour une fois, un gage de qualité ! Enfin, même s'il est possible de s'en passer, faites attention au choix de la rouille que vous ajouterez pour parfaire le goût : l'huile de colza ou de tournesol est préférable à l'huile de palme et 1 cuillerée à café suffit. Pour un repas équilibré, comptez 250-300 ml de soupe de poisson avec une pincée d'emmental râpé, quelques croûtons maison, une belle portion de crudités, un fruit et une à deux tranches de pain. Ce repas restera néanmoins plus salé : pensez à ajuster sur la journée.

Soupes de légumes (surgelées, bouteilles, briques, sachets...)

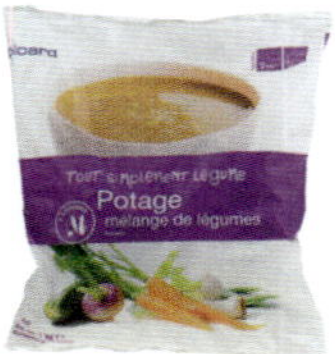

POTAGE MÉLANGE DE LÉGUMES

PICARD®

Surgelé.
Un produit portionnable à assaisonner à son goût (pauvre en sel : 0,02 g/100 g) : il a tout bon !

• **Ingrédients :** eau, poireau 16 %, courgette 11 %, carotte 10 %, haricot mange-tout 6 %, céleri branche 5 %, oignon 5 %, navet 3 %, farine de riz.

• **Données nutritionnelles pour 100 g**
Valeur énergétique : 12 kcal • protéines : 0,6 g • lipides : <0,5 g • glucides : 1,8 g dont sucres : 1,4 g • fibres : 0,8 g • sel : 0,03 g

---

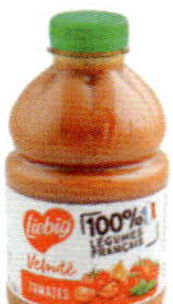

VELOUTÉ TOMATES

LIEBIG®

Bouteille.
Un potage de tomates assez bien composé et qui évite les surplus de graisses, comme dans les gaspachos. Une modération du sel serait néanmoins appréciée !

• **Ingrédients :** purée de tomates 42 %, eau, carotte, pomme de terre, oignon, poireau, sucre, sel, BEURRE de cuisine, CRÈME fraîche, ail, basilic. Peut contenir des traces de CÉLERI, blé (GLUTEN) et ŒUF.

• **Données nutritionnelles pour 100 ml**
Valeur énergétique : 36 kcal • protéines : 0,8 g • lipides : 0,8 g dont acides gras saturés : 0,4 g • glucides : 5,6 g dont sucres : 2,9 g • fibres : 1,4 g • sel : 0,64 g

---

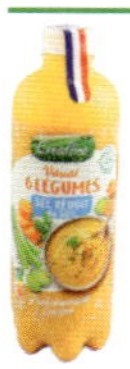

VELOUTÉ 6 LÉGUMES – SEL RÉDUIT

CRÉALINE®

Bouteille.
Une recette de bonne qualité, qui évite les additifs et dans laquelle le sel comme les matières grasses sont justement dosés.

• **Ingrédients :** eau, carottes 30 %, potirons 8 %, céleri 8 %, pommes de terre 7 %, oignons 6 %, poireaux 3 %, crème fraîche (lait), gingembre, sel, poivre.

• **Données nutritionnelles pour 100 ml**
Valeur énergétique : 28 kcal • protéines : 0,6 g • lipides : 1,1 g dont acides gras saturés : 0,7 g • glucides : 3,2 g dont sucres : 1,7 g • fibres : 1,5 g • sel : 0,43 g

---

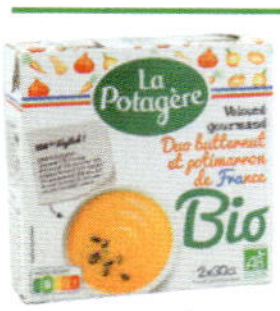

VELOUTÉ GOURMAND DUO BUTTERNUT ET POTIMARRON BIO

LA POTAGÈRE®

Brique.
Une recette gourmande, mais qui ne bascule pas pour autant dans l'excès de graisses, ni de sel. Une bonne composition : on valide !

• **Ingrédients :** légumes* 60 % (courge butternut* 27 %, carottes* 12 %, pommes de terre* 9,6 %, oignons* 6 %, potimarron* 5,4 %), eau, lait de coco* (extrait de coco*, eau) 3,5 %, sel, ail*, muscade*, cumin*. *Ingrédients issus de l'agriculture biologique.

• **Données nutritionnelles pour 100 ml**
Valeur énergétique : 33 kcal • protéines : 0,9 g • lipides : 0,8 g dont acides gras saturés : 0,7 g • glucides : 5,1 g dont sucres : 2,4 g • fibres : 1,2 g • sel : 0,56 g

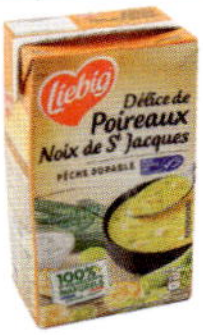

DÉLICE DE POIREAUX ST-JACQUES

LIEBIG®

Brique.
Une base d'eau et de pommes de terre en flocons… Loin de l'image plus festive de cette soupe, qui contient seulement 3 % de Saint-Jacques, mais surtout amidon modifié et arômes.

• **Ingrédients :** eau, pomme de terre réhydratée 20 %, poireau 16 %, carotte, crème fraîche 5 %, noix de st jacques* 3 %, vin blanc, amidon de maïs, arôme (contient poisson), huile de colza, sel, arômes naturels (contient lait), beurre concentré. Peut contenir des traces de céleri, blé (gluten), œuf et crustacés.

• **Données nutritionnelles pour 100 ml**
Valeur énergétique : 55 kcal • protéines : 1,9 g • lipides : 2,7 g dont acides gras saturés : 1,2 g • glucides : 5,4 g dont sucres : 1,1 g • fibres : 0,9 g • sel : 0,68 g

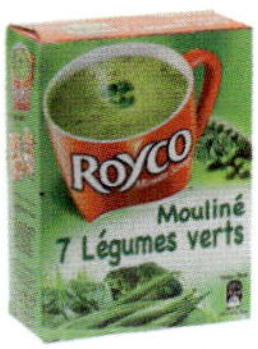

MOULINÉ 7 LÉGUMES VERTS

ROYCO®

Sachet.
Il s'agit surtout d'un mouliné de pommes de terre, avec seulement 12,9 % de légumes, sans compter l'huile de palme, le sirop de glucose…

• **Ingrédients :** pomme de terre, huile de palme, fécule modifiée de pomme de terre, poireau, sel, arômes (contient lait et céleri), épinard, beurre en poudre, oignon, sirop de glucose, petit pois, cerfeuil, chou vert, courgette, persil, broccli, haricot vert, acidifiant : acide citrique, protéines de lait, céleri, farine de blé (gluten), émulsifiant : E471.

• **Données nutritionnelles pour 100 g**
Valeur énergétique : 39 kcal • protéines : 0,7 g • lipides : 1,8 g dont acides gras saturés : 1 g • glucides : 4,7 g dont sucres : 0,3 g • fibres : 0,6 g • sel : 0,66 g

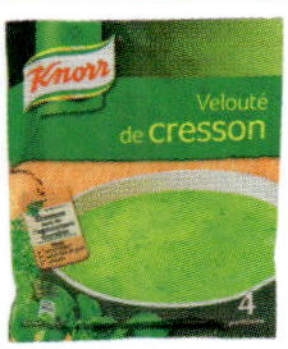

VELOUTÉ DE CRESSON DÉSHYDRATÉ

KNORR®

Sachet.
Difficile de trouver une soupe déshydratée de qualité. Ici, on consomme des pommes de terre et de l'amidon de pomme de terre pour seulement 2,3 % de cresson, de la graisse de palme, du sirop de glucose… Un aliment ultra-transformé loin de la portion de légumes qu'il prétend remplacer !

• **Ingrédients :** amidon de pomme de terre, pomme de terre*, graisse de palme, sel, arômes, cresson* : 2,3 %, sirop de glucose, oignon*, protéines de lait, extrait de levure, épices et aromate (persil*, curcuma*, noix de muscade). Peut contenir : céleri, céréales contenant du gluten, moutarde, œuf, soja. *Ingrédients issus de l'agriculture durable : 26,6 %. 26 % de légumes* (incluant la pomme de terre).

• **Données nutritionnelles pour 250 ml**
Valeur énergétique : 50 kcal • protéines : 0,4g • lipides : 1,7 g dont acides gras saturés : 1 g • glucides : 7,8 g dont sucres : 0,5 g • fibres : 0,5 g • sel : 1,7 g

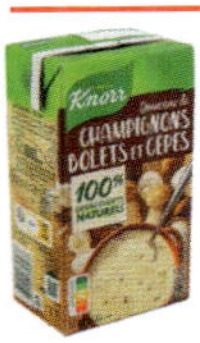

DOUCEUR DE CHAMPIGNONS, BOLETS ET CÈPES

KNORR®

Brique.
« 100 % ingrédients naturels » noté sur l'étiquette de ce potage qui contient un de l'amidon, des arômes… La recette débute de plus par de l'eau et de la crème : le taux de graisses est trop élevé !

• **Ingrédients :** eau, crème fraîche : 6,5 %, champignon de Paris* : 6 %, amidon de maïs, bolet : 2,7 %, cèpe* : 2,6 %, farine de blé, oignon grillé*, sel, épice et aromates (échalote, ciboulette*, ail, poivre), arômes naturels de champignon, arôme naturel, sucre de canne. Peut contenir : autres céréales contenant du gluten, céleri, moutarde, œuf, soja. *Ingrédients issus de l'agriculture durable : 9,7 %.

• **Données nutritionnelles pour 100 ml**
Valeur énergétique : 50 kcal • protéines : 0,9 g • lipides : 2,2 g dont acides gras saturés : 1,3 g • glucides : 4,6 g dont sucres : 0,5 g • fibres : 0,5 g • sel : 0,65 g

Viandes, poissons, fruits de mer cuisinés et œufs__

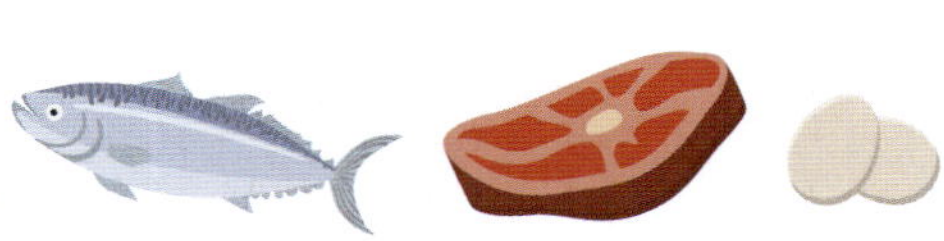

Viandes, poissons, fruits de mer cuisinés et œufs

Les viandes, poissons et œufs sont les sources principales de protéines d'excellentes qualités digestive et métabolique de notre alimentation. Les fruits de mer, les abats et gibiers sont également riches en protéines, mais leur consommation est moins régulière.

Selon une étude du Centre de recherche pour l'étude et l'observation des conditions de vie (Crédoc), la consommation de viande a baissé de 10 % entre 2003 et 2010, la viande bovine étant l
plus impactée.

Cela fait suite à différentes crises sanitaires qui inquiètent, mais également à une sensibilisation des consommateurs à l'avenir de la planète et/ou au bien-être animal. Cela peut s'expliquer enfin par des raisons de budget.

La moyenne d'apport en protéines de ces produits bruts nature est de 18 g pour 100 g.

Il s'agit également, dans des proportions variables, de sources intéressantes de fer.

Les apports en lipides sont très inégaux d'un produit à l'autre, modifiant fortement l'apport calorique.

LES VIANDES DE BOUCHERIE

Issues des bovidés, ovidés, équidés (peu consommés) ou du porc.

Les taux de matières grasses sont très variables : de 3 à 25 % selon l'espèce, la race, le morceau choisi, le mode d'élevage et l'alimentation de l'animal. C'est donc surtout sur ce choix qu'il faut être vigilant.

La forte proportion d'acides gras saturés, la présence de cholestérol et la faible proportion d'acides gras poly-insaturés confèrent aux viandes de boucherie des propriétés athérogènes et thrombogènes lorsqu'elles sont consommées en excès.

Il s'agit de l'un des aliments le plus riche en fer sous forme dite héminique, la mieux absorbée par l'organisme, mais également de zinc, vitamines du groupe B dont la B12 d'origine strictement animale.

LES VOLAILLES

Elles regroupent le poulet, la dinde, la poule, la pintade, la caille et le canard principalement.

Ces viandes sont assez maigres, avec en moyenne 8 % de lipides et une variabilité selon l'espèce, oie et canard étant plus riches et selon le morceau, les cuisses étant plus grasses que les filets, mais encore plus selon la consommation ou non de la peau des volailles, qui contient une grande partie des lipides (47,5 % dans la peau).

Le profil lipidique est meilleur que celui des viandes de boucherie (65 % d'acides gras mono-insaturés et seulement 35 % d'acides gras saturés). Le cholestérol en moyenne de 80 mg pour 100 g sera également éliminé facilement en ôtant la peau.

Les volailles restent une intéressante source de fer, zinc, sélénium, vitamines B12 et B3.

Les préparations à base de volaille sont de plus en plus variées (cordons-bleus, nuggets et autres grignotes). Ces préparations vers lesquelles les jeunes se tournent beaucoup et qui contiennent en réalité moins de viande pure, mais plus de lipides, de glucides et de sel, sont à modérer.

LES POISSONS

Ce groupe hétérogène regroupe les poissons de mer ou d'eau douce.

On considère les poissons maigres (< 3 % de lipides), semi-gras (entre 3 et 10 % de lipides) et gras (> 10 % de lipides). Cette teneur est susceptible de varier pour un même poisson selon le cycle de reproduction, la saison, le type d'alimentation (en élevage surtout). Il est totalement faux d'affirmer que le plus gras des poissons reste moins gras que la moins grasse des viandes. Il existe des viandes à moins de 5 % de lipides, alors que l'anguille atteint 30 % de lipides. 70 % de ces lipides sont sous forme d'acides gras insaturés et dans les poissons gras, les oméga 3 sous forme d'EPA et DHA sont remarquables.

Les poissons sont également une source de protéines d'excellente qualité, avec une moyenne à 19 %. Le fer, bien qu'inférieur aux viandes rouges, est tout de même bien représenté.

Le fluor est intéressant car peu présent dans l'alimentation, mais également l'iode, le sélénium et le zinc.

Les poissons fumés sont concentrés en calories et riches en sel, les produits panés, de par l'ajout de glucides et de lipides dans la panure, doivent être modérés.

LES ŒUFS

Le mot « œuf » seul désigne communément le produit comestible de la ponte de la poule. Si un œuf est d'une autre origine que la poule, le nom de l'espèce doit être spécifié.

L'œuf de poule constitue un aliment riche en protéines (> 12 %), réparties à environ 50 % dans le jaune, 50 % dans le blanc.

Les protéines de l'œuf sont de très bonne valeur nutritionnelle, à condition de consommer blanc et jaune, en privilégiant les cuissons avec blanc cuit et jaune coulant. Le taux de lipides de 10 % est moyen, avec ⅓ de graisses saturées, ⅓ de mono-insaturées et ⅓ de poly-insaturés, et du cholestérol assez présent, mais uniquement dans le jaune.

La teneur en fer est significative dans le jaune (10 à 15 % des besoins journaliers), mais il s'agit de fer non héminique ; le phosphore, le cuivre et le soufre sont bien représentés.

Chaque œuf contient 50 % de la quantité journalière en vitamine A nécessaire à un jeune enfant, 20 % de celle d'un adulte et après le foie de morue, l'œuf est l'aliment le plus riche en vitamine D.

Il s'agit d'un produit peu onéreux et vendu sous une forme simple le plus souvent. Nous ne proposerons pas de choix d'aliments.

COMMENT LES CHOISIR ?

• Pour les viandes de boucherie : on vérifiera l'étiquetage du produit sur lequel doit figurer l'estampille des services vétérinaires. On sera particulièrement vigilant sur la DLC (date limite de consommation) du produit, qui ne tolère aucun dépassement et ce encore plus si l'on veut consommer la viande crue (tartare, carpaccio) ou peu cuite.

• Pour les volailles : si l'on craint pour la qualité des volailles achetées, sachez déjà que seules les classes A et B, les plus qualitatives, sont vendues au public, alors que la classe C, de moindre qualité, est réservée à l'industrie de transformation (potages, bouillons ou fonds de sauce déshydratés...). Si les poulets industriels sont nourris industriellement et traités par antibiotiques, le Label Rouge fermier homologué par le ministère de l'Agriculture assure des critères liés à la qualité et au bien-être de l'animal. L'AOP Poulet de Bresse et le bio bénéficient également d'un cahier des charges avantageux.

• Pour les œufs : privilégiez les œufs avec le code 0 ou 1 (bio ou élevés en plein air), extra-frais pour des préparations crues ou peu cuites. Au bout de 9 jours, ils ne sont plus extra-frais mais frais et conviendront à des préparations dans lesquelles l'œuf est davantage cuit.

• Pour les produits préparés à base de viande ou poisson qui feront l'objet des tops/flops : plus le pourcentage de viande ou poisson utilisé est élevé, mieux c'est, en préférant les listes d'ingrédients les plus courtes et en limitant les viandes en salaison qui sont en réalité une chair animale reconstituée et parfois avec ajout de protéines végétales. Un rapport protéines/lipides > 1 est un bon critère de choix.

LES PIÈGES

• Les faux steaks hachés « burger », « extra-tendre » ou autre appellations autres que steak haché ou viande hachée, suivi du pourcentage de matière grasse : amalgame de viande, protéines végétales, colorant...

• Les préparations de viandes en salaison : grignotes, cuisses de poulet sous vide... L'apparence fait penser à une viande fraîche juste cuite, mais la réalité est tout autre.

• Les préparations industrielles panées qui combinent un surplus de lipides de moindre qualité, davantage de glucides, du sel souvent en excès et des ajouts d'additifs en surnombre !

• Les filets de poissons vendus en sauce et qui contiennent parfois plus de sauce que de poisson.

• Les produits emballés qui proposent une cuisson directe au four à micro-ondes ou court-bouillon. Lors de cette cuisson, des molécules comme le bisphénol potentiellement présent dans le plastique pourraient migrer dans la chair.

• Les produits type saumon mariné aux herbes qui, sous une image plus qualitative, peuvent contenir des ajouts de chapelure, sucre...

• Les sauces proposées avec certains produits souvent de mauvaise qualité et grasses.

• Les hachés de la mer à base d'un poisson maigre comme le cabillaud par exemple (3 % de lipides), mais qui atteignent au final 10 % de lipides.

• Les terrines contenant 10 % de poisson ou fruits de mer, voire moins.

• Les œufs de lompe rouges et noirs des tables de fête sont de qualité particulièrement médiocre, très salés, riches en additifs et comme leurs couleurs vives l'indiquent, en colorant !

CONSEILS DE CONSOMMATION

• On conseille la consommation d'1 à 2 portions de viande, poisson ou œufs par jour.

• La viande conserve une place importante dans la couverture des besoins en fer et en protéines. Elle sera particulièrement conseillée dans un but de croissance, de développement et d'entretien de la masse musculaire, chez les femmes pendant les règles, chez le sujet anémié.

• On restera vigilant face au risque de toxi-infection et donc à la fraîcheur du produit selon l'utilisation, le stockage, la cuisson.

• Les dernières recommandations de 2016 de l'Agence nationale de sécurité sanitaire de l'alimentation, de l'environnement et du travail (ANSES) conseillent une limitation des viandes de boucherie (hors volailles), à 70 g/jour, soit 500 g/semaine soit environ 4 portions, en privilégiant les cuissons sans matières grasses et en limitant les cuissons haute température (barbecue, fritures...).

• Le profil lipidique des volailles n'implique pas de limite de consommation dans le dernier rapport de l'ANSES. Il est surtout important d'insister sur le choix des produits, en se dirigeant le plus souvent possible vers des poulets entiers ou les découpes nature, et en limitant les préparations industrielles.

• Les poissons sont une source protéique de bonne qualité à inclure dans les 1 à 2 portions de viandes, poissons ou œuf conseillées par jour. Ils devraient être consommés deux fois par semaine dont une fois du poisson gras.

• Dans le cadre d'une alimentation équilibrée, on conseillera de varier les espèces et les lieux d'approvisionnement (sauvage, élevage, lieux de pêche) afin de ne pas être exposé aux mêmes toxiques et éviter ainsi une surdose.

• Pour les œufs, on conseille une consommation d'environ 6 œufs par semaine, soit 3 portions de 2 œufs en préférant des cuissons limitant les matières grasses.

• On limitera toutes les panures et fritures confondues à 3 fois par semaine.

Préparations aux poissons ou fruits de mer à cuire ou réchauffer

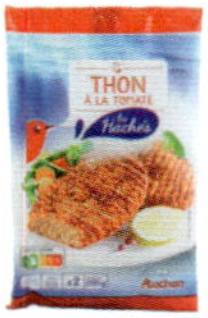

LES HACHÉS THON À LA TOMATE

AUCHAN®

Difficile de trouver des hachés contenant plus de 60 % de poisson sans dépasser 200 kcal aux 100 g. On apprécie donc ici de retrouver près de 75 % de poisson pour une quantité de lipides maîtrisée : 10 g pour 100 g reste raisonnable. Moins que les poissons gras, même si au quotidien, on privilégiera un filet nature.

• **Ingrédients :** thon Albacore (poisson) 45 %, colin d'Alaska (poisson) 30 %, huiles végétales (tournesol, colza), oignons préfrits (oignons, huile de tournesol), farine de blé, eau, purée de tomate double concentré 3 %, crème (lait), blanc d'œuf en poudre, sel.

• **Données nutritionnelles pour 100 g**
Valeur énergétique : 180 kcal • protéines : 19 g • lipides : 10 g dont acides gras saturés : 1,5 g • glucides : 2,4 g dont sucres : 1,9 g • sel : 0,84 g

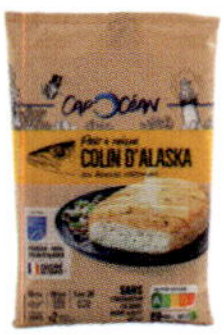

COLIN D'ALASKA AU BEURRE CITRONNÉ

CAP OCÉAN®

Prêt à poêler.
Une préparation simple et peu salée. On pourrait peut-être se passer d'agent de texture (E461).

• **Ingrédients :** colin d'Alaska MSC 83 %, huiles végétales (tournesol, colza), jus de citron 5 %, flocon de pomme de terre, fécule de manioc, eau, beurre concentré 2 %, épaississant : E461, persil, sel, ail déshydraté.

• **Données nutritionnelles pour 100 g**
Valeur énergétique : 143 kcal • protéines : 14,9 g • lipides : 7,2 g dont acides gras saturés : 1,98 g • glucides : 4 g dont sucres : 0,9 g • sel : 0,59 g

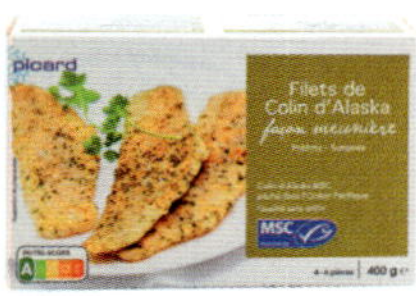

FILETS DE COLIN D'ALASKA FAÇON MEUNIÈRE MSC

PICARD®

D'une manière générale, les préparations meunières sont à privilégier aux produits panés. Elles sont plus riches en poisson, en protéines et moins grasses et sucrées.

• **Ingrédients :** portion de filet de colin d'Alaska MSC (poissons) 75,9 % qualité sans arête* *Theragra chalcogramma* sauvage pêché dans l'océan Pacifique Nord-Est (FAO 67) ou Nord-Ouest (FAO 61)], eau, huile de tournesol, chapelure [farine de blé (gluten), sel], farine de blé (gluten), amidon de pomme de terre, amidon de blé (gluten), gluten de blé, sel, huile essentielle de citron, persil 0,05 %.

• **Données nutritionnelles pour 100 g**
Valeur énergétique : 160 kcal • protéines : 14 g • lipides : 8,3 g dont acides gras saturés : 0,9 g • glucides : 7 g dont sucres < 0,5 g • sel : 0,47 g

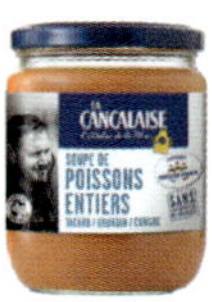

SOUPE DE POISSONS ENTIERS

LA CANCALAISE®

On apprécie de retrouver plus de 36 % de poisson et crustacés dans cette recette, sans aucun additif. Pour un bol de 250 ml, on atteint près de 15 % de protéines et seulement 4 % de lipides. On fera cependant attention à la consommation de sel sur le reste du repas.

• **Ingrédients :** eau, poissons (27,3 %) (tacaud, grondin, congre), légumes (oignon, poireau, carotte, céleri, fenouil), chair de moules (6,1 %), concentré de tomates, chair de homard (3,4 %), vin blanc, crème fraîche, beurre, farine de blé, sel, lactose et protéines de lait, farine de riz, ail, huile de colza, tomate, lait écrémé, poivre, herbes de provence, extrait de vin, piments, extrait naturel de poisson, épices, ciboulette, anis, safran.

• **Données nutritionnelles pour 100 g**
Valeur énergétique : 48 kcal • protéines : 5,9 g • lipides : 1,6 g dont acides gras saturés : 0,8 g • glucides : 2 g dont sucres : 1,1 g • sel : 0,83 g

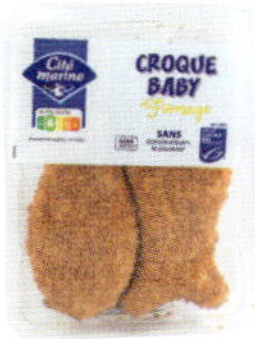

CROQUE BABY FROMAGE

CITÉ MARINE®

Préparation à base de poisson et de fromage fondu, panée MSC.
Seulement 35 % de poisson et une liste d'additifs qui n'en finit pas. Préférez un vrai filet de poisson pour l'éveil au goût de vos enfants.

· **Ingrédients :** préparation à base poisson MSC 70 % : poisson 35 %, eau, fromage fondu 11 % (fromages, eau, beurre, poudre de lactosérum, protéines de lait, sels de fonte : E331- E339- E452, sel, gélifiants : E407, E401), base pomme de terre déshydratée (pomme de terre, sel, blanc d'œuf en poudre, ail déshydraté), épaississant : E461. Enrobage 30 % : chapelure (farine de blé, levure, sel, épices : curcuma, paprika), enrobant (eau, farine de blé), huiles végétales (tournesol, colza).

· **Données nutritionnelles pour 100 g**
Valeur énergétique : 219 kcal • protéines : 10,1 g • lipides : 9,82 g dont acides gras saturés : 2,43 g • glucides : 21,9 g dont sucres : 1,06 g • sel : 1,37 g

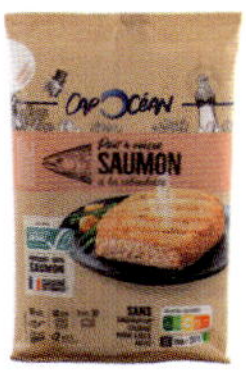

SAUMON À LA CIBOULETTE

CAP OCÉAN®

Prêt à poêler.
Certes, le saumon est un poisson gras, mais ici on n'est pas loin de retrouver deux fois plus de graisses que de protéines. C'est trop riche !

· **Ingrédients :** saumon Atlantique ASC 84 %, huiles végétales (tournesol, colza), crème, oignon, échalote, flocon de pomme de terre, ciboulette 1,2 %, fibre de blé, blanc d'œuf en poudre, sel, épice.

· **Données nutritionnelles pour 100 g**
Valeur énergétique : 287 kcal • protéines : 14,2 g • lipides : 24,6 g dont acides gras saturés : 4,31 g • glucides : 1,6 g dont sucres : 0,5 g • sel : 0,56 g

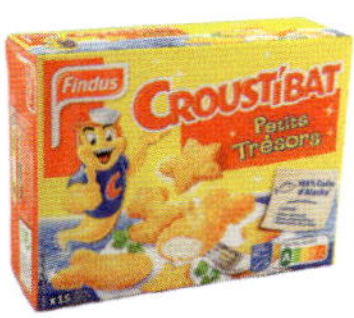

CROUSTI'BAT PETITS TRÉSORS MSC

FINDUS®

Encore un produit qui cible les enfants, avec moitié poisson, moitié chapelure et matière grasse.
Préférez un filet meunière occasionnellement, les jolies formes ne font pas tout.

· **Ingrédients :** colin d'Alaska 51 %, chapelure 23 % (farine de blé 20 %, eau, levure, sel, épices), huile de colza, eau, farine de blé 3,9 %, amidon de blé, farine de riz, sel, sucre, oignon en poudre, épices, ail en poudre.

· **Données nutritionnelles pour 100 g**
Valeur énergétique : 236 kcal • protéines : 12 g • lipides : 12 g dont acides gras saturés : 0,5 g • glucides : 20 g dont sucres : 1,3 g • sel : 0,89 g

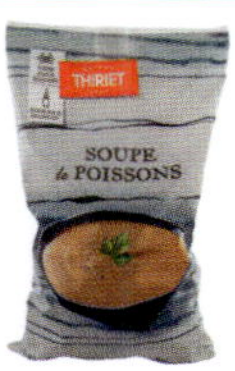

SOUPE DE POISSONS

THIRIET®

Préférez un produit plus riche en poisson et crustacés : l'ajout de jus de crabe et de poisson en poudre ne suffit pas à avoir un bel apport de protéines de qualité.

· **Ingrédients :** eau, poissons 20 % (tacaud (poisson), grondin (poisson)), Muscadet AOC 9 %, jus de crabes verts 9 % (eau, crabes verts (crustacés), oignon, carotte, poireau, Muscadet AOC 0,4 %, fenouil, concentré de tomate, huile d'olive vierge extra, ail, sel), farine de blé (gluten (blé)), concentré de tomate, beurre concentré (lait), oignon, huile d'olive vierge extra, amidon, carotte, poireau, sel, ail, fumet de poisson aromatisé (fécule de pomme de terre, sel, arômes, dextrose de blé, poisson en poudre (poisson), morue en poudre (poisson), oignon, panais, ail, poireau, fenouil, épice), épices.

· **Données nutritionnelles pour 100 g**
Valeur énergétique 78 kcal • protéines : 4,5 g • lipides : 4,4 g dont acides gras saturés : 2 g • glucides : 4,7 g dont sucres : 0,9 g • sel : 0,87 g

Préparations à la volaille (nuggets, cordons-bleus...)

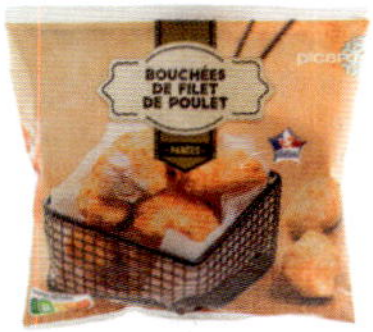

BOUCHÉES DE FILET DE POULET
PICARD®

L'équilibre entre la viande et la panure est ici intéressant, avec une panure fine ainsi que la limitation des additifs. Nous préférerions un filet non traité en salaison, mais avec 75,6 % de filet mis en œuvre, c'est honnête. L'apport en protéines est satisfaisant.

· **Ingrédients :** filet de poulet traité en salaison [filet de poulet 75,6 % (origine : France*), eau, amidon de pomme de terre, sel, poivre], panure 16 % [chapelure (farine de blé (gluten), sel, levure), eau, farine de blé (gluten), gluten de blé, sel], huile de tournesol. *Issue d'animaux nés, élevés, abattus et transformés en France.

· **Données nutritionnelles pour 100 g**
Valeur énergétique : 204 kcal • protéines : 20 g • lipides : 8,7 g dont acides gras saturés : 1,3 g • glucides : 11 g dont sucres : 4 g • fibres : 0,8 g • sel : 0,8 g

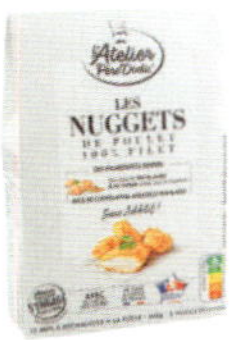

NUGGETS DE POULET 100 % FILET
L'ATELIER PÈRE DODU®

Même si la viande reste traitée en salaison, la quantité mise en œuvre est satisfaisante, la panure de belle qualité et sans aucun ingrédient ultra-transformé ou additif. BRAVO !

· **Ingrédients :** filet de poulet traité en salaison 70 % (filet de poulet 61,6 %, eau, fécule, sel), panure 30 % (farine de blé, eau, levure, sucre, sel, poudre d'œufs de poules élevées en plein air). Huile de tournesol. Viande origine France. Traces éventuelles de lait, de céleri et autres céréales contenant du gluten.

· **Données nutritionnelles pour 100 g**
Valeur énergétique : 221 kcal • protéines : 18 g • lipides : 11 g dont acides gras saturés : 1,3 g • glucides : 12 g dont sucres : 0,5 g • fibres : 1,2 g • sel : 0,62 g

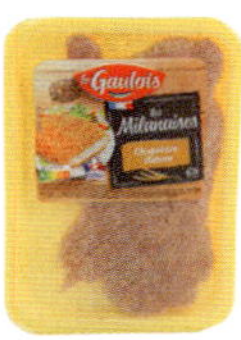

ESCALOPES DE DINDE À LA MILANAISE
LE GAULOIS®

Sur le même principe d'un produit cru à cuire : aiguillette de poulet panée Père Dodu®. Une vraie escalope de dinde simplement panée. Quelques additifs, mais ça reste un bon produit !

· **Ingrédients :** escalope de dinde : 88 %, chapelure de blé : 8 % (farine de blé, levure, sel), eau, sel, extraits d'épices, acidifiants : acétate de sodium, lactate de calcium.

· **Données nutritionnelles pour 100 g**
Valeur énergétique : 121 kcal • protéines : 22 g • lipides : 0,8 g dont acides gras saturés : 2,6 g • glucides : 5,8 g dont sucres : 1,9 g • fibres : 0,7 g • sel : NC

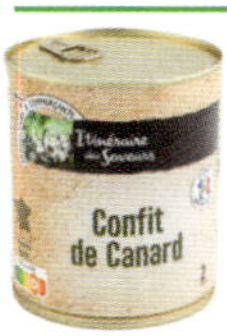

CONFIT DE CANARD
INTERMARCHÉ® ITINÉRAIRE DES SAVEURS®

Un basique qui propose une chair de volaille salée et confite. Un produit festif et savoureux, auquel on peut néanmoins reprocher un taux de graisses élevé. Mais n'oublions pas le caractère protecteur de ces graisses insaturées, d'autant qu'il sera tout à fait possible de dégraisser à la cuisson.

· **Ingrédients :** cuisses de canard du Sud-Ouest (origine : France) (75 %), graisse de canard, sel.

· **Données nutritionnelles pour 100 g**
Valeur énergétique : 285 kcal • protéines : 24 g • lipides : 21 g dont acides gras saturés : 7,1 g • glucides : < 0,5 g dont sucres : < 0,5 g • fibres : < 0,5 g • sel : 1,5 g

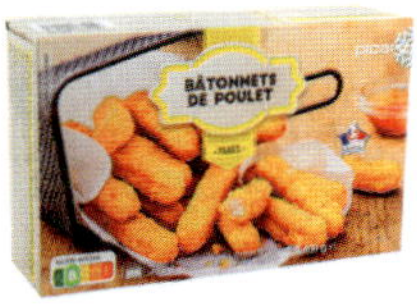

BÂTONNETS DE POULET PANÉS

PICARD®

Un pourcentage de viande insuffisant associé à de l'eau, des peaux de poulet, des protéines de blé et des additifs. La qualité n'est pas au rendez-vous !

· **Ingrédients :** viande de poulet traitée en salaison [filet de poulet (origine : France*) 38,9 %, viande de poulet (origine : France*) 9,7 %, eau, peau de poulet, protéines de blé (gluten), sel, huile de tournesol, gélifiant : algues euchema transformées], chapelure 16,4 % (farine de blé (gluten), levure, sel, épices (curcuma, paprika)], eau, huile de tournesol, farine de blé (gluten), semoule de blé dur (gluten), amidon de blé (gluten), gluten de blé, sel. *Ingrédients issus d'animaux nés, élevés, abattus et transformés en France.

· **Données nutritionnelles pour 100 g**
Valeur énergétique : 242 kcal • protéines : 13 g • lipides : 12 g dont acides gras saturés : 1,9 g • glucides : 19 g dont sucres : 0,2 g • fibres : 1,2 g • sel : 0,9 g

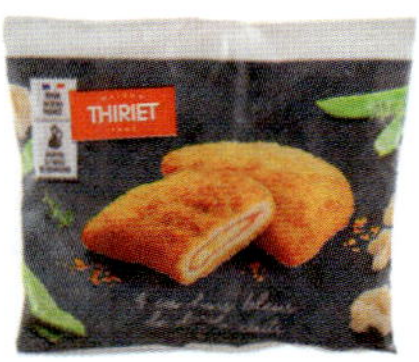

CORDONS-BLEUS DE DINDE CUITS

THIRIET®

Encore une fausse viande en base de cette recette qui est reconstituée avec de l'eau, du sirop de glucose, des protéines de soja… mais également un faux fromage et trop d'additifs !

· **Ingrédients :** viande de dinde traitée en salaison 53 % (viande de dinde 33,3 % (volaille française), eau, sirop de glucose, protéine de soja (soja), amidon transformé, sel, arôme naturel), panure (chapelure (farine de blé (gluten), sel, levure de boulangerie, épices), eau, farine de blé (gluten), sel), jambon de dinde cuit 12 % (viande de dinde 9,6 % (volaille française), eau, sirop de glucose, protéine de soja (soja), sel, fécule, arômes naturels, gélifiant : algues euchema transformées, conservateur : nitrite de sodium), fromage fondu 10 % (fromages (lait), eau, beurre (lait), amidons transformés, protéines de lait (lait), lait écrémé en poudre (lait), lactosérum (lait), gélifiant : carraghénanes), huile de tournesol. Présence éventuelle de céleri, œuf, moutarde.

· **Données nutritionnelles pour 100 g**
Valeur énergétique : 224 kcal • protéines : 12 g • lipides : 12 g dont acides gras saturés : 2,8 g • glucides : 16 g dont sucres : 0,8 g • fibres : 1,5 g • sel : 1,2 g

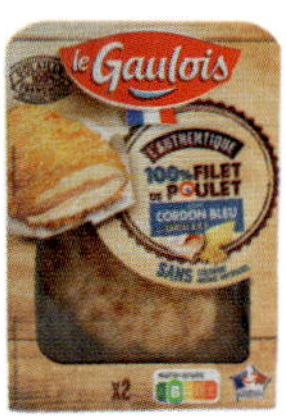

L'AUTHENTIQUE – 100 % FILET DE POULET FAÇON CORDON-BLEU, CANTAL AOP

LE GAULOIS®

La dénomination vend du rêve pour un produit qui ne fait pas mieux que les autres. Seulement 52 % d'une viande traitée en salaison, un fromage fondu qui contient un amidon modifié, bien loin du cantal AOP mis en avant. Seule la qualité de la panure est remarquable !

· **Ingrédients :** viande de poulet traité en salaison : 52 % (viande de poulet origine France : 40 %, eau, fibre de blé, dextrose de blé, protéine de blé, sel), panure : 23 % (farine de blé, levure, sel), cantal fondu : 15 % (cantal AOP : 10,5 %, amidons modifiés, beurre, eau, sel) jambon de dinde cuit : 10 % (viande de dinde origine France : 7 %, eau, fibre de blé, dextrose, sel, gélifiant : carraghénanes, antioxydant : ascorbate de sodium, arôme naturel, blettes, carottes, ferments). Huile de tournesol.

· **Données nutritionnelles pour 100 g**
Valeur énergétique : 238 kcal • protéines : 14 g • lipides : 13 g dont acides gras saturés : 3,3 g • glucides : 15 g dont sucres : 1,1 g • fibres : 2,4 g • sel : 0,83 g

Préparations à la viande (hors volailles)

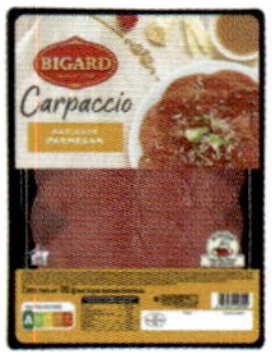

CARPACCIO AU PARMESAN

BIGARD®

Une simple recette de bœuf cru coupé finement avec un assaisonnement de qualité. On valide !

- **Ingrédients :** viande bovine 81 % (origine France), huile de colza, huile d'olive vierge extra, parmesan Parmigiano reggiano 3,7 % (lait de vache, sel, présure animale), vinaigre de vin rouge 3 %.

- **Données nutritionnelles pour 100 g (1 portion = 190 g)**
Valeur énergétique : 162 kcal • protéines : 20 g • lipides : 9,1 g dont acides gras saturés : 1,8 g • glucides : 0,53 g dont sucres : 0,5 g • fibres : NC • sel : 0,42 g

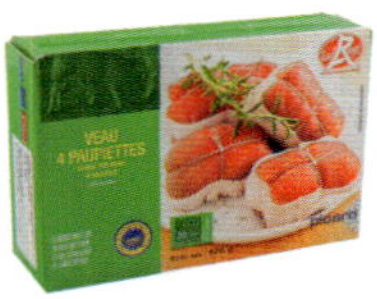

PAUPIETTES DE VEAU

PICARD®

Une recette de qualité remarquable. Un taux de matières grasses plus élevé en raison de la farce, mais le rapport protéines/ lipides reste favorable.

- **Ingrédients :** viande de veau d'Aveyron et du Ségala IGP et Label Rouge (origine : France*) 91 % (escalope 45 %, chair pur veau 55 %), barde de porc 8 %, sel, poivre. *Issue d'animaux nés, élevés et abattus en France.

- **Données nutritionnelles pour 100 g (1 paupiette = 168 g)**
Valeur énergétique : 212 kcal • protéines : 20 g • lipides : 15 g dont acides gras saturés : 5,9 g • glucides : 0,5 g dont sucres : 0,2 g • fibres : < 0,5 g • sel : 0,91 g

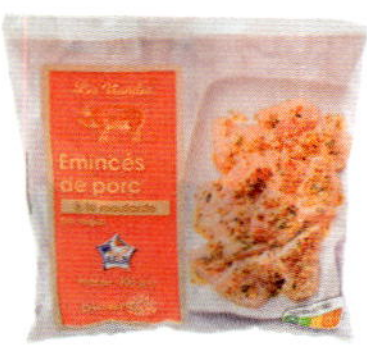

ÉMINCÉS DE PORC À LA MOUTARDE

PICARD®

La qualité de l'assaisonnement nous séduit, dans un rayon ou les additifs sont souvent en surnombre !

- **Ingrédients :** viande de porc 80 % (origine france*), moutarde à l'ancienne 4,9 % (eau, graine de moutarde, vinaigre de vin, sel), oignon, eau, huile d'olive vierge extra, huile de tournesol, bouillon de volaille [eau, os de poulet, viande de poulet (origine france*)], moutarde de Dijon 1,2 % (eau, graine de moutarde, vinaigre d'alcool, sel), ail, farine de riz, thym 0,2 %, romarin 0,2 %, sel, curcuma. *Issue d'animaux nés, élevés, abattus et transformés en France.

- **Données nutritionnelles pour 100 g**
Valeur énergétique : 198 kcal • protéines : 19 g • lipides : 6,2 g dont acides gras saturés : 1,9 g • glucides : 2 g dont sucres : < 0,5 g • fibres : < 0,5 g • sel : 0,66 g

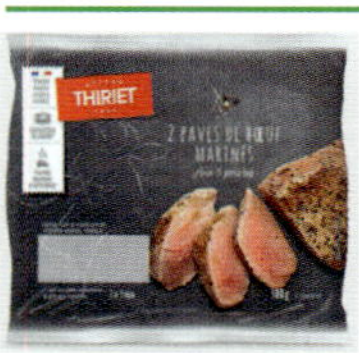

PAVÉS DE BŒUF MARINÉS AUX POIVRES

THIRIET®

Un pourcentage de viande qui reste élevé, mais une marinade telle que l'on pourrait la réaliser à la maison.

- **Ingrédients :** viande bovine (origine France) 92,8 %, eau, sel, sucre, poivre 0,3 % (poivre noir, poivre blanc, poivre vert), arômes naturels, poivron, huile de tournesol.

- **Données nutritionnelles pour 100 g**
Valeur énergétique : 107 kcal • protéines : 21 g • lipides : 2,2 g dont acides gras saturés : 0,8 g • glucides : 0,7 g dont sucres : traces • fibres : traces • sel : 0,9 g

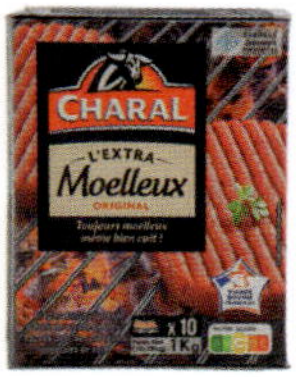

L'EXTRA MOELLEUX

CHARAL®

Idem pour le Spécial à l'oignon et les boulettes Happy family Charal®.
Sous des airs de steak haché se cache une préparation de viande, eau et protéines végétales nécessitant des additifs pour garder l'apparence du bœuf ! Avec 15 % de lipides, il s'agit d'une viande grasse.

• **Ingrédients :** viande de bœuf hachée 80 % (origine france), eau, protéines végétales de soja 2,5 %, sel, arôme, lécithine de soja. Ce produit contient : soja.

• **Données nutritionnelles pour 100 g**
Valeur énergétique : 203 kcal • protéines : 16 g • lipides : 15 g dont acides gras saturés : 6,8 g • glucides : 0,8 g dont sucres : 0,5 g • fibres : NC • sel : 0,62 g

---

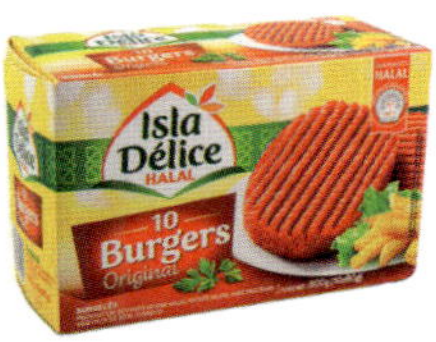

BURGERS ORIGINAL HALAL

ISLA DÉLICE®

Il y a seulement 40 % de viande bovine dans ce produit ! Beaucoup d'additifs et plus de lipides que de protéines. On laisse en rayon !

• **Ingrédients :** viande bovine hachée halal (40,8 %), protéines végétales de soja réhydratées (24 %), eau, gras de bovin (10,2 %), lactose, sel, fibre de blé, protéines de lait, plantes aromatiques, chapelure [gluten], arômes [lactose, céleri], poudre de jus de betterave, épices, lactose, soja.

• **Données nutritionnelles pour 100 g**
Valeur énergétique : 248 kcal • protéines : 14 g • lipides : 20 g dont acides gras saturés : 10 g • glucides : 3 g dont sucres : 2,5 g • fibres : NC • sel : 1,15 g

---

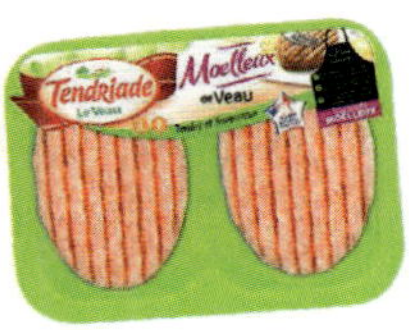

MOELLEUX DE VEAU

TENDRIADE®

Si l'on pense changer un petit peu en achetant un haché de veau, ici, on n'achète que 70 % de viande, le tiers restant de ce produit étant occupé par des protéines végétales et des arômes et additifs.
Les versions panées sont encore pires.

• **Ingrédients :** viande de veau (70 %), protéines végétales réhydratées (28 %) (soja), fibres végétales (blé), purée de tomate, sel, arôme, antioxydant : E301, arôme de fumée.

• **Données nutritionnelles pour 100 g**
Valeur énergétique : 198 kcal • protéines : 15,6 g • lipides : 13 g dont acides gras saturés : 5,2 g • glucides : 4,2 g dont sucres : 0,2 g • fibres : < 0,5 g • sel : 0,52 g

---

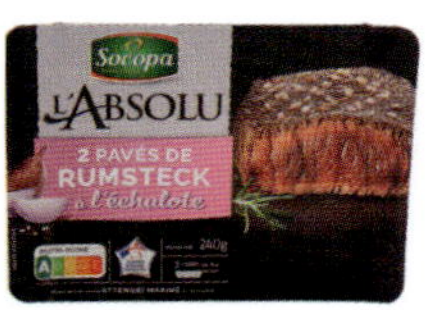

2 PAVÉS DE RUMSTECK À L'ÉCHALOTE

SOCOPA®

Idem pour les autres assaisonnements de cette marque.
Lorsque l'on découvre le cocktail étonnant d'additifs dans cette recette, on se dit vraiment qu'il semble plus sage de manger une viande simplement salée et poivrée, ou de prendre le temps de couper une échalote.

• **Ingrédients :** viande bovine origine France (89 %), eau, sel, maltodextrine, sucre, plantes aromatiques (dont échalote 0,1 %), sucre caramélisé, épices, acidifiants : acétates de sodium, acide citrique, citrates de sodium, arômes, antioxydants : acide ascorbique, ascorbate de sodium, extrait de levure, extrait d'épices.

• **Données nutritionnelles pour 100 g**
Valeur énergétique : 110 kcal • protéines : 20 g • lipides : 2,3 g dont acides gras saturés : 0,7 g • glucides : 0,5 g dont sucres : 0,7 g • fibres : < 0,5 g • sel : 1,1 g

Charcuteries

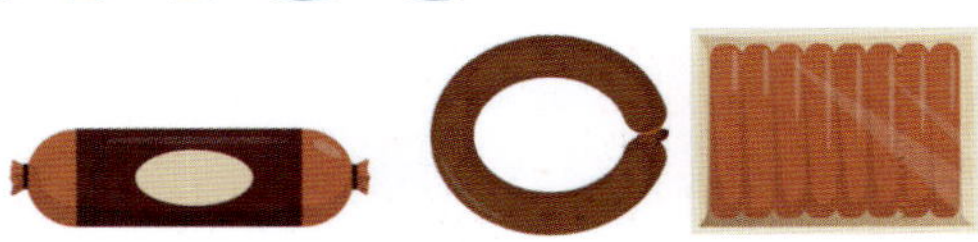

Charcuteries

Du jambon de Bayonne aux rillettes du Mans, en passant par les saucisses de Morteau et les andouilles de Vire... Nos plus belles régions regorgent de spécialités charcutières qui font partie intégrante du patrimoine culinaire français.

COMPOSITION

Le terme charcuterie désigne en réalité l'ensemble des préparations alimentaires principalement à base de viande de porc crue ou cuite et de sel ajouté comme agent de conservation, au minimum.

La charcuterie utilise l'ensemble des parties du porc et selon le morceau utilisé, le taux de matières grasses du produit final va varier.

La fabrication actuelle des lardons et des jambons cuits ou secs permet également d'obtenir des produits plus maigres qu'auparavant, grâce à l'élevage d'animaux moins gras.

Le point fort des charcuteries est sans aucun doute leur grande richesse en protéines (20 % en moyenne) et en fer (le boudin noir est l'aliment le plus riche en fer de bonne qualité).

Cependant, leur mauvaise réputation est également bien fondée, puisque la plupart sont également riches en lipides (jusqu'à plus de 40 % pour certains saucissons) et en sel, ce qui impose une modération de consommation.

LES CHARCUTERIES « ALLÉGÉES »

À l'heure actuelle, les industriels surfent sur ces conseils santé en proposant des produits de charcuterie moins gras et/ou moins salés.

Les teneurs en sel de ces produits sont de nos jours moins élevées que jadis, car la méthode de conservation par le froid a aujourd'hui remplacé la conservation par le sel uniquement, anciennement utilisée. Toutefois, l'apport en sel reste significatif puisqu'il s'agit d'un agent de conservation, mais également d'un exhausteur de goût.

De nombreux produits allégés en sel, à savoir en chlorure de sodium, sont apparus sur le marché. Cette réduction est compensée par un ajout de chlorure de potassium, ce qui est intéressant en termes de qualité, mais l'allègement en sodium reste souvent insuffisant.

Pour ce qui est des matières grasses, n'oublions pas que c'est le gras qui donne la saveur et la texture propres aux charcuteries. Pour préserver le goût, le gras est alors remplacé en grande partie par des additifs et des ajouts de sucre. Que ce soit pour des lardons, saucissons ou des terrines... on y perd souvent la recette de base !

LE SEL NITRITÉ

Le sel nitrité (E250 nitrite de sodium ou E252 nitrate de potassium) est un additif utilisé traditionnellement en charcuterie.

Il joue plusieurs rôles :

- action antibactérienne, notamment sur la toxine botulique ;
- coloration rouge finale de la charcuterie, et rose du jambon cuit ;
- goût et odeur caractéristiques des salaisons ;
- bonne tenue à la fabrication.

Lors de la digestion, les molécules de nitrite contenues dans la charcuterie peuvent réagir et se transformer en nitrosamines.

Le sel nitrité est soupçonné, de par cette réaction, d'avoir un rôle dans le développement du cancer colorectal.

La norme de sel nitrité légale est de 150 mg maxi/kilo de produit pour les charcuteries, 80 mg/kg de produits pour les normes bio.

Il existe même certains industriels (au Danemark notamment) qui travaillent sans nitrite, mais encore faut-il accepter un jambon qui ne soit pas rose !

Dans tous les cas, cela impose surtout, pour ne pas en consommer en quantité trop importante, de limiter sa consommation de charcuteries, et ce encore plus pour les jeunes enfants.

COMMENT LES CHOISIR ?

- Plus la liste des ingrédients est courte, mieux c'est !
- On limite les ajouts de sucres sous toutes les formes (dextrose, saccharose, sucre de canne, lactose, amidon...) et surtout de sirop de glucose-fructose. À choisir, on préfère un léger ajout de vrai sucre.
- Les jambons crus se démarquent du lot au rayon des charcuteries tranchées avec des recettes plus simples, mais ils sont plus riches en sel. Noix de jambon, grisons, bacon... sont difficiles, pour ne pas dire impossibles à trouver sans ajout de sucres.

LES PIÈGES

- Les produits allégés en sel (par rapport à la moyenne des produits du marché) qui ne le sont pas toujours de manière significative : on a du mal à s'y retrouver en faisant le calcul : certains produits classiques à 0,7 g de sodium, des produits allégés à -25 % de sodium qui apportent 0,6 g de sodium pour 100 g.
- Les produits, notamment les saucisses, vendues en portions trop grosses.
- Les jambons cuits fumés qui ont tendance à être plus gras et plus salés.
- Les rôtis de dinde, de bœuf ou encore filets de poulet cuits et emballés sous vide qui s'apparentent à première vue à une viande fraîche, mais vu le nombre d'additifs et la quantité de sel ajoutés, ont bien leur place dans le rayon charcuteries et se rapprochent plus du jambon.
- Les minis saucissons et chorizos qui s'avèrent plus gras qu'un produit entier à trancher vous-même.

ATTENTION AUX PRIX EN HAUSSE !

Dans le rayon des jambons, les industriels ont fait beaucoup d'efforts pour limiter le sel, les nitrites, proposer des produits bio... et on ne peut que saluer ces efforts. Mais le prix au kilo semble atteindre des sommets. Certains produits frôlent même les 50 €/kilo, soit plus qu'un rumsteck.

N'oublions pas qu'il s'agit d'une charcuterie salée (même en cas de recette réduite en sel) dont la consommation ne doit pas faire partie du quotidien. Dans cette mesure, même si le produit n'est pas parfait, vous limitez l'impact sur votre santé !

CONSEILS DE CONSOMMATION

• La consommation doit rester occasionnelle en raison de l'apport en sel, et encore plus lorsqu'il s'agit de sel nitrité.

• Pour 1 portion, on compte environ 100 g pour les charcuteries maigres telles que jambon cuit ou cru dégraissé, bacon, viande des grisons, bresaola, noix de jambon, rôtis tranchés.

• Le gras des jambons ne doit pas être consommé fréquemment. Les produits découennés dégraissés restent préférables.

• Pour les pâtés et terrines, on ne dépasse pas 30 g pour 1 portion.

• Pour les saucisses et saucissons secs, les chorizos, les saucissons à l'ail, le cervelas, on compte 30 g pour une portion et on évite d'ajouter du beurre en plus. Ils ne sont pas conseillés à l'apéritif, où l'on consommera des quantités trop élevées sans s'en rendre compte.

• Pour les rôtis de dinde, de bœuf ou encore les filets de poulet cuits, préférez bien une viande fraîche à cuisiner vous-même.

LARDONS, DÉS DE JAMBON...

Il est difficile de trouver dans cette gamme des compositions idéales tant les additifs sont nombreux. N'oublions pas que leur consommation doit rester occasionnelle, qu'il s'agisse d'un lardon classique ou d'un produit allégé en matières grasses.

Seules les allumettes de bacon sortent un peu du lot. Mais si vous disposez d'un peu de temps, détailler les tranches vous-même restera plus économique et vous permettra d'acheter plus facilement un produit de qualité.

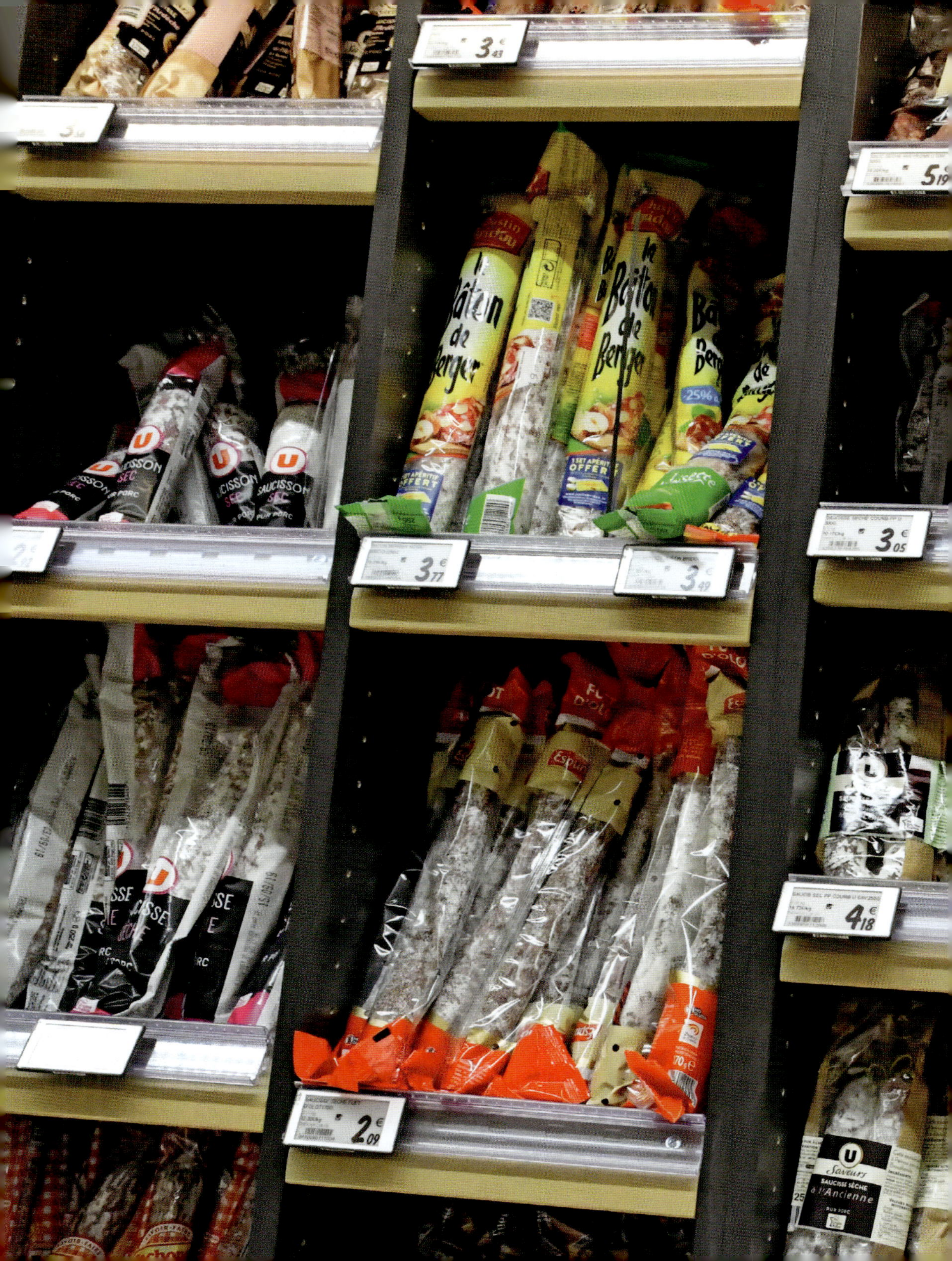
3,43 €
5,19 €
Justin Bridou
le Bâton de Berger
1 SET APÉRITIF OFFERT
Lisette
SAUCISSON SEC
PUR PORC
3,77 €
3,49 €
3,05 €
4,18 €
2,09 €
Saveurs
SAUCISSE SÈCHE
à l'Ancienne
PUR PORC

Jambons cuits

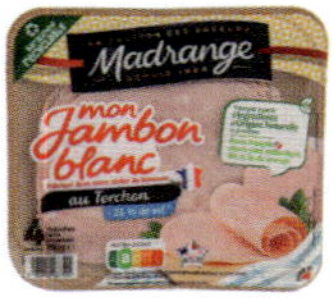

MON JAMBON BLANC AU TORCHON

MADRANGE®

Réduit en sodium grâce à l'utilisation d'autres minéraux et pas plus cher ! On apprécie l'engagement environnemental sur l'emballage, sur la qualité et le bien-être animal.

• **Ingrédients :** jambon de porc frais français élevé sans antibiotique dès la naissance, bouillons (eau, oignon, ail, poivre noir, noix de muscade, clou de girofle, thym, laurier, blette, carotte, acérola), substitut de sel : sel de mer et minéraux de mer (potassium, magnésium, calcium), sel, sucre de canne, ferments.

• **Données nutritionnelles pour 100 g**
Valeur énergétique : 109 kcal • protéines : 21 g • glucides : 0,7 g dont sucres : 0,7 g • lipides : 2,5 g dont acides gras saturés : 1 g • fibres : NC • sel : 1,4 g

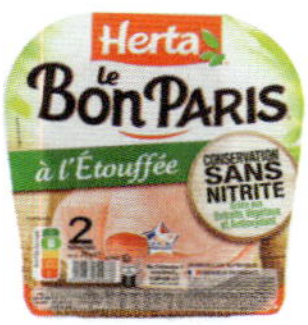

LE BON PARIS À L'ÉTOUFFÉE SANS NITRITE

HERTA®

Une jolie recette sans nitrite, à un prix qui reste abordable ! On apprécie.

• **Ingrédients :** jambon frais de porc, bouillon (eau, couennes de porc, oignons, os de porc, carottes, sel, persil, ail, clou de girofle, poivre, laurier), sel, sucre, arôme naturel (présence naturelle de polyphénols), antioxydant : acide ascorbique.

• **Données nutritionnelles pour 100 g**
Valeur énergétique : 105 kcal • protéines : 20 g • glucides : 0,5 g dont sucres : 0,5 g • lipides : 2,5 g dont acides gras saturés : 1 g • fibres : 0,5 g • sel : 1,8 g

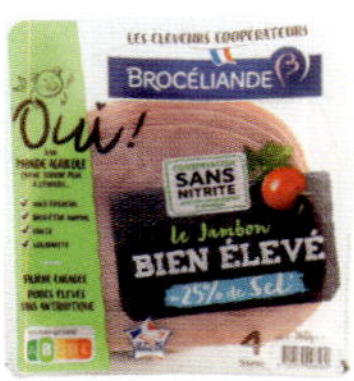

LE JAMBON BIEN ÉLEVÉ -25 % DE SEL

BROCÉLIANDE®

Une marque moins connue, mais qui a le mérite de faire un bel effort sur la qualité des ingrédients.

• **Ingrédients :** jambon de porc issu d'animaux élevés sans antibiotique dès la naissance et nourris sans OGM (< 0,9 %), sel, conservateur : chlorure de potassium, arômes naturels*, dextrose, antioxydant : acide ascorbique, bouillon (eau, arôme naturel, oignon, ail, épices et plantes aromatiques). *Contient naturellement des polyphénols. Viande de porc origine France.

• **Données nutritionnelles pour 100 g**
Valeur énergétique : 115 kcal • protéines : 21 g • glucides : 1 g dont sucres : 1 g • lipides : 3 g dont acides gras saturés : 1 g • fibres : 0,5 g • sel : 1,4 g

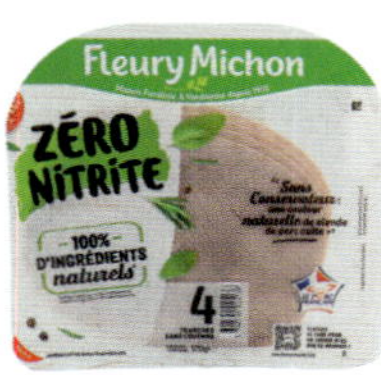

JAMBON DE PORC ZÉRO NITRITE

FLEURY MICHON®

Une jolie recette avec zéro nitrite.

• **Ingrédients :** jambon de porc, bouillons (eau, os de porc, plantes aromatiques, viande de porc, jus concentré de carotte et oignon, préparation à base de viande, épices, couenne de porc), sel, sucre, jus concentré d'acérola. Traces éventuelles de céleri.

• **Données nutritionnelles pour 100 g**
Valeur énergétique : 116 kcal • protéines : 22 g • glucides : 0,7 g dont sucres : 0,7 g • lipides : 2,8 g dont acides gras saturés : 1 g • fibres : NC • sel : 2 g

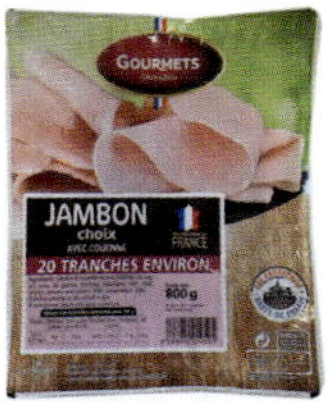

JAMBON CHOIX AVEC COUENNE

Sous une étiquette Gourmets se cache un produit riche en additifs, très salé et même trop sucré pour un jambon !

• **Ingrédients :** jambon et couenne de porc, eau, sel, sirop de glucose, dextrose, stabilisants : E450-E451, arômes, antioxydants : E301-E316, conservateurs : E250-E262. Présence possible de lait, pistaches, soja, céleri.

• **Données nutritionnelles pour 100 g**
Valeur énergétique : 150 kcal • protéines : 17 g • glucides : 2,4 g dont sucres : 2,4 g • lipides : 8 g dont acides gras saturés : 3,2 g • fibres : NC • sel : 2,3 g

---

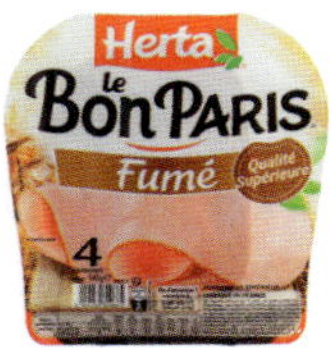

LE BON PARIS FUMÉ

HERTA®

Dextrose, nitrites, un antioxydant et un arôme fumé. Peut mieux faire !

• **Ingrédients :** jambon frais de porc, bouillon (eau, couennes de porc, oignons, os de porc, carottes, sel, persil, ail, clou de girofle, poivre, laurier), sel, dextrose de maïs, conservateur : nitrite de sodium, antioxydant : isoascorbate de sodium, fumée.

• **Données nutritionnelles pour 100 g**
Valeur énergétique : 103 kcal • protéines : 20 g • glucides : 0,4 g dont sucres : 0,4 g • lipides : 2,4 g dont acides gras saturés : 0,4 g • fibres : 0,5 g • sel : 1,9 g

---

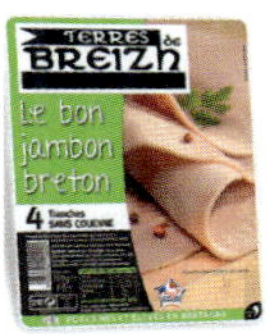

LE BON JAMBON BRETON SANS COUENNE

TERRES DE BREIZH®

Le Bon Jambon breton pourrait améliorer la qualité de sa recette. Sirop de glucose, dextrose, nitrites… Nous ne sommes pas convaincus !

• **Ingrédients :** jambon cuit de qualité supérieure découenné et dégraissé. Jambon de porc (Bretagne), eau, sel arômes naturels, sirop de glucose, bouillon de porc, dextrose, antioxydant (érythorbate de sodium) conservateur (nitrite de sodium).

• **Données nutritionnelles pour 100 g**
Valeur énergétique : 117 kcal • protéines : 21 g • glucides : 0,5 g dont sucres : 0,5 g • lipides : 3 g dont acides gras saturés : 1,2 g • fibres : NC • sel : 1,8 g

---

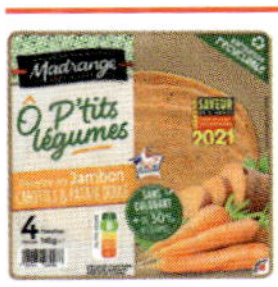

Ô P'TITS LÉGUMES - RECETTE AU JAMBON, CAROTTES

MADRANGE®

Un produit pochette-surprise comme nous en découvrons chaque année. Pourquoi aller créer ce genre de recette qui apporte moins de protéines, et des légumes et féculents (patate douce) sous une forme inutile ? Et qui oblige, de plus, à ajouter des additifs en nombre dans la recette !

• **Ingrédients :** jambon de porc 52 %, carotte 21 %, eau, patate douce 6,2 %, oignon 4,0 %, fibres de chicorée, sel, arômes naturels, fibres de pois, amidon de pois, persil 0,4 %, ail 0,3 %, bouillon déshydraté (jus concentré de : blette, carotte, acérola), fibres de psyllium, extrait de piment Chipotle, sucre de canne, ferments. Porc français élevé sans antibiotique dès la fin du sevrage (42e jour), carotte, patate douce, oignon, persil origine UE, ail origine France.

• **Données nutritionnelles pour 100 g**
Valeur énergétique : 90 kcal • protéines : 14 g • glucides : 4,6 g dont sucres : 1,9 g • lipides : 1,2 g dont acides gras saturés : 0,4 g • fibres : 0 g • sel : 1,5 g

Jambons crus et autres charcuteries tranchées

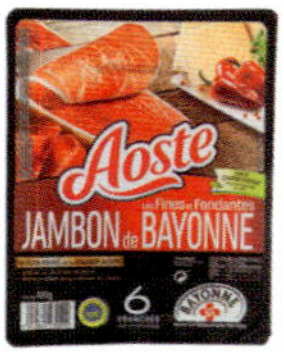

JAMBON DE BAYONNE

AOSTE®

Les fines et fondantes. Juste du jambon et du sel : on peut difficilement faire plus simple.

• **Ingrédients :** jambon de porc origine France, sel.

• **Données nutritionnelles pour 100 g**
Valeur énergétique : 247 kcal • protéines : 27 g • lipides : 15 g dont acides gras saturés : 6 g • glucides : 1 g dont sucres : 1 g • sel : 4 g

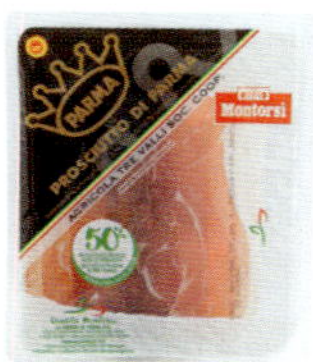

JAMBON DE PARME

MONTORSI®

Une recette traditionnelle comme le précédent produit, sans aucun additif. Un peu plus salé cependant.

• **Ingrédients :** cuisse de porc, sel.

• **Données nutritionnelles pour 100 g**
Valeur énergétique : 253 kcal • protéines : 27 g • lipides : 16 g dont acides gras saturés : 5,3 g • glucides : < 0,5 g dont sucres : 0 g • sel : 4,6 g

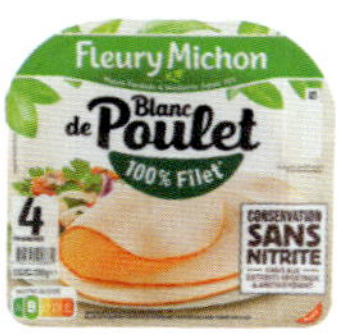

BLANC DE POULET SANS NITRITE

FLEURY MICHON®

Une jolie alternative, plus légère et moins salée, permettant de varier les apports protéiques avec un juste prix.

• **Ingrédients :** filet de poulet, sel, bouillons (eau, os de poulet, échalote, ail, épices, plantes aromatiques 0,03 %, sel), sucre, antioxydants : ascorbate de sodium, extraits de romarin. Traces éventuelles de céleri. Sans conservateur.

• **Données nutritionnelles pour 100 g**
Valeur énergétique : 102 kcal • protéines : 20 g • lipides : 2,4 g dont acides gras saturés : 0,7 g • glucides : < 0,5 g dont sucres : < 0,5 g • sel : 2 g

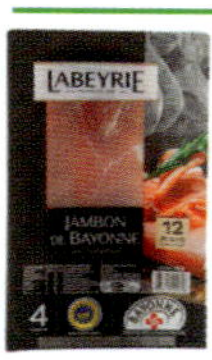

JAMBON DE BAYONNE – IGP AFFINÉ 12 MOIS

LABEYRIE®

Un produit simple, affiné. Un petit bémol sur le prix tout de même, multiplié par 2.

• **Ingrédients :** jambon frais de porc (origine : France), sel.

• **Données nutritionnelles pour 100 g**
Valeur énergétique : 247 kcal • protéines : 28g • lipides : 15 g dont acides gras saturés : 5,9 g • glucides : 0 g • sel : 4,6 g

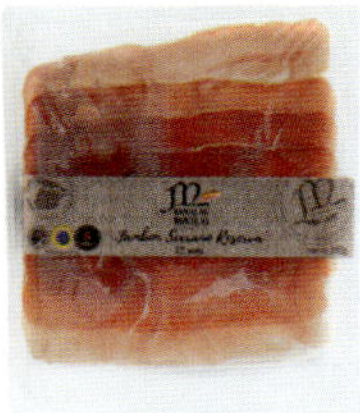

JAMBON SERRANO RESERVA
MANUEL DE MONTEJO®

L'emballage nous laisse penser à un produit italien de qualité ; la recette est tout autre, il y a bien mieux en rayon, et moins cher.

• **Ingrédients :** jambon de porc (100 g de jambon serrano proviennent de 145 g de viande), sel, dextrose, antioxydant (E-301) et conservateurs (E-250, E-252).

• **Données nutritionnelles pour 100 g**
Valeur énergétique : 252 kcal • protéines : 27 g • lipides : 16 g dont acides gras saturés : 5,7 g • glucides : 0,5 g dont sucres : 0,5 g • sel : 3,2 g

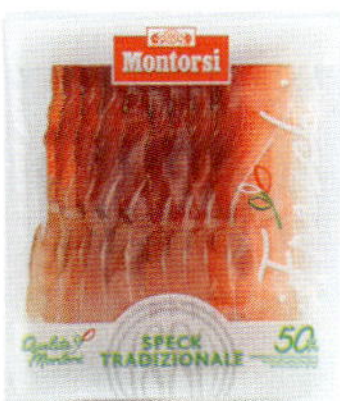

SPECK TRADIZIONALE
MONTORSI®

Une recette pas si traditionnelle qu'on essaie de nous le faire croire, avec l'ajout de dextrose, de fructose et d'additifs. Il y a mieux !

• **Ingrédients :** viande de porc, sel, épices, arômes naturels, dextrose, fructose, antioxydant : ascorbate de sodium, conservateurs : nitrite de sodium, nitrate de potassium.

• **Données nutritionnelles pour 100 g**
Valeur énergétique : 256 kcal • protéines : 28 g • lipides : 16 g dont acides gras saturés : 6,2 g • glucides : 0,1 g dont sucres : 0,1 g • sel : 4,6 g

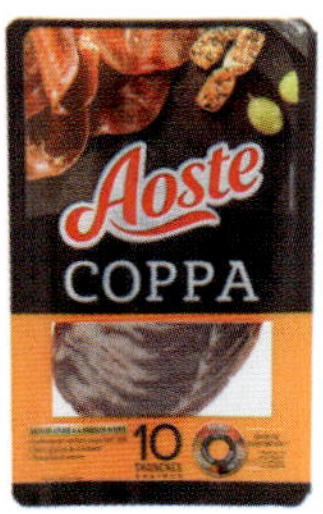

COPPA
AOSTE®

6 additifs, c'est beaucoup trop !

• **Ingrédients :** échine de porc, sel, dextrose, sirop de glucose, sucre, épices, arômes, conservateurs : lactate de sodium, acétates de sodium, acide ascorbique, ascorbate de sodium, érythorbate de sodium, nitrite de sodium, nitrate de potassium, ferments.

• **Données nutritionnelles pour 100 g**
Valeur énergétique : 269 kcal • protéines : 28 g • lipides : 17 g dont acides gras saturés : 6,1 g • glucides : 1,1 g dont sucres : 0,7 g • sel : 4,5 g

Viande cuite, abats préparés

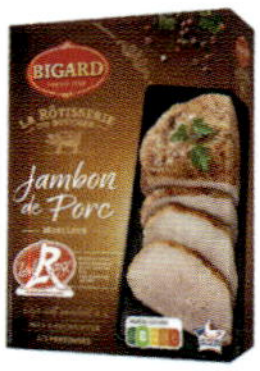

JAMBON DE PORC MOELLEUX

BIGARD®

Label Rouge.
Un produit très bien préparé, avec des ajouts modestes de vrai sucre et d'un vrai sel (sans nitrite).

• **Ingrédients :** jambon de porc 87 % (origine France), eau, sel, arômes naturels, saccharose, ferments.

• **Données nutritionnelles pour 100 g**
Valeur énergétique : 139 kcal • protéines : 21 g • glucides : 0,6 g dont sucres : 0,6 g • lipides : 5 g dont acides gras saturés : 2,2 g • fibres : 0,8 g • sel : 0,82 g

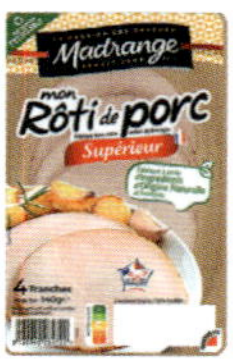

MON RÔTI DE PORC SUPÉRIEUR

MADRANGE®

Une jolie recette, pour un produit prêt à l'emploi et sans nitrite.

• **Ingrédients :** carré de porc origine France, filet de porc origine France, sel, arômes naturels, bouillon (jus de : blette, carotte, acérola, oignon), sucre issu de betterave, extrait de carotte, épice, plante aromatique, ferments.

• **Données nutritionnelles pour 100 g**
Valeur énergétique : 118 kcal • protéines : 23 g • glucides : 0,7 g dont sucres : 0,7 g • lipides : 2,6 g dont acides gras saturés : 1 g • fibres : 0 g • sel : 1,9 g

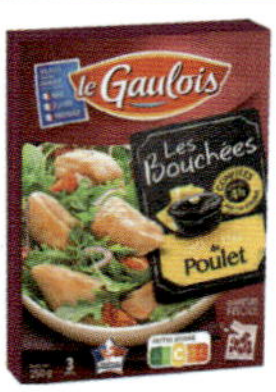

BOUCHÉES DE POULET CONFITES

LE GAULOIS®

Des bouchées de poulet simplement gourmandes, car cuisinées à la graisse de canard mais dont la composition reste simple.

• **Ingrédients :** hauts de cuisse de poulet sans os sans peau origine France : 89 %, graisse de canard : 6 %, eau, sel, arôme naturel.

• **Données nutritionnelles pour 100 g**
Valeur énergétique : 209 kcal • protéines : 23 g • glucides : traces • lipides : 13 g dont acides gras saturés : 4 g • fibres : 0 g • sel : 0,96 g

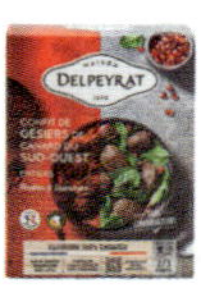

CONFIT DE GÉSIERS DE CANARD DU SUD-OUEST

DELPEYRAT®

Une très belle recette ! Des gésiers confits et juste salés et poivrés. PARFAIT !

• **Ingrédients :** gésiers de canard du Sud-Ouest 90 %, graisse de canard, sel, poivre.

• **Données nutritionnelles pour 100 g**
Valeur énergétique : 180 kcal • protéines : 33 g • glucides : 0 g • lipides : 5,4 g dont acides gras saturés : 2,1 g • fibres : 0 g • sel : 1,6 g

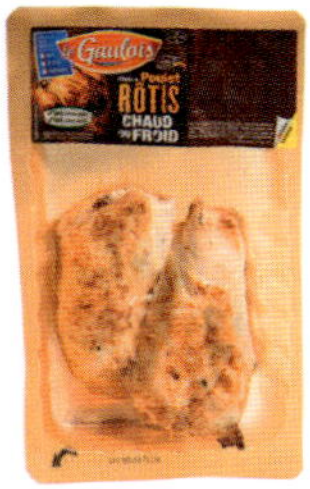

FILETS DE POULET RÔTIS - CHAUD OU FROID

LE GAULOIS®

La version aiguillettes de poulet grillé de la marque n'est guère mieux.
D'apparence, un produit qui ressemble à un joli blanc de poulet rôti sur la carcasse, préparé maison… Mais la liste des ingrédients avec ajout d'huile, de sucre, de sirop de glucose… nous en éloigne. Et tout de même, 1,4 g de sel.

• **Ingrédients :** filets de poulet avec peau : 86 %, eau, sel, huile de tournesol, sucre roux, sirop de glucose de blé, protéines de pois, épaississant : carraghénanes.

• **Données nutritionnelles pour 100 g**
Valeur énergétique : 151 kcal • protéines : 24 g • lipides : 5,8 g dont acides gras saturés : 1,4 g • glucides : 0 g • sel : 1,4 g

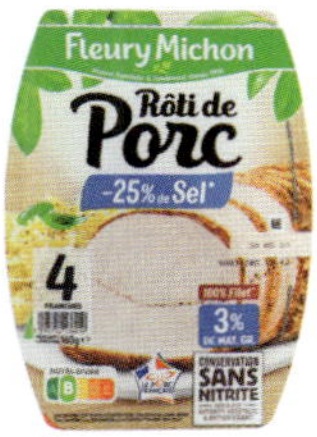

RÔTI DE PORC -25 % DE SEL SANS NITRITE

FLEURY MICHON®

Réduire le sel ne fait pas tout. Dextrose et colorant caramel pourraient largement être évités !

• **Ingrédients :** filet de porc, bouillon (eau, ail, os de porc, plantes aromatiques, viande de porc, épices), sel, arômes naturels (contient naturellement des polyphénols), chlorure de potassium, vinaigre en poudre, dextrose, antioxydant : acide ascorbique, poivre, jus concentrés (carotte et oignon), colorant : caramel ordinaire. Viande de porc origine France. Traces éventuelles de céleri.

• **Données nutritionnelles pour 100 g**
Valeur énergétique : 122 kcal • protéines : 24 g • glucides : 0,9 g dont sucres : 0,9 g • lipides : 2,5 g dont acides gras saturés : 0,9 g • fibres : 0 g • sel : 1,4 g

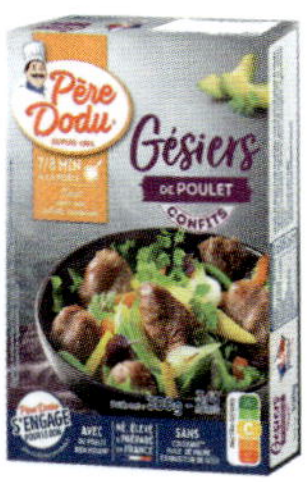

GÉSIERS DE POULET CONFITS

PÈRE DODU®

Contrairement au produit Delpeyrat proposé en top, vous achetez seulement 85 % de gésiers, avec 2 additifs dont du nitrite de sodium et un ajout d'arôme.

• **Ingrédients :** gésiers de poulet 85 %, graisse de canard 10 %, sel, arômes naturels, conservateur : nitrite de sodium, antioxydant : érythorbate de sodium. Gésiers de poulet origine France.

• **Données nutritionnelles pour 100 g**
Valeur énergétique 180 kcal • protéines : 20 g • glucides : 0,9 g dont sucres : 0,1 g • lipides : 11 g dont acides gras saturés : 3,4 g • fibres : 0,5 g • sel : 1,3 g

Saucisses sèches, chorizo, saucissons à l'ail, cervelas

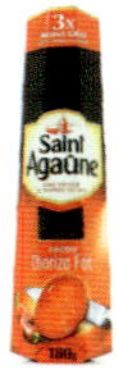

SPÉCIALITÉ DE CHORIZO

SAINT AGAÛNE®

Une recette qui reste assez simple, avec un taux de matière grasse bien plus bas que les autres en rayon à 16,5 %. On aimerait cependant un produit un peu moins salé.

· **Ingrédients :** viande de porc *, piment, sel, sucres (lactose, saccharose), épices, conservateur : nitrate de potassium, ferments. *Viande d'origine UE soigneusement sélectionnée.

· **Données nutritionnelles pour 100 g**
Valeur énergétique : 301 kcal • protéines : 33,6 g • lipides : 16,5 g dont acides gras saturés 4,9 g • glucides : 4,3 g dont sucres : 3,2 g • sel : 4,6 g

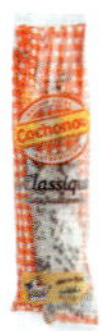

SAUCISSON SEC PUR PORC LE CLASSIQUE

COCHONOU®

L'une des recettes les plus simples ! Malgré la présence de lactose et dextrose, il faut souligner l'absence de nitrites et autres additifs type colorants.

· **Ingrédients :** viande de porc origine France, sel, lactose, dextrose, épices, ferments.

· **Données nutritionnelles pour 100 g**
Valeur énergétique : 416 kcal • protéines : 24 g • lipides : 34 g dont acides gras saturés : 14 g • glucides : 3,5 g dont sucres : 3 g • sel : 4,7 g

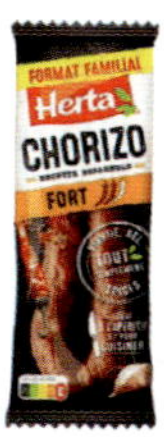

CHORIZO FORT

HERTA®

Une recette comme on les aime : viande, sel, épices, et c'est tout !

· **Ingrédients :** viande de porc, paprika fumé 2,7 %, sel, ail, piment de Cayenne 0,05 %. Boyau naturel de porc.

· **Données nutritionnelles pour 100 g**
Valeur énergétique : 442 kcal • protéines : 25 g • lipides : 38 g dont acides gras saturés : 14 g • glucides : 0,5 g dont sucres : 0,5 g • sel : 3,1 g

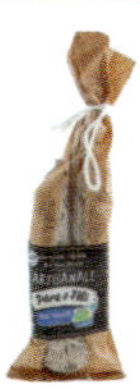

SAUCISSE SÈCHE ARTISANALE

PÈRE & FILS®

Pas de conservateurs ni autres additifs : on valide.

· **Ingrédients :** viande de porc (origine France), sel, lactose, vin, dextrose, poivre (épice), ail (plante aromatique). Ferments lactiques. Boyau naturel de porc.

· **Données nutritionnelles pour 100 g**
Valeur énergétique : 413 kcal • protéines : 27 g • lipides : 33 g dont acides gras saturés : 11 g • glucides : 0,5 g dont sucres : 0,5 g • sel : 4,4 g

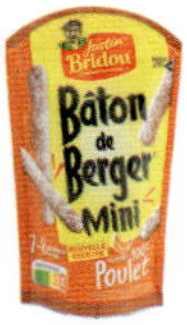

SAUCISSON MINI BÂTONNETS 100 % POULET

JUSTIN BRIDOU®

Nous cherchons l'intérêt de ce produit : la viande de poulet est naturellement maigre : l'enrober de graisses de palme, la sursaler, enfin, la parsemer d'additifs n'est pas vraiment une bonne idée !

• **Ingrédients :** viande de poulet (origine UE ou hors UE), graisse de palme (10 %), sel, lactose, dextrose, arôme, arôme de fumée, poudre de tomate, épices et plante aromatique, colorant : rouge de betterave, conservateurs : ascorbate de sodium, nitrate de potassium, nitrite de sodium, ferments. Enveloppe : alginate de sodium, cellulose ou collagène, cellulose.

• **Données nutritionnelles pour 100 g**
Valeur énergétique : 428 kcal • protéines : 31 g • lipides : 32 g dont acides gras saturés : 13 g • glucides : 3,9 g dont sucres : 3,3 g • sel : 6,1 g

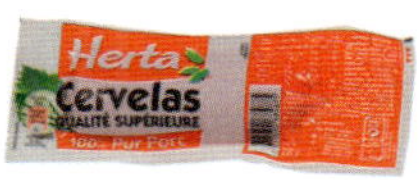

CERVELAS 100 % PUR PORC

HERTA®

Un petit effort a été fait quant au nombre d'additifs, mais cela reste trop ! De plus, vous ne faites pas un meilleur choix en choisissant ce produit, il fait partie des charcuteries les moins riches en protéines.

• **Ingrédients :** viande de porc 79 %, eau, gras de porc, sel, épices, sucre, dextrose, stabilisant : E451, arômes (blé, céleri), extraits d'épices (céleri), antioxydant : isoascorbate de sodium, conservateur : nitrite de sodium, colorant : carmins. Peut contenir : moutarde.

• **Données nutritionnelles pour 100 g**
Valeur énergétique : 277 kcal • protéines : 12 g • lipides : 25 g dont acides gras saturés : 10 g • glucides : 1 g dont sucres : 0,9 g • sel : 1,8 g

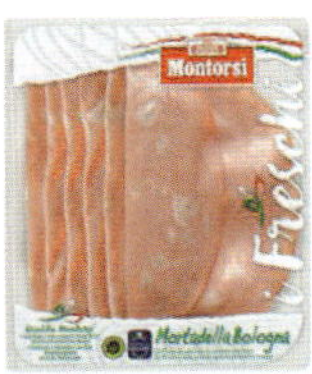

MORTADELLA BOLOGNA

MONTORSI®

Bien loin d'une recette traditionnelle, l'ajout de glutamate et autre exhausteur de goût nous incite à laisser ce produit en rayon !

• **Ingrédients :** viande de porc, tripes de porc, sel, saccharose, épices et plantes aromatiques, agent de sapidité : glutamate monosodique, antioxydant : ascorbate de sodium, conservateur : nitrite de sodium, arômes naturels.

• **Données nutritionnelles pour 100 g**
Valeur énergétique : 266 kcal • protéines : 17 g • lipides : 22 g dont acides gras saturés : 8,3 g • glucides : 0 g • sel : 2,6 g

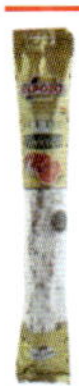

SAUCISSON SEC FUETEC IBÉRIQUE

ELPOZO®

On pense à une recette traditionnelle espagnole, mais l'ajout de sirop de sucre et dextrose l'en éloigne, il y a bien mieux !

• **Ingrédients :** maigre et poitrine de porc, lait en poudre, sel, sirop de glucose de maïs, dextrose de maïs, épices et antioxydant (e-301). Traces éventuelles de soja.

• **Données nutritionnelles pour 100 g**
Valeur énergétique : 430,5 kcal • protéines : 25,5 g • lipides : 35,5 g dont acides gras saturés : 12,4 g • glucides : 4 g dont sucres : 3 g • sel : 4 g

Pâtés, rillettes et autres terrines

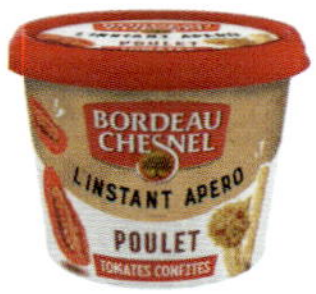

L'INSTANT APÉRO POULET TOMATES CONFITES

BORDEAU CHESNEL®

Spécialité charcutière
Cette nouvelle recette originale et bien composée est une bonne alternative pour varier les saveurs. Les rillettes de porc sans graisses ajoutées de la même marque sont un excellent produit et, contrairement à ce que l'on peut penser, moins grasses que des rillettes de poulet.

• **Ingrédients :** viande de poulet origine France (65 %), tomates mi-séchées (14 %), huile de colza, oignons, graisse de canard, tomates (4 %), ail, vinaigre de vin rouge, échalote, carotte, fécule de manioc, plantes aromatiques, sel, poivre, antioxydant : extrait de romarin.

• **Données nutritionnelles pour 100 g**
Valeur énergétique : 223 kcal • protéines : 12 g • lipides : 17 g dont acides gras saturés : 3,1 g • glucides : 3,9 g dont sucres : 2,1 g • sel : 1,4 g

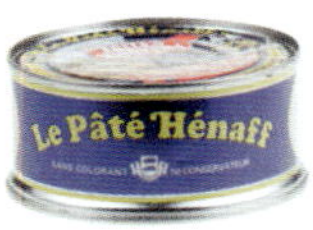

LE PÂTÉ HÉNAFF CLASSIQUE

HÉNAFF®

Une composition parfaite et un taux de matières grasses raisonnable dans ce rayon.

• **Ingrédients :** viande de porc (91 %), fumet, foie de porc (1,5 %), sel de Guérande (1,5 %), épices. Sans nitrite, sans gluten.

• **Données nutritionnelles pour 100 g**
Valeur énergétique : 257 kcal • protéines : 17 g • lipides : 21 g dont acides gras saturés : 8,2 g • glucides : < 0,5 g • sel : 1,6 g

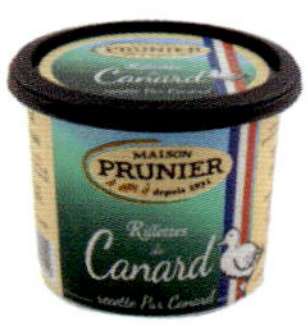

RILLETTES DE CANARD

MAISON PRUNIER®

Une recette de rillettes de canard qui répond à nos attentes en étant réellement à base de viande de canard et de graisses de canard !

• **Ingrédients :** viande de canard français (93 %), graisse de canard français, sel, arômes naturels, poivre.

• **Données nutritionnelles pour 100 g**
Valeur énergétique : 392 kcal • protéines : 17 g • lipides : 36 g dont acides gras saturés : 12 g • glucides : 0,5 g dont sucres : 0,5 g • sel : 1,5 g

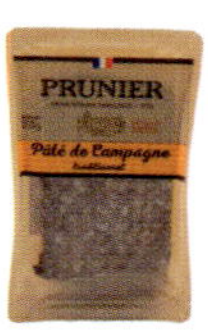

PÂTÉ DE CAMPAGNE TRADITIONNEL

MAISON PRUNIER®

Une recette de terrine qui se démarque des produits proposés en rayon, par l'utilisation d'ingrédients nobles.

• **Ingrédients :** foie de porc Label Rouge, gras de porc Label Rouge, gorge de porc Label Rouge, viande de porc Label Rouge, œufs, lait, farine de blé, oignons, crépine, sel, plantes aromatiques, épices. Présence possible de soja et fruits à coque.

• **Données nutritionnelles pour 100 g**
Valeur énergétique : 349 kcal • lipides : 32 g dont acides gras saturés : 13 g • glucides : 2,1 g dont sucres : 0,5 g • protéines : 13 g • sel : 1,5 g

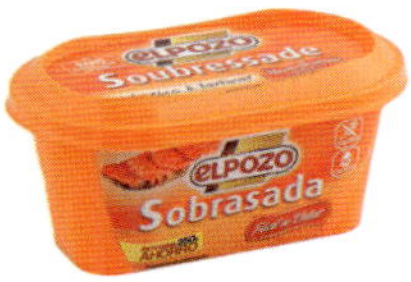

SOUBRESSADE CHORIZO À TARTINER

ELPOZO®

Il suffit de lire la liste des ingrédients pour fuir ce produit, qui contient moins de 30 % de viande de porc et plus de 70 % du gras de porc, avec additifs !

• **Ingrédients :** gras de porc avec antioxygènes (E 320, E 321), viande de porc (27 %), piment, sel, épices. Conservateur : E252, colorant E120. Traces éventuelles de lait, soja et fruits à coque.

• **Données nutritionnelles pour 100 g**
Valeur énergétique : 569 kcal • protéines : 7,3 g • lipides : 60 g dont acides gras saturés : 20 g • glucides : 0,5 g dont sucres : 0,5 g • sel : 2,4 g

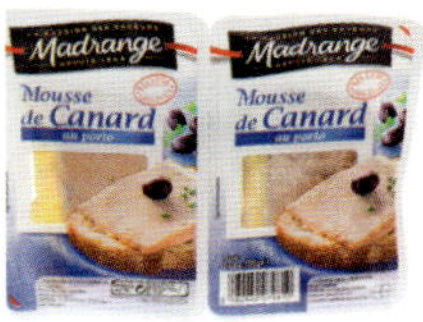

MOUSSE DE CANARD AU PORTO

MADRANGE®

Le premier ingrédient de cette mousse de canard n'est autre que du gras de porc... S'ajoutent plus loin de la couenne, du saindoux, de la crème... Un empilement, avec au final une recette qui manque de simplicité et atteint 40 % de lipides.

• **Ingrédients :** gras de porc*, foie maigre de canard 22 %, graisse de canard 15 %, foie de poulet, eau, couenne de porc*, saindoux, porto 1,7 %, crème (lait), farine de blé, sel, sucre, poudre de lait écrémé, arômes naturels, poivre, ferments, colorants : lutéine et extrait de paprika. *Porc français élevé sans antibiotique dès la fin du sevrage (42e jour). Canard et poulet origine UE, porto origine Portugal.

• **Données nutritionnelles pour 100 g**
valeur énergétique : 407 kcal • protéines : 9,5 g • glucides : 2,2 g dont sucres : 2,2 g • lipides : 40 g dont acides gras saturés : 13 g • sel : 1,5 g

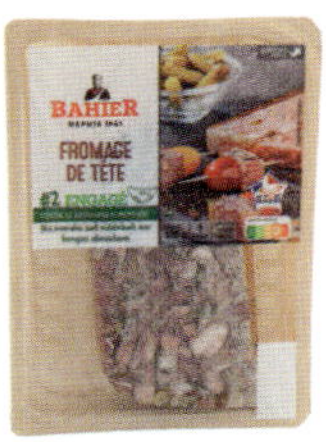

FROMAGE DE TÊTE

BAHIER®

Une liste d'additifs bien trop longue. Dommage pour ce produit qui bénéficie d'une image traditionnelle. Ici, il n'en est rien !

• **Ingrédients :** morceaux de tête de porc, eau, cornichons au vinaigre 4 % (cornichons, eau, vinaigre d'alcool, sel, agent raffermisseur E509, agent de conservation E224),oignons, gélatine de porc, sel, vinaigre d'alcool (vinaigre d'alcool, colorant E150c), vin blanc, arômes naturels, extrait de vin blanc, persil, dextrose, épices, colorants E120, E150a, antioxydant E316, conservateur E250, acidifiant E330, Gelée de glaçage : eau, gélatine de porc, sel, dextrose, persil, colorant E150a, acidifiant E330, arômes naturels.

• **Données nutritionnelles pour 100 g**
Valeur énergétique : 182 kcal • protéines : 14 g • lipides : 13 g dont acides gras saturés : 4,4 g • glucides : 2 g dont sucres : < 0,5 g • sel : 2,3 g

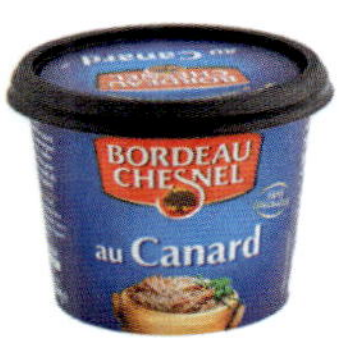

RILLETTES AU CANARD

BORDEAU CHESNEL®

L'ajout d'huiles végétales dans ce produit est décevant. On aurait aimé y retrouver, tout simplement, une graisse de canard !

• **Ingrédients :** viande de canard d'origine UE, viande de porc d'origine française, huiles végétales (coprah, colza), peau de canard, ail, arômes naturels, sel, poivre.

• **Données nutritionnelles pour 100 g**
Valeur énergétique : 355 kcal • protéines : 16 g • lipides : 32 g dont acides gras saturés : 15 g • glucides : < 0,5 g dont sucres : < 0,5 g • sel : 1,01 g

Saucisses à cuire et boudins

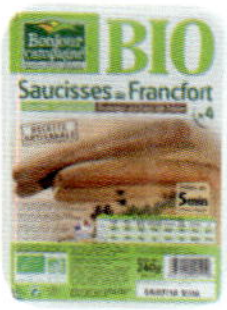

SAUCISSES DE FRANCFORT BIO

BONJOUR CAMPAGNE®

Une recette assez simple, sans ajout de sucre ni dextrose... Encore plus riche en viande qu'à notre précédente édition. Elle est également moins riche en graisses et en sel : une jolie surprise !

· **Ingrédients :** viande de porc* 92 % (origine France), sel, épices* et plantes aromatiques*, conservateur : nitrite de sodium, boyau naturel de mouton. *Ingrédients issus de l'agriculture biologique.

· **Données nutritionnelles pour 100 g**
Valeur énergétique : 212 kcal • protéines : 17 g • glucides : 0 g • lipides : 16 g dont acides gras saturés : 6,1 g • sel : 1,8 g

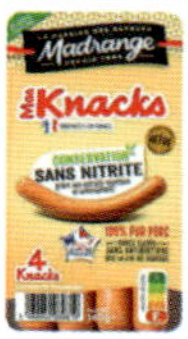

MES KNACKS CONSERVATION SANS NITRITE

MADRANGE®

Enfin une recette de knack sans sirop de sucre ni conservateur, colorant ou nitrate !

· **Ingrédients :** viande de porc français élevé sans antibiotique dès la fin du sevrage (42e jour) 70 %, eau, blanc d'œuf, sel, sucre roux, arômes naturels, antioxydant : acide ascorbique.

· **Données nutritionnelles pour 100 g**
Valeur énergétique : 280 kcal • protéines : 13 g • glucides : 0,8 g dont sucres : 0,8 g • lipides : 25 g dont acides gras saturés : 9,5 g • sel : 1,8 g

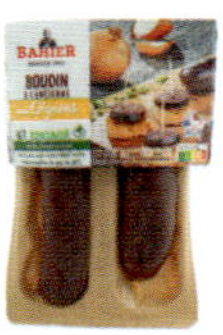

BOUDIN À L'ANCIENNE AUX OIGNONS

BAHIER®

Une recette de boudin qui se rapproche d'un produit traditionnel et évite la multiplication des additifs.

· **Ingrédients :** sang de porc, oignons 37 %, gras de porc, couenne de porc, sel, sucre, épices, plantes aromatiques, boyau naturel de porc.

· **Données nutritionnelles pour 100 g**
Valeur énergétique : 231 kcal • protéines : 11 g • glucides : 3 g dont sucres : 3 g • lipides : 19 g dont acides gras saturés : 7,4 g • sel : 1,5 g

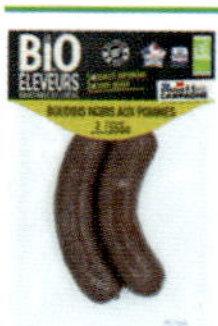

BOUDINS NOIRS AUX POMMES BIO

BONJOUR CAMPAGNE®

Comme les saucisses de Francfort ou fumées de la même marque, on retrouve une recette plus traditionnelle, sans additifs ni nitrates. On valide !

· **Ingrédients :** sang de porc*/**, gras de porc*/**, viande de porc*/**, couenne de porc*/**, purée de pommes* (14 %), sel, Calvados*, sucre*, épices* et plantes aromatiques, boyau naturel de porc. *Ingrédients issus de l'agriculture biologique. **Ingrédients issus du commerce équitable français. Viande origine France.

· **Données nutritionnelles pour 100 g**
Valeur énergétique : 260 kcal • protéines : 14,4 g • glucides : 3 g dont sucres : 1,9 g • lipides : 21,2 g dont acides gras saturés : 7,3 g • sel : 1,3 g

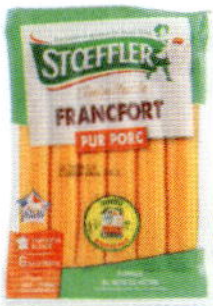

L'INIMITABLE FRANCFORT PUR PORC

STOEFFLER®

La Strasbourg de la même marque n'est pas mieux ! « 100 % porc » inscrit sur l'étiquette, mais n'en contient réellement que 68 %, avec un trop grand nombre d'additifs et exhausteur de goût.

• **Ingrédients :** viande de porc (68 %), eau, gras de porc, sel, fibres de carotte, plasma déshydraté, dextrose, stabilisants : di- et polyphosphates, épices et plantes aromatiques, exhausteur de goût : glutamate monosodique, antioxydant : acide ascorbique, extraits d'épices, conservateur : nitrite de sodium, arôme de fumée. Boyau coloré (collagène, eau, cellulose, colorants : E160b, E172).

• **Données nutritionnelles pour 100 g**
Valeur énergétique : 282 kcal • protéines : 12 g • glucides : 0,5 g dont sucres : 0,5 g • lipides : 26 g dont acides gras saturés : 8,8 g • sel : 1,9 g

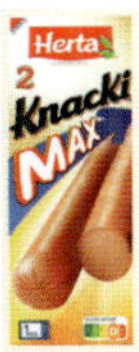

KNACKI MAX SAUCISSES DE STRASBOURG

HERTA®

La composition de ce type de produits est loin d'être idéale : fibre de blé, protéines de pois, dextrose, colorants et conservateur, autant d'ingrédients dont on se passerait bien ! Cette version maxi n'a que peu d'intérêt.

• **Ingrédients :** viande de porc, eau, gras de porc, lactoserum, sel, protéines de lait (0,85 %), dextrose, arômes (céleri, blé), fibre de blé, levure, protéines de pois, colorants : carmins, extrait de paprika, antioxydant : isoascorbate de sodium, conservateur : nitrite de sodium, ferment, fumée. Porc 73 %.

• **Données nutritionnelles pour 100 g**
Valeur énergétique : 266 kcal • protéines : 12 g • glucides : 2 g dont sucres : 2 g • lipides : 23 g dont acides gras saturés : 9 g • sel : 1,8 g

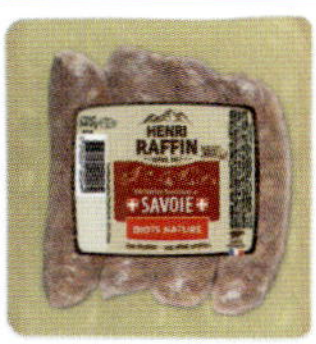

DIOTS NATURE – SAUCISSES DE SAVOIE

HENRI RAFFIN®

On regrette l'utilisation de conservateurs et de dextrose, dans un produit qui semblait de région et de tradition.

• **Ingrédients :** viande de porc (90 %), oignons, vin blanc, sel, lactose, épices, dextrose, antioxydants : acide ascorbique, ascorbate de sodium, plantes aromatiques, conservateur : nitrite de sodium.

• **Données nutritionnelles pour 100 g**
Valeur énergétique : 303 kcal • protéines : 16 g • glucides : 1 g dont sucres : < 1 g • lipides : 26 g dont acides gras saturés : 9 g • sel : 1,8 g

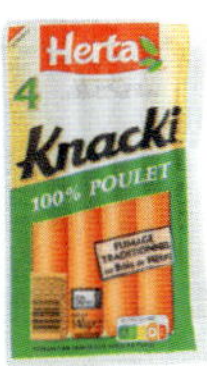

KNACKI 100 % POULET

HERTA®

Très peu de différence avec l'originale pur porc. On aurait aimé une recette encore moins grasse, sans protéines de pois, dextrose, additifs ou nitrite. Ce n'est pas un meilleur choix.

• **Ingrédients :** viande séparée mécaniquement de poulet 57,6 %, peau de poulet, eau, sel, isolat de protéines de pois, dextrose, lactose, arômes (blé), antioxydant : isoascorbate de sodium, conservateur : nitrite de sodium, ferments.

• **Données nutritionnelles pour 100 g**
Valeur énergétique : 203 kcal • protéines : 15 g • glucides : 2,1 g dont sucres : 1,2 g • lipides : 15 g dont acides gras saturés : 4,5 g • sel : 1,8 g

Traiteur ______

Traiteur de la mer

Le rayon traiteur de la mer est relativement développé et disparate.

La gamme contenait à la base des produits de consommation peu courante, car plus onéreux et réservés à des repas festifs, mais sa diversification offre désormais des produits plus abordables, qui se destinent ainsi à une consommation plus fréquente.

Nous avons distingué dans cette gamme :

• les poissons fumés : saumon et truite étant majoritaires, mais également thon, flétan, anguille... Il s'agit de recettes assez traditionnelles de poissons fumés naturellement ou avec un ajout d'arôme. Cette préparation nécessite un ajout de sel important (environ 3 g/100 g), ce qui est une des caractéristiques principales des poissons fumés. Selon le poisson utilisé, le taux de matières grasses est variable tout en restant raisonnable (11 à 14 %), la truite étant un peu moins grasse que le saumon. Mais la qualité des acides gras est remarquable, puisqu'il s'agit de graisses poly-insaturées, notamment des oméga 3 et sous la forme EPA et DHA.

• les fruits de mer cuits, décortiqués ou non, en barquette ou bocal. Ces préparations présentent les caractéristiques de l'aliment de base, c'est-à-dire souvent une source de protéines intéressante et assez maigre. L'apport en sel et la sauce éventuellement ajoutée restent des critères déterminants de ces produits de la mer.

• les surimis : sous forme de bâtonnets simples ou fourrés, de râpé, de billes fourrées ou de tranches type jambon de la mer. La gamme des surimis s'est largement étendue. Il s'agit d'une préparation à partir de morceaux de chair de poisson mais également d'autres ingrédients comme le blanc d'œuf, un amidon... et d'une liste parfois très longue d'additifs. Le crabe évoqué parfois reste un arôme. Si l'on a longtemps vanté cette protéine maigre, il s'avère qu'il ne peut pas réellement être comparé à une portion de poisson, de par sa richesse en glucides.

• les terrines de la mer : il s'agit de recettes très variées et contenant souvent peu de poisson et/ou fruits de mer, pourtant mis en avant sur l'emballage. L'apport en glucides et en lipides reste souvent supérieur à l'apport en protéines, qu'il est pourtant susceptible de remplacer dans le repas.

• les hachés de poisson : préparations à base de poisson avec une liste d'ingrédients de qualité laissant souvent à désirer et présentant des additifs en quantité.

• les œufs de poisson : œufs de lompe (ou lump), œufs de saumon et de truite principalement. Il s'agit d'une source de protéines de bonne qualité (de 8 % pour les œufs de lompe à 32 % pour les œufs de saumon), accompagnée de lipides en quantité variable (3 à 10 %). Ces lipides sont constitués d'une fraction d'acides gras poly-insaturées oméga-3, mais également d'une portion de cholestérol. Les conserves d'œufs de poisson vendues au rayon frais sont riches en sel (2,5 à 5 %) et également susceptibles d'être riches en additifs (stabilisants, conservateurs et colorants !). Les œufs de saumon et truite sortent du lot !

COMMENT LES CHOISIR ?

- Le taux de sel des poissons fumés reste à surveiller, car si la moyenne à 3 % en fait déjà un produit salé, certains culminent à plus de 5 % ! Mais n'oublions pas qu'il faut relativiser, car il ne s'agit pas d'un produit du quotidien.
- On privilégie les produits et recettes les plus proches du produit naturel de base, ce qui pousse à limiter les terrines, surimis et hachés de la mer. Si vous en consommez de temps en temps, privilégiez les recettes les plus simples et les plus riches en chair de poisson et/ou fruits de mer.
- Un produit visant à remplacer la protéine de votre repas devrait toujours contenir plus de protéines que de lipides et de glucides.
- Choisissez les fruits de mer au naturel, toujours préférables aux préparations en sauce.

LES PIÈGES

- Les produits type saumon mariné aux herbes qui, sous une image plus qualitative, peuvent contenir des ajouts de chapelure, sucre...
- Les sauces proposées avec certains produits souvent de mauvaise qualité et grasses.
- Les hachés de la mer à base d'un poisson maigre comme le cabillaud (3 % de lipides), mais qui atteignent au final 10 % de lipides.
- Les terrines contenant 10 % de poisson ou fruits de mer, voire moins.
- Les œufs de lompe rouges et noirs des tables de fête sont de qualité particulièrement médiocre, très salés, riches en additifs et, comme leurs couleurs vives l'indiquent, en colorant !

CONSEILS DE CONSOMMATION

- La teneur en sel des poissons fumés impose une limitation de consommation à une fois par semaine environ, à raison de 100 g par portion. Cela compte pour une portion de poisson et s'il s'agit d'un poisson gras, cela satisfait la consommation conseillée de poisson gras au moins une fois par semaine.
- Les fruits de mer au naturel pour une portion allant jusqu'à 160 g sont intéressants et pratiques pour une salade, à l'apéritif...
- Le surimi devrait être limité à 160 g environ pour 1 portion (8 bâtonnets) et de façon occasionnelle. On surveille la consommation des sauces proposées avec (souvent ketchup, mayonnaise ou cocktail). Il n'est pas conseillé comme encas ou produit apéritif et même inadapté aux régimes hyperprotéinés, de par sa teneur en glucides trop élevée.
- Les terrines et hachés de la mer ne méritent pas de place dans l'alimentation quotidienne.

Poissons fumés, crustacés, œufs de poisson, surimi

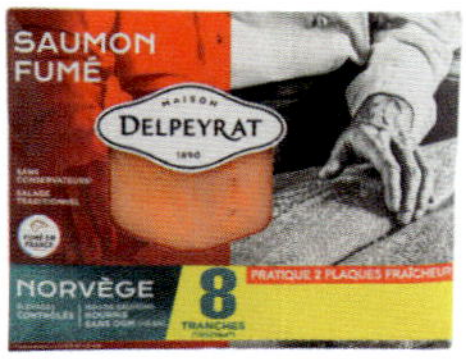

SAUMON FUMÉ ORIGINE NORVÈGE

DELPEYRAT®

Un fumage et un salage traditionnel, pour un produit dans la moyenne basse quant à sa teneur en sel.

• **Ingrédients :** saumon atlantique (*Salmo salar*) 97 %, sel sec 3 %.

• **Données nutritionnelles pour 100 g**
Valeur énergétique : 177 kcal • protéines : 23 g • lipides : 9,3 g dont acides gras saturés : 21 g, AGM : 3,7 g, AGPI : 2,3 g • glucides : < 0,5 g • sel : 2,8 g

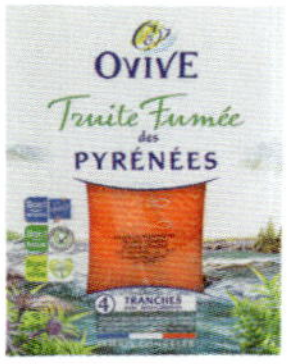

TRUITE FUMÉE DES PYRÉNÉES

OVIVE®

Un joli produit français, parmi les moins salés.

• **Ingrédients :** truite arc-en-ciel (97 %), sel (3 %).

• **Données nutritionnelles pour 100 g**
Valeur énergétique : 155 kcal • lipides : 7,3 g dont acides gras saturés : 21 g, AGM : 3,7 g, AGPI : 2,3 g • glucides : 0,5 g • protéines : 22 g • sel : 3 g

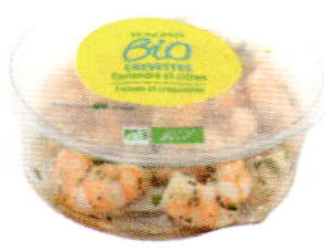

CREVETTES DÉCORTIQUÉES CORIANDRE ET CITRON

MONOPRIX BIO®

Un produit à partager avec un apport énergétique très correct, malgré la marinade. D'une belle qualité.

• **Ingrédients :** crevettes* cuites d'élevage 91 % (*Penaeus vannamei*), huile aromatisée à l'ail et au citron* (huile de tournesol*, extrait de citron*, extrait de poivre*, extrait d'ail*), huile de tournesol*, épice*, coriandre* 1,5 %, sel, citron* 1,1 %, vinaigre d'alcool*. *Ingrédients issus de l'agriculture biologique.

• **Données nutritionnelles pour 100 g**
Valeur énergétique : 121 kcal • lipides : 4,3 g dont acides gras saturés : 0,5 g • glucides : NC • protéines : 20 g • sel : 0,95 g

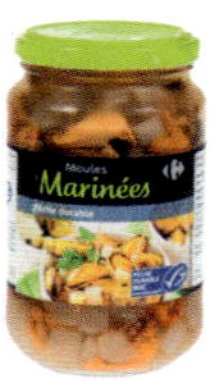

MOULES MARINÉES

CARREFOUR®

Un produit intéressant à l'apéritif. Certes un acidifiant et un arôme, mais n'oublions pas que le produit sera égoutté.

• **Ingrédients :** moules (*Mytilus edulis*) 52 %, eau, vinaigre 13 %, oignons, vin blanc 2,3 %, sucre, sel, acidifiant : acide critique, arômes.

• **Données nutritionnelles pour 100 g**
Valeur énergétique : 92 kcal • lipides : 2,1 g • lipides, dont acides gras saturés : 0,8 g • glucides : 2,5 g dont sucres : 1,1 g • protéines : 15 g • fibres : 2,3 g • sel : 0,81 g

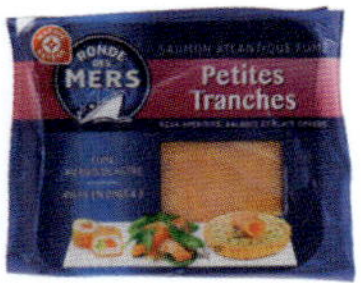

SAUMON ATLANTIQUE FUMÉ PETITES TRANCHES
RONDE DES MERS®
MARQUE REPÈRE®

4,8 g de sel pour 100 g, c'est bien plus que les autres et surtout bien trop !

• **Ingrédients :** saumon atlantique (*Salmo salar*) d'élevage* 95 %, sel.

• **Données nutritionnelles pour 100 g**
Valeur énergétique : 169 kcal • protéines : 23 g • lipides : 8,6 g dont acides gras saturés : 1,3 g • glucides : 0,5 g dont sucres : 0,5 g • sel : 4,8 g

---

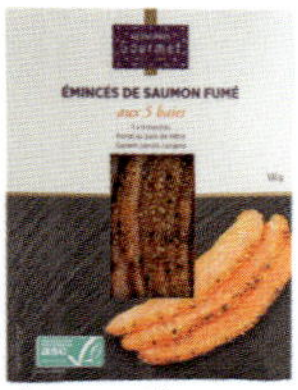

ÉMINCÉS SAUMON FUMÉ AUX 5 BAIES
MONOPRIX GOURMET®

Il est vraiment dommage de retrouver un sirop de sucre dans ce type de produit. Le prix est également excessif : il y a mieux et moins cher en rayon !

• **Ingrédients :** saumon atlantique (*Salmo salar*) 93 %, sel 3 %, cinq baies 2,9 % (poivre noir, poivre blanc, poivre vert, piment de Jamaïque, baies roses), coriandre, sirop de maïs.

• **Données nutritionnelles pour 100 g**
Valeur énergétique : 208 kcal • protéines : 23 g • lipides : 12 g dont acides gras saturés : 2,7 g • glucides : 2 g dont sucres : 0,6 g • sel : 3 g

---

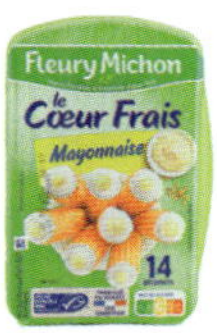

LE CŒUR FRAIS – SURIMI MAYONNAISE
FLEURY MICHON®

Plus d'eau que de chair de poisson, qui atteint moins de 30 % du produit. Ce qui donne un produit plus sucré que protéiné. Tous les bâtonnets fourrés sont des flops.

• **Ingrédients :** eau, chair de Poisson* 29 %, mayonnaise [huile de colza, eau, moutarde de Dijon (eau, graines de moutarde, vinaigre, sel), jaune d'œuf poudre, sucre, sel, amidon modifié de maïs, colorant : caroténoïdes], amidons (dont blé), huile de colza, sucre, sel, arôme naturel (contient crustacés, mollusques, poissons), colorant : extrait de paprika.

• **Données nutritionnelles pour 100 g**
Valeur énergétique : 192 kcal• protéines : 5,6 g • lipides : 14 g dont acides gras saturés : 1,2 g • glucides : 11 g dont sucres : 2,7 g • sel : 1,8 g

---

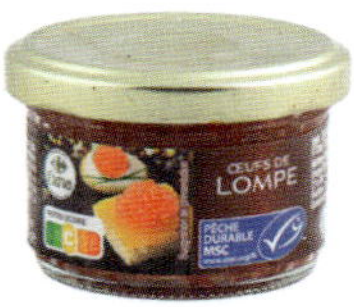

ŒUFS DE LOMPE ROUGES
CARREFOUR EXTRA®

5 additifs et beaucoup trop de sel (5 %), mieux vaut laisser ce produit en rayon.

• **Ingrédients :** œuf de lompe 82 % (*Cyclopetreus Lumpus*), eau, sel, épaississant : gomme xanthane, acidifiant : acide citrique, arôme, conservateur : benzoate de sodium, colorants : extrait de paprika et carmins.

• **Données nutritionnelles pour 100 g**
Valeur énergétique : 66 kcal • protéines : 8,7 g • lipides : 3,1 g dont acides gras saturés : 0,7 g • glucides : 0,7 g dont sucres : NC • sel : 5 g

Pâtes à tarte, galettes et feuilles de brick

Les pâtes à tarte, galettes, feuilles de brick et autres bases à garnir prêtes à l'emploi se sont largement développées au rayon traiteur.

L'intérêt principal de ce type de produits est le gain de temps. Même si une pâte brisée par exemple est rapide à réaliser, on gagne le temps de pétrissage et d'étalage. Et pour des recettes plus élaborées comme celle de la pâte feuilletée par exemple, le bénéfice temps est encore plus intéressant, ce qui n'est pas négligeable au quotidien.

On peut penser qu'il s'agit d'une simple reproduction industrielle de la recette de base de la pâte, mais la réalité est un peu différente. Ces produits se composent de :

- farine, qui peut être de nature différente, mais avec peu d'impact sur la valeur nutritionnelle finale ;
- eau et/ou lait ;
- sel ;
- matières grasses en quantité et qualité variables : beurre et/ou graisse végétale (margarine, huile…) ;
- additifs, plus ou moins nombreux.

Ces critères nous aideront à choisir une pâte de qualité optimale, mais il ne faut pas oublier que ces produits sont une base de recette qui permettra donc une cuisine simple, d'assemblage, mais tout de même maison.

En choisissant au mieux la garniture, ces produits conservent un réel avantage sur les plats préparés que sont les tartes, galettes et bricks déjà garnies du commerce !

PÂTES À VIENNOISERIES À CUIRE À LA MAISON

Ces produits contiennent de l'huile de palme et des additifs et leur goût n'est pas comparable à celui des viennoiseries artisanales ou maison. À éviter autant que possible.

COMMENT LES CHOISIR ?

On regardera principalement trois critères :

- La qualité des ingrédients. On privilégiera l'utilisation du beurre, ou d'une huile de bonne qualité non hydrogénée.
- Le taux de matières grasses reste un critère intéressant, mais on ne peut pas dire de préférer une pâte brisée plutôt que feuilletée, la différence étant moindre pour les pâtes industrielles. Les pâtes à pizza gardent l'avantage en étant moins grasses.
- On limitera le nombre d'additifs inutiles.

LES PIÈGES

- Les recettes dites « de grand-mère », une mention qui ne révèle pas grand-chose de la qualité du produit.
- Les kits, pour lesquels la qualité de la sauce proposée est à vérifier.
- Les pâtes bio à l'huile de palme bio... qui reste de l'huile de palme !

CONSEILS DE CONSOMMATION

- Une part de tarte compte dans vos repas pour votre féculent et une partie de matières grasses.
- La portion conseillée est de 2 galettes ou ¼ de pâte à pizza ou ⅙ de pâte feuilletée ou brisée.
- Choisissez bien votre garniture.
- Une fois par semaine semble une fréquence de consommation raisonnable.

QUE PENSER DES PÂTES À GÂTEAU PRÊTES À L'EMPLOI ?

C'est pratique, certes, mais de l'huile en premier ingrédient, puis de l'eau, du sucre et des additifs... On est très loin d'une recette de gâteau maison. On oublie !
De plus, les gâteaux étant des préparations festives, rien de mieux que privilégier une recette maison réalisée de façon ludique et en famille !

TOUT EN FINESSE... LES FEUILLES DE BRICK ET DE FILO

Il s'agit de fines crêpes préparées à partir de farine de blé, eau, sel et d'huile de tournesol généralement.
Elles sont peu grasses (environ 1,5 %) et leur finesse les rend réellement modestes en calories : 1 feuille de brick (17 g) apporte moins de 50 kcal.
Toutefois, on déplore un cumul d'additifs (conservateurs, acidifiants, émulsifiants).
On privilégie les cuissons au four et on limite les fritures à des plaisirs occasionnels.

Pâtes à tarte, galettes et feuilles de brick

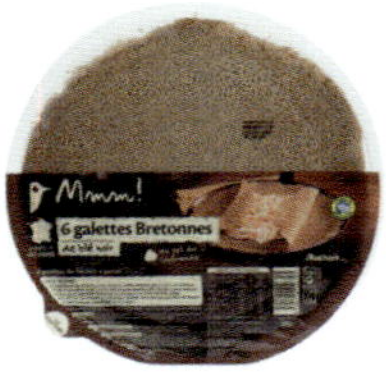

6 GALETTES DE BLÉ NOIR

AUCHAN MMM ! ®

Vous pouvez aussi opter pour les Auchan bio®, qui ne sont pas vendues plus cher et dont la composition est similaire ! Une recette toute simple, pour un produit maigre, modérément calorique et source de fibres.

• **Ingrédients :** eau, farine de blé noir (sarrasin) 42,6 %, sel de Guérande 1,3 %.

• **Données nutritionnelles pour 100 g (1 galette = 50 g)**
Valeur énergétique : 169 kcal • protéines : 5,8 g • lipides : 1,4 g dont acides gras saturés : 0,3 g • glucides : 31,2 g dont sucres : 0,1 g • fibres : 4,1 g • sel : 1,35 g

---

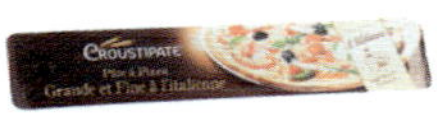

PÂTE À PIZZA GRANDE ET FINE À L'ITALIENNE

CROUSTIPÂTE®

Une recette simple et une des seules pâtes à pizza réellement à l'huile d'olive, et qui n'utilise qu'un petit peu d'alcool comme conservateur. Le pourcentage de matières grasses (< 8 %) se démarque des pâtes brisées et feuilletées du même rayon !

• **Ingrédients :** farine de blé française (63 %), eau, huile d'olive, sel, alcool éthylique, levure boulangère.

• **Données nutritionnelles pour 100 g**
Valeur énergétique : 301 kcal • protéines : 6,6 g • lipides : 7,8 g dont acides gras saturés : 1,7 g • glucides : 49 g dont sucres : 2,6 g • fibres : 1,4 g • sel : 1,4 g

---

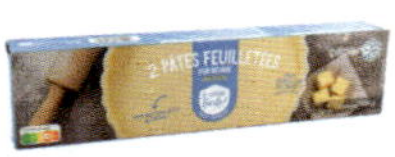

2 PÂTES FEUILLETÉES PUR BEURRE PRÉ-ÉTALÉES

PICARD®

Une pâte telle que l'on peut la préparer soi-même sans aucun conservateur grâce à la surgélation. Le taux de matières grasses est assez élevé, comme c'est le cas dans les recettes maison, à réserver à des moments gourmands. Dommage que les autres pâtes Picard® ne soient pas aussi bien composées.

• **Ingrédients :** farine de blé (gluten), beurre (lait) 33 %, eau, sel.

• **Données nutritionnelles pour 100 g**
Valeur énergétique : 400 kcal • protéines : 5,6 g • lipides : 25 g dont acides gras saturés : 17 g • glucides : 37 g dont sucres : 1,5 g • fibres : 1,9 g • sel : 0,84 g

---

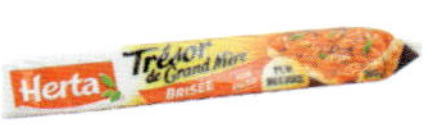

TRÉSOR DE GRAND-MÈRE PÂTE BRISÉE PUR BEURRE

HERTA®

Une pâte brisée qui limite les additifs. Tout comme la pâte feuilletée précédente, le taux de graisse de 18 % impose de ne pas en abuser et d'éviter de l'associer à d'autres ingrédients gras, comme des lardons ou de la crème… 1 portion d'¼ de la pâte (non garnie) apporte environ 250 kcal et un petit peu plus de 12 g de matières grasses.

• **Ingrédients :** farine de blé, eau, beurre pâtissier 17,5 %, alcool, sel, jus de citron concentré.

• **Données nutritionnelles pour 100 g**
Valeur énergétique : 362 kcal • protéines : 6,2 g • lipides : 18 g dont acides gras saturés : 11 g • glucides : 40 g dont sucres : 2,5 g • fibres : 2,3 g • sel : 1,2 g

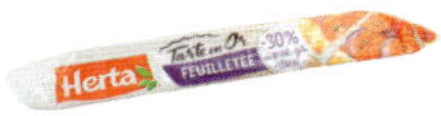

TARTE EN OR FEUILLETÉE - 30 % DE MATIÈRES GRASSES

HERTA®

Une réduction de 30 % des matières grasses, mais un choix en qualité qui ne nous séduit toujours pas, tout comme l'ajout de gluten de blé !

• **Ingrédients :** farine de blé, eau, huiles végétales (palme, colza), sel, alcool, gluten de blé, jus de citron concentré, levure désactivée.

• **Données nutritionnelles pour 100 g**
Valeur énergétique : 348 kcal • protéines : 7 g • lipides : 16 g dont acides gras saturés : 6,3 g • glucides : 41 g dont sucres : 1,5 g • sel : 1,2 g

---

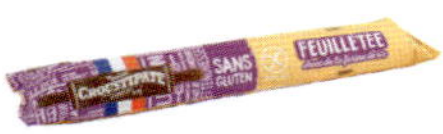

PÂTE FEUILLETÉE SANS GLUTEN AVEC DE LA FARINE DE RIZ

CROUSTIPATE®

Proposer du sans-gluten ne devrait pas se faire, à ce point, au détriment de la qualité. L'eau est le premier ingrédient, un amidon est majoritairement utilisé au lieu de vraies farines et enfin, on remarque la présence d'huile de palme, d'un arôme et d'additifs en nombre.

• **Ingrédients :** eau, amidon de maïs (23,1 %), huiles et graisses végétales (palme, colza), farine de riz (13,9 %), farine de pois (4,98 %), fibres végétales (pomme de terre, riz, pois, plantain), épaississants (gomme xanthane, hydroxypropyl methyl cellulose), alcool éthylique, sel, farine de sarrasin, arôme naturel, agent de traitement de la farine (transglytaminase), acidifiant : acide citrique. Sans gluten.

• **Données nutritionnelles pour 100 g**
Valeur énergétique : 359 kcal • protéines : 2,5 g • lipides : 20 g dont acides gras saturés : 9,1 g • glucides : 37 g dont sucres : 1 g • fibres : NC • sel : 0,98 g

---

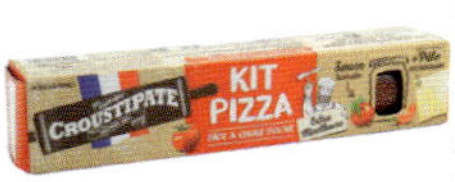

KIT PIZZA

CROUSTIPATE®

Ici, on constate que Croustipate® glisse dans son kit pizza une pâte à pizza de moins bonne qualité que celle présentée en top. Ajouts de gluten, d'un correcteur d'acidité, de dextrose… Quel dommage !

• **Ingrédients :** pâte à pizza (67 %) : farine de blé (55 %), eau, huile d'olive (2,7 %), gluten de blé, alcool éthylique, correcteur d'acidité : glucono-delta-lactone, dextrose de blé, sel, poudres à lever : carbonate de sodium. Fabriquée dans un atelier utilisant du lait. Sauce tomate cuisinée (33 %) : purée de tomates (94,3 %) (eau, concentrée de tomate, purée de tomate), huile de tournesol, oignons, sel, herbes aromatiques (origan, basilic), poivre blanc.

• **Données nutritionnelles pour 100 g**
Valeur énergétique : 208 kcal • protéines : 7,3 g • lipides : 3,9 g dont acides gras saturés : 0,6 g • glucides : 33 g dont sucres : 4,1 g • fibres : 1,1 g • sel : 1,1 g

---

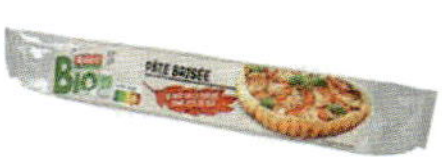

PÂTE BRISÉE BIO

MONIQUE RANOU®
INTERMARCHÉ®

Aller vers du bio est souvent un choix que l'on associe à qualité. Pourtant ici, la sélection des matières grasses n'a rien d'idéal, l'ajout de gluten et de sucre non plus. Quant au fait que la farine ne soit pas française… Loin des circuits courts, ce n'est pas très écolo !

• **Ingrédients :** farine de blé* 55,5 %, margarine végétale* (huile de palme*, eau, huile de tournesol*, sel, jus de citron concentré*), eau, sucre de canne*, alcool*, sel, vinaigre de cidre*, gluten de blé*, levure désactivée. *Ingrédients issus de l'agriculture biologique. La farine de blé n'est pas française.

• **Données nutritionnelles pour 100 g**
Valeur énergétique : 388 kcal • protéines : 6,7 g • lipides : 20,6 g dont acides gras saturés : 10,1 g • glucides : 43,2 g dont sucres : 2,2 g • fibres : 1,5 g • sel : 1,19 g

Salades et crudités en sauce

Les pauses déjeuners express poussent souvent vers la restauration hors domicile, et les grandes surfaces ont à ce titre développé une gamme de produits à emporter assez importante.

Les salades composées et crudités en sauce connaissent ainsi un franc succès, grâce à l'image minceur dont elles bénéficient.

Cette gamme se divise en 3 types de produits :

- soit uniquement à base de légumes : crus et/ou cuits, uniques ou variés et en sauce (vinaigrette, rémoulade, mayonnaise, au yaourt ou fromage blanc, cocktail…). Les crudités étant peu caloriques, la sauce est le critère de choix principal ;
- soit une base de féculent comme les taboulés, salades de pâtes, de riz… La qualité des taboulés, dont la recette de base ne nécessite pas d'ajout important de matières grasses, à tendance à se démarquer des autres produits. Toutefois, pour la plupart, ils n'incluent pas une portion de légumes suffisante ;
- soit des salades composées qui incluent des légumes et/ou féculents et/ou une source de protéines et/ou du fromage, mais également toutes sortes d'ingrédients variés comme des ajouts de fruits frais ou secs, de graines oléagineuses, de croûtons… Les recettes sont très variables.

L'image minceur de ce type de produits n'est pas toujours justifiée et la qualité pas toujours au rendez-vous. Un œil avisé s'impose !

COMMENT LES CHOISIR ?

- Encore une fois, la liste d'ingrédients la plus courte sera la meilleure afin de minimiser surtout les additifs. Les épaississants, émulsifiants… sont inutiles dans de simples crudités vinaigrette, par exemple.
- On surveille la qualité de la sauce et des graisses utilisées. Si la sauce est servie à part afin de doser la quantité, c'est un point positif ! On privilégie les produits qui ne dépassent pas 10 % de lipides, soit 2 cuillérées à café d'huile. On évite les ingrédients clairement identifiés comme gras et constitués principalement de graisses saturées, néfastes en excès pour le système cardio-vasculaire : lardons ou autres charcuteries grasses, viande ou poisson pané, croûtons industriels, salades trois fromages…
- Misez sur la qualité des ingrédients : filet plutôt que viande traitée en salaison, fromage plutôt que préparation fromagère…
- S'il s'agit d'une salade composée, le volume alimentaire doit être suffisant pour vous rassasier. En plus des crudités, ne négligez pas les féculents, mais également les protéines, importantes pour la satiété et trop souvent négligées par les industriels en raison de leur coût.

LES PIÈGES

• Les produits annonçant une sauce légère ou à base de fromage blanc, mais qui restent tout aussi riches.

• Les salades qui se veulent complètes mais qui restent pauvre en protéines et/ou glucides complexes, et donc ne satisfont pas un repas complet.

CONSEILS DE CONSOMMATION

• Il reste préférable d'éviter cette consommation au quotidien pour des raisons de qualité, d'apport en sel, mais également de budget.

• Pour les crudités seules, on surveille la quantité consommée : 100 à 150 g maxi, et on limite les graisses du reste du repas.

• Pensez toujours à trouver dans votre salade un féculent, ou accompagnez-la d'un morceau de pain. Couplée aux fibres des légumes et aux protéines, cette source de glucides complexes est indispensable pour éviter les fringales dans l'après-midi... Ne la négligez pas.

• Les recettes en mayonnaise, rémoulade, sauce Caesar, cocktail doivent être consommées de manière plus occasionnelle.

• Enfin, pensez aux produits nature sans sauce, vendus avec les salades en sachet. C'est une bonne option pour doser vous-même l'assaisonnement.

Salades et crudités

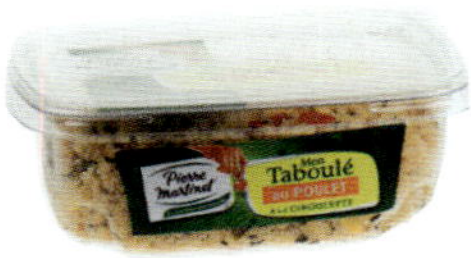

MON TABOULÉ AU POULET À LA CIBOULETTE

PIERRE MARTINET®

Un seul conservateur, une liste d'ingrédients et un choix d'huile de qualité. On aurait préféré un petit peu plus de poulet, mais la recette reste raisonnable.

• **Ingrédients :** semoule de blé dur réhydratée 49 %, légumes (poivrons, tomates, oignons), poulet cuit assaisonné 9,5 % (viande de poulet (origine : UE) 8,4 %, eau, sel, épice), maïs, jus de citron à base de concentré, huile d'olive vierge extra, huile de colza, ciboulette, épices, sel, arôme, conservateur : sorbate de potassium.

• **Données nutritionnelles pour 100 g**
Valeur énergétique : 155 kcal • protéines : 5,8 g • glucides : 20 g dont sucres : 2,9 g • lipides : 5,2 g dont acide gras saturés : 0,7 g • sel : 0,85 g

---

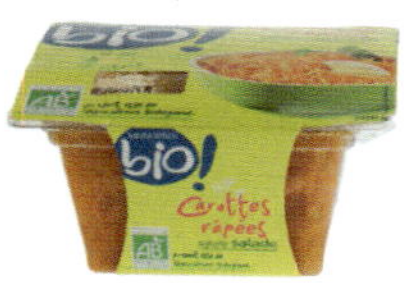

CAROTTES RÂPÉES, AVEC SAUCE SALADE

MONOPRIX BIO®

Ces carottes râpées se démarquent des autres marques : sans épaississants dans la sauce, on est proche d'une préparation maison et on arrive à moins de 6 % de lipides. C'est satisfaisant !

• **Ingrédients :** carottes râpées* 83,5 %, vinaigrette allégée en matière grasses* 16,4 % (huile de tournesol* 7,7**, eau, vinaigre d'alcool*, échalote*, moutarde de Dijon* (graine de moutarde*, eau, vinaigre d'alcool*, sel), jus de citron 3,3 %**, sel, huile essentielle de citron*). *Ingrédients issus de l'agriculture biologique.

• **Données nutritionnelles pour 1 barquette (200 g)**
Valeur énergétique : 89 kcal • protéines : 0,7 g • glucides : 4,2 g dont sucres : 3,6 g • lipides : 7,3 g dont acides gras saturés : 0,9 g • fibres : 2 g • sel : 0,6 g

---

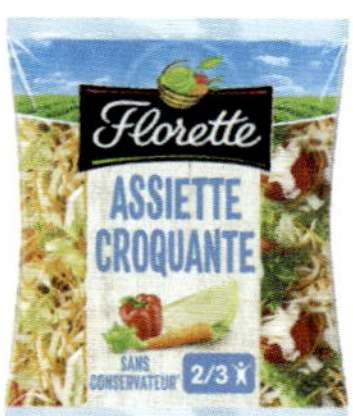

ASSIETTE CROQUANTE

FLORETTE®

Un mélange prêt à l'emploi et nature qui vous permettra de maîtriser la qualité et la quantité d'assaisonnement. Une excellente base de salade !

• **Ingrédients :** chou blanc (mini 24 %), carotte (mini 13 %), frisée (mini 10 %), poivron rouge (mini 3 %).

• **Données nutritionnelles pour 100 g**
Valeur énergétique : 27 kcal • protéines : 1,1 g • glucides : 3,8 g dont sucres : 3,2 g • lipides : 0,2 g • fibres : 2,7 g • sel : 0,08 g

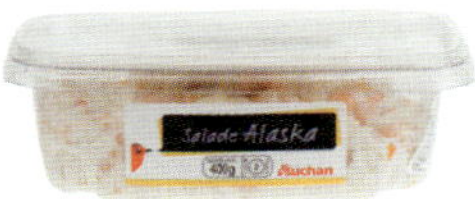

SALADE ALASKA À BASE DE SURIMI, ANANAS ET CAROTTES

AUCHAN®

La recette est surtout à base de surimi et de sauce… mais tout juste 18 % d'ananas et 17 % de carottes. Sans surprise, on atteint 13 % de lipides et 167 kcal les 100 g. À éviter !

• **Ingrédients :** surimi 37 % (eau, chair de poisson, amidon (contient gluten), blanc d'œuf, huile de colza, sucre, crabe tourteau (crustacé), sel, arômes (poisson, crustacé), stabilisants : sorbitols, diphosphates, triphosphates, exhausteur de goût : glutamate monosodique, colorant : extrait de paprika), ananas 18 %, carotte 17 %, huile de colza, eau, crème (contient lait), vinaigre d'alcool, jus de citron à base de concentré, moutarde (eau, graines de moutarde, vinaigre d'alcool, sel), sel, sucre, amidon modifié de pomme de terre, jaune d'œuf en poudre, conservateur : sorbate de potassium, épaississants : gomme xanthane, carraghénanes, poivre blanc, sirop de glucose.

• **Données nutritionnelles pour 100 g**
Valeur énergétique : 167 kcal • protéines : 3,3 g • glucides : 8,1 g • lipides : 13 g • sel : 1,5 g

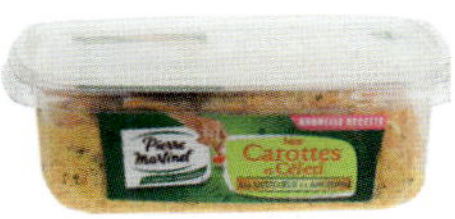

MÉLI-MÉLO DE CAROTTES ET DE CÉLERI

PIERRE MARTINET®

On s'attend à manger des carottes et du céleri avec une petite vinaigrette… On se retrouve avec une liste d'ingrédients longue contenant du jaune d'œuf, du sucre, du sirop de glucose, un amidon transformé et autres additifs !

• **Ingrédients :** carotte 49 %, céleri 25 %, eau, huile de colza, persil, épice, moutarde à l'ancienne (eau, vinaigre d'alcool, graine de moutarde, sel, arômes, curcuma), épices, sel, moutarde (eau, graine de moutarde, vinaigre d'alcool, sel), vinaigre d'alcool, jus de citron à base de concentré, jaune d'œuf, sucre, amidon transformé, épaississant : gomme xanthane, acidifiant : E330, conservateur : sorbate de potassium, antioxydant : acide ascorbique.

• **Données nutritionnelles pour 100 g**
Valeur énergétique : 87 kcal • protéines : 1,2 g • glucides : 6,2 g dont sucres : 4,1 g • lipides : 5,8 g dont acides gras saturés : 0,4 g • sel : 1 g

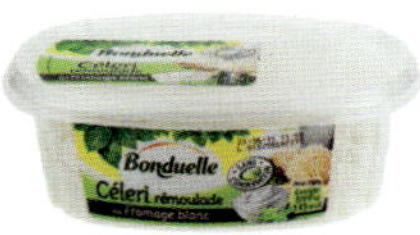

CÉLERI RÉMOULADE AU FROMAGE BLANC

BONDUELLE®

On nous annonce une recette au fromage blanc que l'on imagine plus légère… Mais avec 15 % de lipides et 145 kcal pour 100 g, le compte n'y est pas !

• **Ingrédients :** céleri (72 %), huile de colza, fromage blanc (6,5 %) (lait), eau, moutarde de Dijon (eau, graines de moutarde, vinaigre d'alcool, sel), vinaigre d'alcool, poudre de jaune d'œuf, sucre, sel, épaississants : gomme xanthane, gomme guar.

• **Données nutritionnelles pour 100 g**
Valeur énergétique : 145 kcal • protéines : 2 g • glucides : 3,5 g dont sucres : 2 g • lipides : 13 g dont acides gras saturés : 1 g • sel : 0,8 g

Plats préparés

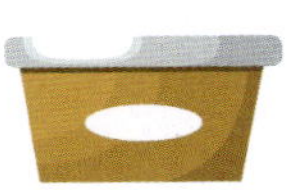

Plats préparés

Dans le quotidien chronométré, les petits plats maison longuement mijotés finissent par laisser une place plus ou moins importante aux plats préparés.

Entre rayon frais, surgelés et conserves, le choix ne manque pas et les emballages sont tous plus alléchants les uns que les autres, mettant en avant des termes qui savent nous séduire et nous laisser penser qu'à chaque besoin, le plat idéal existe : recette traditionnelle, riche en protéines, pauvre en matières grasses, riche en fibres, équilibre, light/ minceur...

Pourtant, au-delà d'une attrayante photo sur l'emballage ou d'un bel intitulé pour la recette, le contenu, la qualité des ingrédients de base, ainsi que l'équilibre nutritionnel laissent souvent à désirer.

Des recettes cuisinées visant à remplacer un plat complet :

- plats préparés composés à la viande ;
- plats préparés composés au poisson et/ou fruits de mer ;
- tartes et pizzas ;
- pasta box, ravioles, cannellonis et autres recettes de pâtes ;
- croques, sandwich, burger, hot-dogs, crêpes et autre produit garnis ;
- nems, sushis, makis et autres produits exotiques ;

LES PIÈGES

- Les plats identifiés minceur, pas toujours plus satisfaisants que les autres en apports nutritionnels et/ou qualité des ingrédients.
- Les recettes traditionnelles, régionales, grand-mère... qui nous ont souvent déçus.
- Les listes d'ingrédients parfois difficilement déchiffrables : par exemple, pour un plat de tomates farcies de 300 g mentionnant : 30 % de farce (viande de bœuf 40 %, amidon, oignons, protéines de pois...) celui-ci ne contient en réalité que 36 g de viande de bœuf dans le produit total.
- Les plats vendus avec un dessert, qui est souvent un biscuit.

COMMENT LES CHOISIR ?

L'astuce est de retourner la boîte !

SURVEILLER LA LISTE DES INGRÉDIENTS

- Les ingrédients y sont classés par ordre décroissant (le plus important en quantité en tête de liste... jusqu'au moins important en dernier).
- Les listes d'ingrédients les plus courtes sont souvent les meilleures, car se rapprochent davantage de la recette maison et évitent ainsi les nombreux additifs.
- Épaississants, acidifiants, émulsifiants... Il est important de se dire que plus il y en a, plus le plat que l'on va consommer relève de la chimie, et moins de la cuisine.

• Cette liste d'ingrédients donne des informations importantes sur la qualité de la recette, et doit correspondre à l'intitulé du produit. Dans une recette de viande et petits légumes, la viande et les légumes devraient être majoritaires et donc arriver en tête de la liste, contrairement à la sauce, comme on peut le constater parfois.

• Cette liste permet également de surveiller la qualité des ingrédients individuellement :

– évitez les matières grasses hydrogénées ou partiellement hydrogénées, l'huile de palme, de palmiste ou coprah (coco), ou l'intitulé « matières grasses végétales » sans autre précision, qui cache souvent une ou plusieurs de ces huiles de qualité médiocre ;

– évitez le sirop de glucose-fructose : une petite quantité de sucre reste préférable ;

– pour les sources de protéines, préférez les morceaux nobles (filet pour le poisson, morceau de viande...). On évite également les viandes reconstituées, les préparations à base de viande qui peuvent contenir une petite portion de viande à laquelle s'ajoutent des protéines végétales et des additifs. On limite autant que possible les viandes traitées en salaison ;

– privilégiez un fromage plutôt qu'une préparation fromagère, les apports en protéines et calcium ne seront pas les mêmes ;

– plus le sel arrive loin dans la liste des ingrédients, mieux c'est ! On privilégie du sel plutôt qu'un sel nitrité.

– moins il y a d'additifs, mieux c'est, que ce soit des épaississants, édulcorants, acidifiants, conservateurs, colorants, exhausteurs de goût, comme le fameux glutamate...

ANALYSER LE PAVÉ NUTRITIONNEL

• Pour les plats complets, on surveille le rapport des protéines sur les lipides, qui permet d'évaluer approximativement la qualité nutritionnelle du plat. Lorsque ce rapport est égal ou supérieur à 1, l'équilibre entre lipides et protéines est de bonne qualité. Dans le cas contraire, la quantité de protéines est insuffisante pour considérer ce produit comme un plat complet. Aussi, de façon plus simple, vous devez avoir plus de protéines que de lipides pour 100 g de produit.

• Par exemple, 10 g de lipides et 5 g de protéines n'est pas satisfaisant (5/10 = 0,5 < 1), alors que l'inverse serait parfait (10/5 = 2 > 1) !

• La quantité de lipides ne doit pas dépasser 10 g pour 100 g de produit et un plat ne devrait pas apporter plus de 10 à 15 % de la quantité de lipides sous forme de graisses saturées. Une entorse occasionnelle pour un plat plaisir reste possible.

• La quantité de sel, si elle est indiquée, est à prendre en considération. Les industriels ont parfois tendance à abuser de cet exhausteur de goût, agréable, naturel et peu coûteux, alors qu'il est souhaitable de limiter sa consommation. Une quantité de 300 à 400 mg de sodium soit 0,75 à 1 g de sel (chlorure de sodium) pour 100 g semble une valeur honnête à ne pas dépasser.

Autre critère de choix : le mode de conservation. Surgelés, conserve, sous vide en épicerie ou encore au rayon frais... Il n'y a pas vraiment de différence importante entre l'équilibre nutritionnel ou la qualité des ingrédients selon les gammes. Vous trouverez des choix de tops et flops de toutes les catégories.

Il faut surtout garder en tête de surveiller tous les critères évoqués précédemment.

Le rayon choisi est surtout à adapter selon le lieu ou le mode de consommation. Par exemple, une barquette surgelée n'est pas adaptée au transport à température ambiante, un plat réfrigéré ne supportera pas plusieurs heures en dehors du réfrigérateur (se reporter aux conseils du fabricant), alors qu'une conserve ou un produit sous vide du rayon épicerie sera adapté.

CONSEILS DE CONSOMMATION

• La fréquence de consommation reste le premier critère. Si une à deux fois dans la semaine, il est plus pratique pour vous d'avoir recours à un plat préparé, c'est possible. Mais une consommation quotidienne est déconseillée. D'autant qu'il est toujours possible de cuisiner des aliments plus sains de façon très simple... Cela ne prendra pas plus de temps !

• Il est important d'équilibrer la journée autour de ce plat en complétant les apports en légumes, en protéines de bonne qualité et en adaptant la consommation de féculents ou de pain, mais également les apports en lipides et en sel.

• Un plat complet respectant les conseils de consommation cités plus haut et apportant 400-500 kcal, accompagné d'un laitage et d'un fruit constitue un repas satisfaisant, que ce soit pour un déjeuner ou un dîner. On évite les ajouts de fromage et de pain en complément du repas... produits également salés !

• Pour un plat remplaçant une seule partie du repas, l'équilibre du repas en matières grasses notamment doit être contrôlé.

• Pensez à ne jamais ressaler le plat et à contrôler votre consommation de sel pour les autres repas de la journée

• La taille de la portion n'est pas à négliger. Elle doit être suffisante afin de vous rassasier, mais à l'inverse, si elle est trop importante, ayez le réflexe de ne pas consommer la totalité et conservez le reste pour un futur repas.

• La portion conseillée par l'industriel n'est pas toujours adaptée, et surtout pas adaptée à toute la famille.

CROQUES, SANDWICHS, BURGERS, HOT-DOGS...

Difficile de trouver des produits conseillés dans cette gamme... Pour cette gamme de produits snack, le produit idéal n'existe pas en rayon !
Assez rapide à préparer à la maison, la meilleure solution est d'acheter les ingrédients et de les assembler soi-même. Cela permet de mieux contrôler la qualité et de limiter les additifs.
À défaut, privilégiez un produit de boulangerie et optez pour un sandwich à base de baguette et non de pain de mie ou autre produit industriel. Il sera plus riche en protéines (jambon, thon, œufs durs, poulet...).
Tous les produits sous vide se conservent plusieurs jours malgré la présence de produits sensibles, comme les œufs, la mayonnaise, les charcuteries... mais ce n'est pas sans un cocktail d'additifs ! Votre boulanger prépare à l'inverse ses sandwichs le matin même, voire à la demande et pour un prix équivalent, ou moindre.
Dans tous les cas, l'apport en glucides est majoritaire, l'apport en protéines insuffisant et celui en lipides souvent un petit peu trop élevé. Tout cela sous un volume de 150 à 220 g environ, qui est faible pour un bon rassasiement. Pensez toujours à compléter avec des légumes cuits (ou potage) sans matières grasses ou une salade et à ajuster sur le dîner.
En dessert, un fruit frais à croquer serait bien adapté. La formule avec pâtisserie et boisson sucrée est à éviter au quotidien.

LES WRAPS

Sodebo®, Findus®, Daunat®, Le Gaulois®... Toutes les marques proposent leurs recettes de wraps chauds ou froids, il y en a pour tous les goûts ! Ces préparations ont tendance à bénéficier d'une image plus légère, pourtant, l'apport calorique est souvent comparable aux sandwichs.
Seulement, si un effort est généralement fait sur le choix des matières grasses : huile de colza ou tournesol, tous les produits observés, qu'ils soient au bœuf, au poulet ou bacon et même au saumon contiennent trop peu de garniture et la qualité est à revoir. Tous les additifs y sont présents : émulsifiant, épaississant, stabilisant, acidifiant, arôme, conservateur... ainsi que des amidons modifiés.
Une préparation maison avec une galette de maïs ou de blé de qualité et une garniture fraîche est réellement préférable, plus économique et très rapide à réaliser !

LES SALADES-REPAS

Riches en légumes, les salades s'affichent comme le bon choix à l'heure du déjeuner.

Nous aurions aimé vous proposer un choix de salades parmi les jolis packagings colorés en rayon, mais notre constat est tel que l'équilibre comme la qualité des recettes ne nous a guère séduits :

- les produits trouvés ne contiennent jamais suffisamment de protéines. La liste des ingrédients met systématiquement en œuvre moins de 20 % de la recette, sous forme de viande, charcuteries, poisson, ou œufs. Les viandes étant la plupart du temps traitées en salaison ;
- la quantité de lipides est souvent autour de 10 %, ce qui est important selon le poids d'une portion. Bien que les huiles utilisées soient pour la plupart bien choisies ;
- les féculents sont soit omniprésents dans la recette au détriment des légumes, soit insuffisants ;
- la quantité proposée n'est pas toujours satisfaisante pour un plat principal et donc pour vous rassasier suffisamment, surtout couplé à un manque de protéines ;
- les packs proposés avec dessert pour un repas complet ajoutent à cela un laitage ou une crème dessert, plutôt gras et sucrés, et un biscuit, voire un morceau de brioche. Les additifs y sont plutôt nombreux. Ainsi, le meilleur choix lorsque l'on est pressé est d'acheter directement des tomates cerises, des mini carottes, des pointes d'asperges, un jambon bien sélectionné ou un poisson en conserve (cf. rubriques charcuteries et conserves), une petite boîte de maïs, un morceau de baguette fraîche. Et de choisir un dessert facile à transporter (laitages, compote) !

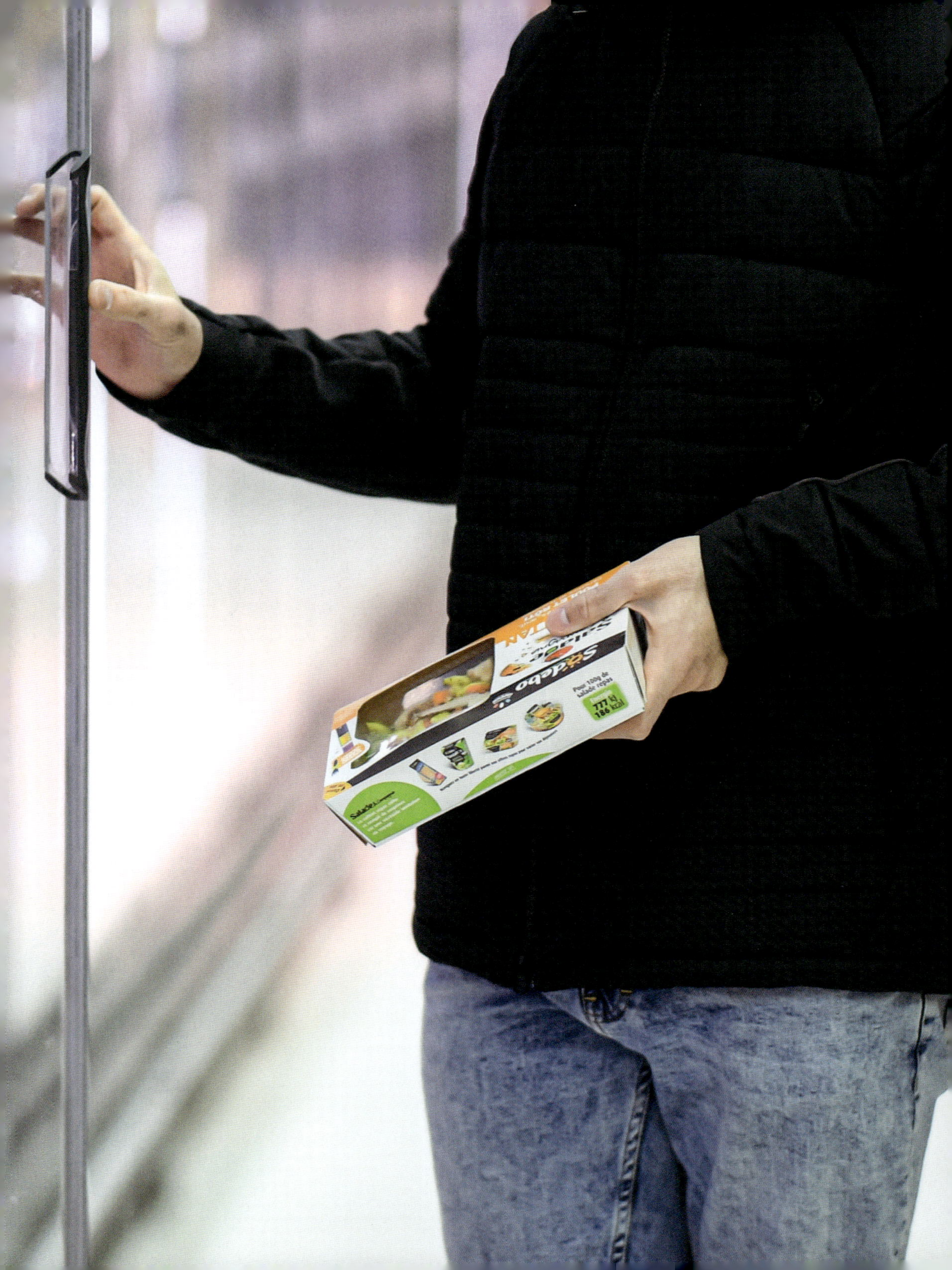
Sodebo
Pour 100g de salade repas
777 kJ
186 kcal

Plats préparés à la viande

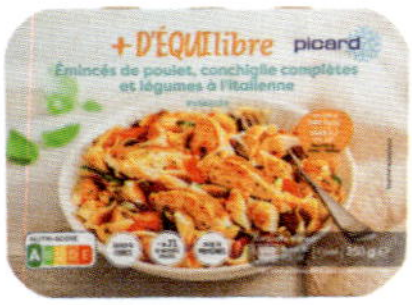

ÉMINCÉS DE POULET, CONCHIGLIE COMPLÈTES, LÉGUMES

PICARD®

Une recette qui se démarque, en limitant clairement les additifs et le sel. Avec un taux de protéines intéressant pour un plat préparé et un certain apport en fibres grâce à l'utilisation de pâtes complètes, cette barquette de 350 g pourra vous assurer un bon rassasiement. Seul bémol, nous aurions préféré une viande non traitée en salaison.

· **Ingrédients :** pâte conchiglie complète cuite 22,8 % [eau, semoule de blé dur complet (gluten)], émincé de poulet cuit traité en salaison [filet de poulet 17,8 % (origine : UE), eau, sel], tomate pelée concassée 10,8 % (tomate, jus de tomate), poivron rouge et jaune grillé 11,3 %, courgette grillée 9,6 %, aubergine grillée 6,2 %, eau, tomate 3,4 %, mozzarella râpée 2,2 % (contient : lait), oignon rouge, poivron rouge grillé saumuré 1,2 % (poivron rouge, eau, sel), basilic 1,1 %, huile d'olive vierge extra, fibre de chicorée, purée de tomate double concentrée 0,6 %, oignon, amidon de riz, poivron rouge 0,2 %, oignon en poudre, ail, sel, lait écrémé en poudre, origan, persil, carotte 0,02 %, thym, poivre blanc, herbes de Provence, Tabasco® (vinaigre, piment rouge vieilli, sel).

· **Données nutritionnelles pour 100 g**
Valeur énergétique : 98 kcal • protéines : 7,9 g • lipides : 2,2 g dont acides gras saturés : 0,7 g • glucides : 10 g dont sucres : 2,7 g • fibres : 3,1 g • sel : 0,32 g

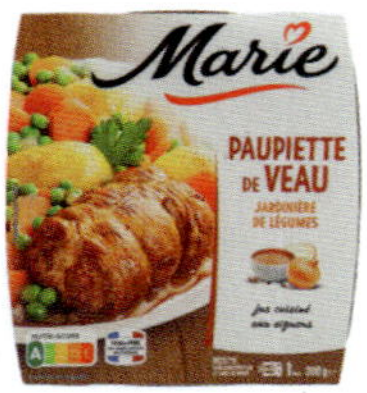

PAUPIETTES DE VEAU, JARDINIÈRE DE LÉGUMES

MARIE®

Un bon équilibre dans ce plat entre la viande, les féculents (pommes de terre) et tout de même une bonne portion de légumes entiers. Aucun ingrédient ultra-transformé : on se rapproche d'une recette maison avec un salage correct.

· **Ingrédients :** paupiette de veau précuite 33,3 % (viande de porc 16,6 %, enveloppe de veau 8,3 %, viande de veau 3,9 %, oignons, eau, chapelure de blé, sel, poivre), pommes de terre 24,9 %, carottes 11,9 %, petits pois 11,9 %, oignons 7,4 %, eau, fond de veau (bouillon de veau, bouillon de bœuf, sel), farine de blé, vin blanc 0,5 %, purée d'ail, jus concentré de champignon, huile de tournesol, paprika, estragon, curcuma, poivre. Paupiette de veau : origine France. Légumes et pommes de terre : origine UE. Traces possibles de : poisson, crustacés, mollusques, soja, œuf, lait, moutarde, céleri.

· **Données nutritionnelles pour 100 g** (1 portion = 300 g)
Valeur énergétique : 111 kcal • protéines : 8,1 g • lipides : 4,9 g dont acides gras saturés : 1,5 g • glucides : 7,6 g dont sucres : 1,6 g • fibres : 2,1 g • sel : 0,58 g

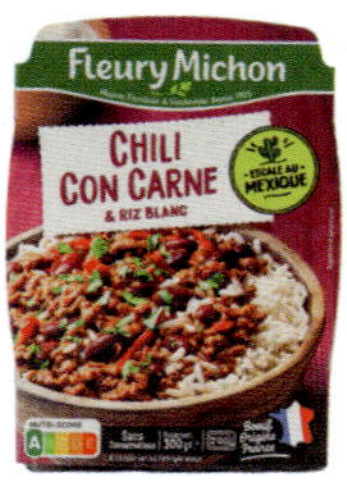

CHILI CON CARNE ET RIZ BLANC

FLEURY MICHON®

Une belle carte jouée ici en complétant les protéines animales du bœuf par une association végétarienne riz-haricots rouges. L'apport en fibres est bon et les additifs limités à un amidon. On peut toutefois compléter en légumes, qui restent peu présents dans la recette.

· **Ingrédients :** riz long cuit 31 %, haricots rouges 22 %, eau, viande de bœuf 12 %, concentré de tomates 4,2 %, poivrons rouges 3,8 %, oignons 3,5 %, vin rouge, tomates 1,9 % (tomates, jus de tomates, jus de citron concentré), huile de colza, amidon de riz, épices 0,7 %, sel, ail. Traces éventuelles de moutarde, lait.

· **Données nutritionnelles pour 100 g** (1 portion = 280 g)
Valeur énergétique : 104 kcal • protéines : 5,6 g • lipides : 3,1 g dont acides gras saturés : 1 g • glucides : 12 g dont sucres : 1,9 g • fibres : 2,6 g • sel : 0,7 g

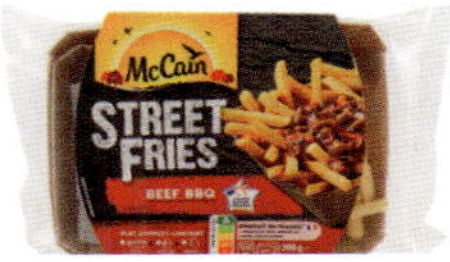

STREET FRIES BEEF BBQ

MC CAIN®

Frites au micro-ondes. Un concentré d'additifs et d'ingrédients ultra-transformés. Les apports se résument à des glucides principalement et sont associés à des matières grasses. Ce produit contient peu de protéines.

• **Ingrédients :** pommes de terre (54,6 %), eau, purée de tomates (7 %), morceaux de viande de bœuf haché (5,3 %), huile de tournesol, enrobage (amidon modifié, farine de riz, dextrine, fibres de pois, épaississant : gomme xanthane, protéine de pois, colorants (curcumine, extrait de paprika)), oignons rouges (2,5 %), oignons grillés, mélasse, sucre, ciboulette (1,3 %), pommes de terre déshydratées, vinaigre de cidre, sauce soja (eau, fèves de soja, blé, sel), poivrons verts grillés, amidon modifié, sel, jus concentré de poivrons rouges, ail, piments jalapeno, cumin moulu, origan moulu, arôme de fumée.

• **Données nutritionnelles pour 100 g** (1 portion = 300 g)
Valeur énergétique : 158 kcal • protéines : 3,5 g • lipides : 5 g dont acides gras saturés : 1 g • glucides : 23,5 g dont sucres : 3,1 g • fibres : 2,5 g • sel : 0,6 g

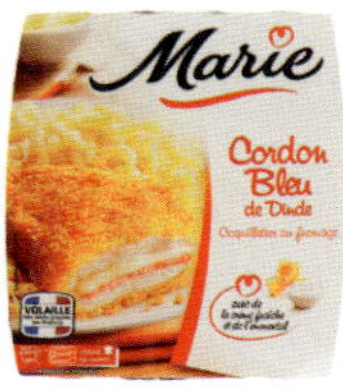

CORDON-BLEU DE DINDE COQUILLETTES AU FROMAGE

MARIE®

Ce produit présente une liste d'ingrédients à rallonge, dont un cocktail d'additifs. Si on ne s'arrête que sur sa valeur nutritionnelle, il contient plus de gras que de protéines et compte pas moins de 515 kcal pour la portion. Pas besoin d'en savoir plus, d'autant que cuire un cordon-bleu et des coquillettes prend peu de temps. Illogique en plat préparé !

• **Ingrédients :** coquillettes cuites 39 % (eau, semoule de blé dur, huile de colza), cordon-bleu de dinde 35,7 % [viande de dinde traitée en salaison 19,6 % (viande de dinde origine France 11,1 %, peau de volaille, eau, fibres de bambou, dextrose, sel), panure 8,9 % (farine de blé, eau, sel, levures, épices), jambon de dinde cuit 3,5 % (viande de dinde origine France 2,7 %, eau, dextrose, fibre de bambou, sel, arômes naturels*, antioxydant : acide ascorbique), fromage fondu 3,5 % (fromages, eau, protéine de lait, poudre de lait), huile de tournesol], eau, crème fraîche 7 %, emmental 5,2 %, farine de blé, sel, poivre, muscade. *Contient naturellement des polyphénols qui contribuent à la préservation de l'oxydation. Cordon-bleu : origine France. Pâtes : origine Italie. Informations en gras destinées aux personnes allergiques. Traces possibles de : poisson, crustacés, mollusques, œuf, soja, moutarde, céleri.

• **Données nutritionnelles pour 100 g** (1 portion = 280 g)
Valeur énergétique : 197 kcal • protéines : 7,9 g • lipides : 11 g dont acides gras saturés : 3,7 g • glucides : 16 g dont sucres : 1,4 g • fibres : 1 g • sel : 0,72 g

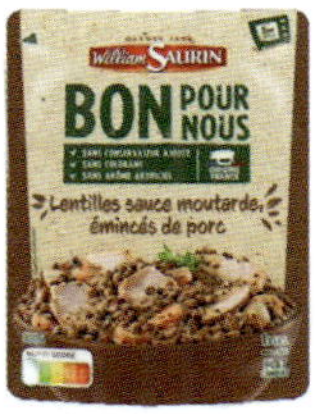

BON POUR NOUS LENTILLES SAUCE MOUTARDE, ÉMINCÉS DE PORC

WILLIAM SAURIN®

La mention « Bon pour nous » est vendeuse, mais en réalité, ce plat contient des additifs et trop de sel !

• **Ingrédients :** eau, émincés de porc précuits 15 % (viande de porc Origine France, eau, fécule de manioc, sel), lentilles vertes 15 %, carottes, moutarde à l'ancienne 8% (eau, graines de moutarde, vinaigre, sel), oignons, crème, amidon de riz, sel, poudre d'ail, arôme naturel de poivre.

• **Données nutritionnelles pour 100 g** (1 portion = 300 g)
Valeur énergétique : 94 kcal • protéines : 8,5 g • lipides : 2,5 g dont acides gras saturés : 0,9 g • glucides : 7,8 g dont sucres : 1,2 g • fibres : 0,7 g • sel : 0,91 g

Plats préparés aux poissons et fruits de mer

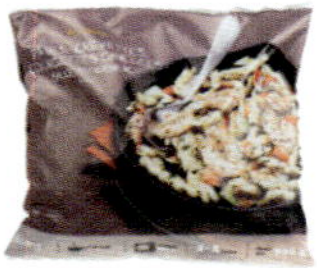

PÂTES, CREVETTES, COURGETTES GRILLÉES, SAUCE AU BASILIC

PICARD®

Cette recette utilise des ingrédients de bonne qualité et ne compte pas d'additifs, ce qui est notable. On apprécie également l'équilibre nutritionnel et la précision du taux de sel, qui est particulièrement modéré.

• **Ingrédients :** pâtes précuites 51,5 % [eau, semoule de blé dur (gluten)], queue de crevette crue décortiquée salée [crevette 16,3 % (crustacés), eau, sel], courgette grillée 14 %, tomate 7,9 %, eau, huile d'olive vierge extra, basilic 1,5 %, Parmigiano reggiano AOP* 1 % (contient : lait), ail, sel, huile de tournesol, poivre. *AOP : appellation d'origine protégée.

• **Données nutritionnelles pour 100 g** (1 portion = 300 g)
Valeur énergétique : 137 kcal • protéines : 6,2 g • lipides : 3,4 g dont acides gras saturés : 0,8 g • glucides : 20 g dont sucres : 1,2 g • fibres : 0,8 g • sel : 0,42 g

---

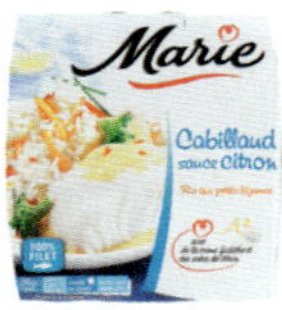

CABILLAUD SAUCE CITRON, RIZ AUX PETITS LÉGUMES

MARIE®

La qualité de la recette mettant en œuvre 31 % de poisson est remarquable. Le rapport protéines sur lipides est également favorable.

• **Ingrédients :** cabillaud 31 %, riz cuit 27,6 %, carottes 13,9 %, eau, crème fraîche 5,3 %, huile de colza, brocolis 2,6 %, farine de blé, jus de citron concentré 1 %, zestes de citron 0,8 %, sel, curcuma. Cabillaud pêché en océan Atlantique (zone FAO 27 hors mer Baltique). Riz : origine UE et non UE. Les arêtes et la peau du poisson sont enlevées avec le plus grand soin, mais il se peut que cette recette en contienne. Traces possibles de : crustacés, mollusques, soja, œuf, moutarde, céleri.

• **Données nutritionnelles pour 100 g** (1 portion = 290 g)
Valeur énergétique : 141 kcal • protéines : 8,6 g • lipides : 5,9 g dont acides gras saturés 1,5 g • glucides : 13 g dont sucres : 0,7 g • fibres : 0,8 g • sel : 0,67 g

---

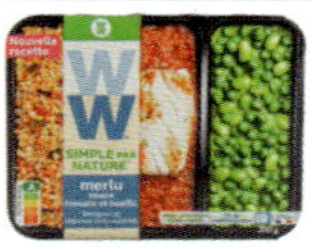

SIMPLE PAR NATURE – MERLU, BOULGOUR ET LÉGUMES VERTS CUISINÉS

WEIGHT WATCHERS®

Une belle proportion de protéines dans cette recette, qui allie poisson et fèves de soja. Le rassasiement sera bon également grâce à un accompagnement équilibré en féculents et légumes, et un taux de fibres intéressant. Un seul gélifiant et pas d'autre additif : c'est positif !

• **Ingrédients :** merlu précuit 25,7 %, boulgour cuit 20,1 % (eau, blé dur concassé), petits pois doux 15 %, eau, pulpe de tomates au jus 6,3 % (tomates et jus de tomates), fèves de soja 4,5 %, purée de petits pois 4,9 %, courgettes 4 %, échalotes, concentré de tomates 2,3 %, carottes 2 %, huile d'olive vierge, sel, farine de blé, basilic 0,3 %, ail, vinaigre de Xérès, aneth, gélifiant : agar-agar, paprika, estragon, poivre, thym, piment fort.

• **Données nutritionnelles pour 100 g** (1 portion = 300 g)
Valeur énergétique : 97 kcal • protéines : 8,5 g • lipides : 3 g dont acides gras saturés : 0,4 g • glucides : 7,5 g dont sucres : 1,2 g • fibres : 2,6 g • sel : 0,74 g

---

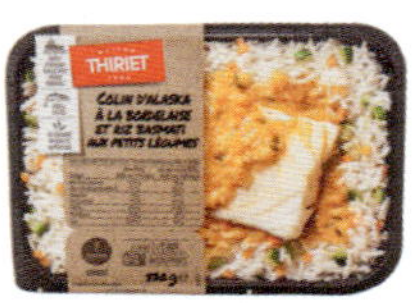

COLIN D'ALASKA À LA BORDELAISE ET RIZ BASMATI

THIRIET®

Un bon équilibre entre féculents, une bonne portion de poisson et quelques légumes. Un seul amidon modifié vient noircir le tableau. L'équilibre reste bon et le taux de sel raisonnable.

• **Ingrédients :** riz basmati cuit 31,1 % (eau, riz basmati de qualité supérieure 12,1 %), portion de filets de colin d'Alaska (poisson) 24,2 %, oignon 9,6 %, courgette 7,7 %, crème fraîche (lait) (origine France) 6 %, eau, échalote 5 %, carotte 4,6 %, huile de tournesol, chapelure (gluten (blé)), persil, vin blanc concentré, arômes naturels de citron, sel, colorant : extrait de paprika, amidon transformé, poivre noir.

• **Données nutritionnelles pour 100 g** (1 portion = 330 g)
Valeur énergétique : 116 kcal • protéines : 5,8 g • lipides : 4,7 g dont acides gras saturés : 1,4 g • glucides : 12 g dont sucres : 1,3 g • fibres : 0,6 g • sel : 0,51 g

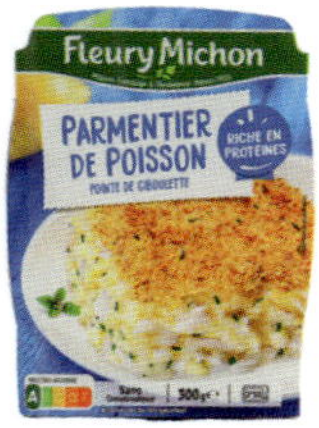

PARMENTIER DE POISSON, POINTE DE CIBOULETTE

FLEURY MICHON®

On achète ici principalement de la purée à base de flocons, du pain de mie et de la chapelure… L'équilibre protéines/lipides est bon, mais l'empilement de glucides excessif… et les légumes, aux abonnés absents !

• **Ingrédients :** purée 73 % [eau, lait écrémé réhydraté, flocons de pommes de terre 10 %, crème fraîche 8,7 %, échalotes, huile de colza, ciboulette 0,7 %, sel, ail, poivre, curcuma], lieu 23 % (chair de lieu 15 %, filet de lieu 7,7 %), pain de mie (farine de blé, eau, levure, sel, farine de soja, huile de colza), chapelure (dont blé), oignons (oignons, huile de tournesol), ciboulette 0,2 %, huile de colza, curcuma.

• **Données nutritionnelles pour 100 g** (1 portion = 300 g)
Valeur énergétique : 121 kcal/100 g • protéines : 6,5 g • lipides : 5,4 g dont acides gras saturés : 1,9 g • glucides : 11 g dont sucres : 1,7 g • fibres : 1,1 g • sel : 0,65 g

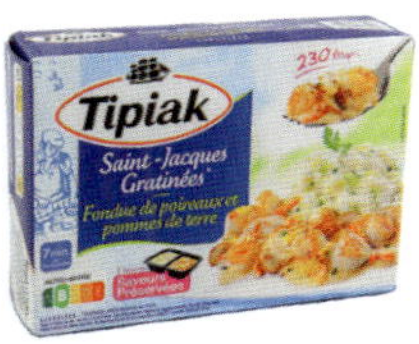

SAINT-JACQUES GRATINÉES, FONDUE POIREAUX ET POMMES DE TERRE

TIPIAK®

La première moitié du produit contient un pourcentage de Saint-Jacques infime et surtout de la sauce ; l'autre moitié, des poireaux, des pommes de terre préfrites et à nouveau des arômes, aromates et additifs. L'apport en protéines est, sans surprise, faible et l'équilibre du plat pas vraiment idéal !

• **Ingrédients :** Saint-Jacques* gratinées 50 % : eau, noix de Saint-Jacques* 10 % (mollusques), champignons de paris 6,5 %, oignons 4,2 %, crème liquide 3,8 % (lait), carottes 2,3 %, carottes jaunes 2,3 %, vin blanc (sulfites), amidon modifié de manioc, chapelure 1 % (farine de blé (gluten), farine de blé intégrale (gluten), eau, sel, levure), vermouth, beurre (lait), préparation aromatisante pour fumet de poisson (cabillaud, eau, fibre de chicorée, sel, huile de tournesol, oignon en poudre, vin blanc, amidon de maïs), sel, ciboulette 0,2 %, arôme, poivre. Fondue de poireaux et pommes de terre 50 % : poireaux 21,5 %, eau, pommes de terre préfrites 7,8 % (pommes de terre, huile de tournesol, dextrose de blé, stabilisant : E450i), crème liquide 3 % (lait), échalotes 2,8 %, vin blanc (sulfites), amidon modifié de manioc, beurre (lait), sel, ciboulette 0,2 %, préparation aromatisante pour fumet de poisson (cabillaud, eau, fibre de chicorée, sel, huile de tournesol, oignon en poudre, vin blanc, amidon de maïs), poivre. Traces possibles de : œuf, céleri, sésame, crustacés, moutarde, soja, fruits à coque.

• **Données nutritionnelles pour 100 g** (1 portion = 300 g)
Valeur énergétique : 73 kcal • protéines : 3 g • lipides : 3,7 g dont acides gras saturés : 2,2 g • glucides : 6,1 g dont sucres : 1,4 g • fibres : 1,6 g • sel : 0,7 g

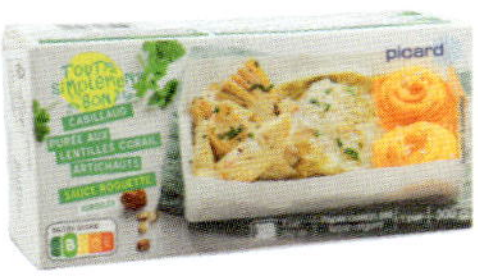

TOUT SIMPLEMENT BON – CABILLAUD, PURÉE AUX LENTILLES CORAIL, ARTICHAUTS

PICARD®

La qualité n'est pas à l'origine de ce flop, mais les 11 % de matières grasses, soit 33 g dans le plat complet. C'est vraiment trop !

• **Ingrédients :** filet de cabillaud MSC qualité sans arête* (poisson) 22,3 %, cœur d'artichaut 19,3 %, lentille corail cuite 8,9 % (eau, lentille corail 4 %), carotte 8,9 %, eau, crème liquide (lait), oignon, jus de citron à base de concentré (eau, jus de citron concentré), amande hachée grillée 2,7 %, beurre (lait), huile de tournesol, câpre fine au vinaigre 2,5 % [câpre salée (câpre, sel), eau, vinaigre d'alcool], lait de coco 2,3 % (lait de coco, protéines de lait), purée de citron sucrée 1,8 % (citron, jus de citron, sucre), roquette 1,3 %, huile d'olive vierge extra, ail, noisette hachée grillée 0,8 %, coriandre, échalote, gingembre, amidon de maïs, sel, cumin, persil, origan, mélange 5 baies, poivre blanc.

• **Données nutritionnelles pour 100 g** (1 portion = 300 g)
Valeur énergétique : 149 kcal • protéines : 7,7 g • lipides : 11 g dont acides gras saturés : 4,4 g • glucides : 4,7 g dont sucres : 1,8 g • fibres : 2,9 g • sel : 0,72 g

Tartes et pizzas

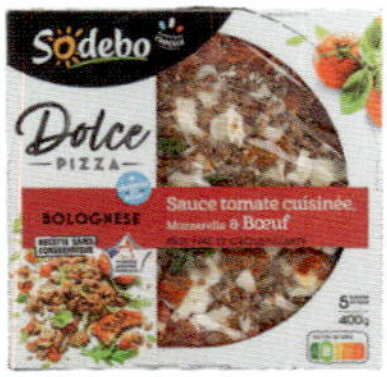

DOLCE PIZZA – BOLOGNESE

SODEBO®

La qualité des ingrédients est satisfaisante. L'équilibre est très bon, avec 11 % de protéines et moins de 5 % de lipides. Une portion = ½ soit 200 g.

• **Ingrédients :** pâte fine à pizza (farines de blé et de blé malté, eau, levure boulangère, sel), purée de tomates, mozzarella, viande de bœuf, eau, tomates, carottes, oignons, roquette, huile de colza et/ou tournesol, vinaigre d'alcool, farine de blé, amidon de maïs, fécule de manioc, sel, arôme naturel, poivre, basilic, plantes aromatiques. Bœuf : origine France.

• **Données nutritionnelles pour 100 g**
Valeur énergétique : 194 kcal • protéines : 11 g • lipides : 4,9 g dont acides gras saturés : 2,2 g • glucides : 27 g dont sucres : 2,7 g • fibres : 2,5 g • sel : 1,2 g

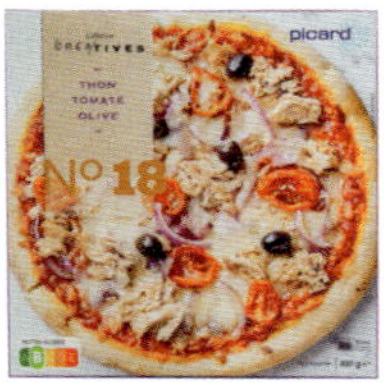

PIZZA THON, TOMATE, OLIVE

PICARD®

On apprécie la liste des ingrédients simple, le bon équilibre protéines/lipides et la teneur en sel de moins de 2 g pour une portion de 200 g.

• **Ingrédients :** farine de blé (gluten), pulpe de tomates 15,3 %, thon à l'huile d'olive 12 % [thon albacore 11,7 % (poissons), huile d'olive, sel], mozzarella 11,3 % (UE ; contient lait), eau, oignon rouge 5,5 %, demi-tomate cerise mi-séchée 3,7 %, olive dénoyautée assaisonnée 2,5 % (olive, sel, arômes naturels, correcteur d'acidité : acide citrique), huile d'olive, huile d'olive vierge extra, sel, levure, sucre, basilic, origan.

• **Données nutritionnelles pour 100 g**
Valeur énergétique : 207 kcal • protéines : 10 g • lipides : 6,6 g dont acides gras saturés : 2,6 g • glucides : 26 g dont sucres : 5,3 g • fibres : 2,8 g • sel : 0,92 g

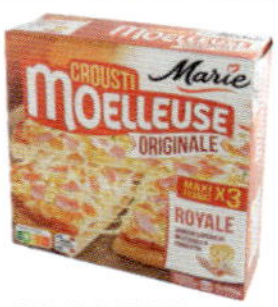

CROUSTI MOELLEUSE ORIGINALE ROYALE

MARIE®

On apprécie la qualité du jambon, la teneur en sel qui reste raisonnable également. Attention cependant à respecter la portion recommandée, ½ ou 200 g, avec une belle portion de crudités !

• **Ingrédients :** pâte moelleuse 55,5 % (farine de blé, eau, huile de colza, levure boulangère, sel, sucre), jambon supérieur fumé 12,5 % (jambon de porc origine France, sel, arômes naturels, antioxydant : acide ascorbique), mozzarella 10 %, eau, concentré de tomates 5 %, emmental 2,7 %, édam 2,7 %, oignons préfrits (dont huile de tournesol), sucre, amidon de maïs, ail, huile d'olive vierge, basilic, origan, sel, origan.

• **Données nutritionnelles pour 100 g**
Valeur énergétique : 230 kcal • protéines : 11 g • lipides : 6 g dont acides gras saturés : 2,7 g • glucides : 32 g dont sucres : 2,6 g • fibres : 2,1 g • sel : 0,98 g

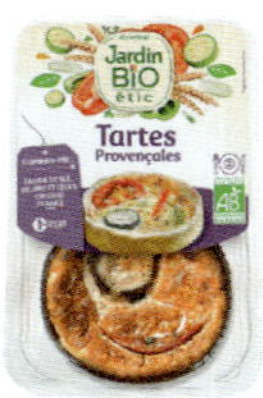

TARTES PROVENÇALES BIO

JARDIN BIO ÉTIC®

Presque impossible de trouver une tarte équilibrée de qualité. On apprécie ici la qualité des ingrédients, comme à la maison. Cette tarte ne sera cependant pas un repas complet, elle mérite d'être complétée avec une portion de protéines, notamment.

• **Ingrédients :** garniture* 67 % : tomates* 26 %, crème*, courgette* 7,2 %, eau, œuf*4,7 %, poivrons*4,6 %, oignon* 4,5 %, concentré de tomates*, huile de tournesol*1,5 %, poudre de lait*, sel, ail*, herbes de Provence*, thym*, poivre*, muscade*, laurier*. Pâte* 33 % : farine de blé*19 %, beurre*, œuf*3 %, eau, sel*.
*Ingrédients issus de l'agriculture biologique.

• **Données nutritionnelles pour 100 g**
Valeur énergétique : 190 kcal • protéines : 5 g • lipides : 11 g dont acides gras saturés : 6,2 g • glucides : 17 g dont sucres : 2,5 g • fibres : NC • sel : 0,93 g

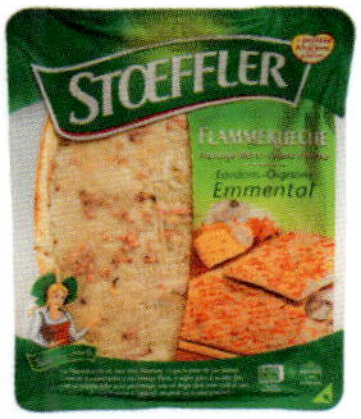

FLAMMEKUECHE LARDONS, OIGNONS, EMMENTAL

STOEFFLER®

De nombreux additifs, plus de 23 % de lipides pour la portion proposée et qui sera pourtant peu rassasiante (pâte fine), mais trop riche avec 477 kcal les 180 g.

• **Ingrédients :** pâte 42 % (farine de BLÉ, eau, huile de tournesol, sel), fromage blanc** 21,5 %, emmental* 10,3 %, crème fraîche** 9 %, lardons fumés 7,7 % (poitrine de porc*, eau, sel, dextrose, arômes naturels, antioxydants : extraits de romarin, ascorbate de sodium, conservateur : nitrite de sodium), oignons* 7,7 %, huile de colza, sel, amidon modifié, épaississants : gomme xanthane, gomme guar, épices. *Origine UE. **Origine France.

• **Données nutritionnelles pour 100 g**
Valeur énergétique : 265 kcal • protéines : 8,3 g • lipides : 13 g dont acides gras saturés : 5,1 g • glucides : 28 g dont sucres : 3,1 g • sel : 1,3 g

---

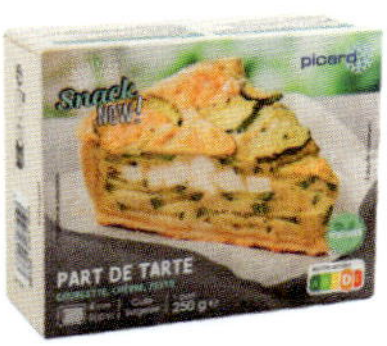

PART DE TARTE COURGETTE CHÈVRE PESTO

PICARD®

Si l'on ne regarde que la liste des ingrédients, on est tenté. Mais le pavé nutritionnel nous invite à reposer cette tarte en rayon. 653 kcal la part, qui comporte près de 4 fois plus de graisses que de protéines, dont 30 g d'acides gras saturés. C'est beaucoup trop !

• **Ingrédients :** courgette 28,3 %, farine de blé (gluten), crème fraîche liquide (lait), beurre 10,5 % (lait), fromage de chèvre 6,4 % (contient lait), œuf issu de poule élevée en plein air 5,8 % (liquide, pasteurisé), eau, lait écrémé, jaune d'œuf issu de poule élevée en plein air 2 % (liquide, pasteurisé), huile d'olive vierge extra, basilic 0,6 %, noisette hachée grillée, sel, fromage à pâte pressée cuite (contient lait), pignon de pin, ail, poivre, muscade.

• **Données nutritionnelles pour 100 g**
Valeur énergétique : 216 kcal • protéines : 5 g • lipides : 19 g dont acides gras saturés : 12 g • glucides : 18 g dont sucres : 2,6 g • sel : 0,66 g

---

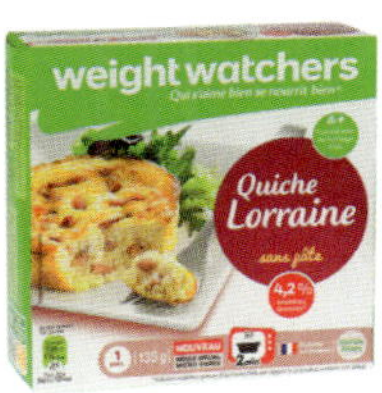

QUICHE LORRAINE SANS PÂTE

WEIGHT WATCHERS®

L'apport calorique est indéniablement intéressant et la recette a gagné très légèrement en qualité des ingrédients (œufs de poules élevées en plein air, jambon supérieur). Cependant, retrouver toujours autant d'additifs, sans compter que la composition des flocons de pommes de terre a été cachée, et l'eau en tête de liste, c'est un peu décevant.

• **Ingrédients :** eau, blanc d'œuf de poules élevées en plein air 15,9 %, jambon cuit supérieur fumé 11,4 % (jambon de porc origine france, sel, arômes naturels*, antioxydant : acide ascorbique), œufs de poules élevées en plein air 8,5 %, fromage frais 8,2 % (contient lait), emmental 6,3 % (contient lait), lait écrémé en poudre, lardons cuits fumés 3,4 % (poitrine de porc origine France, sel fumé et sel, arômes naturels*, antioxydant : acide ascorbique), amidon de maïs, flocons de pomme de terre déshydratés, semoule de blé dur, arôme naturel (contient lait), sel, muscade, poivre. *Contient naturellement des polyphénols qui contribuent à la préservation de l'oxydation. Jambon cuit supérieur fumé et lardons cuits fumés : origine France. Traces possibles de : poisson, crustacés, mollusques, moutarde, soja.

• **Données nutritionnelles pour 100 g**
Valeur énergétique : 129 kcal • protéines : 12 g pour 100 g • lipides : 4,9 g pour 100 g dont 2,3 g d'acides gras saturés • glucides : 9,6 g pour 100 g dont sucres : 2,9 g • sel : 0,68 g

Pasta box, pâtes fraîches fourrées, cannellonis, lasagnes

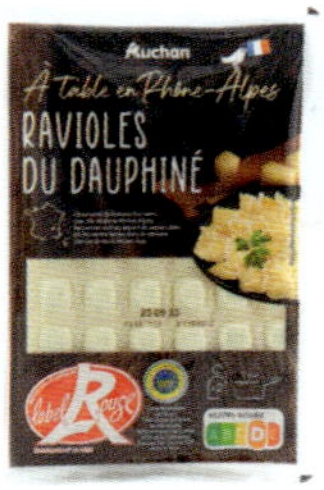

RAVIOLES DU DAUPHINÉ IGP

AUCHAN GOURMET®

Quitte à manger des ravioles au fromage, nous avons ici une réelle farce au fromage sans ajout d'amidon ou de flocons de pommes de terre, ce qui est rare en rayon ! Le taux de sel est assez élevé, mais, c'est un bon produit.

• **Ingrédients :** pâte 50 % : farine de blé tendre, eau, œufs frais 4,7 %, huile de tournesol. Farce 50 % : fromage blanc frais (lait*) 22,4 %, comté AOP (lait*) 14 %, emmental français Est-Central Label Rouge (lait*) 8,9 %, persil 2 %, sel, œufs frais, beurre (lait origine UE et Suisse), eau. Les pourcentages sont exprimés sur le total de la recette. *Lait collecté en France dans la zone d'appellation.

• **Données nutritionnelles pour 100 g** (1 plaque = 60 g)
Valeur énergétique : 287 kcal • protéines : 14,1 g • lipides : 11,6 g dont acides gras saturés : 7,3 g • glucides : 30,8 g dont sucres : 1,8 g • fibres : 1,5 g • sel : 1,62 g

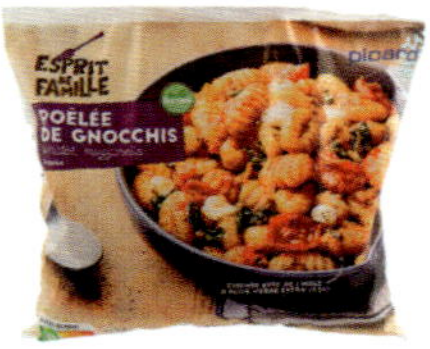

POÊLÉE DE GNOCCHIS, TOMATES, MOZZARELLA

PICARD®

Des ingrédients facilement identifiables et qui correspondent au nom de la recette. On aurait aimé un petit peu plus de mozzarella, mais l'équilibre reste correct, en prévoyant bien une protéine animale et des légumes durant l'autre repas de la journée.

• **Ingrédients :** gnocchis à la pomme de terre précuit 59 % [semoule de blé (gluten), pomme de terre déshydratée 19,4 %, eau, sel], purée de tomate 12,2 %, oignon grillé 6,3 %, mozzarella 6 % [lait, sel, présure microbienne, acidifiant : acide citrique], tomate cerise 4,2 %, épinard 3,1 %, tomate cerise mi séchée 2,6 %, huile d'olive vierge extra 2,3 %, eau, basilic, ail, préparation d'oignon (jus d'oignon concentré, huile de tournesol), sel, poivre.

• **Données nutritionnelles pour 100 g**
Valeur énergétique : 159 kcal • protéines : 5,2 g • lipides : 4,1 g dont acides gras saturés : 1,4 g • glucides : 24 g dont sucres : 8,4 g • fibres : 2,7 g • sel : 0,61 g

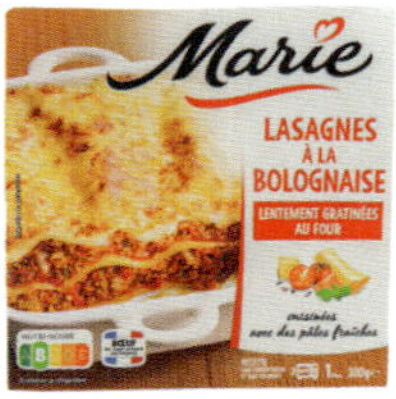

LASAGNES À LA BOLOGNAISE

MARIE®

Une quantité de protéines satisfaisante avec une quantité correcte de viande de bœuf, associée au lait de la béchamel et au fromage. L'équilibre protéines/lipides est bon et le taux de sel tout à fait raisonnable.

• **Ingrédients :** béchamel 33 % (eau, crème fraîche, lait écrémé en poudre, amidon de maïs, farine de blé, sel, huile d'olive vierge, muscade), lasagnes fraîches cuites 17,5 % (eau, semoule de blé dur), eau, viande de bœuf origine France 9,1 %, double concentré de tomates 5,9 %, pulpe de tomates au jus 5,9 % (tomates, jus de tomates), viande de bœuf cuite origine France 4,8 %, oignons, emmental 2,7 %, bouillon de légumes [légumes et jus de cuisson de légumes (tomates, oignons, poivrons, aubergines grillées, ail, courgettes), huile d'olive vierge, sel, poivre], basilic 0,8 %, moutarde de dijon (eau, graines de moutarde, vinaigre d'alcool, sel), amidon de maïs, ail, sel, origan, poivre.

• **Données nutritionnelles pour 100 g** (1 portion = 300 g)
Valeur énergétique : 136 kcal • protéines : 7,5 g • lipides : 5,3 g dont acides gras saturés : 2,6 g • glucides : 14 g dont sucres : 3,3 g • fibres : NC • sel : 0,67 g

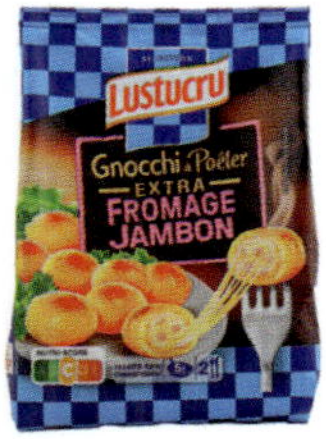

GNOCCHI À POÊLER EXTRA FROMAGE JAMBON

LUSTUCRU®

Les autres farces de la gamme ne sont guère mieux : fromage, tomate, raclette, mozzarella-pesto…
Un empilement d'aliments glucidiques : purée, semoule classiquement dans les gnocchis, auxquels on a ajouté de la farine, une nouvelle fois de la semoule et encore des pommes de terre déshydratées dans la farce. La recette atteint 30 % de glucides, le risque étant de consommer le paquet de 280 g entier, soit plus de 600 kcal et 84 g de glucides.

• **Ingrédients :** purée (eau, pommes de terre déshydratées, épice : curcuma), semoule de blé, mozzarella 4,8 %, emmental français 4,8 %, crème fraîche (lait), fromage frais 4 %, jambon cuit de porc* (jambon de porc 3,6 %, sel, bouillon (viande de porc et os de porc), arômes naturels (contient naturellement des polyphénols**), antioxydant : acide ascorbique) 4 %, farine de blé, semoule de BLÉ, huile de colza, pommes de terre déshydratées-épice : curcuma, sel, arômes naturels (lait). Peut contenir des traces d'œufs, moutarde et soja. * Viande de porc transformée en France provenant d'animaux nés, élevés et abattus en France. ** Les polyphénols contribuent à protéger le produit de l'oxydation. Conditionné sous atmosphère protectrice.

• **Données nutritionnelles pour 100 g**
Valeur énergétique : 220 kcal • protéines : 8,1 g • lipides : 7,1 g dont acides gras saturés : 3 g • glucides : 30 g dont sucres : 2,1 g • fibres : 1,8 g • sel : 1,3 g

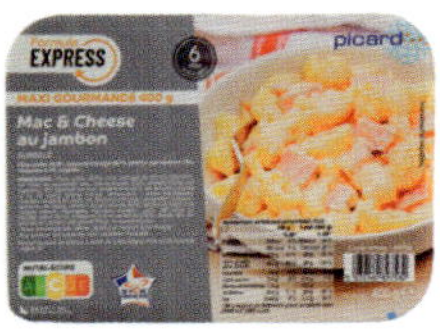

MAC AND CHEESE AU JAMBON

PICARD®

Le 3e ingrédient est la crème liquide, en plus des fromages. Le bilan est sans appel : la portion de 400 g dépasse les 700 kcal, avec plus de lipides que de protéines !

• **Ingrédients :** pâtes cuites 45,5 % (eau, semoule de blé dur (gluten), sel, huile de tournesol), eau, crème liquide (lait), jambon blanc cuit supérieur 10 % [jambon de porc (origine France*), sel, bouillon (viande et os de porc), arôme naturel, antioxydant : acide ascorbique], cheddar rouge 6,5 % (lait, sel, ferments lactiques, coagulant, colorant : norbixine de rocou, amidon de pomme de terre), emmental râpé 6,3 % (origine France, Allemagne, Pays-Bas ; contient : lait), lait entier en poudre, farine de riz, chapelure [farine de blé (gluten), levure, sel], ail, paprika en poudre, sel, poivre blanc, muscade moulue.

• **Données nutritionnelles pour 100 g** (1 portion = 400 g)
Valeur énergétique : 237 kcal • protéines : 8,4 g • lipides : 8,9 g dont acides gras saturés : 5,7 g • glucides : 16 g dont sucres : 1,6 g • fibres : 1,3 g • sel : 0,53 g

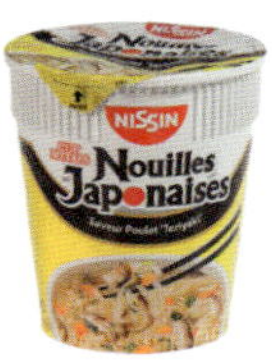

CUP NOODLES, NOUILLES JAPONAISES, SAVEUR POULET TERIYAKI

NISSIN®

Des pâtes à l'huile de palme et un joli cocktail d'additifs : à laisser en rayon.

• **Ingrédients :** nouilles 87,0 % [farine de blé, huile de palme, sel, exhausteur de goût (E621), agents de traitement de la farine (E500, E451), antioxydant (E306), correcteur d'acidité (acide citrique)], sel, sucre, oignon rôti, carotte 1,5 %, champignon shiitake 1,5 %, oignon vert 1,0 %, exhausteurs de goût (E621, E627, E631), ail, épices, arômes, sauce soja en poudre (fèves de soja, blé, sel, maltodextrine), antiagglomérant (E551), arôme de poulet (contient blé, soja), colorant (extrait de paprika), correcteur d'acidité (acide citrique). Peut contenir des traces de céleri, crustacés, poissons, lait, mollusques, moutarde et sésame.

• **Données nutritionnelles pour 100 g**
Valeur énergétique : 84 kcal • protéines : 2,1 g • lipides : 3,5 g dont acides gras saturés : 1,8 g • glucides : 10,5 g dont sucres : 1 g • sel : 1,3 g

Croque, sandwichs, burgers, hot-dogs, crêpes...

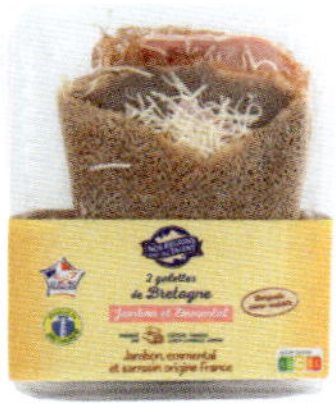

GALETTES DE BRETAGNE JAMBON ET EMMENTAL
NOS RÉGIONS ONT DU TALENT®
LECLERC®

Nous aurions préféré un jambon de meilleure qualité, mais cette recette reste assez simple et l'apport en protéines, en associant le jambon et le fromage, est satisfaisant. Le taux de fibres est remarquable grâce au sarrasin. Pensez à associer cette galette avec des légumes.

· **Ingrédients :** galette de sarrasin 50 % (eau, farine de sarrasin* 16 %, sel de Guérande), jambon cuit supérieur 20 % (jambon de porc*, eau, sel, dextrose, sirop de glucose, antioxydant : érythorbate de sodium, conservateur : nitrite de sodium, arôme), emmental râpé* 16 %, crème fraîche*. Traces d'œufs et de gluten. *Origine France.

· **Données nutritionnelles pour 100 g** (1 portion = 150 g)
valeur énergétique 203 kcal • protéines : 13 g • lipides : 10 g dont acides gras saturés : 6,6 g • glucides : 13 g dont sucres : < 0,5 g • fibres : 4,4 g • sel : 1,1 g

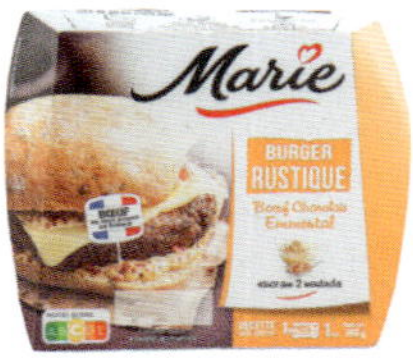

BURGER RUSTIQUE BŒUF CHAROLAIS, EMMENTAL, SAUCE AUX 2 MOUTARDES
MARIE®

Une recette qui n'est pas parfaite, mais qui se démarque des autres burgers du rayon frais, comme surgelés. La portion de viande reste un petit peu faible, mais grâce à l'ajout de vrai fromage, l'apport en protéines de 23,4 g dans le sandwich complet est satisfaisant. Une sauce moins grasse permettrait cependant un meilleur équilibre !

· **Ingrédients :** pain spécial 44,4 % (farine de blé 17,7 %, eau, flocons d'avoine, farine de seigle 2,2 %, graines de lin brun, levure, sel, huile végétale (tournesol et/ou colza), gluten de blé, son de blé, farine de malt de blé 0,2 %), steak haché pur bœuf de race charolaise cuit origine France 27,7 %, emmental 11,1 %, mayonnaise [huile de colza, eau, moutarde (eau, graines de moutarde, vinaigre, sel), jaune d'œuf, vinaigre, sucre, sel, jus de citron concentré], tomates semi déshydratées et marinées (tomates, huile de colza, sel, origan, ail), moutarde à l'ancienne 2,4 % (eau, graines de moutarde, vinaigre, sel), moutarde de Dijon 2,4 % (eau, graines de moutarde, vinaigre, sel), fond de veau (bouillon de veau, bouillon de bœuf, sel), farine de blé. Informations en gras destinées aux personnes allergiques. Traces possibles de : poisson, sésame, soja.

· **Données nutritionnelles pour 100 g (1 portion = 180 g)**
Valeur énergétique 294 kcal • protéines : 13 g • lipides : 16 g dont acides gras saturés : 5 g • glucides : 23 g dont sucres : 1,5 g • fibres : 2,9 g • sel : 1,2 g

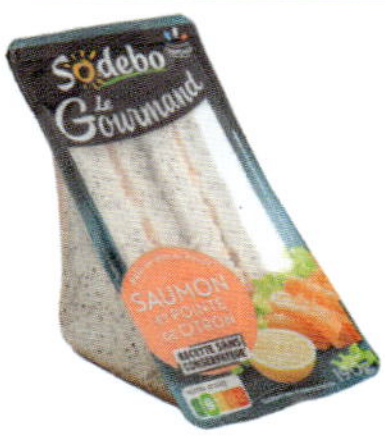

LE GOURMAND SANDWICH SAUMON ET POINTE DE CITRON
SODEBO®

La simplicité de la recette nous séduit ici, dans la jungle des sandwichs vendus en rayon ! Même si, encore une fois, la portion de saumon ajoutée est insuffisante, l'équilibre est correct. Bien compléter avec des légumes.

· **Ingrédients :** pain de mie au pavot (farines de blé et de fèves, eau, graines de pavot, huile de colza, levure boulangère, gluten de blé, sel, sucre, vinaigre d'alcool), saumon, salade 10 %, carottes, yaourt 0 % de matière grasse, huile de colza, eau, fromage nature, jaune d'œuf, zeste et jus de citron, vinaigre d'alcool, amidon de maïs, sel, poivre, graines de moutarde.

· **Données nutritionnelles pour 100 g** (1 portion = 190 g)
Valeur énergétique : 225 kcal • protéines : 8,1 g • lipides : 9,7 g dont acides gras saturés : 1,2 g • glucides : 25 g dont sucres : 2 g • fibres : 2,8 g • sel : 1,4 g

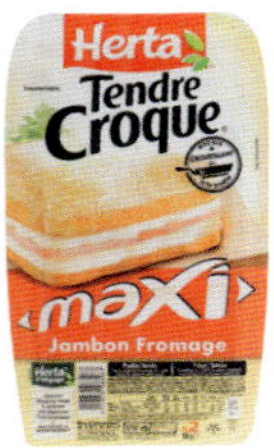

TENDRE CROQUE MAXI JAMBON FROMAGE

HERTA®

Les croques Herta® utilisent de l'huile de palme et du beurre, mais surtout beaucoup trop d'additifs ! Un maxi croque de 150 g va dépasser les 400 kcal tout en étant peu rassasiant en raison du volume. À associer avec une salade, mais sans abuser de vinaigrette. On peut noter également qu'acheter des croques, alors qu'il s'agit d'un simple assemblage de pain, beurre, jambon et gruyère râpé… n'est pas très intéressant.

• **Ingrédients :** farine de blé, jambon de porc, eau, fromages (œuf), huiles végétales (colza, palme), amidons modifiés, protéines de lait, sel, beurre, gluten de blé, levure, sucre, stabilisants : E450, E451 ; sel de fonte : E331, dextrose, conservateurs : E202, E282, gélifiant : E407, arôme naturel (présence naturelle de polyphénols), émulsifiant : E471, antioxydant : acide ascorbique, arômes, jus de citron concentré. Viande de porc rigoureusement sélectionnée d'origine UE.

• **Données nutritionnelles pour 100 g** (1 portion = 150 g)
Valeur énergétique : 271 kcal • protéines : 13 g • lipides : 12 g dont acides gras saturés : 5,2 g • glucides : 27 g dont sucres : 3,8 g • fibres : 1,2 g • sel : 1,6 g

---

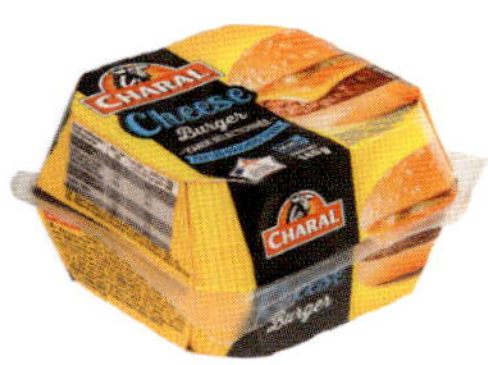

CHEESE BURGER

CHARAL®

Les burgers kebab ne sont pas mieux !
Une préparation à base de viande en guise de steak, un fromage fondu qui ne contient réellement que 50 % de fromage, et beaucoup trop d'additifs ! Le taux de sucre, également, est trop élevé.

• **Ingrédients :** pain spécial 39 % : farine de blé, eau, dextrose, levure, huile de colza, gluten de blé, sucre, graines de sésame, sel, émulsifiants : E471, E472e, farine de fève, conservateur : E282, vinaigre, antioxydant : E300, préparation de viande hachée de bœuf cuite aromatisée 36 % : viande bovine* 98 % (soit 35 % sur produit total), arômes, arômes de fumée, sel, sucre caramélisé, antioxydant : extrait de romarin. fromage fondu 13 % : fromage 51 % (soit 6,6 % sur produit total), eau, beurre, poudre de lait écrémé, amidon transformé de maïs, sel de fonte : e331, protéines de lait, arôme naturel de fromage, poudre de lactoserum, sel, gélifiant : E407, colorants : E160a, E160c. Sauce 12 % : cornichons (dont sulfites) 31 % (soit 3,7 % sur produit total) eau, huile de colza, oignons, sucre, vinaigre d'alcool, amidon transformé de maïs, poudre de lait écrémé, concentré de tomates, fibres de chicorée, sel, épaississants : E415, E412, poudre de tomate, extraits d\u2019épices, caramel, acidifiant : E330, arômes, affermissant : E509. Ce produit contient : blé, graines de sésame, lait, sulfites. Traces éventuelles de moutarde.
*Viande bovine origine France.

• **Données nutritionnelles pour 100 g** (1 portion = 220 g)
Valeur énergétique : 288 kcal • protéines : 14 g • lipides : 14 g dont acides gras saturés : 4,9 g • glucides : 25 g dont sucres : 8,2 g • fibres : 2,9 g • sel : 0,98 g

---

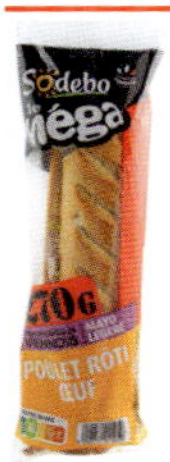

LE MÉGA SANDWICH POULET RÔTI ET ŒUF

SODEBO®

La qualité du pain, qui est la base de cette recette, ne nous séduit pas ! L'équilibre, sans surprise, n'y est pas avec trop de graisses et peu de protéines. La portion de 270 g apporte 793 kcal, mais le rassasiement ne sera malgré tout pas au rendez-vous !

• **Ingrédients :** pain viennois (farine de blé, eau, huile de colza, levure boulangère, lactose, sucre, gluten de blé, sel, émulsifiant : mono et diglycérides d'acides gras (végétale)), viande de poulet, œuf, huile de colza, eau, salade, jaune d'œuf, vinaigre d'alcool, amidon de maïs, fécule de manioc, dextrose, sel, arôme naturel, poivre, graines de moutarde. Poulet : origine UE.

• **Données nutritionnelles pour 100 g** (1 portion = 270 g)
Valeur énergétique : 294 kcal • protéines : 10 g • lipides : 15 g dont acides gras saturés : 1,6 g • glucides : 28 g dont sucres : 2,9 g • fibres : 2,9 g • sel : 1,2 g

Nems et produits exotiques

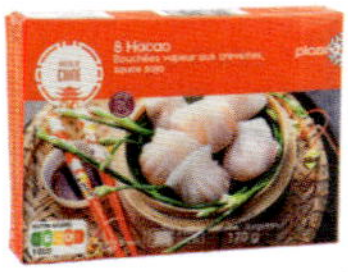

HACAO, BOUCHÉES VAPEUR AUX CREVETTES, SAUCE SOJA

PICARD®

La précédente édition émettait un bémol sur la sauce, avec sucre et sirop de glucose. Celle-ci a été simplifiée et a gagné en qualité ! Les crevettes représentent toujours plus de 50 % de la recette des bouchées, qui ne contiennent maintenant qu'un simple amidon. Un joli produit !

• **Ingrédients :** bouchées aux crevettes (crustacés) (160 g) : crevette (crustacés, Thaïlande) décortiquée 51 %, eau, amidon de blé (gluten), farine de tapioca, igname, huile de tournesol, pousse de bambou, farine de riz gluant, sel, huile de sésame. Sauce soja au gingembre (10 g) : sauce soja 30 % [graine de soja, sel, blé (gluten), eau, sucre de canne], sucre de canne, vinaigre, eau, sel, gingembre 2 %, clou de girofle.

• **Données nutritionnelles pour 100 g**
Valeur énergétique : 144 kcal • protéines : 8,8 g • lipides : 3,1 g dont acides gras saturés : 0,5 g • glucides : 20 g dont sucres : < 0,5 g • sel : 1,2 g

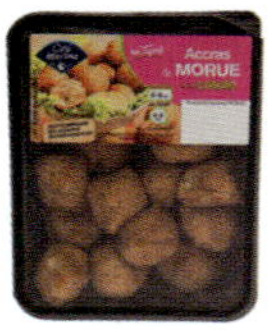

ACCRAS DE MORUE À LA CRÉOLE

CITÉ MARINE®

50 % de morue, ce qui est remarquable dans ce rayon, peu d'acides gras saturés et de sucres ajoutés. La recette sort du lot, même si elle est un peu riche en graisses.

• **Ingrédients :** morue (cabillaud, sel) 50 %, huiles végétales (tournesol, colza), farine de blé, œuf, poivrons rouges, oignons préfrits (oignons, huile de tournesol), fécule de pomme de terre, eau, flocons de pomme de terre, huile d'olive vierge extra, persil, ail, agents levants (poudre à lever : E450i, E500ii, amidon de blé, farine de blé), blanc d'œuf en poudre, épice et extrait d'épice 0,4 %.

• **Données nutritionnelles pour 100 g**
Valeur énergétique : 222 kcal • protéines : 11,7 g • glucides : 15,7 g dont sucres : 2,18 g • lipides : 12,1 g dont acides gras saturés : 1,24 g • sel : 1,76 g

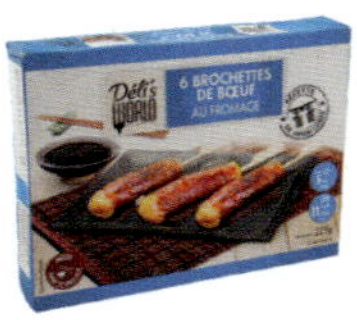

BROCHETTES DE BŒUF AU FROMAGE

DELI'S WORLD®

Une recette simple, un peu riche mais du fait de sa teneur importante en fromage, ni huile ni autre matière grasse ajoutée : un très bon point ! On veillera à compter 3 pièces pour une portion.

• **Ingrédients :** brochette de gouda et bœuf 82,3 % (gouda 68 % (origine : UE) (lait pasteurisé, sel, ferment lactique, présure), bœuf 32 % (Origine : France), sauce soja sucrée 17,7 % (sucre 46 %, sauce soja 36 % (eau, graines de soja, farine de blé (gluten), sel), eau, vinaigre).

• **Données nutritionnelles pour 100 g**
Valeur énergétique : 246 kcal • protéines : 17 g • glucides : 8,6 g dont sucres : 2,8 g • lipides : 16 g dont acides gras saturés : 11 g • sel : 1,92 g

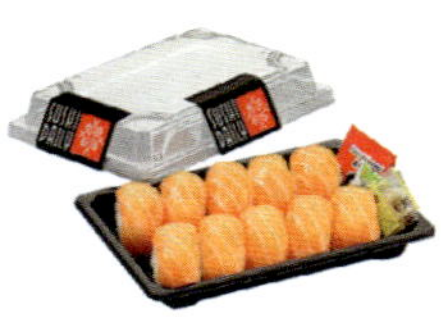

SUSHI SAUMON

SUSHI DAILY®

Une recette qui passe de flop à top, qui ne comporte plus d'additifs, ni huile de mauvaise qualité. On apprécie !

• **Ingrédients :** riz vinaigré (riz, sauce pour riz à sushi (vinaigre d'alcool, sucre, sel, extrait de Kelp), huile de tournesol, citron), saumon 27 %.

• **Données nutritionnelles pour 100 g**
Valeur énergétique : NC

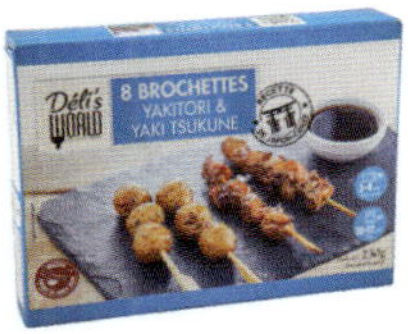

BROCHETTES YAKITORI ET YAKI TSUKUNE

DELI'S WORLD®

Du sucre, du sirop de glucose-fructose, des additifs. Préférez les brochettes de bœuf et gouda de la même marque.

• **Ingrédients :** Brochette de poulet (80 g) : viande de cuisse de poulet (origine : UE) 81 %, sauce soja sucrée (sauce soja (eau, soja, farine de blé (gluten), sel), sirop de glucose-fructose, sucre, eau, acidifiant : acide lactique, conservateur : sorbate de potassium), eau, amidon de pomme de terre, huile végétale de colza, maltodextrine, acidifiant : citrate de sodium, régulateur d'acidité : carbonate de potassium, stabilisant : carraghénane. Brochette de boulettes au poulet (100 g) : viande de poulet (origine : UE) 79 %, sauce soja sucrée (sauce soja (eau, soja, farine de blé (gluten), sel), sirop de glucose-fructose, sucre, acidifiant : acide lactique, conservateur : sorbate de potassium), eau, œuf, oignon, huile végétale de colza, poireau, sel, épices (gingembre et poivre moulu). Sauce soja sucrée (50 g) : sucre 46 %, sauce soja 36 % (eau, graine de soja, farine de blé (gluten), sel), eau, vinaigre d'alcool.

• **Données nutritionnelles pour 100 g**
Valeur énergétique : 180 kcal • protéines : 12 g • lipides : 7,8 g dont acides gras saturés : 2,4 g • glucides : 15 g dont sucres : 14 g • sel : 1,8 g

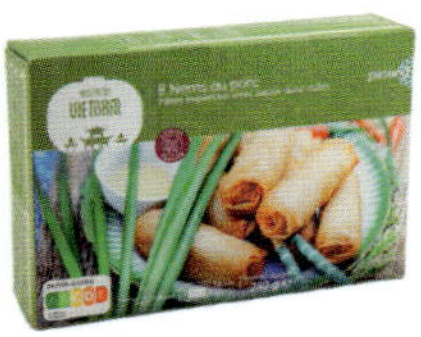

NEMS AU PORC

PICARD®

Une recette très grasse et peu protéinée, avec un taux de sel assez élevé également. Près de 100 kcal de plus aux 100 g que d'autres nems !

• **Ingrédients :** nems au porc (240 g) : eau, maigre et gras de porc (origine : France*) 24,7 %, farine de riz 13,5 %, chou vert 5,2 %, vermicelle de pois réhydraté, carotte 4,1 %, oignon 2,9 %, germe de haricot mungo 2,9 %, ciboule 2,9 %, sauce soja [eau, graine de soja, farine de blé (gluten), sel], purée de gingembre, champignon noir réhydraté, farine de soja, fécule de manioc, oignon déshydraté 0,9 %, sel, huile de tournesol. Sauce nuoc-mâm (40 g) : eau, sucre, nuoc-mâm 14 % (poissons, sel, eau), vinaigre d'alcool, sel.

• **Données nutritionnelles pour 100 g**
Valeur énergétique : 263 kcal • protéines : 6,9 g • lipides : 17 g dont acides gras saturés : 4,3 g • glucides : 20 g dont sucres : 1,2 g • sel : 1,2 g

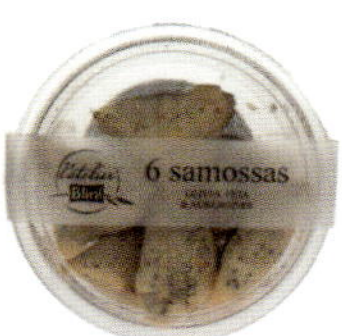

SAMOSSAS OLIVES, FETA & AUBERGINES

L'ATELIER BLINI®

Une farce à base de feta, d'aubergines et d'olives, mais qui compte moins d'aubergines et plus d'additifs que dans notre précédente édition. Un flop qui se confirme, dommage.

• **Ingrédients :** feta 23 % (lait pasteurisé de brebis et de chèvre, sel, chlorure de calcium, présure, ferments lactiques), aubergine 21 %, eau, mélange de farine (farine de blé, farine de fève, gluten de blé, farine de blé malté, levure désactivée, poudre de blanc d'œuf, poudre d'œuf entier, sel), olives noires 9 %, huile de tournesol, chapelure (farine de blé, levure, sel, calcium, fer, vitamines B3 et B1), fibre de blé, œuf entier liquide, huile d'olive vierge extra, basilic, graines de pavot, ail, sel, poivre blanc, épaississants : E412, E415, dextrose de maïs et/ou de blé, antioxydant : E300, conservateur : E202.

• **Données nutritionnelles pour 100 g**
Valeur énergétique : 301 kcal • protéines : 7,3 g • lipides : 24,8 g dont acides gras saturés : 5,4 g • glucides : 12,2 g dont sucres : 1,5 g • sel : 1,7 g

Préparations végétariennes

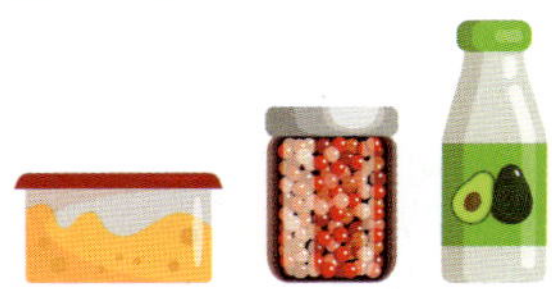

Préparations végétariennes

Dans une période de prise de conscience de surconsommation de protéines animales, avec des conséquences écologiques et sur la santé, ou encore pour des raisons éthiques de protection de la cause animale, beaucoup de personnes se tournent vers de nouveaux modèles alimentaires :

• végétalien : exclusion totale de protéines animales et de produits issus d'animaux, comme les laitages, le miel... ;

• végan : exclusion totale de protéines animales et de produits issus d'animaux. La différence avec les végétaliens est que cette cause dépasse l'alimentation et se révèle liée à la protection animale dans sa globalité, que ce soit par un combat contre les zoos, cirques ou toutes autres formes d'exploitation ou maltraitance des animaux ;

• végétarien : exclusion totale de protéines animales, avec une tolérance variable pour les œufs et laitages ;

• pesco-végétarien : exclusion totale de la viande avec une tolérance pour les œufs, poissons et fruits de mer ;

• flexitarien : on tend vers une limitation des protéines animales, sans les exclure totalement.

Les substituts végétaux comme les protéines de soja texturées, le tofu, le tempeh, le seitan pour les plus connus existent depuis de nombreuses années et étaient jusque-là plutôt réservée à une clientèle des magasins bio.

Face à ces nouvelles tendances, les industriels, que ce soit les grandes marques ou les marques distributeurs, ont développé des gammes végétariennes sous forme de substituts aux protéines animales seules ou sous forme de plat préparés complets.

Ces produits utilisent alors une base de protéines végétales : de soja, blé, sarrasin, légumineuses, quinoa, éventuellement associées à du fromage végétarien (sans présure animale utilisée pour la coagulation).

Mais face au développement d'une large gamme qui cherche à séduire une nouvelle clientèle, les recettes, initialement simples et saines, laissent place à des produits plus élaborés.

Un œil averti s'impose, afin que l'effort de réduction des protéines animales conserve l'impact positif escompté sur la santé !

COMMENT LES CHOISIR ?

• On cherche à assurer un apport en protéines suffisant. Ainsi, le produit devra contenir plus de protéines que de lipides.

• Même s'il s'agit de graisses de bonne qualité le plus souvent, on évite les surplus caloriques avec des produits trop gras et frits. Maxi 10 % de lipides.

• Pour rester dans l'équivalence d'une portion de viande ou de poisson, on ne dépasse pas 170 kcal par portion.

• La qualité des protéines est également un critère important. Les protéines de soja, quinoa et sarrasin sont de bonne qualité. Pour les autres, il est intéressant de créer une association de féculent céréalier et légumineuse ou féculent céréalier et fromage.

• Comme pour les autres produits, on limite les additifs !

• Le sel reste un critère important. Une quantité de 300 à 400 mg de sodium, soit 0,75 à 1 g de sel (chlorure de sodium) pour 100 g semble une valeur honnête à ne pas dépasser.

CONSEILS DE CONSOMMATION

• Si l'on ne consomme aucune protéine animale, il est bon de varier les sources de protéines végétales.

• Si l'on est flexitarien ou pesco-végétarien, on peut être plus souple dans ses choix.

• Les plats complets en portion de 250 à 300 g remplacent en général les protéines du repas et le féculent. Un complément en légumes s'impose !

LES SUBSTITUTS DE PROTÉINES

Encore une fois, misez sur la simplicité !
Nous proposons ci-dessous des substituts végétariens qui sortent du lot positivement ou négativement, parmi la jungle des nouvelles recettes proposées en rayon. Mais n'oubliez pas que les produits les plus simples sont souvent les meilleurs.
Tofu, seitan, tempeh, qui existent en réalité depuis de nombreuses années et restent un excellent choix, sont des préparations de base à cuisiner et à aromatiser maison.

Substituts de protéines animales

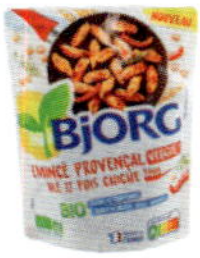

ÉMINCÉ PROVENÇAL VEGGIE – BLÉ ET POIS CHICHE

BJORG®

Des ingrédients simples, une qualité protéique satisfaisante avec l'association de protéines de blé et de pois chiches, et une portion de 100 g qui apporte 14 g de protéines et seulement 5 % de lipides.

· **Ingrédients :** eau, protéines de blé* 11,5 %, farine de pois chiches* 5,2 %, huile de tournesol* désodorisée, pois chiches* 3,1 %, oignons* 2 %, poivrons* rouges et verts 1,3 %, fibres de pommes de terre*, sel de mer non raffiné, herbes de Provence*, extrait de légumes*. *Ingrédients issus de l'agriculture biologique.

· **Données nutritionnelles pour 100 g**
Valeur énergétique : 141 kcal • protéines : 14 g • glucides : 7,9 g dont sucres : 1,1 g • lipides : 5,3 g dont acides gras saturés : 0,5 g • fibres : 3 g • sel : 0,9 g

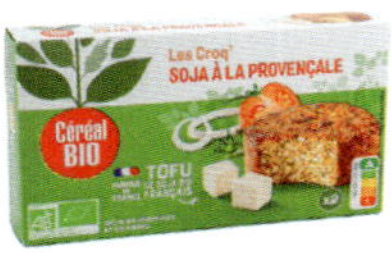

CROQ'SOJA À LA PROVENÇALE BIO

CÉRÉAL BIO®

L'utilisation de 78 % de tofu assure une belle qualité protéique à cette préparation. Plus complexe et cuisinée que les autres tops, on salue la qualité des ingrédients choisis. L'équilibre et l'apport calorique par portion sont très bien dosés.

· **Ingrédients :** tofu* 78,3 % (eau, soja*, agents de coagulation : sulfate de calcium, nigari), oignons* 7,7 %, concentré de tomates* 7,7 %, flocons d'avoine complète*, basilic*, amidon de blé*, flocons de millet*, protéines de soja*, ail*, sel de mer, persil*, huile de tournesol*, ciboulette*, extrait de levure*, poivre*, thym*, origan*. Soja français sans OGM, cultivé dans le Sud-Ouest. *Ingrédients issus de l'agriculture biologique. Fabriqué dans un atelier qui utilise du lait, de l'œuf, des fruits à coque, de sésame et du céleri.

· **Données nutritionnelles pour 100 g** (1 galette = 100 g)
Valeur énergétique : 160 kcal • protéines : 14 g • glucides : 4 g dont sucres : 1,6 g • lipides : 8,2 g dont acides gras saturés : 0,9 g • fibres : 7 g • sel : 1,2 g

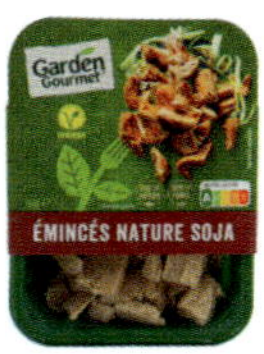

ÉMINCÉS NATURE SOJA

GARDEN GOURMET®

Anciennement Herta® le Végétal.
Une recette propre, 23 g de protéines et un joli bonus de fibres. On apprécie également le taux de glucides tout à fait modeste dans cette gamme de produits !

· **Ingrédients :** eau, protéines de soja concentrées 31,7 %, huile de colza, vinaigre d'alcool, extrait de levure, sel, correcteur d'acidité : hydroxyde de potassium, arômes.

· **Données nutritionnelles pour 100 g**
Valeur énergétique : 159 kcal • protéines : 23 g • glucides : 1,2 g dont sucres : < 0,5g • lipides : 4,7 g dont acides gras saturés : 0,4 g • fibres : 9,8 g • sel : 1,4 g

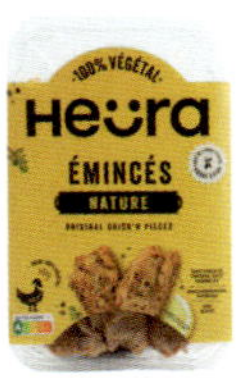

ÉMINCÉS NATURE ORIGINAUX

HEURA®

Le visuel de ce produit est bluffant ! En termes de qualité protéine, les protéines de soja sont un excellent choix. On apprécie également l'utilisation d'huile d'olive et l'enrichissement en vitamine B12.

· **Ingrédients :** eau, protéines de soja concentrées 27,3 %, huile d'olive 2,5 %, sel, arômes, épices et vitamine B12.

· **Données nutritionnelles pour 100 g**
Valeur énergétique : 136 kcal • protéines : 19,7 g • glucides : 1,8 g dont sucres : 0 g • lipides : 3 g dont acides gras saturés : 0,5 g • fibres : NC • sel : 1,45 g

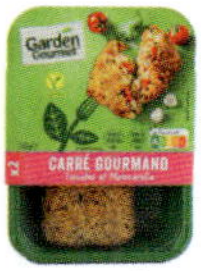

CARRÉ GOURMAND TOMATES ET MOZZARELLA

GARDEN GOURMET®

À quel moment des tomates avec du fromage, de l'huile et de la chapelure sont censés remplacer une portion de protéines de qualité dans un repas ? Deux fois plus de glucides que de protéines, et qui n'ont aucune chance d'être de bonne qualité, naturellement.

• **Ingrédients :** tomates cerises 27,5 %, fromages végétariens 17,5 %, chapelure (farine de blé, eau, huile de colza, levure, sel, extraits d'épices (paprika, curcuma)), eau, huiles végétales en proportions variables (colza, tournesol), mozzarella végétarienne 5,5 %, oignons, farine de blé, plantes aromatiques (basilic, persil, thym), amidon de maïs, blanc d'œuf* en poudre, ail, sucre, vinaigre d'alcool, sel, extraits de fruits et d'épices.

• **Données nutritionnelles pour 100 g**
Valeur énergétique : 189 kcal • protéines : 8,5 g • glucides : 17 g dont sucres : 3,5 g • lipides : 9 g dont acides gras saturés : 2 g • fibres : 3 g • sel : 0,9 g

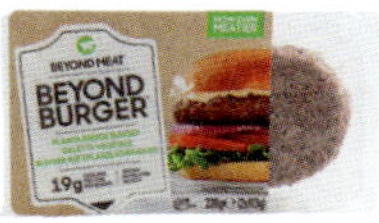

BEYOND BURGER

BEYOND MEAT®

Un produit très cher et peu qualitatif ! Trop de graisses et de qualité discutable, avec l'utilisation d'huile de coco, d'additifs…

• **Ingrédients :** eau, protéine de pois (16 %), huile de colza, huile de noix de coco, protéine de riz, arômes, stabilisant (méthylcellulose), fécule de pomme de terre, extraits de pomme de terre, colorant (rouge betterave), maltodextrine, extrait de grenade, sel, chlorure de potassium, jus de citron concentré, vinaigre de maïs, poudre de carotte, émulsifiant (lécithine de tournesol).

• **Données nutritionnelles pour 100 g**
Valeur énergétique : 252 kcal • protéines : 17 g • glucides : 3,5 g dont sucres : 0 g • lipides : 19 g dont acides gras saturés : 5,6 g • fibres : NC • sel : 0,75 g

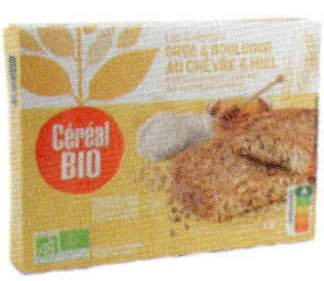

GALETTES ORGE & BOULGOUR AU CHÈVRE & MIEL

CÉRÉAL BIO®

Pour un substitut protéique, on atteint seulement 5,4 % de protéines et 9 % de lipides, mais bien plus de glucides qu'une portion de viande ou de poisson. Avec seulement 5,8 % de fromage, on doute que ce dernier suffise à compléter les protéines d'orge et de boulghour, incomplètes en acides aminés.

• **Ingrédients :** concassé d'orge* précuit 41,8 %, boulghour de blé* précuit 29,2 %, oignons*, huiles végétales* (tournesol oléique* et tournesol*), fromage de chèvre* (sans présure animale) 5,9 %, farine de blé*, flocons d'avoine complète*, flocons de blé complet*, miel* 2,4 %, graines de pavot* 1 %, sel de mer, poivre*.
*Ingrédients issus de l'agriculture biologique.

• **Données nutritionnelles pour 100 g** (1 galette = 100 g)
Valeur énergétique : 219 kcal • protéines : 5,4 g • lipides : 9 g dont acides gras saturés : 1,7 g • glucides : 26 g dont sucres : 3,4 g • fibres : 6,3 g • sel : 0,96 g

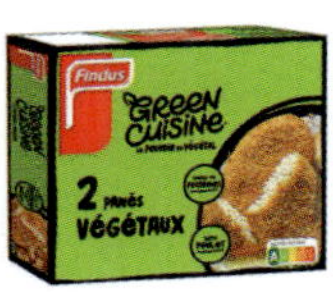

PANÉS VÉGÉTAUX - GREEN CUISINE

FINDUS®

Un poisson pané version végétale qui n'a rien de très glorieux en termes de qualité des ingrédients, et s'avère même plus riche en calories qu'un poisson pané classique.

• **Ingrédients :** protéines de blé réhydratées 40 %, huile de colza, chapelure 13 % (farine de blé, levure, sucre, sel), eau, farine de blÉ, farine de maïs, fibre de bambou, stabilisant : méthylcellulose, amidon de tapioca, sel, arômes naturels, ail, poivre blanc, oignon.

• **Données nutritionnelles pour 100 g**
Valeur énergétique : 305 kcal • protéines : 11 g • glucides : 24 g dont sucres : 0,7 g • lipides : 17 g dont acides gras saturés : 1,2 g • fibres : 6 g • sel : 0,93 g

Plats préparés complets

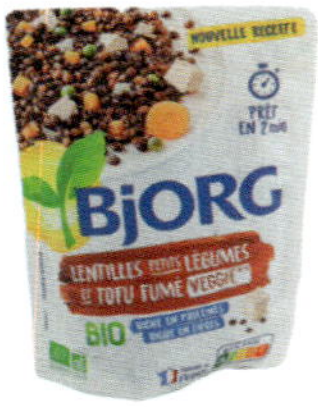

LENTILLES, PETITS LÉGUMES ET TOFU FUMÉ VEGGIE BIO

BJORG®

Un bel équilibre dans ce plat de lentilles, qui se trouvent associées à des carottes, des petits pois et du tofu fumé. Des ingrédients de qualité, une teneur en protéines satisfaisante et une valeur calorique tout à fait raisonnable pour la portion de 250 g proposée. Il serait en revanche intéressant de compléter le repas avec des légumes crus ou cuits pour un repas de volume suffisant.

• **Ingrédients :** lentilles vertes* précuites 61 %, carottes* 23 %, tofu fumé* 7,6 % (eau, fèves de soja*, gélifiant : chlorure de magnésium (nigari), sauce soja* (eau, fèves de soja*, sel marin non raffiné, alcool*, *Aspergillus Oryzae*)), petits pois* 2,7 %, oignons* 2,7 %, huile de tournesol* désodorisée, ail*, sel non raffiné, jus concentré de citron*. *Ingrédients issus de l'agriculture biologique.

• **Données nutritionnelles pour 100 g** (1 portion = 250 g)
Valeur énergétique : 104 kcal • protéines : 6,5 g • glucides : 14 g dont sucres : 1,8 g • lipides : 1,7 g dont acides gras saturés : 0,2 g • fibres : 3,4 g • sel : 0,53 g

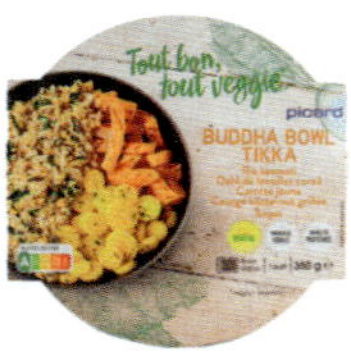

BUDDHA BOWL TIKKA - TOUT BON TOUT VEGGIE

PICARD®

On apprécie cette recette qui nous propose enfin des ingrédients connus et reconnus ! La portion est tout de même généreuse, un peu riche en lipides, mais de bonne qualité. On optimise le rassasiement, pour une pause déjeuner complète qui permettra d'éviter le coup de pompe dans l'après-midi.

• **Ingrédients :** pâtes cuites 34,6 % (eau, semoule de blé dur (gluten), sel), lentille verte cuite 19,8 %, brocoli cuit 16,1 %, fève de soja cuite 14,1 %, eau, huile d'olive vierge extra 2,9 %, oignon, carotte, basilic 1,3 %, huile de tournesol, farine de riz, tomate, ail, jus de citron 0,2 %, cerfeuil, sel, poireau, écorce de citron 0,1 %, coriandre 0,08 %, thym, laurier.

• **Données nutritionnelles pour 100 g** (1 portion = 350 g)
Valeur énergétique : 137 kcal • protéines : 6,4 g • glucides : 16 g dont sucres : < 0,5 g • lipides : 4,3 g dont acides gras saturés : 0,7 g • fibres : 4,6 g • sel : 0,3 g

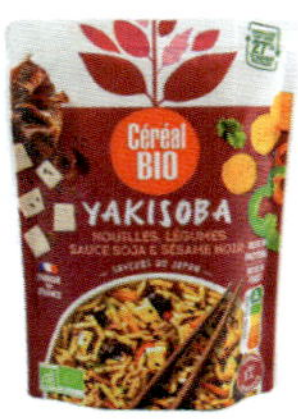

YAKISOBA - NOUILLES, LÉGUMES, SAUCE SOJA & SÉSAME NOIR

CÉRÉAL BIO®

Une recette qui change en termes de saveurs, mais garde de belles bases d'équilibre ! 209 kcal la portion, un équilibre nutritionnel respecté, un taux de sel modeste et des fibres. Tous les marqueurs sont au vert ! L'idée de compléter avec des légumes, idéalement crus, reste valable avec ce type de produits.

• **Ingrédients :** eau, spaghettis précuits* 19,2 % (eau, semoule de blé dur*, poudre de blanc d'œuf*), carottes* 12,9 %, poivrons rouges* 9,6 %, poivrons verts* 9,2 %, tofu*5,8 % (eau, soja*, agents de coagulation (sulfate de calcium, nigari)), protéines de soja texturées*5 %, sauce soja* 3,7 % (eau, soja, blé*, sel de mer, alcool*), champignons noirs secs hydratés* 3,3 %, ail*, huile de tournesol*, coriandre*, purée de citron vert confit* 1 % (citron vert*, sel de mer, vinaigre d'alcool*), sésame noir complet* 0,4 %, gingembre*. *Ingrédients issus de l'agriculture biologique. Fabriqué dans un atelier qui utilise céleri, fruits à coque, moutarde, lait.

• **Données nutritionnelles pour 100 g** (1 portion = 240 g)
Valeur énergétique : 101 kcal • protéines : 5,9 g • glucides : 6,9 g dont sucres : 1,7 g • lipides : 2,9 g dont acides gras saturés : 0,4 g • fibres : 4,6 g • sel : 0,51 g

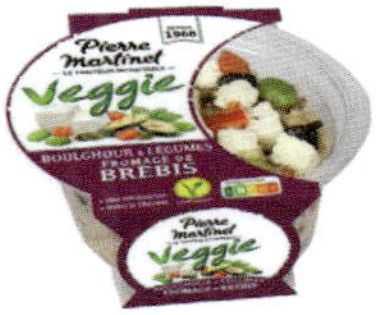

SALADE BOULGHOUR LÉGUMES ET BREBIS
PIERRE MARTINET VEGGIE®

Il est peu adapté d'accoler une mention veggie sur ce produit. On y retrouve, dans une belle portion de féculents, 16 g de fèves de soja et 14 g de fromage de chèvre. C'est bien peu pour assurer un apport suffisant en protéines. Les légumes ne sont pas plus présents : 16,8 g de tomates et 13 g de courgettes... Pour un produit vendu 16,62€/kilo, c'est assez décevant !

· **Ingrédients :** boulghour cuit 21 % (eau, boulghour (blé), sel), semoule de blé dur réhydratée 17 % (semoule de blé dur, eau), boulghour brun cuit 16 % (eau, boulghour brun (blé), sel), tomates 8 %, fèves de soja 8 %, fromage de brebis 6,6 %, courgettes grillées 6,4 %, huile de colza, huile d'olive vierge extra, graines de courges 2,4 %, basilic, épices, échalote, vinaigre de cidre, jus de citron concentré, sel.

· **Données nutritionnelles pour 100 g** (1 barquette = 210 g)
Valeur énergétique : 183 kcal • protéines : 7 g • glucides : 15 g dont sucres : < 0,5 g • lipides : 10 g dont acides gras saturés : 2,7 g • sel : 0,95 g • fibres : 2,5 g

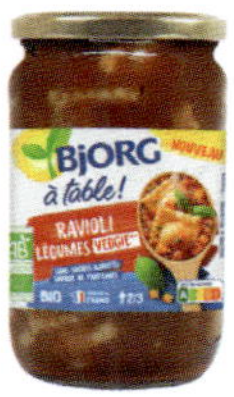

RAVIOLI LÉGUMES VEGGIE
BJORG®

Aucune remarque négative sur la qualité des ingrédients ici, mais une recette qui ne peut simplement pas être considérée comme un plat complet. Il ne faut en effet pas confondre plat sans protéines animales et plat végétarien ou vegan. Pour couvrir les besoins en protéines, l'association avec des protéines végétales est conseillée. Ici, il s'agit plus d'un accompagnement.

· **Ingrédients :** eau, ravioli (semoule de blé dur, eau, chapelure (blé), oignons 0,8 %, basilic, gluten de blé, huile d'olive, sel non raffiné) 16,4 %, concentré de tomate 9,8 %, tomates 6,5 %, carottes 4,9 %, oignons 3,2 %, poireaux 2,5 %, huile de tournesol désodorisée, ail, sel non raffiné, basilic, origan, romarin, poivre.

· **Données nutritionnelles pour 100 g**
Valeur énergétique : 71 kcal • protéines : 2,5 g • glucides : 9,4 g dont sucres : 1,1 g • lipides : 2 g dont acides gras saturés : 0,2 g • fibres : 2,6 g • sel : 0,6 g

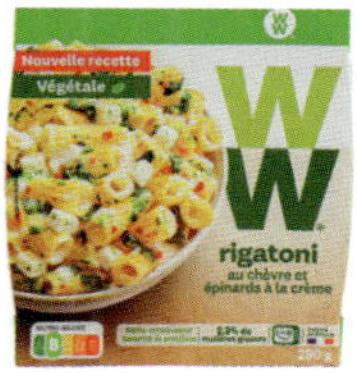

NOUVELLE RECETTE VÉGÉTALE – RIGATONI AU CHÈVRE ET ÉPINARDS À LA CRÈME
WEIGHT WATCHERS®

Ici, également, on propose un simple gratin de pâtes aux épinards et à la crème. Seulement 7 % de fromage, soit moins de 20 g dans la barquette, c'est réellement peu pour assurer des apports suffisants en protéines. On surfe sur la vague du végétarien, mais il ne s'agit pas d'un repas complet équilibré.

· **Ingrédients :** rigatoni cuits 48,2 % (eau, semoule de blé dur, huile de colza, curcuma), eau, épinard 9,6 %, fromage de chèvre 7,1 % (contient lait), crème fraîche légère 2,7 % (contient lait), amidon de maïs, lait écrémé en poudre, farine de blé, basilic, sel, poivre blanc.

· **Données nutritionnelles pour 100 g** (1 barquette = 280 g)
Valeur énergétique : 116 kcal • protéines : 4,9 g • glucides : 17 g dont sucres : 0,8 g • lipides : 3 g dont acides gras saturés : 1,5 g • fibres : 0,9 g • sel : 0,57 g

Fauxmages

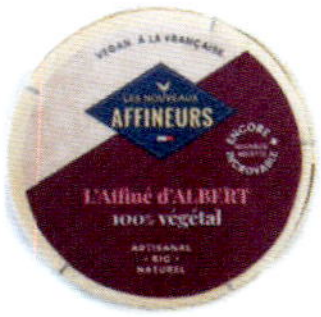

L'AFFINÉ D'ALBERT 100 % VÉGÉTAL
LES NOUVEAUX AFFINEURS®

Un produit qui se démarque très clairement de sa concurrence peu glorieuse. La base de jus de soja associée à des noix de cajou assure une qualité protéique et une répartition des acides gras intéressants. Un résultat qui atteint 214 kcal/100 g, très correct.

- **Ingrédients :** jus de soja (France, sans OGM), noix de cajou (Vietnam, commerce équitable, décorticage mécanique), sel, ferments.

- **Données nutritionnelles pour 100 g**
Valeur énergétique : 214 kcal • protéines : 10 g • glucides : 5,5 g dont sucres : 0,5 g • lipides : 17 g dont acides gras saturés : 4,5 g • fibres : 2,3 g • sel : 1,2 g

---

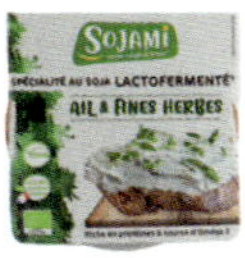

SPÉCIALITÉ AU SOJA LACTOFERMENTÉ – AIL & FINES HERBES
SOJAMI®

Un des plus anciens fauxmages sur le marché, qui reste intelligent dans sa composition ! C'est un substitut vegan honnête.

- **Ingrédients :** soja* lactofermenté 87,6 % (eau filtrée, graines de soja* dépelliculées, ferments sélectionnés), huile d'olive* vierge extra, huile de colza* vierge, persil* 1,5 %, sel non raffiné, fines herbes* 0,7 %, ail* 0,4 %, infusion d'ail* 0,3 % (huile de colza* vierge, ail*). *Ingrédients issus de l'agriculture biologique.

- **Données nutritionnelles pour 100 g**
Valeur énergétique : 191 kcal • protéines : 12 g • glucides : 1,2 g dont sucres : 0 g • lipides : 15 g dont acides gras saturés : 2,1 g • fibres : NC • sel : NC

---

2 TOPS POUR 4 FLOPS...

Et ce n'est même pas représentatif de l'étendue de la catastrophe découverte en parcourant les rayons des fauxmages. Faut-il aller aussi loin ? La réponse est clairement non !
S'il s'agit d'amalgamer – le plus souvent – une base d'huile de coco avec des amidons quelconques, colorés et aromatisés afin de ressembler à un fromage davantage visuellement que gustativement, mais de n'en avoir aucune qualité nutritionnelle, cela ne présente aucun intérêt !
Vous voulez exclure les protéines animales, puisez dans la nature et remplacez une portion de fromage par 15/20 g de noix, noisettes, amandes, noix de cajou ou du Brésil. Vous serez gagnant à 100 % !

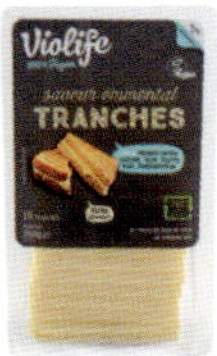

TRANCHES SAVEUR EMMENTAL

VIOLIFE 100 % VÉGAN®

Eau, huile de coco, amidons modifiés… Comment faire manger de l'ultra transformé en faisant croire que c'est bénéfique pour la santé ? Apport en protéines 0, arôme emmental…

· **Ingrédients :** eau, huile de noix de coco (23 %), amidon modifié*, amidon, sel de mer, concentré de jus de pomme, saveur emmental, extrait d'olive, colorant : bêta-carotène, vitamine B12.

· **Données nutritionnelles pour 100 g**
Valeur énergétique : 295 kcal • protéines : 0 g • glucides : 22 g dont sucres : 0,7 g • lipides : 23 g dont acides gras saturés : 21 g • sel : 2 g • vitamine B12 : 2,5 µg

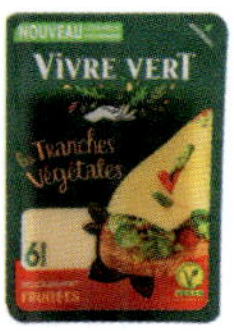

TRANCHES VÉGÉTALES FRUITÉES

VIVRE VERT®

Pas mieux que le produit précédent, avec des graisses saturées essentiellement et des glucides apportés par des amidons modifiés… Rien à voir avec un fromage ! On laisse en rayon !

· **Ingrédients :** eau, huile de coco, amidon de pomme de terre modifié, amidon de maïs modifié, maltodextrine de maïs, sel, levure nutritionnelle, protéine de pois, acidifiant : acide lactique, arôme naturel, conservateur : sorbate de potassium et colorant : carotènes. Fabriqué dans un atelier utilisant du lait (vache, chèvre, brebis). Peut donc en contenir des traces.

· **Données nutritionnelles pour 100 g**
Valeur énergétique : 307 kcal • protéines : 1,4 g • glucides : 24 g dont sucres : 0 g • lipides : 23 g dont acides gras saturés : 20 g • sel : 2 g

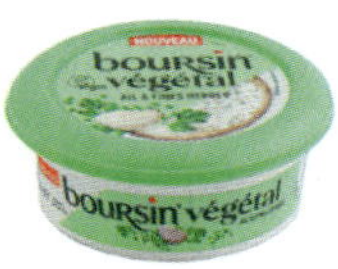

AIL ET FINES HERBES

BOURSIN VÉGÉTAL®

Rappelons que le fromage est certes, un produit plus riche qu'un laitage, mais il participe à couvrir nos besoins en protéines, calcium, vitamine D. Ici, avec 2 g de protéines mais plus de 21 % de graisses, nous en sommes très loin !

· **Ingrédients :** eau, huile de tournesol 19 %, farine de riz, farine de tournesol, fibres de bambou, fécule de pomme de terre et protéines de pomme de terre, ail 1 %, sel, jus de citron concentré, arômes naturels, fines herbes 0,3 %, poivre blanc. Peut contenir des traces de sésame.

· **Données nutritionnelles pour 100 g**
Valeur énergétique : 260 kcal • protéines : 2 g • glucides : 12,5 g dont sucres : 0,5 g • lipides : 21,5 g dont acides gras saturés : 2 g • sel : 0,9 g

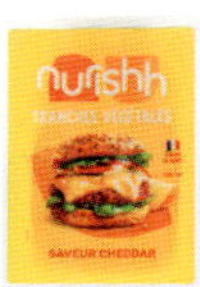

TRANCHES VÉGÉTALES SAVEUR CHEDDAR

NURISHH®

L'enrichissement en vitamine B12 ne suffit pas à rendre ce produit, à la composition catastrophique, recommandable. Le râpé de la même marque est aussi un flop !

· **Ingrédients :** eau, amidon modifié, huile de noix de coco 20 %, correcteur d'acidité (citrates de calcium), sel, arômes naturels, correcteur d'acidité (acide citrique), extrait d'olive, colorants (bêta-carotène et paprika), vitamine B12.

· **Données nutritionnelles pour 100 g**
Valeur énergétique : 281 kcal • protéines : < 0,5 g • glucides : 25 g dont sucres : < 0,5 g • lipides : 20 g dont acides gras saturés : 18 g • fibres : NC • sel : 1,8 g

« Charcuteries » végétariennes

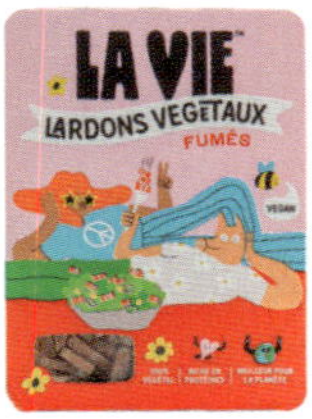

LARDONS VÉGÉTAUX FUMÉS

LA VIE®

On apprécierait une recette plus simple avec moins de sel, si l'on compare ces lardons végétaux à l'utilisation habituelle de quelques lardons dans un plat pour apporter une saveur fumée. C'est un choix raisonnable, mais de temps en temps seulement !

· **Ingrédients :** eau, protéines de soja, huile de tournesol, sel, amidon de tapioca, gomme de konjac, alginate de sodium, arômes naturels, colorants : anthocyane et lycopène, conservateur : acétate de potassium.

· **Données nutritionnelles pour 100 g**
Valeur énergétique : 167 kcal • protéines : 16,8 g • glucides : 3,3 g dont sucres : 1,7 g • lipides : 7,9 g dont acides gras saturés : 0,7 g • fibres : NC • sel : 3,3 g

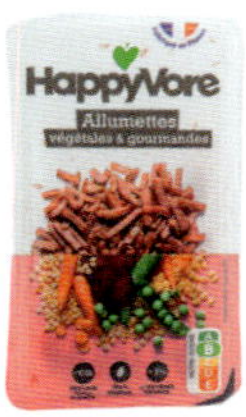

ALLUMETTES VÉGÉTALES & GOURMANDES

HAPPYVORE®

Une recette propre qui vise à remplacer des lardons. Le produit est riche en protéines, peu gras et modérément salé. C'est un choix intéressant !

· **Ingrédients :** protéines de pois texturées, eau, arômes naturels, fibres de maïs solubles, sel, concentré de betteraves rouge et de carottes.

· **Données nutritionnelles pour 100 g**
Valeur énergétique : 156 kcal • protéines : 29 g • glucides : 2,4 g dont sucres : 0,8 g • lipides : 2,5 g dont acides gras saturés : 0,5 g • fibres : 3,8 g • sel : 1,1 g

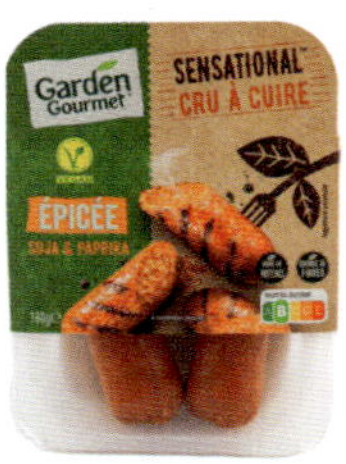

SAUCISSE CRUE ÉPICÉE SOJA ET PAPRIKA

GARDEN GOURMET®

Non, ce n'est pas un vrai TOP, car il s'agit d'un produit ultra transformé qui ne doit pas être consommé quotidiennement. Mais, dans cette rubrique, on salue le taux de protéines remarquable et celui, raisonnable, de lipides et de sel pour un plaisir occasionnel.

· **Ingrédients :** eau, protéines de soja concentrées 15 %, huiles végétales en proportions variables (colza, noix de coco), isolat de protéines de soja 4,3 %, épices et plantes aromatiques (paprika 0,5 %, piment 0,45 %, cumin, ail grillé, oignon, origan, poivre noir, piment de Cayenne 0,05 %, laurier, clou de girofle), stabilisant : méthylcellulose, fibres de pomme, vinaigre d'alcool, arômes naturels, amidon de pomme de terre, enveloppe comestible (gélifiant : alginate de sodium, stabilisant : chlorure de calcium, amidon de tapioca), sel, sucre, colorant : extrait de paprika, correcteur d'acidité : hydroxyde de potassium. Peut contenir : œufs, gluten, céleri, moutarde, sésame.

· **Données nutritionnelles pour 100 g**
Valeur énergétique : 176 kcal • protéines : 15 g • glucides : 4,1 g dont sucres : 1,2 g • lipides : 10 g dont acides gras saturés : 4,8 g • fibres : 4,7 g • sel : 1,1 g

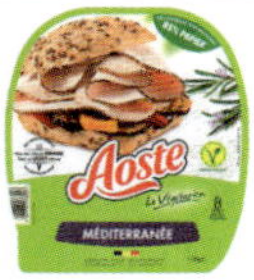

SPÉCIALITÉ VÉGÉTARIENNE SAVEURS MÉDITERRANÉENNES

AOSTE®

Une recette déconcertante tant la liste d'additifs, nécessaires pour aromatiser et façonner du blanc d'œuf avec de l'eau et de l'huile afin de lui donner l'aspect d'une tranche de jambon, est longue !

• **Ingrédients :** blanc d'œuf, eau, huile de tournesol, plantes aromatiques et épices méditerranées (0,6 %), sel, fibre de bamboo, épices, extraits d'épices, arômes, sucre, dextrose, épaississants : E407, E410, E415, correcteurs d'acidité : E262, E270, E326, E508. Concentré de radis rouge, pomme et groseille noire.

• **Données nutritionnelles pour 100 g**
Valeur énergétique : 161 kcal • protéines : 5,1 g • glucides : 1,5 g dont sucres : 0,6 g • lipides : 15 g dont acides gras saturés : 1,6 g • fibres : NC • sel : 2 g

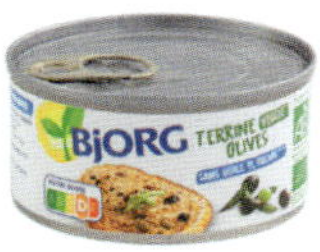

TERRINE OLIVES VEGGIE BIO

BJORG®

Les valeurs nutritionnelles sont proches d'une tapenade traditionnelle, mais sa composition est déroutante : quand la première compte près de 90 % d'olives, celle-ci n'en contient que 13 %, avec une huile de coco riche en acides gras saturés. Quel dommage !

• **Ingrédients :** eau, levure*, huile de coco*, olives noires* 9 %, amidon de pomme de terre*, olives vertes* 4 %, purée de tomates*, huile de tournesol*, vinaigre de fruits*, oignons* en poudre, sel marin, poivre blanc*, livèche*, laurier*, épaississant : farine de graines de caroube*. *Ingrédients issus de l'agriculture biologique.

• **Données nutritionnelles pour 100 g**
Valeur énergétique : 218 kcal • protéines : 4,5 g • glucides : 10 g dont sucres : 0,5 g • lipides : 17 g dont acides gras saturés : 11 g • fibres : 3,5 g • sel : 1,2 g

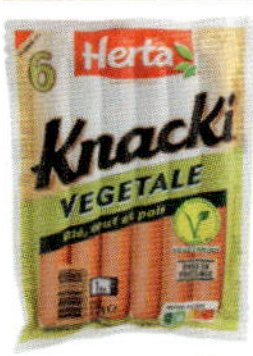

KNACKI VÉGÉTALE BLÉ, ŒUF ET POIS

HERTA®

Premiers ingrédients : eau et huile. Une recette complexe… Est-il vraiment intéressant de consommer ce type de préparations ? Pas au quotidien ! Vu leur composition, ces saucisses végétariennes doivent rester un plaisir occasionnel, comme les saucisses de porc. Elles n'ont rien de plus recommandable.

• **Ingrédients :** eau, huile de colza, gluten de blé 12,9 %, blanc d'œuf* en poudre 4,2 %, gélifiants : méthylcellulose, farine de graines de caroube, arômes naturels, sel, vinaigre d'alcool, isolat de protéines de pois 0,9 %, épices, épaississant : gomme xanthane, stabilisant : gomme guar, tomate en poudre, amidon de blé, antioxydant : ascorbate de sodium, panais, extrait d'épices, poireau, colorant : lycopène. *Œufs de poules élevées au sol. Fumage traditionnel au bois de hêtre.

• **Données nutritionnelles pour 100 g**
Valeur énergétique : 264 kcal • protéines : 16 g • glucides : 4 g dont sucres : 3,5 g • lipides : 20 g dont acides gras saturés : 1,4 g • fibres : 2,1 g • sel : 1,3 g

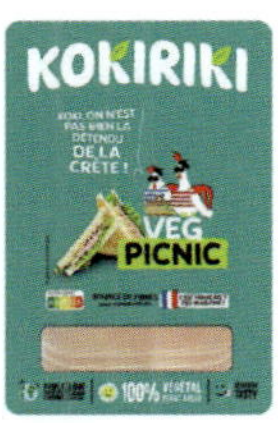

VEG PICNIC

KOKIRIKI®

Spécialité végétale façon jambon.
Un agglomérat d'aliments ultra transformés, qui nous séduit peu ! En somme, des fibres et des glucides : ce n'est en rien un substitut protéique.

• **Ingrédients :** eau, fibre végétale (chicorée, bambou), amidon modifié, huile de coco, arômes naturels, sel, gélifiant : tara, jus concentré (radis, pomme, cassis), acide citrique.

• **Données nutritionnelles pour 100 g**
Valeur énergétique : 169 kcal • protéines : 3 g • glucides : 42 g dont sucres : 2 g • lipides : 3,8 g dont acides gras saturés : 0,47g • fibres : 19 g • sel : 1,55 g

Produits laitiers et boissons végétales

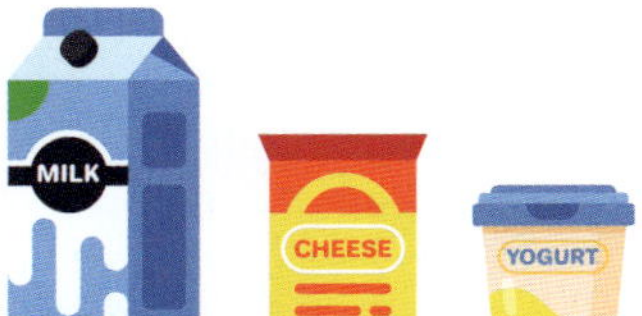

Laits, yaourts, fromages blancs et desserts lactés

Leur catégorie est tellement importante qu'il convient de souligner que le Programme national nutrition santé 2017-2021 recommande de consommer deux produits laitiers par jour pour les adultes (au lieu de trois) et jusqu'à trois à quatre pour les enfants, adolescents et personnes âgées. Cette consommation est intéressante pour ses apports en protéines de bonne qualité et en calcium autant pour des raisons de santé osseuse que pour des raisons d'équilibre alimentaire, de satiété et pour favoriser la consommation des probiotiques en faveur d'une « bonne » flore intestinale que beaucoup renferment (notamment les yaourts).

PRODUITS LAITIERS FRAIS

C'est l'une des plus importantes catégories alimentaires puisqu'elle regroupe une grande variété de produits : le lait, les yaourts, les fromages blancs, les petits-suisses et... les desserts lactés.

Le lait est un produit qui contient beaucoup d'eau, puis dans la composition duquel on trouve principalement des protéines (la caséine notamment, qui fournit au lait sa couleur blanche), des matières grasses et un sucre, le lactose, qui a un pouvoir sucrant relativement faible par rapport au saccharose, des vitamines, des minéraux et des oligoéléments, avec bien entendu le calcium et le phosphore.

Malgré toutes les contre-vérités que l'on entend actuellement, le lait et ses produits dérivés, c'est-à-dire les produits laitiers, sont des produits indispensables aux êtres humains. Les seuls vrais problèmes concernent les personnes allergiques aux protéines de lait de vache (caséines et/ou lactoglobuline et/ou lactalbumine), qui doivent recourir à des produits de substitution sans protéines de lait de vache (comme ce que l'on fait pour les enfants avec des préparations particulières), ou bien celles qui présentent une intolérance au lactose (pas de réaction allergique grave) qui provoque des inconvénients comme des douleurs digestives justifiant, soit l'utilisation de lait sans lactose ou de boissons végétales, soit une augmentation de produits comme le fromage contenant peu de lactose, principalement les fromages à pâte pressée cuite (emmental, cantal, comté, beaufort, abondance etc.).

DONNÉES NUTRITIONNELLES ET CONSERVATION

Le lait apporte 3,2 g de protéines pour 100 g (100 ml), 4,8 g de glucides et, selon qu'il est écrémé, demi-écrémé ou entier, respectivement 0 %, 1,5 % et 3 % de lipides. La valeur calorique du lait varie de 34 calories pour 100 ml de lait écrémé à 65 calories environ pour le lait entier. On constate donc que seuls les gros buveurs de lait ou ceux devant limiter leurs apports en graisses ont intérêt à consommer du lait écrémé étant donné la faible différence. Toutes les vitamines sont présentes dans le lait en quantité plus ou moins grande, à l'exception de la vitamine B12, et on notera une richesse en vitamine B2 mais une pauvreté en vitamine C. L'apport en vitamine A est intéressant, et également en vitamines E et D (en plus faible quantité). Mais n'oublions pas que, pour disposer de ces vitamines (A, E et D) que l'on trouve seulement s'il y a de la graisse, il faut prendre des laits demi-écrémés, entiers ou écrémés mais avec enrichissement en ces vitamines. Il faut également souligner qu'il s'agit d'un produit sensible et propice au développement de germes. On réduit ce risque en achetant du lait pasteurisé ou stérilisé UHT et en le stockant après ouverture au réfrigérateur, hermétiquement fermé, tout en veillant à le consommer dans les 48 heures.

LES VARIÉTÉS DE LAIT

Il existe, en plus du lait classique, de très nombreuses variétés de lait. La mode est au lait enrichi, car la législation le permet.

- **Les laits enrichis**, notamment en calcium ou en vitamine D qui sont les principales carences dans la population. Certains autres sont enrichis en vitamines ou en protéines mais avec un intérêt très faible.
- **Les laits appauvris** en lactose se démarquent et présentent un réel intérêt pour les personnes intolérantes, mais n'ont aucun bénéfice pour le reste de la population.
- **Les laits aromatisés** sont simplement des produits auxquels on a ajouté un arôme ou du cacao, mais surtout du sucre, ce qui a pour effet principal d'augmenter à la fois la valeur calorique et la quantité de sucre.
- **Le lait de chèvre et le lait de brebis** sont très proches du lait de vache entier mais sont en général un peu plus gras. Toutefois, face à une demande grandissante, des produits au lait de chèvre et brebis demi-écrémés et même écrémés ont vu le jour.

LES SUBSTITUTS DE LAIT

- **Les boissons végétales.** L'appellation « lait » est inappropriée pour ces jus végétaux aux compositions assez variées et assez éloignées du lait. Le plus consommé reste le « lait de soja », dont la teneur en protéines est satisfaisante, la nature des acides gras intéressante et même supérieure et le cholestérol absent, cependant le calcium est insuffisant en dehors d'un enrichissement. On recommandera le « lait de soja » aux intolérants ou allergiques au lait, à ceux devant réduire leurs apports en cholestérol, ou simplement à ceux qui apprécient son goût.
- En ce qui concerne les autres boissons végétales, même si, d'aspect, elles ressemblent au lait, leur composition est bien différente, mis à part l'enrichissement en calcium souvent constaté. Toutefois, elles présentent de temps en temps des intérêts en quantité de minéraux et oligo-éléments. Leur valeur nutritionnelle n'est absolument pas comparable à celle du lait. Une nouvelle législation va d'ailleurs strictement contrôler cette appellation afin de limiter les abus.

COMPRENDRE LA TENEUR EN MATIÈRES GRASSES DES LAITAGES

Le pourcentage en matières grasses des produits laitiers est aujourd'hui donné par rapport au produit fini. Sur certains produits, un double étiquetage persiste, montrant un pourcentage exprimé par rapport à l'extrait sec, c'est-à-dire après extraction de l'eau du produit. Par exemple, un fromage blanc à 4 % de MG sur produit fini apporte 4 g de lipides par pot de 100 g. Ceci correspond à 20 % de MG sur extrait sec, selon l'ancien étiquetage.

On notera aussi sur les différents laits et laitages nature un code couleurs pour se repérer :

- le rouge pour le lait entier, le bleu pour le demi-écrémé et le vert pour le lait écrémé ;
- le bleu foncé pour les laitages au lait entier, le bleu clair pour les laitages au lait demi-écrémé et enfin le rose pour les laitages à base de lait écrémé (0 % de MG).

YAOURTS ET FROMAGES BLANCS

Les **yaourts** ne sont rien d'autre que du **lait fermenté** par deux souches bactériennes bien précises (*Lactobacillus bulgaricus* et *Streptococcus thermophilus*) qui permettent de convertir le lait tiède liquide en sa forme coagulée et qui réduisent une partie du lactose du lait en acide lactique, lequel améliore d'ailleurs l'absorption du calcium chez l'homme.

Les yaourts possèdent donc exactement les mêmes propriétés que le lait bien que la catégorie, du fait de l'essor industriel, en a largement augmenté le nombre. On peut donc distinguer les yaourts nature classiques qui sont faits avec du lait demi-écrémé, les yaourts au lait entier et les yaourts allégés faits avec du lait écrémé. À partir de cette base, on a le choix de les sucrer, avec des fruits, de la confiture, du sucre, ou des édulcorants lorsque l'on veut les alléger totalement. La valeur calorique du produit dépend donc, pour les graisses, du lait que l'on choisit et/ou d'un enrichissement en crème, et pour les sucres, du produit que l'on a utilisé pour les sucrer, et du lactose naturellement contenu dans le lait ! Cela va de 40 calories pour le yaourt nature sans sucre jusqu'à 110 calories pour le yaourt aux fruits avec du lait entier. Le facteur qui a changé ces derniers temps, c'est la taille du pot, qui a tendance à passer à 150 g, voire 180 g au lieu des 125 g classiques que nous connaissions. On trouve également des yaourts avec des ferments différents comme les bifidobactéries, lesquels peuvent avoir des effets bénéfiques sur le plan digestif, ce qui est parfois controversé mais fortement apprécié des consommateurs.

Les yaourts à boire sont assez comparables, mais quasi systématiquement sucrés, de plus leur présentation incite les enfants à les demander plus souvent dans la version sucrée pour des raisons que nous connaissons.

Les fromages frais sont plutôt des fromages non affinés que des yaourts. Il faut en général 2 litres de lait pour en fabriquer un kilo (pour les yaourts il en faut un seul) auxquels on ajoute de la présure et des ferments pour le faire cailler. La fermentation lactique est ensuite stoppée par refroidissement. Le lait s'est alors séparé en deux composantes : le caillé qui est solide et le lactosérum, ou « petit-lait », liquide. Le fromage obtenu subit différents traitements selon la texture recherchée : égouttage, centrifugation, fouettage, ajout de crème, moulage… On distingue ainsi différents types de fromages frais : fromage blanc de campagne, fromage blanc battu ou lissé, petit-suisse et faisselle. Comme pour les yaourts, il peut être élaboré à partir de lait entier, demi-écrémé ou écrémé. C'est ce qui détermine sa quantité de matières grasses. Cependant, le fait que l'on utilise une quantité de lait supérieure lui confère une teneur plus élevée en protéines et en matières grasses, notamment pour les versions 3-4 % ou 6-8 % sur poids total (20 % ou 40 % de MG extrait sec). Ainsi, un fromage blanc à 20 % équivaut plutôt à un yaourt au lait entier qu'à un yaourt nature fait avec du lait demi-écrémé. Les valeurs caloriques vont bien entendu dépendre également de la nature du lait que l'on utilise, plus ou moins riche en matières grasses, ainsi que des ajouts éventuels de sucre ou de crème, faisant évoluer la valeur calorique entre 45 à 120 calories pour 100 g, voire plus avec des additions importantes de sucre ou de crème.

LES PROBIOTIQUES

Il s'agit de bactéries non pathogènes présentes dans les produits fermentés ou ensemencés.
De nombreuses études relatives aux probiotiques ont révélé que leurs effets, positifs sur la santé, vont bien au-delà du confort intestinal.
En plus des yaourts classiques, au bifidus… il faut aussi signaler l'intérêt du lait caillé, le kéfir, qui permet également de varier le goût.

LES DESSERTS LACTÉS

Il faut clairement identifier la catégorie des desserts lactés, même s'il s'agit bien de produits à base de lait, ils s'apparentent réellement à des desserts plutôt qu'à des produits laitiers, même s'ils sont classés comme tels dans les supermarchés. La matière principale est bien entendu le lait, mais on a la possibilité d'y ajouter toutes sortes d'ingrédients dont systématiquement du sucre, puis au choix : de la crème Chantilly à la crème de marrons en passant par différents types de fruits, de confitures, du chocolat, des œufs, du sucre, du miel, des céréales... Mieux vaut les considérer comme des friandises ou un dessert plaisir que comme un apport lacté exclusif. Cette catégorie s'enrichit sans arrêt, car plus il y a de nouveaux produits, plus nous sommes tentés de les consommer et plus nous augmentons les quantités absorbées de graisse et de sucre. Ainsi, par exemple, les mousses au chocolat ne contiennent du lait qu'« accidentellement », en raison de la recette, mais sont souvent classées dans les desserts lactés par erreur.

Dans cette catégorie, on retrouve les crèmes brûlées, les crèmes dessert, les viennois, les liégeois, les riz au lait, etc. Ce sont en effet des desserts à base de lait, mais surtout des friandises à acheter occasionnellement. Les riz et semoules au lait sont toutefois intéressants, car ils apportent des glucides complexes qui favorisent le rassasiement.

Pour synthétiser rapidement, les valeurs caloriques tournent régulièrement entre 130 et 180 kcal pour 100 g avec, en moyenne, 15 à 20 g de graisses et 20 à 25 g de sucre, ce qui n'est pas exagéré pour un dessert. Pour cette catégorie également on sera très vigilant sur la taille du pot. Certaines marques proposent en effet des pots de 70 g, bien adaptés aux enfants ou à un plaisir raisonnable, alors que d'autres jouent la carte de la gourmandise avec des pots de 150 g, en faisant de véritables bombes caloriques. Dans cette catégorie, les additifs sont souvent très nombreux ! Quelle que soit la marque, il est préférable d'acheter les produits simples comme riz ou semoule au lait sans privilégier ceux qui rajoutent du caramel, des crèmes, des nappages ou encore des ajouts de billes de chocolat ou de bonbons...

CONSOMMER UN YAOURT 1 MOIS APRÈS SA DATE LIMITE DE CONSOMMATION ?

Le yaourt est un produit ensemencé en deux bactéries non pathogènes. Ces deux bactéries vont en effet limiter le développement d'autres bactéries potentiellement pathogènes, aussi bien par la conservation au frais que par le conditionnement en pots hermétiques. Cette constatation est en faveur d'une consommation possible de yaourts une fois la date limite de consommation dépassée. Toutefois, cela implique que le produit ait été conservé au frais, sans rupture de la chaîne du froid, et que le pot ne soit en rien altéré. Dans le cas contraire, l'entrée d'air dans le pot permettra le développement de germes de surface pouvant rester invisibles.
De plus, si cela est vrai pour un yaourt nature, cette affirmation n'est pas valable pour les autres laitages, les desserts lactés et les yaourts avec ajout de fruits... On évitera dans tous les cas de dépasser les dates pour les enfants, femmes enceintes ou personnes immunodéprimées. Et n'oubliez pas de faire confiance à votre palais, tout goût piquant est anormal !

COMMENT LES CHOISIR ?

• La liste des ingrédients permet de vérifier à la fois la nature du lait et les différents additifs. Rappelons que l'ingrédient qui figure en premier est celui qui compose en majorité le produit. On préférera les listes d'ingrédients les plus courtes, limitant les ajouts de sirops de sucre et d'additifs en tous genres.

• Le tableau nutritionnel qui vous donne la possibilité de connaître les quantités de graisse et de sucre. Bien entendu, tout dépend de vos désirs et de votre situation, selon que vous êtes en période de contrôle de votre poids, avec ou sans problème d'ordre médical.

• Il faut savoir qu'au-delà de 5 % de matières grasses, il s'agit d'un produit relativement gras et peu comparable à un produit laitier traditionnel. Pour la quantité de sucre, il n'est pas raisonnable de dépasser 10 à 12 g pour 100 g. Au-delà de ces valeurs, il s'agit plutôt de desserts gourmands, que rien n'interdit de consommer à condition de savoir que si la valeur calorique dépasse les 120 kcal pour 100 g, il faudra rééquilibrer soigneusement le repas pour éviter de le rendre trop riche.

• Il est préférable de diversifier ses achats, entre les fromages blancs, les yaourts, ou même crèmes dessert, ce qui garantira non seulement une meilleure variété des goûts, mais aussi une meilleure variété des différents ferments utilisés, ce qui semble favorable à notre santé et à notre tube digestif.

• Rappelons que les yaourts aux fruits ne remplacent pas les fruits, car la teneur de 10 % environ, soit 12,5 g par pot, de fruits souvent au préalable surgelés, n'égale pas un fruit frais. Contrairement à une idée reçue, leur quantité de sucre n'est pas si problématique que cela, notamment lorsqu'ils sont à 0 %, car l'utilisation du lait écrémé contrebalance le nombre de calories apportées par le sucre, qui reste relativement faible. Il serait préférable de pouvoir les acheter à l'unité, bien que cela soit difficile, pour pouvoir gérer au mieux sa consommation.

LES PIÈGES

• Les fausses appellations allégées, quand la promesse ne porte que sur une seule catégorie de nutriment. Un yaourt à 0 % de graisse ne contient pas nécessairement aucun sucre.

• La taille du pot qui a tendance à grandir de plus en plus et fausse nos repères de consommation.

• Les emballages très sophistiqués avec des appellations très folkloriques qui sont la plupart du temps simplement des yaourts normaux pour lesquels on paie plus l'emballage que le produit.

• Les produits qui ne sont étiquetés ni yaourt ni fromage blanc mais qui contiennent le mot lait dans leur appellation et qui ne sont pas, la plupart du temps, le produit que vous recherchez, car il y a adjonction de crème fraîche par exemple. C'est une façon de contourner la législation. Ainsi, on peut très bien appeler un produit « fleur de lait », par exemple, le placer dans le rayon des produits laitiers sans que cela soit pour autant un yaourt ou un fromage blanc, et donc sans présence de ferments par exemple !

• Les yaourts à boire, dans lesquels la tendance est d'ajouter du sucre en excès. Ces produits souvent destinés aux enfants peuvent les conditionner au goût du sucre. De plus, les portions oscillent de 100 à 250 ml ! Certains conditionnements en bouteille (850 g) obligent à terminer le produit entamé sous les 3 à 4 jours, ne permettent pas de doser sa consommation : ce n'est pas de l'eau !

• Les promotions qui n'en sont pas lorsqu'on vend plus de produits que ce que nous sommes capables de consommer. Lorsqu'il y a une trop grande variété d'arômes, certains risquent de rester dans votre réfrigérateur.

• La date de péremption des produits, car dans une économie ménagère prudente, il est raisonnable de compter le nombre de produits laitiers que chacun d'entre nous doit consommer et de les acheter sur une période d'une semaine pas plus, ce qui détermine le nombre à acheter.

• Les « yaourts de soja », ou plus spécifiquement « desserts fermentés au soja », qui ne sont pas vraiment comparables aux yaourts de lait de vache et dont la version aromatisée est vraiment beaucoup plus riche que la version nature. Ces spécialités au soja restent intéressantes car naturellement sans lactose et avec un profil de graisses différent (moins de saturées et plus d'insaturées).

• Les produits trop compliqués, ce que vous pouvez vérifier sur la liste des ingrédients lorsqu'il y a trop de produits pour épaissir, ou bien encore trop de gomme, trop de colorants, trop d'arômes, d'édulcorants... Bien qu'autorisé par la législation, cela ne présente pas d'intérêt dans une catégorie de produits où le choix est tellement important qu'on peut toujours trouver ce que l'on souhaite.

CONSEILS DE CONSOMMATION

Selon les recommandations nationales, il est préférable d'intégrer à ses repas deux produits laitiers par jour, c'est-à-dire une portion de fromage et/ou une portion de produits laitiers. Cette recommandation est sage non seulement pour les apports en calcium, mais aussi pour la qualité des protéines, pour l'ensemble des micronutriments que l'on trouve dans les produits laitiers (oligoéléments, vitamines, micro-organismes) et l'indispensable diversification de notre alimentation. Mais elle est sage également en raison de la qualité gustative de ces produits.

Il n'est pas nécessaire de ne consommer que des produits allégés, bien que notre préférence aille plutôt vers des produits peu sucrés en raison des nouvelles recommandations de l'OMS (Organisation mondiale de la santé), qui nous incite à limiter de plus en plus la consommation de sucres simples. Il faut reconnaître que, pour les matières grasses, en dehors des desserts lactés, la différence est suffisamment faible pour éviter de se priver des produits entiers – sauf pour les personnes qui contrôlent leur poids ou bien le taux de graisse dans leur sang, où une version demi-écrémée peut être privilégiée.

Notre préférence va plutôt vers deux yaourts ou fromages blancs et une portion de fromage, en acceptant les yaourts aux fruits à 0 % de MG et sans édulcorants (sauf pour les enfants), et, pour se faire plaisir, une ou deux fois par semaine une crème dessert lactée.

Rappelons pour finir que 200 ml de lait sont équivalents à un yaourt, et que pour les amateurs de café au lait ou autre boisson lactée, cela remplace un autre produit laitier.

Il existe deux appellations : « glucides », terme en dessous duquel figure « dont sucres », qui indique la quantité de sucres simples.

La catégorie est tellement importante qu'il a bien fallu choisir quelques produits, ceux que j'aurais tendance à mettre dans mon réfrigérateur. L'intérêt est de mixer tous ces types de produits pour pouvoir, selon la nature du repas, choisir entre le plus gourmand et le plus diététique.

Laits nature et aromatisés

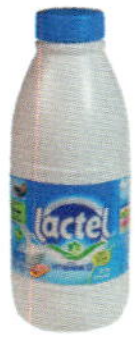

LAIT DEMI-ÉCRÉMÉ UHT AVEC VITAMINE D

LACTEL®

Le lait demi-écrémé apporte environ 0,01 µg de vitamine D/100 ml. Ce produit enrichi atteint 1,5 g/100 ml, ce qui est significatif et intéressant puisque la carence en vitamine D est assez courante.

- **Ingrédients :** lait stérilisé UHT demi-écrémé, vitamine D.

- **Données nutritionnelles pour 100 ml**
Valeur énergétique : 45 kcal • protéines : 3,2 g • glucides : 4,8 g dont sucres : 4,8 g • lipides : 1,5 g dont acides gras saturés : 1 g • calcium : 120 mg • vitamine D : 1,5 µg

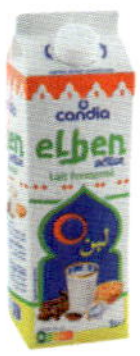

LAIT FERMENTÉ ELBEN LACTEOR

CANDIA®

Un lait fermenté sans ajout de sucre, au top pour faire le plein de probiotiques.

- **Ingrédients :** lait partiellement écrémé, lactose, ferments lactiques.

- **Données nutritionnelles pour 100 ml**
Valeur énergétique : 34 kcal • protéines : 3,1 g • glucides : 4,3 g dont sucres : 4,4 g • lipides : 0,5 g dont acides gras saturés : 0,3 g • calcium : 119 mg • vitamine D : NC

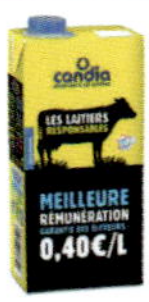

LAIT DEMI-ÉCRÉMÉ LES LAITIERS RESPONSABLES

CANDIA®

Envie de saluer cette initiative d'une meilleure rémunération des éleveurs et d'un produit 100 % français, qui pense aussi au bien-être animal : vaches élevées au pâturage et réduction des OGM.

- **Ingrédients :** lait demi-écrémé stérilisé U.H.T. issu d'animaux nourris sans OGM < 0,9 %.

- **Données nutritionnelles pour 100 ml**
Valeur énergétique : 46 kcal • protéines : 3,2 g • glucides : 4,8 g • lipides : 1,6 g dont acides gras saturés : 1 g • calcium : 120 mg • vitamine D : NC

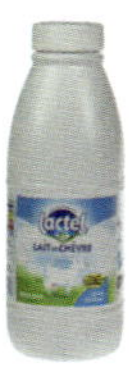

LAIT DE CHÈVRE DEMI-ÉCRÉMÉ

LACTEL®

Pour changer de saveurs, la consommation de lait de chèvre devient accessible en grande surface. En version demi-écrémé, le taux de lipides est comparable au lait de vache demi-écrémé et l'apport en calcium équivalent.

- **Ingrédients :** lait de chèvre demi-écrémé (origine France), stabilisant : phosphates de sodium.

- **Données nutritionnelles pour 100 ml**
Valeur énergétique : 45 kcal • protéines : 3,3 g • glucides : 4,5 g dont sucres : 4,5 g • lactose : < 0,5 g • lipides : 1,5 g dont acides gras saturés : 1 g • calcium : 120 mg

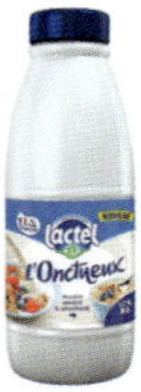

L'ONCTUEUX

LACTEL®

Aller complexifier ainsi un produit de base, aussi simple et naturel que le lait est un non-sens !

• **Ingrédients :** lait à 1,4 % de matières grasses (82 %), perméat de lait, fécule de manioc (3 %), arôme, lactase.

• **Données nutritionnelles pour 100 ml**
Valeur énergétique : 52 kcal • protéines : 2,8 g • glucides : 7,6 g dont sucres : 4,8 g • lipides : 1,2 g dont acides gras saturés : 0,9 g • calcium : 105 mg • vitamine D : NC

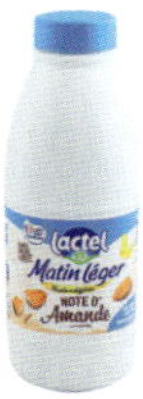

MATIN LÉGER® NOTE D'AMANDE

LACTEL®

Ici, un produit assez trompeur, puisqu'il s'agit bien d'un lait de vache délactosé, auquel s'ajoute un arôme d'amande ou de coco.

• **Ingrédients :** lait délactosé 99 % (lait partiellement écrémé d'origine France, lactase), arôme naturel.

• **Données nutritionnelles pour 100 ml**
Valeur énergétique : 43 kcal • protéines : 3,3 g • glucides : 4,8 g dont sucres : 4,8 g • lipides : 1,2 g dont acides gras saturés : 0,8 g • calcium : 120 mg • vitamine D : NC

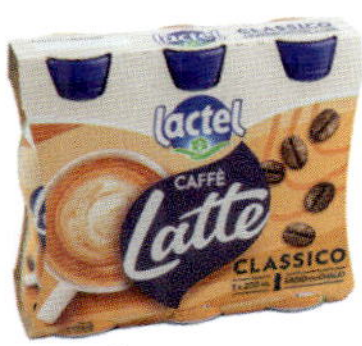

CAFFÈ LATTE CLASSICO

LACTEL®

Un café au lait à base de lait entier et sucré, qui atteint 81 kcal/100 ml et donc plus de 160 kcal pour la bouteille pour une simple boisson peu rassasiante. De quoi plomber le petit déjeuner. Sans oublier les additifs, trop présents !

• **Ingrédients :** lait (origine France) entier (95 %), sucre (3,2 %), arôme naturel de café, extrait de café (0,49 %), colorant : caramel ordinaire, stabilisants : gomme gellane et citrates de potassium.

• **Données nutritionnelles pour 100 ml** (1 bouteille = 200 ml)
Valeur énergétique : 81 kcal • protéines : 3,4 g • glucides : 9,2 g dont sucres : 8,5 g • lipides : 3,4 g • calcium : NC • vitamine D : NC

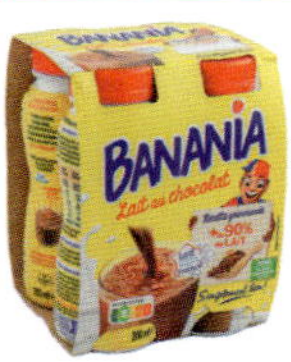

LAIT AU CHOCOLAT

BANANIA®

Il est pourtant si simple d'ajouter une cuillerée de cacao dans du lait… Ici, les ajouts de sucre se multiplient, en plus d'additifs. Le prix au litre flambe, et 24 g de sucre dans une petite bouteille est clairement excessif !

• **Ingrédients :** lait partiellement écrémé 91 %, chocolat en poudre 4,5 % (sucre, cacao en poudre), sucre, céréales 0,85 % (farine de riz partiellement hydrolysée et farine de maïs), flocon de bananes 0,2 %, miel 0,2 %, épaississant : carraghénanes, arômes. Sans colorant, sans conservateur, sans gluten.

• **Données nutritionnelles pour 100 ml**
Valeur énergétique : 78 kcal • protéines : 3,6 g • glucides : 12 g dont sucres : 11,3 g • lipides : 1,6 g dont acides gras saturés : 0,9 g • calcium : 108 mg • vitamine D : NC

Boissons végétales

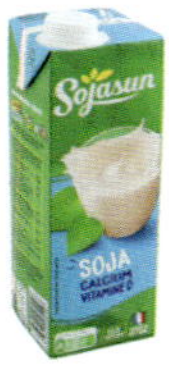

SOJA CALCIUM VITAMINE D

SOJASUN®

Une solution végétale qui vous garantit un apport nutritionnel très proche du lait de vache.

• **Ingrédients :** jus de soja * 97 %, sucre, sels de calcium, stabilisant : gomme gellane, arôme naturel, sel, vitamine D.

• **Données nutritionnelles pour 100 ml**
Valeur énergétique : 40 kcal • protéines : 3,6 g • glucides : 2,3 g dont sucres : 2,3 g • lipides : 1,8 g dont acides gras saturés : 0,3 g • calcium : 144 mg • vitamine D : 0,75 µg

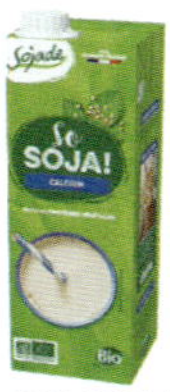

SO SOJA CALCIUM BIO

SOJADE®

Une recette simple, sans aucun additif : un bon apport en calcium et en protéines. Validé !

• **Ingrédients :** jus de soja* 96 % (eau, graines de soja dépelliculées* 7,5 %), concentré de jus de pomme*, algue *Lithothamnium calcareum*, sel marin. *Ingrédients issus de l'agriculture biologique.

• **Données nutritionnelles pour 100 ml**
Valeur énergétique : 44 kcal • protéines : 3,7 g • glucides : 2,5 g dont sucres : 2,5 g • lipides : 2 g dont acides gras saturés : 0,3 g • calcium : 120 mg • vitamine D : NC

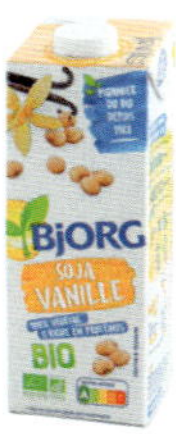

SOJA VANILLE BIO

BJORG®

On se rapproche des apports du lait avec une belle teneur en protéines, et peu de sucre pour un produit aromatisé.

• **Ingrédients :** tonyu* (eau, fèves de soja* décortiquées 7 %), sucre de canne* non raffiné, arôme naturel de vanille*, sel marin. *Ingrédients issus de l'agriculture biologique.

• **Données nutritionnelles pour 100 ml**
Valeur énergétique : 52 kcal • protéines : 3,3 g • glucides : 4 g dont sucres : 3,6 g • lipides : 2,3 g dont acides gras saturés : 0,4 g • calcium : NC • vitamine D : NC

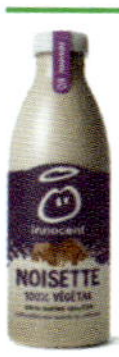

BOISSON NOISETTE, 100 % VÉGÉTAL

INNOCENT®

La boisson végétale amande sans sucres ajoutés de la marque est également un top. La seule boisson végétale saveur noisette sans sucres ajoutés, qui contient plus de 4 % de noisettes, aucun arôme ni autre additif. Tout de même moins riche en protéines et plus calorique que les produits soja précédents.

• **Ingrédients :** eau de source, riz (11 %), noisettes (4,7 %), algue *Lithothamnium calcar*, sel de mer.

• **Données nutritionnelles pour 100ml**
Valeur énergétique : 67 kcal • protéines : 0,8 g • glucides : 8,6 g dont sucres : 3,5 g • lipides : 3,2 g dont acides gras saturés : 0,28 g • calcium : 114 mg • vitamine D : NC

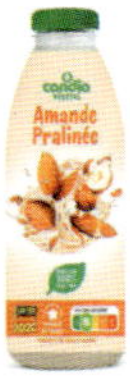

AMANDE PRALINÉE

CANDIA VÉGÉTAL®

Seulement 3 % d'amande dans ce produit, 2 additifs, un sirop de sucre... On peut faire beaucoup mieux ! Dans la même gamme, noisettes grillées est également un flop.

• **Ingrédients :** eau de source, jus concentré de datte, amande 3 %, noisette 1 %, sirop de riz, algue *lithothamnium calcareum*, sel marin, stabilisants : farine de graines de caroube, gomme gellane.

• **Données nutritionnelles pour 100 ml**
Valeur énergétique : 43 kcal • protéines : 1 g • glucides : 4,3 g dont sucres : 3,2 g • lipides : 2,4 g dont acides gras saturés : 0,2 g • calcium : 80 mg

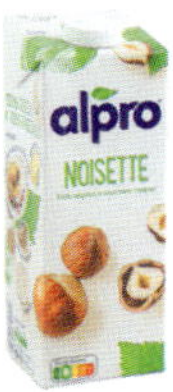

BOISSON NOISETTE

ALPRO®

Trop d'additifs et plus de sucre que de noisettes : on laisse en rayon !

• **Ingrédients :** eau, sucre, noisette (2,5 %), phosphate tricalcique, sel marin de table, stabilisants (farine de graines de caroube, gomme gellane) émulsifiant (lécithines (tournesol)), vitamines (riboflavine (B2), B12, E, D2).

• **Données nutritionnelles pour 100 ml**
Valeur énergétique : 29 kcal • protéines : 0,4 g • glucides : 3,2 g dont sucres : 3,2 g • lipides : 1,6 g dont acides gras saturés : 0,2 g • calcium : 120 mg • vitamine D : 0,75 µg

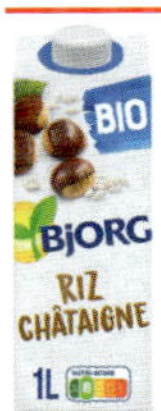

BOISSON RIZ CHÂTAIGNE

BJORG®

Cette boisson végétale contient plus de glucides que les sodas !

• **Ingrédients :** eau, purée de châtaigne* 15 % (châtaigne* 7,5 % eau), riz* 15 %, huile de tournesol* pressée à froid, algue *Lithothamnium calcareum*, sel marin, épaississant : gomme gellane. *Ingrédients issus de l'agriculture biologique.

• **Données nutritionnelles pour 100 ml**
Valeur énergétique : 66 kcal • protéines : 0,3 g • glucides : 14 g dont sucres : 6,5 g • lipides : 1 g dont acides gras saturés : 0,1 g • calcium : 120 mg • vitamine D : NC

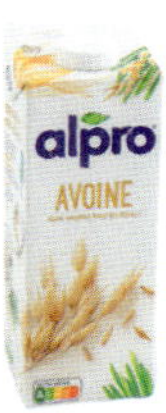

BOISSON AVOINE

ALPRO®

Source de calcium et de vitamine D. Mais malheureusement, la recette est bien trop riche en additifs (4 !) : il y a bien mieux en rayon !

• **Ingrédients :** base d'avoine (eau, avoine (8,7 %)), fibres de chicorée, huiles végétales (tournesol, karité), sucre, protéine de pois, carbonate de calcium, correcteur d'acidité (phosphates de potassium), arômes, sel marin de table, émulsifiant (lécithines (tournesol)), stabilisant (gomme gellane), vitamines D2.

• **Données nutritionnelles pour 100 ml**
Valeur énergétique : 46 kcal • protéines : 0,7 g • glucides : 6,3 g dont sucres : 1,2 g • lipides : 1,8 g dont acides gras saturés : 0,3 g • calcium : 120 mg • vitamine D : 0,75 µg

Laitages nature

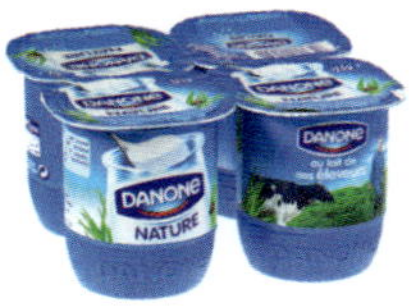

YAOURTS NATURE

DANONE®

Une recette toute simple, pour un yaourt doux et onctueux.

• **Ingrédients :** lait partiellement écrémé à 1 % de mat. gr. (94,7 %), lait écrémé concentré ou en poudre (5,2 %), ferments lactiques (lait).

• **Données nutritionnelles pour 1 pot de 125 g**
Valeur énergétique : 56 kcal • protéines : 4,8 g • glucides : 6,4 g • lipides : 1,3 g • calcium : 170 mg

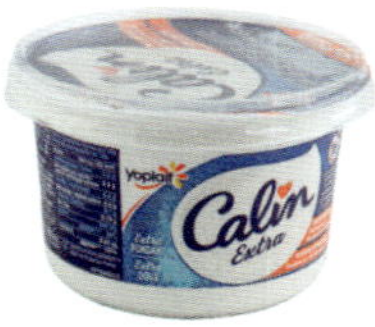

FROMAGE BLANC CALIN® EXTRA

YOPLAIT®

Cette recette de fromage blanc au lait demi-écrémé atteint seulement 83 kcal par pot et sort du lot avec 240 mg de calcium et 5 µg de vitamine D.

• **Ingrédients :** lait écrémé et crème pasteurisés, concentré de minéraux du lait et protéines de lait, vitamine D, ferments lactiques.

• **Données nutritionnelles pour 100 g**
Valeur énergétique 83 kcal • protéines : 5,7 g • glucides : 6,8 g • lipides : 3,2 g • calcium : 240 mg • vitamine D : 5 µg

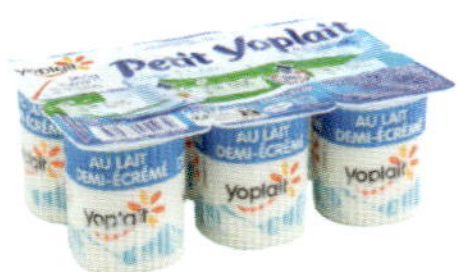

PETIT-SUISSE À 3,5 % DE M.G.

PETIT YOPLAIT®

Une référence, consommée par les petits et les grands, riche en protéines et pauvre en glucides comparés aux autres produits de la gamme.

• **Ingrédients :** lait écrémé et crème pasteurisés, poudre de lait écrémé, ferments lactiques, papier traité au sorbate de calcium.

• **Données nutritionnelles pour 1 pot de 60 g**
Valeur énergétique : 52,2 kcal • protéines : 5,4 g • glucides : 2,46 g • lipides : 2,1 g • calcium : NC • vitamine D : NC

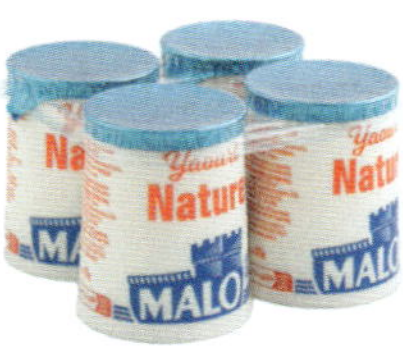

YAOURT NATURE

MALO®

Tout ce qu'il y a de plus simple et de traditionnel, dans la fabrication de ce yaourt à base de lait demi-écrémé adapté à tous. Et le petit bonus de réduction des emballages plastiques !

• **Ingrédients :** lait partiellement écrémé pasteurisé (87 %), lait concentré écrémé, ferments lactiques.

• **Données nutritionnelles pour 1 pot de 125 g**
Valeur énergétique : 66 kcal • protéines : 5,3 g • glucides : 8,3 g • lipides : 1,25 g • calcium : 125 mg • vitamine D : NC

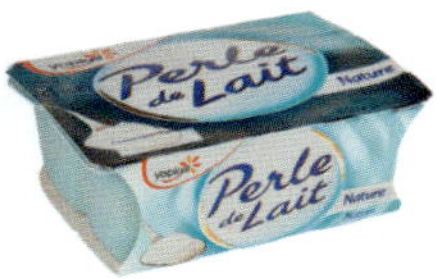

PERLE DE LAIT NATURE

YOPLAIT®

Dans la même gamme, les aromatisés et aux fruits, sont également des flops.
Il s'agit ici d'une spécialité laitière riche en graisses, deux fois plus calorique qu'une portion de fromage. On est loin d'un simple yaourt.

• **Ingrédients :** lait écrémé, crème, amidon transformé de riz, poudre de lait écrémé, ferments lactiques.

> • **Données nutritionnelles pour 1 pot de 125 g**
> Valeur énergétique : 144 kcal • protéines : 3,2 g • glucides : 3,7 g dont sucres : 2,8 g • lipides : 11,6 g dont acides gras saturés : 6,2 g • calcium : NC

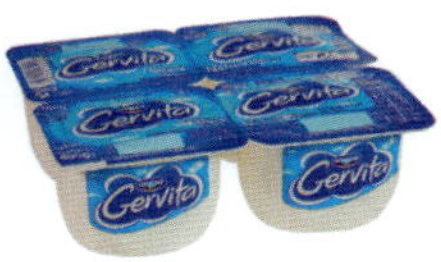

GERVITA NATURE

DANONE®

Dans la même gamme, les aromatisés et aux fruits, sont également des flops.
On atteint ici 10,2 % de lipides pour un simple fromage blanc : ne vous fiez pas à sa mousse, ce n'est pas un dessert léger !

• **Ingrédients :** fromage blanc au lait pasteurisé (75,3 %), crème (lait) (24,6 %) gélatine, ferments lactiques (lait).

> • **Données nutritionnelles pour 1 pot de 100 g**
> Valeur énergétique : 134 kcal • protéines : 6,9 g • glucides : 3,7 g • lipides : 10,2 g dont acides gras saturés 7,1 g • calcium : NC • vitamine D : NC

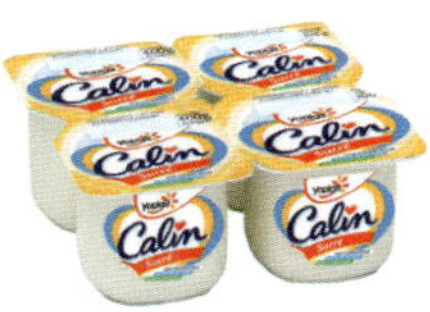

CÂLIN SUCRÉ

YOPLAIT®

Un ajout sucré de 13 % est excessif, surtout lorsqu'il est sous forme de sirop de sucre !

• **Ingrédients :** fromage blanc à 20 % de matière grasse sur extrait sec, sirop de sucre : 13 %.

> • **Données nutritionnelles pour 1 pot de 100 g**
> Valeur énergétique : 113 kcal • protéines : 7,3 g • glucides : 13 g • lipides : 3,3 g dont acides gras saturés : 2,2 g • calcium : 120 g • vitamine D : NC

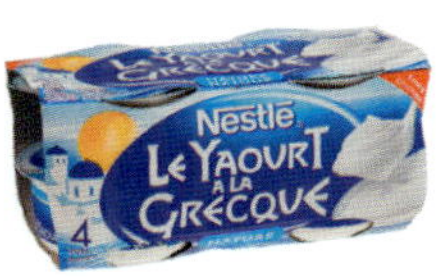

YAOURTS À LA GRECQUE NATURE

NESTLÉ®

Il s'agit d'un produit trop gourmand pour un laitage nature, proche de l'apport calorique d'une crème dessert : la portion est de plus inutilement plus grande (150 g).

• **Ingrédients :** yaourt au lait entier 86,5 %, crème 13,5 %.

> • **Données nutritionnelles pour 1 pot de 150 g**
> Valeur énergétique : 156 kcal • protéines : 4,4 g • glucides : 5,1 g • lipides : 12,6 g dont acides gras saturés : 8,4 g • calcium : NC • vitamine D : NC

Laitages aromatisés et aux fruits

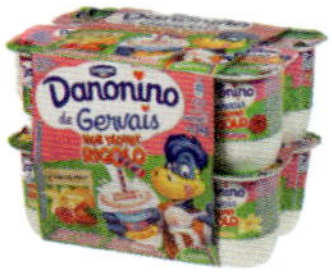

DANONINO DE GERVAIS® - MON YAOURT RIGOLO

DANONE®

À la cuillère ou à la paille, il s'agit d'un produit ludique qui plaît aux enfants et séduit les parents, avec une composition simple sans additifs et un bon apport couplé de calcium et de vitamine D.

• **Ingrédients :** lait écrémé (86 %), sucre (6,9 %), crème (lait), lait écrémé concentré ou en poudre, arômes (lait), ferments lactiques (lait), vitamine D.

• **Données nutritionnelles pour 1 pot de 125 g**
Valeur énergétique : 89 kcal • protéines : 3,5 g • glucides : 12 g • lipides : 1,3 g dont acides gras saturés : 0,8 g • calcium : 150 mg • vitamine D : 1,56 µg

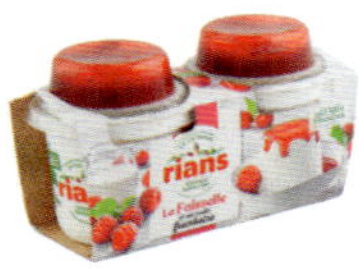

LA FAISSELLE ET SON COULIS DE FRAMBOISE

RIANS®

Une faisselle nature accompagnée d'un coulis riche en fruits, que l'on peut doser. 10 g de glucides reste une portion raisonnable. On valide !

• **Ingrédients :** fromage frais en faisselle au lait de vache pasteurisé et son coulis. Les Ingrédients de notre coulis de framboise : purée de framboise (75 %), sucre. Les allergènes sont indiqués en gras.

• **Données nutritionnelles pour 1 pot de 125 g**
Valeur énergétique : 103 kcal • protéines : 4,8 g • glucides : 10 g dont sucres : 10 g • lipides : 4,6 g dont acides gras saturés : 3 g • calcium : NC • vitamine D : NC

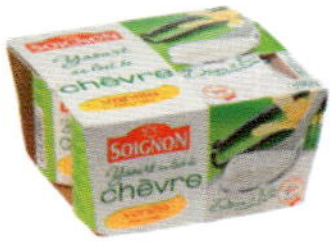

YAOURT AU LAIT DE CHÈVRE VANILLE

SOIGNON®

On aime ce produit très doux et fondant et modérément sucré, qui est une excellente alternative pour les personnes intolérantes ou allergiques aux protéines de lait de vache : il peut plaire à toute la famille !

• **Ingrédients :** lait entier de chèvre, sucre de canne (5,5 %), arôme naturel de vanille, ferments lactiques.

• **Données nutritionnelles pour 1 pot de 125 g**
Valeur énergétique : 112,5 kcal • protéines : 4,9 g • glucides : 10,1 g • lipides : 5,9 g dont acides gras saturés : 4,25 g • calcium : 150 mg • vitamine D : NC

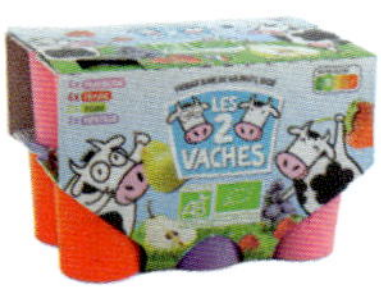

FROMAGE BLANC AUX FRUITS BIO

LES 2 VACHES®

Des ingrédients de qualité, des valeurs caloriques tout à fait raisonnables et une teneur en calcium satisfaisante. On valide !

• **Ingrédients :** fromage blanc au lait pasteurisé* (lait) (84 %), sucre de canne* (6,8 %), fruits* : fraise* (6 %), framboise* (6 %), poire* (6 %), myrtille* (6 %), arôme naturel de myrtille, épaississant : pectine, arôme naturel de poire, arômes naturels (dans variétés fraise et framboise), jus concentré de citron*.
*Ingrédients issus de l'agriculture biologique.

• **Données nutritionnelles pour 2 pots (2 x 50 g)**
Valeur énergétique : 94 kcal • protéines : 6,8 g • glucides : 10,7 dont sucres : 10,5 g • lipides : 2,6 g dont acides gras saturés : 1,8 g • calcium : 101 mg • vitamine D : NC

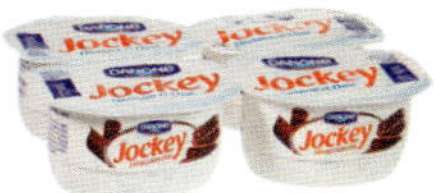

FROMAGE BLANC STRACCIATELLA

JOCKEY®

Une liste d'ingrédients bien longue, une qualité qui laisse à désirer et un produit final plus proche d'une crème dessert que d'un laitage !

• **Ingrédients :** fromage blanc maigre (52 %), crème (lait), sucre (13,9 %), eau, lait écrémé, copeaux de chocolat 2 % (pâte de cacao, beurre de cacao, sucre), sirop de glucose-fructose (0,8 %), épaississants : E1422 (amidon transformé), E440 (pectine), E412 (gomme guar), arômes correcteurs d'acidité : E270 (acide lactique), E333 (citrate de calcium), ferments lactiques (lait).

• **Données nutritionnelles pour 1 pot de 120 g**
Valeur énergétique : 186 kcal • protéines : 5,9 g • glucides : 21,7 g • lipides : 8,3 g dont acides gras saturés : 5,5 g • calcium : NC • vitamine D : NC

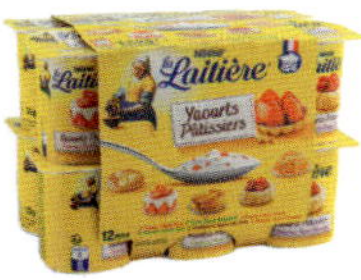

YAOURTS PÂTISSIERS 6 SAVEURS

LA LAITIÈRE®

Trop d'additifs, un sucrage à partir de sirop de sucre et au final, plus de 130 kcal avec 20 g de glucides par pot… À laisser en rayon !

• **Ingrédients :** yaourt au LAIT entier (78,2 %), sucre (6,8 %), fraise façon tarte : fraises (5,1 %) (fraises, purée de fraises), sirop de glucose, morceaux de biscuit* (2,3 %), amidon modifié, épaississant (pectine), arôme, colorant (rouge de betterave), conservateur.

• **Données nutritionnelles pour 1 pot de 125 g**
Valeur énergétique : 136,25 kcal • protéines : 4,1 g • glucides : 20,8 dont sucres : 16,9 g • lipides : 3,6 g dont acides gras saturés : 2,25 g • calcium : NC • vitamine D : NC

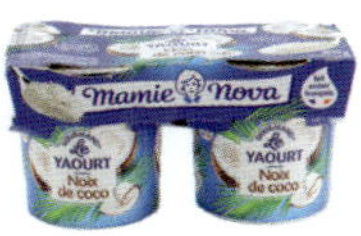

LE YAOURT NOIX DE COCO

MAMIE NOVA®

Un produit qui illustre bien les dérives du rayon laitages avec un yaourt au lait entier enrichi en crème et sucré, proposé dans un pot de 150 g, ce qui fait ainsi exploser le bilan calorique qui atteint plus de 130 kcal par pot !

• **Ingrédients :** lait entier, crème, lactose et minéraux du lait, sucres 9,7 %, noix de coco 5,3 % (crème de coco reconstituée (lait) 4,6 %, noix de coco râpée 0,7 %), protéines de lait, arômes, fibres d'agrumes, amidon de maïs, épaississant : carraghénanes (extrait d'algues), ferments lactiques (lait).

• **Données nutritionnelles pour 1 pot de 150 g**
Valeur énergétique : 133 kcal • protéines : 3 g • glucides : 13,5 dont sucres : 13,4 g • lipides : 7,4 g dont acides gras saturés : 5,2 g • calcium : NC • vitamine D : NC

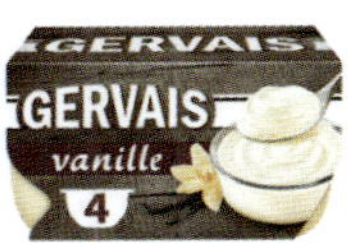

YAOURT SAVEUR VANILLE

GERVAIS®

Un yaourt au lait entier + de la crème + du sucre : une vraie bombe, avec 173 kcal pour un pot de seulement 115 g.

• **Ingrédients :** lait entier (58,5 %), crème (lait), sucre (11,4 %), lait écrémé en poudre épaississant (amidon transformé / E1442), arôme naturel de vanille, gousses de vanille épuisées, jus concentré de citron, ferments lactiques (lait). Décor : écorce de vanille.

• **Données nutritionnelles pour 1 pot de 115 g**
Valeur énergétique : 173 kcal • protéines : 3,1 g • glucides : 13,8 dont sucres : 13,8 g • lipides : 9,2 g dont acides gras saturés : 5,9 g • calcium : NC • vitamine D : NC

Desserts

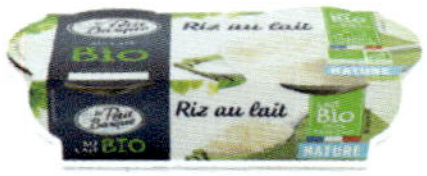

RIZ AU LAIT NATURE BIOLOGIQUE

LE PETIT BASQUE®

Une recette telle que l'on pourrait la préparer à la maison. On arrive à 19 % de glucides, mais une partie de glucides complexes apportés par le riz, et donc un dessert plus rassasiant.

· **Ingrédients :** lait* 83,2 % (origine : France), riz* 9 %, sucre* 7,8 %. *Ingrédients issus de l'agriculture biologique.

· **Données nutritionnelles pour 1 pot de 140 g**
Valeur énergétique : 163 kcal • protéines : 4,5 g • glucides : 26,6 g dont sucres : 15,4 g • lipides : 4,2 g dont acides gras saturés : 2,9 g • calcium : NC • vitamine D : NC

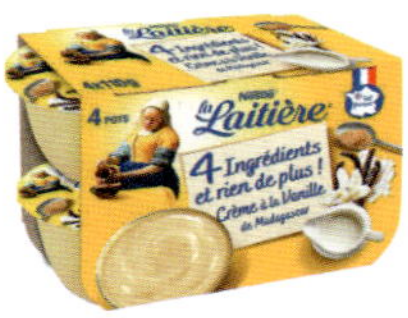

CRÈME À LA VANILLE DE MADAGASCAR

LA LAITIÈRE®

Quatre ingrédients et moins de 8 % de sucre, on valide !

· **Ingrédients :** lait entier (86,9 %), cassonade (7,6 %), farine de tapioca (5,2 %), arôme naturel de vanille de Madagascar.

· **Données nutritionnelles pour 1 pot de 110 g**
Valeur énergétique : 117,7 kcal • protéines : 2,86 g • glucides : 17,27 g dont sucres : 12 g • lipides : 4,2 g dont acides gras saturés : 2,75 g • calcium : NC • vitamine D : NC

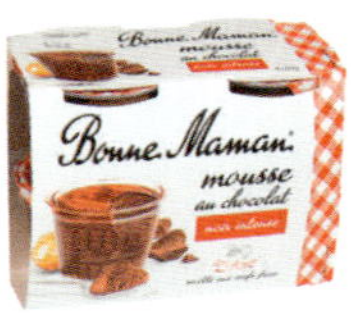

MOUSSE AU CHOCOLAT NOIR INTENSE

BONNE MAMAN®

Une composition que l'on salue, bien éloignée des autres mousses au chocolat vues en rayons qui, pour certaines, ne contiennent même pas d'œufs !
Un dessert affiché plaisir mais intelligemment proposé en pots de 50 g.

· **Ingrédients :** œufs entiers frais. 33 %, crème, chocolat noir* 27 % (pâte de cacao, sucre, cacao maigre en poudre, émulsifiant lécithine de soja), sucre, blanc d'œufs frais. *Chocolat noir à 70 % de cacao minimum.

· **Données nutritionnelles pour 1 pot de 50 g**
Valeur énergétique : 174 kcal • protéines : 4 g • glucides : 7 g dont sucres : 6,5 g • lipides : 13 g dont acides gras saturés : 7,5 g • calcium : NC

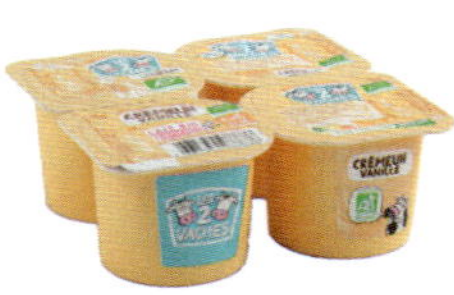

CRÈMEUH VANILLE

LES 2 VACHES®

Une base de 77 % de lait et avec 14,3 g de sucres par pot et moins de 6 % de lipides.
On reste raisonnable pour une crème dessert. L'apport en calcium reste très intéressant.

· **Ingrédients :** lait entier* équitable (77,4 %), crème* équitable (11,2 %), sucre de canne*, amidon*, poudre de lait écrémé*, concentré de carotte* et de pomme*, arôme naturel de vanille. *Ingrédients issus de l'agriculture biologique.

· **Données nutritionnelles pour 1 pot de 95 g**
Valeur énergétique : 174 kcal • protéines : 4 g • glucides : 17,7 g dont sucres : 14,3 g • lipides : 5,7 g dont acides gras saturés : 4 g • calcium : 129,2 mg

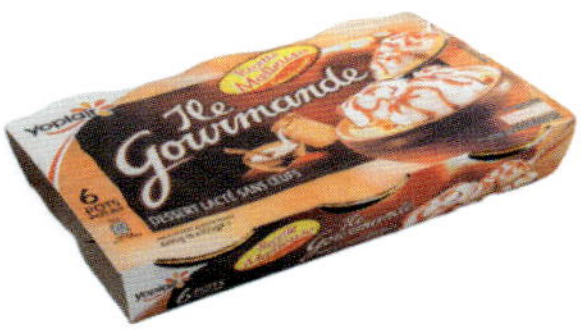

ÎLE GOURMANDE

YOPLAIT®

Pas moins de 12 additifs, c'est effarant !

• **Ingrédients :** lait écrémé, eau, sucre 10,3 %, crème, caramel 4,5 % (eau, sucre, sirop de glucose-fructose, amidon transformé de maïs, épaississants : pectine, gomme xanthane), amidon transformé de maïs, poudre de lait écrémé, protéines de lait, arôme, correcteur d'acidité : carbonates de sodium, colorants : curcumine, extraits d'annato, épaississants : carraghénanes, alginate de sodium, gomme guar, farine de graines de caroube, émulsifiants : mono et diglycérides d'acides gras, esters lactiques des mono et diglycérides d'acides gras, gélatine bovine.

• **Données nutritionnelles pour 1 pot de 101 g**
Valeur énergétique : 106 kcal • glucides : 18,5 g dont sucres : 16,9 g • lipides : 2,2 g dont acides gras saturés : 1,6 g • protéines : 2,9 g • calcium : NC • vitamine D : NC

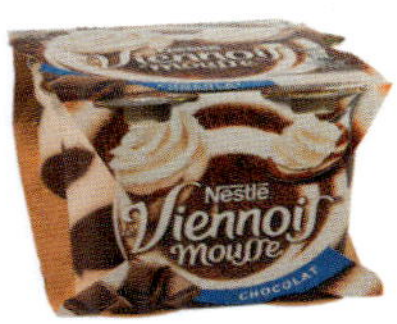

LE VIENNOIS MOUSSE CHOCOLAT

NESTLÉ®

La liste des ingrédients démarre bien : lait, crème et sucre... Mais l'ajout de sirop de glucose-fructose, amidon et amidon modifié, gélatine, émulsifiant, stabilisant... est loin d'être intéressant. Même avec une plus petite portion de 90 g, on le laisse en rayon.

• **Ingrédients :** lait entier (59,0 %), crème (lait) (19,0 %), sucre, sirop de glucose et fructose, chocolat en poudre (2,8 %) (cacao en poudre, sucre), cacao maigre (1,9 %), chocolat noir (1,7 %) [pâte de cacao, sucre, émulsifiant (lécithine de soja), arôme naturel de vanille], gélatine porcine, amidon modifié de maïs, amidon de maïs, émulsifiant (E472b), arômes, poudre de lait écrémé, stabilisant (farine de graines de caroube). [Traces éventuelles de soja.]

• **Données nutritionnelles pour 1 pot de 90 g**
Valeur énergétique : 171 kcal • protéines : 3,7 g • glucides : 19,3 g dont sucres : 17,4 g • lipides : 10,8 g dont acides gras saturés : 7,2 g • calcium : NC

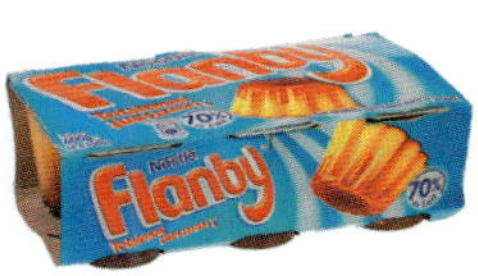

FLANBY

NESTLÉ®

Un grand classique très apprécié des enfants, pour son goût et son conditionnement ludique. On serait ravis que la marque fasse un effort, en utilisant uniquement du vrai sucre et en quantité plus raisonnable : 17 %, c'est réellement excessif !

• **Ingrédients :** lait à 1,1 % de matière grasse (72,3 %), sucre (8,3 %), caramel (6,0 %) [sirop de glucose-fructose, eau, sucre], eau, sirop de glucose-fructose, poudre de lait écrémé, amidon de maïs, amidon modifié de maïs, épaississants (carraghénanes, gomme xanthane, pectine), arôme vanille, colorant (bêta-carotène).

• **Données nutritionnelles pour 1 pot de 100 g**
Valeur énergétique : 103 kcal • protéines : 3,1 g • glucides : 20,8 g dont sucres : 17 g • lipides : 0,8 g dont acides gras saturés : 0,5 g • calcium : NC

Laitages allégés

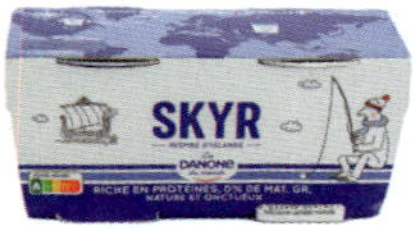

SKYR NATURE
0 % MG
DANONE®

Une recette simple et un bel apport en protéines. Ce qui le distingue des autres : une juste quantité dans un pot de 100 g !

• **Ingrédients :** lait écrémé ferments lactiques (lait). lait : origine France.

• **Données nutritionnelles pour 1 pot de 100 g**
Valeur énergétique : 57 kcal • protéines : 10 g • glucides : 3,9 g dont sucres : 3,9 g • lipides : 0,2 g dont acides gras saturés : 0,1 g • calcium : 110 mg

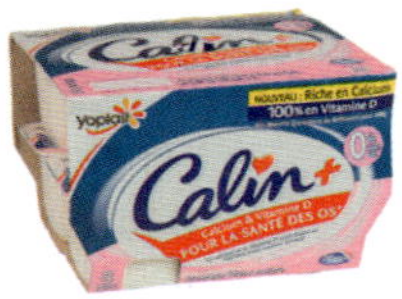

EXTRA FROMAGE BLANC NATURE
0 % MG
CALIN®

On souligne la teneur exceptionnelle de ce produit enrichie en vitamine D, ainsi que sa teneur en calcium, pour un vrai produit allégé.

• **Ingrédients :** lait écrémé partiellement déshydraté, lait écrémé, concentré des minéraux du lait, ferments lactiques (lait), vitamine D. Lait d'origine France.

• **Données nutritionnelles pour 100 g**
Valeur énergétique : 62 kcal • protéines : 6,5 g • glucides : 7,8 g • lipides : 0,1 g dont acides gras saturés : < 0,1 g • calcium : 240 mg • vitamine D : 5 µg

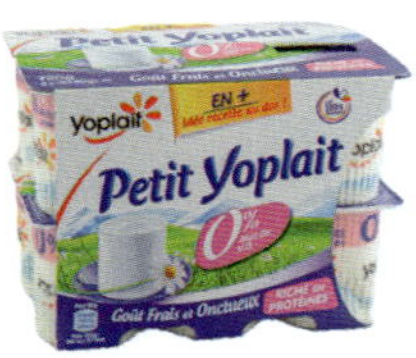

PETITS SUISSES
0 % DE MG
YOPLAIT®

Trois ingrédients simples pour un produit riche en protéines et dépourvu de matière grasse. La même qualité que dans sa version classique, bravo !

• **Ingrédients :** lait écrémé pasteurisé, poudre de lait écrémé. Ferments lactiques.

• **Données nutritionnelles pour 120 g** (2 pots de 60 g)
Valeur énergétique : 68 kcal • protéines : 11,6 g • glucides : 5 g dont sucres : 4,9 g • lipides : 0,1 g dont acides gras saturés : 0,1 g • calcium : NC

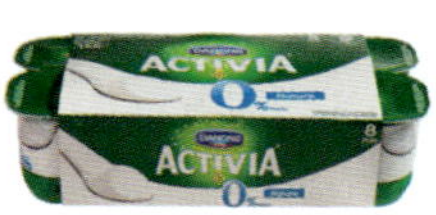

0 % NATURE
ACTIVIA®

Les probiotiques permettent de renforcer votre flore intestinale. Ce produit vous promet tous les bienfaits d'un yaourt au bifidus, les calories en moins.

• **Ingrédients :** lait écrémé, lait écrémé en poudre, ferments lactiques dont bifidobacterium (*Bifidus ActiRegularis*) (lait).

• **Données nutritionnelles pour 1 pot de 125 g**
Valeur énergétique : 52 kcal • protéines : 5,4 g • glucides : 7,3 g dont sucres : NC • lipides : 0,1 g dont acides gras saturés : 0,05 g • calcium : NC

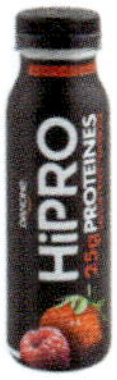

HIPRO FRAISE FRAMBOISE

DANONE®

10 additifs, c'est un triste record !

• **Ingrédients :** lait écrémé (86 %), protéines de lait fraise (0,8 %), épaississants (amidon transformé de maïs / E1422, pectine de fruits / E440), framboise (0,3 %), arômes, arôme naturel, correcteurs d'acidité (acide citrique / E330, citrate de sodium / E331), ferments lactiques (lait), édulcorants (acésulfame-k / E950, sucralose / E955).

• **Données nutritionnelles pour 100 g**
Valeur énergétique : 59 kcal • protéines : 8,3 g • glucides : 5,4 g dont sucres : 5,1 g • lipides : 0,5 g dont acides gras saturés : 0,2 g • calcium : 172 mg • vitamine D : NC

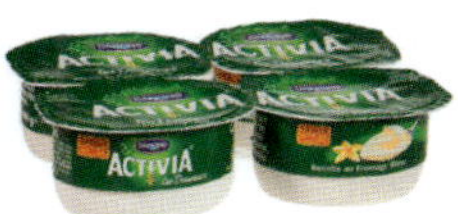

RECETTE AU FROMAGE BLANC BIFIDUS VANILLE

ACTIVIA®

8 additifs et du sirop de glucose fructose pour un simple fromage blanc, il y a beaucoup mieux en rayon !

• **Ingrédients :** fromage blanc (lait), lait entier (pour info : 30,7 %), eau, crème (lait), sucre (7,4 %), sirop de glucose-fructose (0,7 %), épaississants : E1422 (amidon transformé), E440 (pectine), E412 (gomme guar), protéines de lait, arôme gélatine (non porcine), correcteurs d'acidité : E330 (acide citrique), E333 (citrate de calcium), E331 (citrate de sodium), colorants : E160a (caroténoïdes), E101 (riboflavine), ferments lactiques dont bifidobacterium (*Bifidus ActiRegularis*) (lait), gousses de vanille épuisées.

• **Données nutritionnelles pour 1 pot de 120 g**
Valeur énergétique : 120 kcal • protéines : 5,6 g • glucides : 14,2 g dont sucres : 13,6 g • lipides : 4,6 g dont acides gras saturés : 3,2 g • calcium : NC • vitamine D : NC

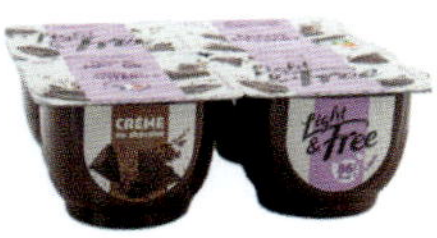

CRÈME AU CHOCOLAT ALLÉGÉE

LIGHT & FREE®

Un produit pauvre en matière grasse mais riche en sucre : il n'a rien de light et sa consommation ne devrait pas être « free ».

• **Ingrédients :** lait écrémé (pour info 72,7 %), lait écrémé concentré ou en poudre sucre (5,3 %), cacao maigre, épaississants : amidon transformé (e1442), carraghénanes (e407), chocolat (2 %) (sucre, pâte de cacao, cacao maigre en poudre, émulsifiant : lécithine de soja, arôme), perméat de petit-lait (lactosérum) en poudre, amidon, édulcorants : acésulfame-k (e950), sucralose (e955).

• **Données nutritionnelles pour 1 pot de 120 g**
Valeur énergétique : 103 kcal • protéines : 4,6 g • glucides : 18,1 g dont sucres : 14,6 g • lipides : 1,1 g dont acides gras saturés : 0,7 g • calcium : NC • vitamine D : NC

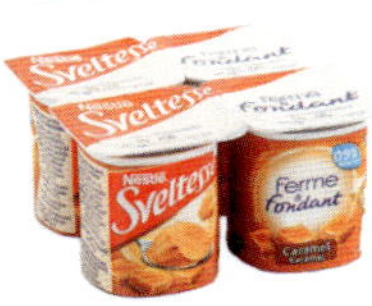

YAOURT FERME & FONDANT CARAMEL

SVELTESSE® NESTLÉ®

Une recette qui comporte trop d'additifs et qui est très sucrée. Il vaut mieux se faire plaisir de temps en temps avec une vraie crème dessert de qualité.

• **Ingrédients :** lait à 1,1 % de matière grasse (85,7 %), caramel (6,6 %) (sucre, sirop de glucose, eau), inuline, fructose, glucose, poudre de lait écrémé, sucre, arômes, amidon de maïs, amidon modifié de tapioca, lactose (lait), gélifiant (carraghénanes), colorant (bêta-carotène), correcteur d'acidité (hydroxyde de sodium), édulcorants (acésulfame K, cyclamates, néohespéridine DC).

• **Données nutritionnelles pour 1 pot de 125 g**
Valeur énergétique : 91 kcal • protéines : 4,1 g • glucides : 15,2 g dont sucres : 13,2 g • lipides : 1,1 g dont acides gras saturés : 0,8 g • calcium : NC • vitamine D : NC

Desserts végétaux

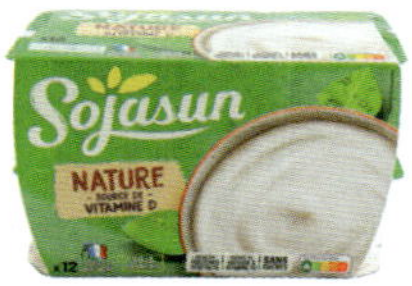

SPÉCIALITÉ AU SOJA NATURE

SOJASUN®

Cette spécialité végétale est équivalente en apport calorique à un yaourt au lait de vache nature à 0 % de MG, avec un bon apport en calcium : de quoi varier vos desserts ou les remplacer en cas d'intolérance.

• **Ingrédients :** jus de soja (eau, graines de soja 9 %), phosphate de calcium, ferments sélectionnés dont *Bifidus* et *Acidophilus* (sans OGM).

• **Données nutritionnelles pour 1 pot de 100 g**
Valeur énergétique : 46 kcal • protéines : 4,6 g • glucides : 0,7 g • lipides : 2,7 g dont acides gras saturés : 0,4 g • calcium : 120 mg

---

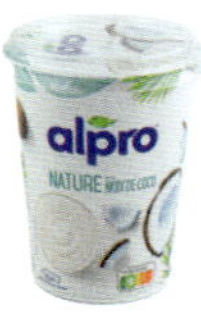

DESSERT VÉGÉTAL SOJA NATURE À LA NOIX DE COCO

ALPRO®

Soulignons les efforts d'enrichissement : calcium et vitamine D, importants pour la santé osseuse et B12, qui fait défaut aux régimes végétariens ! La base de jus de soja assure également un apport protéique satisfaisant.

• **Ingrédients :** jus de soja (91,6 %) (eau, fèves de soja sans OGM décortiquées), lait de coco (4,3 %) (crème de noix de coco, eau), sucre, citrate tricalcique, correcteurs d'acidité (citrates de sodium, acide citrique), stabilisant (pectines), arôme naturel, sel marin de table, vitamines (B12, D2), antioxygènes (extrait riche en tocophérols, esters d'acides gras de l'acide ascorbique), ferments de yaourt (*S. thermophilus*, *L. bulgaricus*).

• **Données nutritionnelles pour 100 g**
Valeur énergétique : 55 kcal • protéines : 3,9 g • glucides : 2,3 g dont sucres : 13,4 g • lipides : 3,3 g dont acides gras saturés : 2,1 g • calcium : 120 mg • vitamine D : 0,75 µg • vitamine B12 : 0,38 µg

---

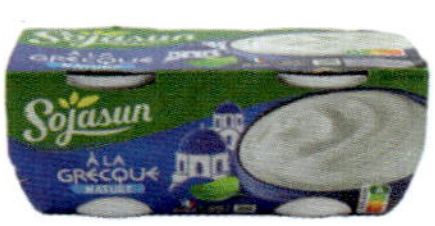

DESSERT VÉGÉTAL À LA GRECQUE

SOJASUN®

Une recette qui propose plus de gourmandise, tout en restant simple, contenant très peu d'additifs et conservant une composition tout à fait recommandable : un bel apport en protéines, 4 % de lipides poly et mono-insaturés principalement et 150 mg de calcium par pot !

• **Ingrédients :** jus de soja* 98 %, épaississant : pectine, arôme naturel, sels de calcium, ferments.

• **Données nutritionnelles pour 1 pot de 125 g**
Valeur énergétique : 73,75 kcal • protéines : 7,1 g • glucides : 1,6 g dont sucres : 0 g • lipides : 4,12 g dont acides gras saturés : 0,6 g • calcium : 150 mg

---

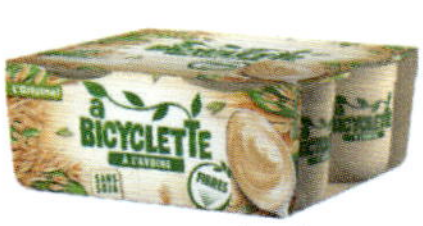

DESSERT VÉGÉTAL À L'AVOINE, L'ORIGINAL

À BICYCLETTE®

Ce produit, sans soja ni coco, sort du lot. La base de jus d'avoine le rend naturellement plus riche en glucides malgré un ajout de sucre modéré, mais il est aussi plus riche en fibres. Les apports en calcium et vitamine D sont intéressants et la qualité des acides gras est parfaite. Du végétal qui vaut le détour !

• **Ingrédients :** jus d'avoine 86 % (eau, avoine complète 10,7 %), sucre 6,2 %, extrait de noix de coco, farine de riz 1,5 %, purée d'amande, fibre d'avoine, épaississant : agar-agar, farine d'avoine complète 0,5 %, citrates de calcium, vitamine D.

• **Données nutritionnelles pour 1 pot de 100 g**
Valeur énergétique : 89 kcal • protéines : 1,6 g • glucides : 15 g dont sucres : 6,4 g • lipides : 2,1 g dont acides gras saturés : 0,8 g • fibres : 1,8 g • calcium : 120 mg • vitamine D : 0,75 µg

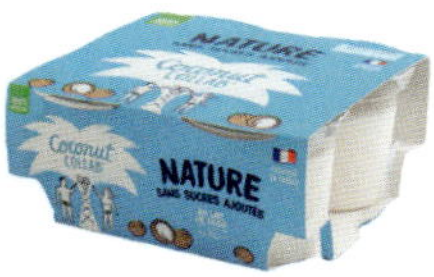

YAOURTS NATURE AU LAIT DE COCO

COCONUT COLLAB®

Un produit nature qui rivalise d'apport calorique avec la Danette® végétale chocolat et dépasse même le Sojasun® caramel ! On atteint tout de même 10 g de lipides pour 100 g et quasi uniquement sous forme d'acides gras saturés. Un mélange de lait et de jus de coco collé à la fécule, sans aucun enrichissement.

· **Ingrédients :** lait de coco (73 %), eau de coco (23 %), farine de maïs, fécule de pomme de terre, stabilisant (pectine), ferments non-lactiques.

· **Données nutritionnelles pour 100 g**
Valeur énergétique : 125 kcal • protéines : 1,1 g • glucides : 6,8 g dont sucres : 2,4 g • lipides : 10 g dont acides gras saturés : 9,8 g • calcium : NC

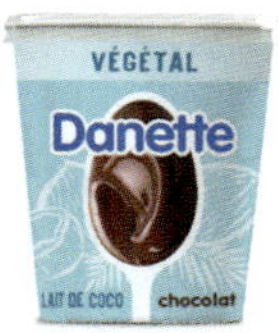

DANETTE VÉGÉTAL LAIT DE COCO, CHOCOLAT

DANONE®

Quand on pense aller vers plus de qualité en choisissant du végétal, ici, c'est perdu ! On achète du lait de coco, mais aussi de l'eau et des épaississants pour coller tout ça !

· **Ingrédients :** lait de coco 40,9 % (crème de coco (22,5 %), eau (18,4 %)) eau, chocolat en poudre 8,8 % (sucre (6 %), cacao en poudre (2,8 %)) sucre (5,1 %) épaississants (amidon transformé de tapioca / E1442, agar agar / E406) chocolat noir (poudre de cacao, pâte de cacao, sucre) (0,7 %) sel.

· **Données nutritionnelles pour 1 pot de 110 g**
Valeur énergétique : 117,7 kcal • protéines : 1,44 g • glucides : 19,4 g dont sucres : 14 g • lipides : 7,2 g dont acides gras saturés : 6 g • calcium : NC • vitamine D : NC

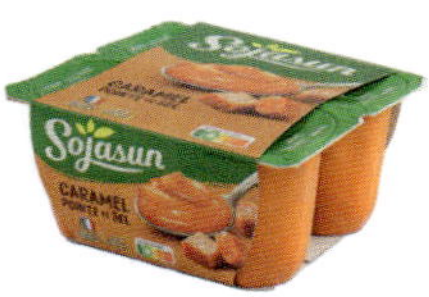

CARAMEL POINTE DE SEL

SOJASUN®

Ce produit est classé parmi les desserts bien-être… On est pourtant loin d'un yaourt, mais plus proche d'une crème dessert avec 13,7 % de sucre ! Les additifs sont également bien trop présents ! (Surveillez également certaines versions aux fruits qui rivalisent en termes de sucre.)

· **Ingrédients :** jus de soja 81 % (eau, graines de soja 7,5 %), sucre, caramel 6 % (sucre, sirop de glucose, eau), épaississants : amidon transformé de maïs sans OGM, pectines, carraghénanes, fibre d'acacia et de blé, phosphate de calcium, arôme naturel, sel.

· **Données nutritionnelles pour 1 pot de 100 g**
Valeur énergétique : 92 kcal • protéines : 3 g • glucides : 15,9 g dont sucres : 13,7 g • lipides : 1,7 g dont acides gras saturés : 0,3 g • calcium : 120 mg • vitamine D : NC

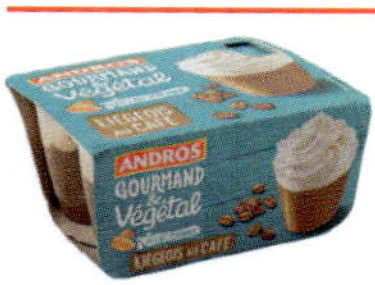

GOURMAND & VÉGÉTAL – LIÉGEOIS AU CAFÉ AU LAIT D'AMANDE

ANDROS®

Une recette bien complexe, beaucoup de sucre, un taux de matières grasses non négligeable… Par contre, quasi zéro protéines et pas d'enrichissement, donc pas d'apport notable en calcium. Ce dessert ne remplace en rien un laitage !

· **Ingrédients :** Lait d'amande 54 % (eau, amande 1,4 %), lait de coco allégé (eau, extrait de noix de coco), sucre, crème de coco (extrait de noix de coco, eau), amidon, huile de coco, café soluble 0,6 %, arôme naturel de café, caramel (sucre, eau), épaississant : carraghénanes (extrait d'algues), farine de graines de caroube, émulsifiant : mono et diglycérides d'acides gras (colza), sel, arôme naturel de vanille. Peut contenir d'autres fruits à coque.

· **Données nutritionnelles pour 1 pot de 100 g**
Valeur énergétique : 142 kcal • protéines : 0,6 g • glucides : 18,4 g dont sucres : 13,4 g • lipides : 7,2 g dont acides gras saturés : 5,7 g • calcium : NC

FROMAGES

On distingue deux catégories de fromages : le fromage frais et le fromage affiné. Le fromage blanc provient de la coagulation du lait au moyen des ferments lactiques. Le fromage blanc caillé en est une variété plus ou moins égouttée.

Les fromages frais, à tartiner, sont en plus salés et davantage égouttés. Ils se présentent en barquette ou emballés dans une feuille d'aluminium. Ils contiennent plus d'eau que les fromages affinés, c'est pourquoi ils sont souvent moins caloriques. Cependant, leur teneur en matières grasses est variable et dépend d'ajouts de crème pouvait ainsi aller jusqu'à 60 % de lipides, d'où l'intérêt de lire les étiquettes.

Les fromages affinés sont beaucoup plus nombreux. Il s'agit de lait caillé, sous l'action de présure ou de ferments lactiques, égoutté et mis à « fermenter ». On le sale, en ajoutant éventuellement des moisissures, puis en l'affinant. C'est ce temps d'affinage qui lui confère son allure définitive, le rangeant dans une famille définie :

- **Les fromages à pâte molle** pour lesquels l'égouttage est lent. Ils peuvent être à croûte fleurie comme le camembert, le brie ou le coulommiers, ou à croûte lavée comme le pont-l'évêque, le munster...
- **Les fromages à pâte simplement pressée**, ce qui accélère l'égouttage. Ils peuvent être à croûte moisie comme le saint-nectaire, la tome de Savoie, ou à croûte lavée comme la mimolette, le morbier, le reblochon.
- **Les fromages à pâte pressée cuite** sont l'abondance, le beaufort, le comté, l'emmental français, le parmesan et la tête de moine.
- **Les fromages à pâte persillée**, comme le roquefort ou la fourme d'Ambert, ensemencés et contenant des moisissures dans la masse.
- **Les fromages fondus** sont à base de fromages pressés ou à pâte cuite. Ces fromages sont fondus à chaud et cuits pendant trois minutes, avec l'ajout de sels de fonte, d'additifs et souvent de beurre. Ils sont en général enveloppés dans du papier d'aluminium.
- **Les fromages de chèvre ou de brebis** sont de la même façon déclinés en secs, demi-secs ou frais, selon leur degré d'affinage, et sont fabriqués avec du lait de chèvre ou de brebis ou un mélange de laits.

Sur le plan nutritionnel, les fromages présentent les mêmes intérêts que le lait, c'est-à-dire une vraie richesse en protéines, variable selon le produit et surtout le contenu en eau, qui « dilue » les protéines ! Les fromages les plus riches en protéines sont les fromages à pâte pressée, avec 26 g de protéines pour 100 g en moyenne. Les autres fromages affichent une quantité variable de protéines, de 15 % pour les fromages pour enfants jusqu'à 20 % pour les fromages italiens et, surprise, les fromages allégés. Ce sont des protéines d'excellente qualité car elles proviennent du lait.

Le vrai problème des fromages reste leur teneur en matières grasses, en moyenne de 25 %, mais surtout très variable, de moins de 10 % pour des produits allégés à plus de 30 % pour les plus riches.

La valeur calorique des fromages affinés ne descend que très rarement en dessous de 250 kcal pour 100 g, plus fréquemment autour de 400 kcal pour les fromages pressés, qui sont donc les plus gras. Il n'y a pas de sucre dans leur composition et donc quasiment pas de lactose dans les fromages pressés.

L'autre problème est leur contenu en sel : 500 mg de sodium (1,25 g de sel) pour 100 g en moyenne, valeur qui peut atteindre 1 g de sodium (2,5 g de sel) aux 100 g pour les fromages bleus. C'est donc un produit à contrôler soigneusement, notamment en cas de régime sans sel.

Le vrai avantage nutritionnel des fromages est leur teneur en calcium. Il faut rappeler, malgré leurs détracteurs, que les produits laitiers peuvent couvrir environ 45 % des besoins en calcium chez les adultes, un taux qui est encore plus important chez les enfants. On y trouve également de la vitamine A, ainsi qu'un peu de vitamine D.

COMMENT LES CHOISIR ?

• Sachez que les fromages d'appellation contrôlée font aujourd'hui partie des rares produits qui ne contiennent ni conservateurs, ni additifs, ni colorants. Un gage de qualité qui fait partie du patrimoine gastronomique français.

• Pour les fromages industriels, plus la liste des ingrédients est courte, mieux c'est ! Méfiez-vous des « préparations fromagères à base de lait », dont la qualité nutritionnelle et le goût ne correspondent pas toujours à ce que l'on attend.

• C'est la quantité de matière grasse qui fait la valeur calorique du produit, et il est préférable, non pas d'essayer de trouver les moins riches, mais ceux qui vous font le plus plaisir, en contrôlant la quantité selon la richesse calorique du produit. Le camembert, la mozzarella, la feta, les fromages de chèvre frais ont des teneurs énergétiques faibles par rapport aux autres. Les fromages en portions individuelles sont relativement intéressants pour doser sa consommation, mais sont souvent proposés pour des fromages de moins bonne qualité, notamment gustative. Il vaut donc mieux préférer les fromages entiers à portionner soi-même, quitte à acheter à la coupe la juste quantité nécessaire pour la semaine.

LES PIÈGES

- Les produits allégés en sel ou en graisses, qui ne le sont pas toujours de manière significative. Surtout, ils peuvent faire perdre le plaisir de consommer cette catégorie de produits.
- Les produits vendus en portions trop grosses.
- Les fromages pour enfants, qui parfois ne contiennent pas suffisamment de calcium : il faut vraiment vérifier qu'il y a au minimum 400 mg pour 100 g et qui peuvent contenir des sels de fonte, qui sont à éviter.
- Les fromages avec des ajouts de noix, poivre, crème... qui masquent souvent le goût du fromage et augmentent parfois inutilement sa valeur calorique.
- Les nouvelles variétés de préparations fromagères qui consistent souvent en un fromage fondu. Elles sont bien entendu issues du lait, mais leur composition est parfois plus riche en graisses que n'importe quel autre fromage en raison d'ajout de matières grasses mélangées avec la poudre de lait, ou parfois même de crème fraîche.
- Les fromages râpés. Dès qu'il n'est pas précisé emmental, comté ou mozzarella râpé(e), les mélanges pour pâtes, pour pizza ou autre appellation originale sont de moins bonne qualité avec présence d'additifs (colorants anti-agglomérant...).

CONSEILS DE CONSOMMATION

La portion à ne pas dépasser est en général de 50 g par jour si l'on veut être raisonnable.

La consommation doit s'équilibrer avec les autres produits laitiers. Les grands consommateurs de yaourt ou de lait n'ont pas intérêt à forcer sur le fromage, et inversement.

Cela reste tout de même un produit indispensable dans une maison, mais il est inutile d'avoir un plateau entier de différents fromages, il est préférable de les acheter deux par deux et de les finir avant d'en acheter d'autres.

Si l'on décide de faire un repas à base de fromages, mieux vaut limiter les autres protéines et ne pas consommer d'autres produits trop gras et trop salés pendant le repas. Ainsi, l'association viande/œufs/poisson et fromage nécessite de contrôler la portion de fromage (30 à 50 g).

Les personnes ayant une hypercholestérolémie devraient se contenter de 2 à 3 portions maximum par semaine.

FAUT-IL ACHETER OBLIGATOIREMENT DES FROMAGES POUR ENFANTS ?

Jolies couleurs, formes rigolotes... Les fromages pour enfants font l'objet d'un marketing bien rodé. Pour autant, sont-ils mieux adaptés aux besoins de nos chères têtes blondes ? Et bien non.

Leur intérêt principal reste leur format ludique et leur goût assez neutre, qui convainquent les plus réticents de consommer une portion de produit laitier et peuvent donc permettre de couvrir les besoins en calcium, vitamine D et protéines. Mais pensez à bien les sélectionner, afin que le marketing ne soit pas vainqueur, au détriment de la qualité de la recette ou parfois même d'apports en calcium insuffisants ou en sel trop importants.

Et si votre enfant est amateur de fromages traditionnels, vous avez tout intérêt à le laisser s'éveiller à de nouvelles saveurs, en évitant les fromages au lait cru pour les plus jeunes ou les plus fragiles.

FAUT-IL OPTER POUR DES FROMAGES ALLÉGÉS ?

La France est réputée dans le monde entier pour la qualité et la diversité de ses fromages. Très ancré dans notre terroir, le fromage est un produit-plaisir par excellence ! Pour certains, opter pour un produit allégé et donc non traditionnel est un non-sens, pour d'autres, c'est une bonne solution pour éviter un surplus calorique.

L'arbitrage doit se jouer sur la qualité, le plaisir et le dosage. Fuyez les recettes riches en additifs et très chimiques. Mais vous appréciez les fromages allégés de qualité (voir nos tops) et que vous y trouvez du plaisir gustatif, n'hésitez pas.

Enfin, fromage allégé ne veut pas dire fromage à volonté. Une portion conseillée de camembert classique représente 1/8e, soit 30 g. Pour un allégé type Bridelight®, Fromage fin et savoureux, on pourra consommer jusqu'à 60 g, mais guère plus. Il faut qu'un aliment soit rassasiant sur le plan sensoriel. Quand on n'a pas son compte, on risque de doubler la ration et donc de perdre l'avantage de ce soi-disant allégement. Voilà pourquoi il est important de bien choisir ce type de produit.

Fromages classiques

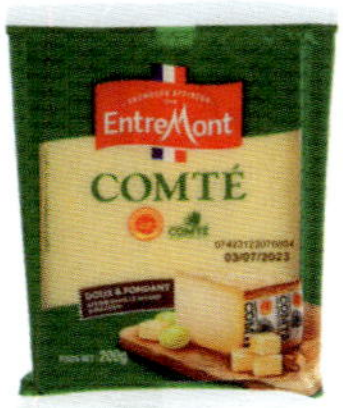

COMTÉ

ENTREMONT®

Une recette traditionnelle, pour un fromage savoureux. Comme tous les fromages à pâte pressée cuite, il est moins riche en eau et la densité calorique est plus élevée, mais le taux de calcium est remarquable. À vous de doser simplement la portion consommée !

• **Ingrédients :** lait cru, sel, ferments lactiques, présure.

• **Données nutritionnelles pour 100 g**
Valeur énergétique : 410 kcal • protéines : 26 g • glucides : < 0,5 g • lipides : 34 g • sel : 0,8 g • calcium : 900 mg

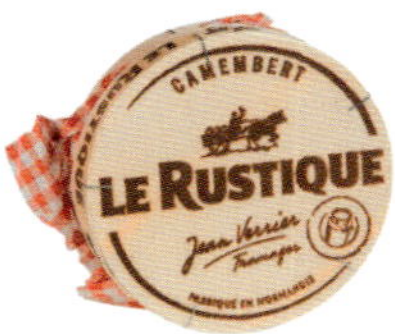

CAMEMBERT

LE RUSTIQUE®

Un grand classique ! Le taux de matières grasses d'un camembert, entre 20 et 25 %, est tout à fait raisonnable comparé à des produits enrichis en crème comme le Caprice des Dieux®, qui atteint 30 %.

• **Ingrédients :** lait de vache*, sel, ferments lactiques. *Origine France.

• **Données nutritionnelles pour 100 g**
Valeur énergétique : 268 kcal • protéines : 21 g • glucides : 1 g • lipides : 20 g • sel : 1,6 g (0,64 g de sodium) • calcium : 450 mg

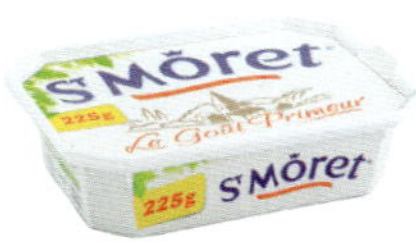

SPÉCIALITÉ FROMAGÈRE AU LAIT PASTEURISÉ

ST MÔRET®

Une spécialité fromagère à tartiner légèrement crémée, ce qui permet de conserver les saveurs attendues, mais également un taux de matières grasses raisonnable ! Sa composition simple et bien équilibré nous permet de le classer correctement.

• **Ingrédients :** lait et crème pasteurisés, protéines du lait, sel fin.

• **Données nutritionnelles pour 100 g**
Valeur énergétique : 207 kcal • protéines : 8,3 g • glucides : 3,5 g • lipides : 17,8 g dont acides gras saturés : 13,2 g • sel : 1,3 g • calcium : NC • vitamine D : NC

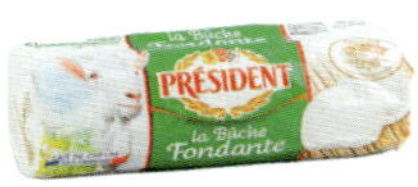

LA BÛCHE FONDANTE

PRÉSIDENT®

Une vraie bûche de chèvre à base de lait de chèvre à 100 %, pour un produit goûteux et satisfaisant pour les papilles. Le taux de lipides inférieur à 25 % est tout à fait raisonnable et le calcium remarquable, contrairement à d'autres produits concurrents.

• **Ingrédients :** LAIT de chèvre pasteurisé (lait origine France), sel, ferments lactiques et d'affinage.

• **Données nutritionnelles pour 100 g**
Valeur énergétique : 291 kcal • protéines : 18 g • glucides : 0,5 g dont sucres : 0,5 g • lipides : 24 g dont acides gras saturés : 17 g • sel : 1,5 g • calcium : 320 mg

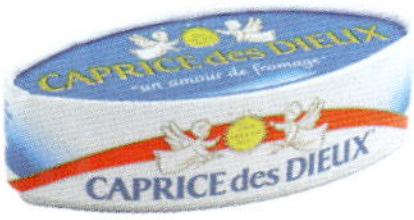

CLASSIQUE

CAPRICE DES DIEUX®

On pourrait le prendre pour un camembert, enrichi en crème, mais cette spécialité fromagère est plus grasse et moins riche en protéines.

• **Ingrédients :** lait de vache et crème pasteurisés de France, sel, ferments lactiques. Fabriqué dans une usine transformant du lait de vache et lait de chèvre.

• **Données nutritionnelles pour 100 g**
Valeur énergétique : 333 kcal • protéines : 15 g • glucides : 0,8 g • lipides : 30 g dont acides gras saturés : 21 g • sel : 1,4 g • calcium : 350 mg

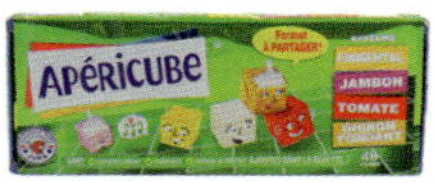

APÉRICUBE®

LA VACHE QUI RIT®

Une composition qui laisse perplexe : lait, fromage fondu, beurre, arômes et additifs en tous genres…
On préférera proposer de vrais dés de fromage à l'apéritif !
Un produit 100% industriel vendu à coup de marketing.

• **Ingrédients :** lait écrémé réhydraté, fromages (dont 7 % d'emmental dans la variété emmental), beurre, protéines de lait, sels de fonte : polyphosphates, mix tomate 6 % dans la variété Tomate (concentré de tomate 50 %, eau, sucre, sel, oignon, arôme naturel, ail), oignons 2 % dans la variété Oignon fondant, acide lactique laitier, sel, arôme naturel de fromage avec autres arômes naturels (lait) dans la variété Emmental, arômes naturels dans la variété Jambon.

• **Données nutritionnelles pour 100 g**
Valeur énergétique : 244 kcal • protéines : 12 g • glucides : 5 g • lipides : 19,5 g • sel : 2,2 g (990 mg de sodium) • calcium : 255 mg

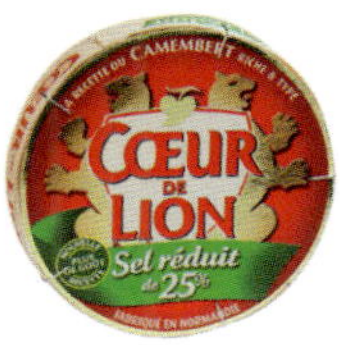

CAMEMBERT – SEL RÉDUIT

CŒUR DE LION®

Un produit vendu plus cher, alors que la réduction de l'apport en sel n'est pas significative : quand on rapporte cela à une portion normale d'environ 30 g, on reste très proche des produits classiques ! Car s'il y a une réduction pour 100 g, la portion consommée fait faire une économie.

• **Ingrédients :** lait de vache pasteurisé, ferments, sel (1,1 %).

• **Données nutritionnelles pour 100 g**
Valeur énergétique : 273 kcal • protéines : 20 g • glucides : 1 g • lipides : 21 g • sel : 1,1 g (450 mg de sodium) • calcium : 550 mg

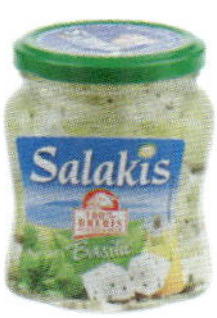

FROMAGE DE BREBIS AU BASILIC

SALAKIS®

En bocal.
On achète un petit peu moins de la moitié d'huile. Autant c'est un produit intéressant dans sa variante classique préemballée, autant la présentation dans de l'huile de colza aromatisée au basilic le modifie complètement ce produit. Le taux de sel est de plus très élevé !

• **Ingrédients :** huile de colza 48,1 % minimum, fromage de brebis au lait pasteurisé origine France (lait) 45 % minimum, aromates et plantes aromatiques, arôme naturel.

• **Données nutritionnelles pour 100 g**
Valeur énergétiques : 293 kcal • protéines : 14,6 g • glucides : 0,8 g • lipides : 25,8 g • sel : 2,65 g

Fromages allégés

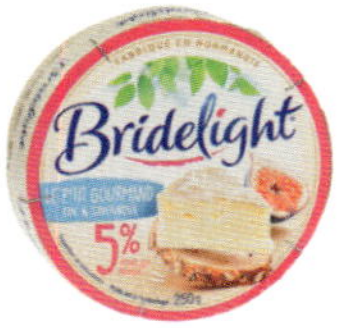

LE P'TIT GOURMAND FIN ET SAVOUREUX

BRIDELIGHT®

Un allégé qui sort du lot pour sa recette simple et son allègement significatif. Les taux de protéines et de calcium restent intéressants.

- **Ingrédients :** lait de vache, sel, ferments.

- **Données nutritionnelles pour 100 g**
Valeur énergétique : 145 kcal • protéines : 25 g • glucides : 0 g • lipides : 5 g dont acides gras saturés : 3,5 g • sel : 1,3 g, sodium : 0,52 g) • calcium : 510 mg • vitamine D : NC

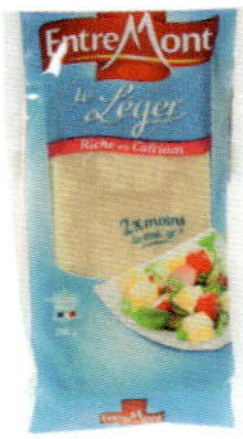

LE LÉGER

ENTREMONT®

Un produit moitié moins gras qu'un produit standard, raisonnablement salé et riche en calcium. La recette reste simple pour un produit allégé !

- **Ingrédients :** lait pasteurisé, ferments lactiques, coagulant, sel.

- **Données nutritionnelles pour 100 g**
Valeur énergétique : 246 kcal • protéines : 30 g • glucides : 0 g • lipides : 14 g dont acides gras saturés : 8 g • sel : 1,1 g dont sodium : 0,4 g • calcium : 950 mg • vitamine D : NC

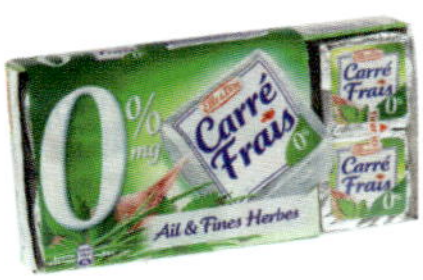

CARRÉ FRAIS 0 % AIL ET FINES HERBES

ELLE&VIRE®

Une recette de qualité et un apport calorique très faible, avec des additifs limités. 2 portions sont équivalentes à 1 laitage à 0 % de matières grasses.

- **Ingrédients :** lait écrémé (98 %), sel, ail, persil, ciboulette, poivre, arôme naturel, ferments lactiques.

- **Données nutritionnelles pour 1 portion de 25 g**
Valeur énergétique : 19 kcal • protéines : 4,4 g • glucides : < 0,5 g • lipides : 0,05 g dont acides gras saturés < 0,1 g • sel : 0,35 g (soit 1,5 %) • calcium : 42 mg • vitamine D : NC

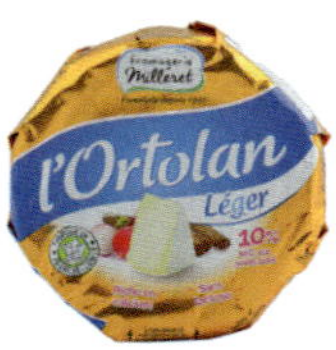

LÉGER

L'ORTOLAN®

Une recette allégée propre : sans additifs ni présure animale, qui convient ainsi aux végétariens. Un taux de calcium très intéressant !

- **Ingrédients :** lait de vache pasteurisé, sel, ferments lactiques.

- **Données nutritionnelles pour 100 g**
Valeur énergétique : 200 kcal • protéines : 24,14 g • glucides : 1,08 g • lipides : 10 g dont acides gras saturés : 7 g • sel : 1,34 g • calcium : 570 mg

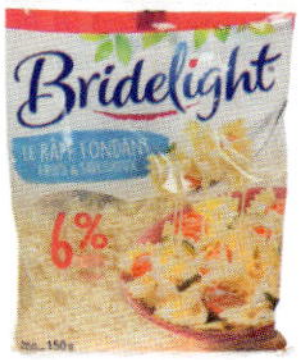

LE RÂPÉ FRUITÉ ET FONDANT

BRIDELIGHT®

Une recette surtout riche en additifs : où est le fromage ? Mieux vaut se passer de ce genre de produit !

• **Ingrédients :** fromage au lait pasteurisé (emmental 5 %, fromage allégé 25 %), lait écrémé reconstitué, protéines de lait, eau, sels de fonte : E452, E339, E331, inuline, anti-agglomérant : cellulose microcristalline, poudre de lait écrémé, amidon modifié de manioc, préparation aromatisante (arôme, exhausteur de goût : E635), sel, colorant E160a. Présence d'œuf possible.

• **Données nutritionnelles pour 100 g**
Valeur énergétique : 210 kcal • protéines : 29 g • glucides : 10 g • lipides : 6 g dont acides gras saturés : 4 g • sel : 1,5 g (0,9 g de sodium) • calcium : 534 mg

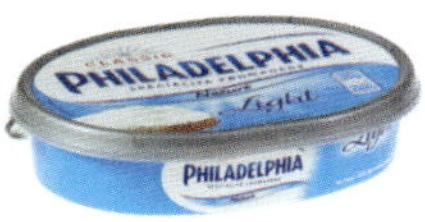

SPÉCIALITÉ FROMAGÈRE LIGHT NATURE

PHILADELPHIA®

Tout de même 11 % de lipides : autant prendre un chèvre frais non allégé. Une recette également trop riche en additifs.

• **Ingrédients :** lait entier, préparation de protéines de lait, crème, perméat de lactosérum concentré, sel, stabilisants (farine de graines de caroube, carraghénanes), acidifiant (acide citrique).

• **Données nutritionnelles pour 100 g**
Valeur énergétique : 148 kcal • protéines : 7,4 g • glucides : 5,1 g • lipides : 11 g dont acides gras saturés : 7,2 g • sel : 0,8 g • calcium : NC

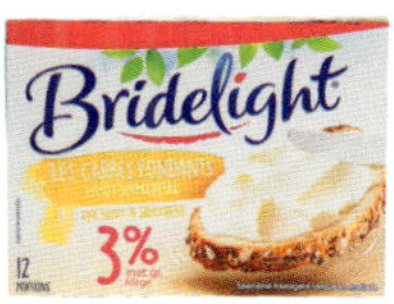

LES CARRÉS FONDANTS GOÛT EMMENTAL

BRIDELIGHT®

Un produit qui a peut-être un goût d'emmental, mais qui n'en contient pas une miette. On utilise du lait écrémé, mais plus loin, on ajoute du beurre : on marche sur la tête. Et avec 2 % de sel, on bat des records !

• **Ingrédients :** lait écrémé reconstitué, fromages (lait), protéines de lait, lactosérum (lait), sels de fonte : E452, E450, E339, E331, arômes, exhausteur de goût : E635, beurre (lait), épaississants : E415, E407, conservateur : E234.

• **Données nutritionnelles pour 1 portion de 16,5 g**
Valeur énergétique : 19 kcal • protéines : 2,2 g • glucides : 1,4 g • lipides : 0,5 g dont acides gras saturés : 0,3 g • sel : 0,34 g (soit 2 %) • calcium : 50 mg

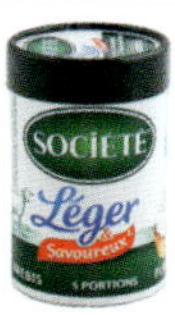

FROMAGE DE BREBIS À TARTINER LÉGER

SOCIETÉ®

Du fromage dilué à l'eau, de la poudre de lait et des additifs... Ce n'est pas très glorieux !

• **Ingrédients :** fromage de brebis (lait), eau, roquefort (lait), poudre de lait écrémé de brebis (lait), poudre de lactosérum de brebis (lait), sels de fonte : E339, E452, conservateur : E234.

• **Données nutritionnelles pour 100 g**
Valeur énergétique : 193 kcal • protéines : 17 g • glucides : 6,5 g • lipides : 11 g dont acides gras saturés : 7,8 g • sel : 1,5 g • calcium : 50 mg

Fromages pour enfants

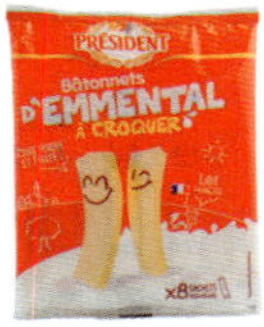

BATÔNNETS D'EMMENTAL À CROQUER

PRÉSIDENT®

Du vrai fromage en petites portions, pour une dégustation avec les doigts. Le plus simple est souvent le meilleur !

- **Ingrédients :** lait, sel, ferments.

> - **Données nutritionnelles pour 1 bâtonnet de 18 g**
> Valeur énergétique : 66 kcal • protéines : 4,9 g • glucides : NC • lipides : 5,2 g • sel : 0,4 g • calcium : 175 mg • vitamine D : NC

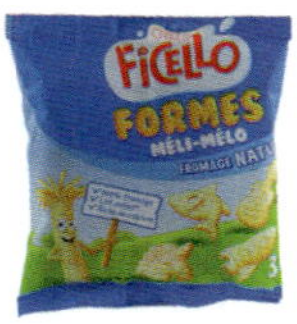

FORMES MÉLI MÉLO FROMAGE NATURE

FICELLO®

Une recette simple et un bon apport en calcium, sous différentes formes amusantes à croquer !

- **Ingrédients :** lait partiellement écrémé, sel, présure, ferments.

> - **Données nutritionnelles pour 1 forme de 22,5 g**
> Valeur énergétique : 71 kcal • protéines : 6,1 g • glucides : 0 g • lipides : 3,3 g • sel : 0,4 g • calcium : 161 mg • vitamine D : NC

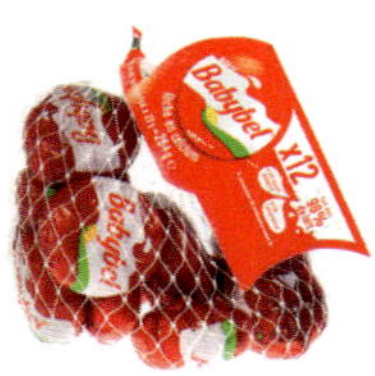

MINI

BABYBEL®

Un grand classique avec seulement 4 ingrédients, une belle teneur en calcium par portion et un emballage en cire rouge, qui amuse toujours autant !

- **Ingrédients :** lait (98 %), sel, ferments lactiques, coagulant.

> - **Données nutritionnelles pour 1 portion de 22 g**
> Valeur énergétique : 64 kcal • protéines : 4,7 g • glucides : < 0,1 g • lipides : 5,1 g dont acides gras saturés : 3,4 g • sel : 0,4 g • calcium : 143 mg • vitamine D : NC

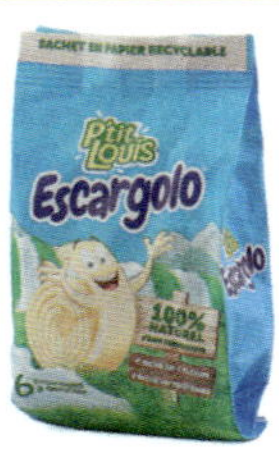

ESCARGOLO

P'TIT LOUIS®

Une forme ludique, peu d'ingrédients, à emporter partout. On valide !

- **Ingrédients :** lait pasteurisé (origine : UE), sel, ferments.

> - **Données nutritionnelles pour 1 portion de 17 g**
> Valeur énergétique : 47 kcal • protéines : 4,3 g • glucides : < 0,1 g • lipides : 3,3 g dont acides gras saturés : 2,1 g • sel : 0,21 g • calcium : 124 mg • vitamine D : NC

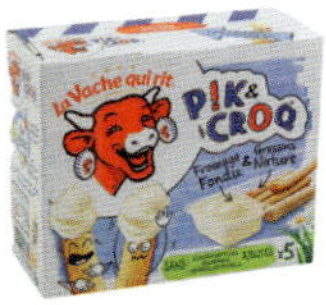

PIK & CROQ FROMAGE FONDU ET GRESSINS

LA VACHE QUI RIT®

La recette reste inchangée : un mélange de fromage, de beurre et de sels de fonte, dont on peut épargner nos enfants. Gressins croquants mais peu rassasiants.

• **Ingrédients :** fromage fondu (71,4 %) : lait écrémé réhydraté (origine : France), fromages, beurre, concentré des minéraux du lait, protéines de lait, sels de fonte (polyphosphates), concentré lactique laitier. gressins (28,6 %) : farine de blé, huile de tournesol, malt dorge, sel, levure.

• **Données nutritionnelles pour 1 barquette de 35 g**
Valeur énergétique : 281 kcal • protéines : 3,5 g • glucides : 8,9 g dont sucres : 1,9 g • lipides : 5,6 g dont acides gras saturés : 3,3 g • calcium : 200 mg • vitamine D : NC • sodium : 0,56 g

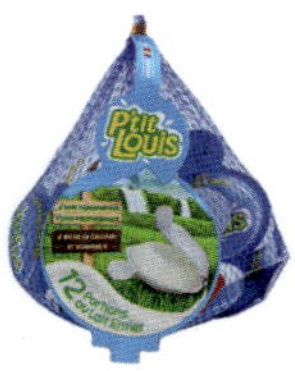

PORTIONS AU LAIT ENTIER

P'TIT LOUIS®

Les coques à collectionner sont très prisées des enfants, cependant on regrette l'utilisation d'additifs. Préférez les Escargolo de la même marque !

• **Ingrédients :** lait entier (63 %) et crème pasteurisés (origine : France), eau, concentrés de minéraux du lait, sel, épaississants : farine de graines de caroube et carraghénanes, arôme, correcteur d'acidité : acide lactique, vitamine D.

• **Données nutritionnelles pour 100 g**
Valeur énergétique : 234 kcal • protéines : 5 g • glucides : 3,5 g dont sucres : 3 g • lipides : 22 g dont acides gras saturés : 15 g • sel : 1,1 g

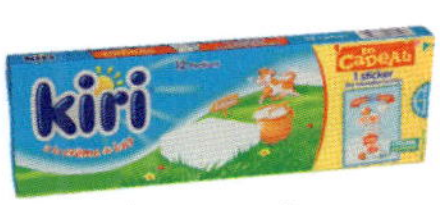

KIRI® À LA CRÈME DE LAIT

KIRI®

Un fromage blanc enrichi en crème et collé avec des sels de fonte. On peut trouver mieux pour nos chers et tendres.

• **Ingrédients :** fromage blanc (50 %, dont lait 33 %), crème (27 %), eau, protéines de lait, sels de fonte : phosphates de calcium, polyphosphates, phosphates et citrates de sodium, sel, concentré des minéraux du lait, gélifiant : carraghénanes.

• **Données nutritionnelles pour 1 carré de 20 g**
Valeur énergétique : 62 kcal • protéines : 1,8 g • glucides : 0,4 g • lipides : 5,9 g • sodium : 0,28 g • calcium : 100 mg • vitamine D : NC

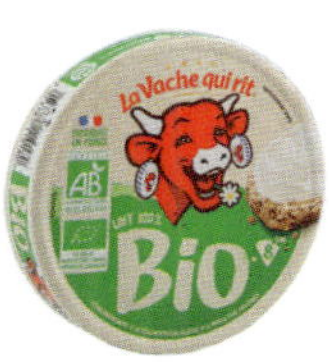

FROMAGE FONDU BIO

LA VACHE QUI RIT ®

Même estampilléeAgriculture biologique, ce produit s'apparente toujours à une préparation à base de fromage fondu, trop salée au sel de fonte. Pour l'éveil au goût, il y a bien mieux !

• **Ingrédients :** lait écrémé réhydraté*, fromage*, crème*, sel de fonte : citrate de sodium. *Ingrédients d'origine biologique.

• **Données nutritionnelles pour 1 triangle de 16 g**
Valeur énergétique : 35 kcal • protéines : 1,9 g • glucides : 0,9 g • lipides : 2,6 g • sodium : 0,29 g • calcium : 62 mg • vitamine D : NC

Les fruits

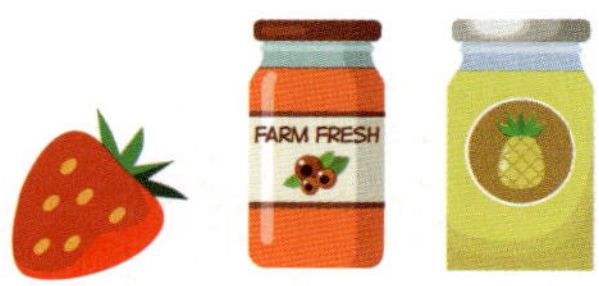

Les fruits

Au sens botanique, un fruit est le produit végétal succédant à la fleur et contenant les graines. En alimentation, il désigne un aliment sucré produit par un arbre, un arbuste ou une plante. Ces végétaux se caractérisent par leur richesse en eau, en fibres et par un taux de glucides de 12 % en moyenne, bien supérieur aux légumes. La variabilité d'un fruit à l'autre est assez importante.

LES BIENFAITS DES FRUITS

Les vitamines et minéraux y sont particulièrement bien représentés et variables d'un produit à l'autre.

Pour les minéraux, le potassium prédomine, mais également le calcium, les fruits et légumes étant d'ailleurs la deuxième source de calcium de l'alimentation.

Pour les vitamines, ils sont bien pourvus en vitamine C, surtout dans les fruits rouges (cassis, fraises, mûres, groseilles), fruits exotiques (kiwi, papaye, ananas), agrumes (clémentines, oranges, pomelos) consommés crus, et en pro-vitamine A, surtout dans les plus colorés (melon, abricots, pastèque, mangue, fruits de la passion, pamplemousse...).

Il s'agit également de sources remarquables d'antioxydants, qui aident à lutter contre le vieillissement cellulaire.

SOUS QUELLES FORMES CONSOMMER LES FRUITS ?

On parle souvent des fruits frais, mais pour des raisons de temps et de praticité évidente, il est possible de varier avec des compotes, fruits au sirop ou fruits surgelés.

Le cas des jus de fruits est développé dans le chapitre des boissons.

Les compotes, de par leur côté pratique et prêt à l'emploi, font largement partie de la consommation quotidienne. Elles sont également très appréciées des enfants.

Une compote correspond à un ou plusieurs fruits cuits avec ou sans sucre et mixés plus ou moins finement, également plus ou moins dilués.

On les trouve en bocaux de 500 g ou 1 kg, en pots individuels de 90 à 100 g ou en gourdes à emporter de taille variable.

La cuisson du fruit va en grande partie détruire la vitamine C. En parallèle, la réduction des fibres liées à l'épluchage et l'action mécanique du mixage contribue encore à augmenter l'index glycémique.

La compote sera mangée rapidement, voire aspirée pour les compotes en gourde, et le rassasiement sera bien moindre comparé à la consommation d'un fruit frais à croquer.

Les fruits au sirop sont des fruits souvent pelés, dénoyautés et éventuellement coupés, recouverts d'un jus sucré (sirop sucré ou jus de fruit). Ces conserves de fruits pourront être conservées sur une longue durée, grâce aux procédés d'appertisation.

Les variétés les plus connues sont les demi-poires, les oreillons de pêches ou d'abricots, l'ananas en tranches ou en dés et les salades de fruits, mais il n'est plus rare aujourd'hui de découvrir dans ce rayon un bien plus large choix de fruits, allant de la griotte à la mangue en passant par la fraise.

Ces fruits cuits peuvent remplacer un fruit frais de temps en temps en évitant la consommation du sirop, qui est un apport en sucre supplémentaire.

Même si ces derniers sont peu utilisés en raison d'un prix au kilo assez élevé, la qualité des fruits surgelés peut tout à fait rivaliser avec les fruits frais.

L'épluchage réalisé industriellement (quand cela est nécessaire) est en général très fin, visant à limiter les pertes de matière, mais ce qui dans un même temps préserve les vitamines et minéraux très concentrés dans la peau et juste en dessous.

Veillez de votre côté à bien respecter la chaîne du froid et afin de limiter les pertes vitaminiques, laissez décongeler au réfrigérateur ou utilisez la fonction décongélation du micro-ondes. Le jus dégagé par le fruit contiendra des vitamines et minéraux hydrosolubles, il pourra être consommé.

COMMENT LES CHOISIR ?

• Pour les fruits au sirop, on essaie de les choisir les plus proches possible d'une conserve maison, c'est-à-dire sans colorant, correcteur d'acidité, etc. On préfère des conserves au jus de fruit plutôt qu'au sirop (eau + sucre) et encore plus si le sirop est préparé avec un sirop de glucose-fructose. On les préfère sans ajout de conservateur également, l'appertisation étant déjà en elle-même un mode de conservation.

• Pour les compotes, la priorité reste de choisir de VRAIES compotes et non des pseudo-desserts à base de fruits... On choisit des compotes sans sucres ajoutés, ou à défaut allégées en sucres, le sucre naturellement contenu dans le fruit étant en réalité suffisant. Le parfum importe peu, il s'agit là d'une affaire de goût. Attention cependant aux pomme-châtaigne et pomme-rhubarbe, bien plus sucrées. On fuit le sirop de glucose-fructose et on évite au maximum les additifs. On remarque de nouvelles gourdes en rayon qui contiennent 120 g de compote, contre 90 g pour les produits précédents. Cette portion supérieure est intéressante pour une vraie portion de fruit, principalement pour les adultes. La marque Vitabio® propose des produits qui contiennent un ajout d'acérola, permettant un enrichissement en vitamine C naturelle. Elle précise la teneur en vitamine C de ses produits, et nous souhaitons saluer ce bel effort !

• Pour les fruits surgelés : les simples surgélations sans autre ajout de sucre ou autre additif inutile.

LES PIÈGES

• Pour les fruits au sirop, un produit simple et une gamme peu élargie, les pièges sont peu nombreux. On retiendra de se méfier de la fameuse appellation « au sirop léger », qui bien souvent cache malgré tout un ajout de sucre : du sirop de glucose-fructose !

• Pour les compotes, notons bien que malgré la mention « sans sucres ajoutés », le produit contient tout de même le sucre naturellement présent dans le fruit.

• Les liégeois aux fruits ou mousses de fruits, qui contiennent de nombreux ajouts d'ingrédients, dont la qualité laisse à désirer. Mieux vaut, de temps en temps, ajouter pour un dessert gourmand un petit peu de chantilly sur une compote sans sucres ajoutés.

CONSEILS DE CONSOMMATION

Le Programme national nutrition santé (PNNS) recommande de consommer 5 fruits ou légumes par jour. Une portion de 100 g de compote sans sucre ajouté ou de 100 g égoutté de fruits au sirop (2 oreillons de pêche, 2 demi-poires, 6 litchis, 4 demi-abricots, 4 demi-prunes, 100 g de macédoine de fruits, 100 g de fruits rouges ou 80 g de griottes) ou de 150 g de fruits surgelés peuvent tout à fait s'intégrer à cette proposition.

Ils ont l'avantage de se conserver longtemps, qu'ils soient en bocaux ou en conserves et se stockent facilement. Ils sont également peu chers. Il en existe de nombreuses variétés et c'est une bonne façon d'avoir toujours des fruits de toutes saisons dans vos placards.

Toutefois, les compotes et fruits au sirop restent à considérer comme une portion de fruits cuits. Pour assurer vos besoins en vitamine C, veillez à bien consommer une crudité par repas (légume cru ou fruit cru).

Par ailleurs, il peut être utile de rappeler que les compotes pomme-banane et pomme-coing sont intéressantes en cas de diarrhée et que, *a contrario*, les compotes pomme-pruneaux sont à favoriser en cas de transit paresseux.

Enfin, avec plus de 10 résidus de pesticides sur les pommes (sans compter ceux sur les autres fruits...), la consommation de compotes bio présente un réel attrait !

Il apparaît également évident qu'une compote maison sans sucres ajoutés ou un fruit cuit maison au four ou dans un sirop léger sera de meilleure qualité organoleptique et nutritionnelle, et plus économique.

Pour des raisons écologiques et de réduction des déchets, les pots de verre, ensuite recyclés, sont à favoriser. Il conviendra tout de même de bien doser la quantité consommée dans un petit ramequin.

Pour les enfants, les gourdes sont surtout pratiques hors de la maison. Récupérez bien le bouchon ou choisissez une marque qui propose des bouchons adaptés pour éviter tout risque d'étouffement !

UNE BONNE SURPRISE POUR LES COMPOTES DE POMMES

Nous sommes agréablement surpris par l'évolution des recettes. Le sirop de glucose-fructose incriminé dans les compotes de pommes déconseillées des éditions précédentes a pour ainsi dire totalement disparu au profit du vrai sucre, que l'on préfère.

Il nous semble ainsi inutile de vous conseiller certaines marques plutôt que d'autres. On gardera simplement en tête les conseils de la rubrique « Comment les choisir ? ». Ensuite, suivez votre goût !

Fruits en morceaux

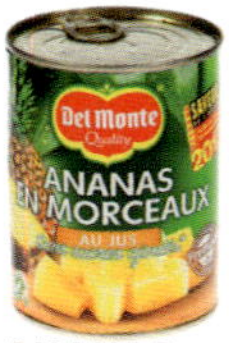

ANANAS MORCEAUX AU JUS

DEL MONTE®

Conserve.
Une recette toute simple sans ajout de sucre ni conservateur, à base de jus d'ananas plutôt que de sirop. Très bien !

• **Ingrédients :** ananas, jus d'ananas.

• **Données nutritionnelles pour 100 g**
Valeur énergétique : 57 kcal • glucides : 13,1 g dont sucres : 13,1 g • fibres : 0,7 g

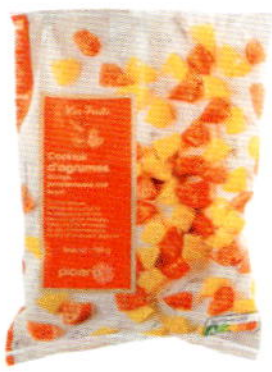

COCKTAIL D'AGRUMES

PICARD®

Surgelé.
Des fruits juste épluchés, en toute simplicité et prêts à consommer.

• **Ingrédients :** mélange d'orange et de pamplemousse, surgelé.

• **Données nutritionnelles pour 100 g**
Valeur énergétique : 36 kcal • glucides : 7,1 dont sucres : 6,9 g • fibres : 2,2 g

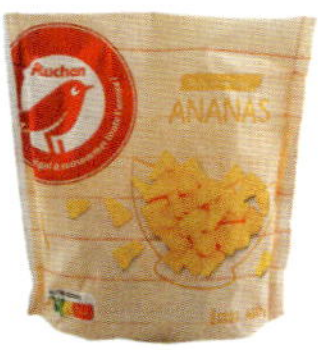

MORCEAUX D'ANANAS

AUCHAN®

Surgelé.
Aucun ajout de sucre, aucun additif... Un sans-faute !

• **Ingrédients :** ananas.

• **Données nutritionnelles pour 100 g**
Valeur énergétique : 54 kcal • glucides : 12 g dont sucres : 12 • fibres : 1,6 g

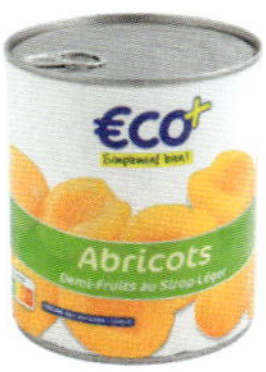

ABRICOTS AU SIROP LÉGER

ÉCO+ LECLERC®

Conserve.
Une marque premier prix qui évite tout ajout d'additif et utilise du vrai sucre. Bravo !

• **Ingrédients :** abricots, eau, sucre.

• **Données nutritionnelles pour 100 g**
Valeur énergétique : 59 kcal • glucides : 14 g dont sucres : 13 g • fibres : 1,3 g

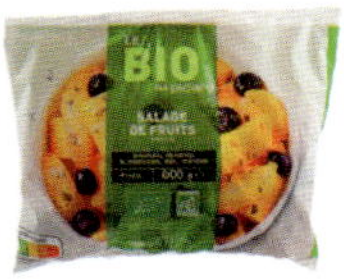

SALADE DE FRUITS BIO, MANGUES, ORANGES, BLUEBERRIES

PICARD®

Surgelé.
Un ajout d'amidon qui pourrait clairement être évité.

• **Ingrédients :** mangue*50 %, orange*26,6 %, blueberry*18,3 %, eau, miel* 1,1 %, amidon de maïs*, verveine 0,08 %. *Ingrédients issus de l'agriculture biologique.

• **Données nutritionnelles pour 100 g**
Valeur énergétique : 60 kcal • glucides : 13 g dont sucres : 13 g • fibres : 1,9 g

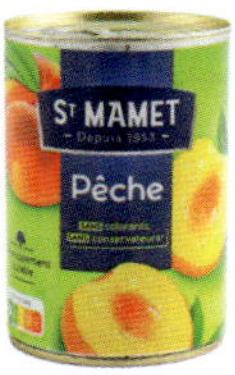

PÊCHES DEMI-FRUITS AU SIROP

ST MAMET®

Le sirop de glucose-fructose et l'ajout d'un arôme inutile nous déçoivent !

• **Ingrédients :** oreillons de pêches Pavie, eau, sirop de glucose-fructose, sucre, arôme naturel, acidifiant : acide citrique.

• **Données nutritionnelles pour 100 g**
Valeur énergétique : 63 kcal • glucides : 14 g dont sucres : 14 g • fibres : NC

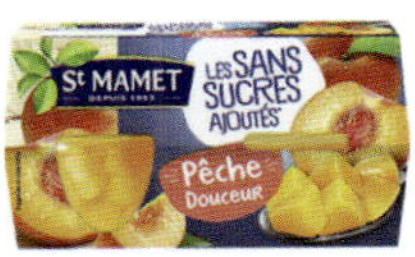

FRUITS AU SIROP PÊCHE

ST MAMET®

Deux additifs et un arôme. On peut trouver plus simple !

• **Ingrédients :** pêche en cubes, jus de raisin à base de concentré, arômes naturels, antioxydant : acide ascorbique, acidifiant : acide citrique.

• **Données nutritionnelles pour 100 g**
Valeur énergétique : 57 kcal • glucides : 13 g dont sucres : 11 g • fibres : 1,2 g

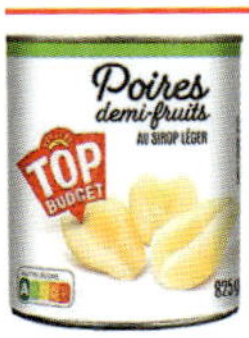

POIRES DEMI-FRUITS AU SIROP LÉGER

TOP BUDGET®

Ici, le premier prix rime avec un choix de sucre de basse qualité. C'est dommage, un vrai sucre, et en en mettant moins serait un choix parfait.

• **Ingrédients :** poires Williams, eau, sirop de glucose-fructose, sucre, acidifiant : acide citrique.

• **Données nutritionnelles pour 100 g**
Valeur énergétique : 65 kcal • glucides : 14,9 g dont sucres : 14,2 • fibres : 1,7 g

Fruits mixés

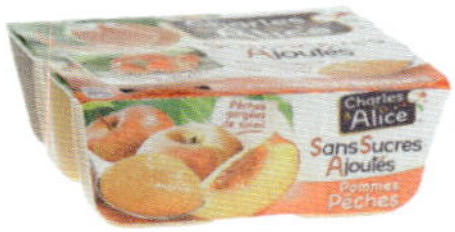

POMMES PÊCHES SANS SUCRES AJOUTÉS

CHARLES ET ALICE®

Tout bon pour cette compote double goût avec 99,9 % de fruit et de la vitamine C (acide ascorbique). Sans édulcorant, sans conservateur et sans colorant.

• **Ingrédients :** purée et pulpe de pêches 60 %, purée de pommes 39,9 %, antioxydant : acide ascorbique.

• **Données nutritionnelles pour 100 g**
Valeur énergétique : 53 kcal • glucides : 12 g dont sucres 10 g • fibres : 1,3 g

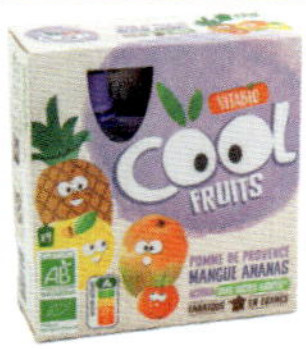

COOL FRUITS – POMME, MANGUE, ANANAS, ACÉROLA

VITABIO®

Une recette sans sucre ajouté qui tient sa promesse, en contenant tout de même 35 % de mangue. On apprécie l'ajout d'acérola afin de compléter naturellement la teneur en vitamine C du produit.

• **Ingrédients :** pommes* 40 %, mangues* 35 %, jus d'ananas* 22 %, acérola* 3 %. *Ingrédients issus de l'agriculture biologique.

• **Données nutritionnelles pour 100 g**
Valeur énergétique : 58 kcal • glucides : 13 g dont sucres : 10,4 g • fibres : 1,6 g

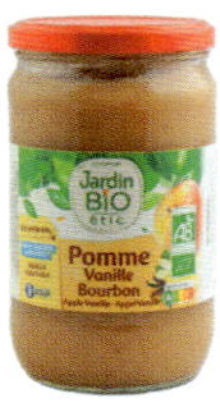

POMME VANILLE BOURBON BIO

JARDIN BIO ÉTIC®

Une recette toute simple, sans sucres ajoutés, simplement aromatisée à la vanille. C'est parfait !

• **Ingrédients :** purée de pommes* 99,96 %, vanille* Bourbon en poudre 0,02 %, antioxydant : acide ascorbique. *Ingrédients issus de l'agriculture biologique.

• **Données nutritionnelles pour 100 g**
Valeur énergétique : 55 kcal • glucides : 13 g dont sucres : 11 g • fibres : 1,5 g

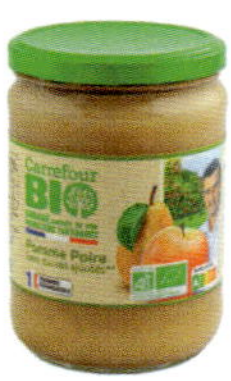

COMPOTE POMME POIRE

CARREFOUR BIO®

Une marque distributeur qui propose ici un produit très bien composé.

• **Ingrédients :** purée de pommes* (pommes origine France) 59,9 %, purée de poires* (poires origine UE) 40 %, antioxydant : acide ascorbique. Ingrédients issus de l'agriculture biologique.

• **Données nutritionnelles pour 100 g**
Valeur énergétique : 46 kcal • glucides : 9,6 g dont sucres : 9,6 g • fibres : 2,4 g

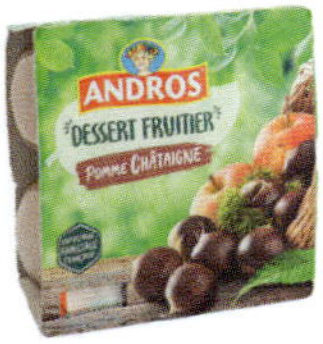

DESSERT FRUITIER POMME CHÂTAIGNE

ANDROS®

L'ajout de confiture de châtaigne rend ce dessert deux fois plus sucré qu'une simple compote.

• **Ingrédients :** pommes 56 %, confiture de châtaignes 41 % (sucre, châtaignes 38 %, eau, extrait de vanille), gélifiant : pectines de fruits, antioxydant : acide ascorbique, acidifiant : acide citrique.

• **Données nutritionnelles pour 100 g**
Valeur énergétique : 130 kcal • glucides : 30 g dont sucres : 25 g • fibres : 2,1 g

---

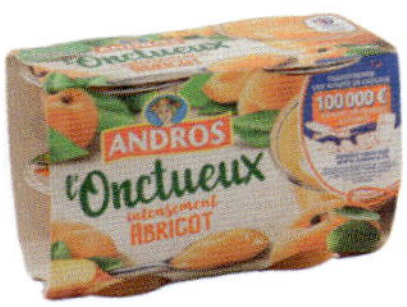

L'ONCTUEUX INTENSÉMENT ABRICOT

ANDROS®

Un ajout d'amidon et de gélifiant, pour atteindre 21 % de sucres et 95 kcal pour 100 g. Soit bien plus que la moyenne du rayon.

• **Ingrédients :** abricots 55 %, pêches 27 %, sucre, amidon, gélifiant : pectine de fruits, arôme naturel, correcteur d'acidité : citrates de calcium, antioxydant : acide ascorbique.

• **Données nutritionnelles pour 100 g**
Valeur énergétique : 95 kcal • glucides : 21 g dont sucres : 20 g • fibres : 1,8 g

---

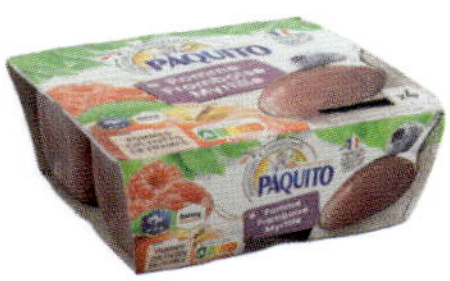

POMME FRAMBOISE MYRTILLE

PAQUITO®

L'ajout de sucre est conséquent et le taux de glucides dépasse les 20 %. C'est excessif !

• **Ingrédients :** purée de pommes 52,8 %, purée de framboises 21,9 %, sucre, purée de pommes concentrée 8,4 %, purée de myrtilles 6 %, antioxydant : acide ascorbique.

• **Données nutritionnelles pour 100 g**
Valeur énergétique : 90 kcal • glucides : 21,5 g dont sucres : 17,5 g • fibres : 0,7 g

---

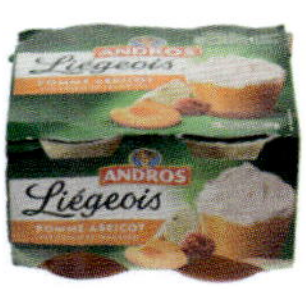

LIÉGEOIS, POMME ABRICOT COULIS DE FRAMBOISE

ANDROS®

Dommage de ne pas s'en tenir à la recette de base de la compote. On obtient ici un dessert à moins de 70 % de fruits, de la crème et une liste d'additifs avec arôme, amidon, gélifiant et antioxydant…
On est loin du dessert initial.

• **Ingrédients :** fruits 68,3 % (pommes 42,8 %, abricots 21,5 %, framboises 4 %), crème 19,1 %, sucre, arôme naturel, amidons, gélifiant : pectine de fruits, jus de citron concentré, extrait de vanille, antioxydant : acide ascorbique.

• **Données nutritionnelles pour 100 g**
Valeur énergétique : 135 kcal • glucides : 17 g dont sucres : 16 g • lipides : 6,8 g dont acides gras saturés : 4,3 g • fibres : NC

Glaces et desserts surgelés

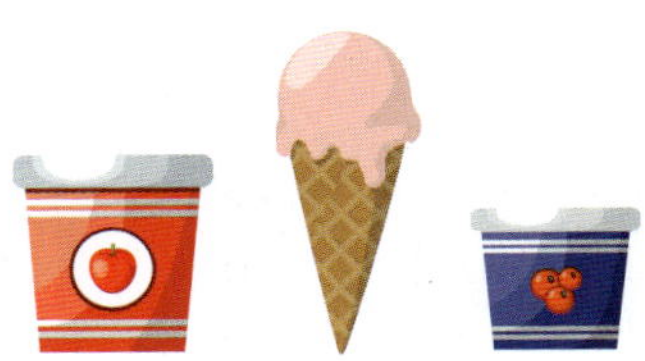

Glaces

Sous le terme de « glaces » se cachent en réalité de multiples préparations, aux qualités nutritionnelles bien différentes.

LES DIFFÉRENTS TYPES DE GLACES

• Les glaces ou crèmes glacées, comme les classiques vanille, café ou chocolat.

Il s'agit d'une base de crème anglaise reproduite industriellement par un mélange de protéines (laitières et/ou végétales et/ou d'œuf), de matières grasses (laitières et/ou végétales et/ou d'œuf), de sucres et de parfums variés. Elles peuvent être désignées sous différentes dénominations, selon les ingrédients mis en œuvre : glace au lait, glace aux œufs et même au soja.

Elles apportent en moyenne 200 kcal aux 100 g et, en raison de la présence de lait, environ 100 mg de calcium pour 100 g, soit autant qu'un fromage blanc !

Il existe des crèmes glacées aux fruits, à ne pas confondre avec un sorbet.

• Les glaces dites à l'américaine, plus crémeuses, qui contiennent des inclusions : morceaux de chocolat ou de biscuits, des noix et/ou des nappages, appelés également toppings (chocolat, caramel, coulis de fruits...), sont ainsi enrichies en calories.

• Les glaces allégées, avec des quantités de matières grasses et de sucres réduites, sont environ 30 % moins caloriques que les recettes originales. Mais elles restent plus riches qu'un simple sorbet.

La qualité des ingrédients reste à surveiller, tout comme l'ajout d'additifs, souvent en surnombre !

• Les sorbets : ils se composent d'un mélange d'eau, de sucre et de jus ou pulpe de fruits. Contrairement aux crèmes glacées, aucune matière grasse n'est ajoutée à leur préparation. Un sorbet doit contenir au minimum 15 % de pulpe, purée ou jus pour les fruits acides (cassis, citron...) et 35 % pour les fruits doux (fraise, poire...).

Les sorbets riches en fruits conservent une grande partie de la vitamine C du fruit de base, et quand celui-ci est riche (cassis, fraises, etc.), deux boules de sorbet peuvent couvrir jusqu'à un tiers des besoins journaliers en vitamine C. Ces glaces sont proposées en bacs à partager, mais on trouve également de petits pots individuels, ainsi qu'un grand nombre de bâtonnets, esquimaux, cônes... et autres formes, plus variées et attrayantes les unes que les autres.

LE FOISONNEMENT, UNE ÉTAPE CLÉ DE LA FABRICATION DES GLACES !

Une fois la base de préparation obtenue puis pasteurisée, la glace est refroidie, puis turbinée.
Il s'agit d'un brassage à froid (-4°C). Pendant cette phase, on incorpore de l'air dans la glace afin de lui donner volume, légèreté et onctuosité. C'est le foisonnement.
Une glace insuffisamment foisonnée manquera de légèreté, à l'inverse, une glace excessivement foisonnée perdra en saveur.
Le taux optimal de foisonnement afin de garder une saveur intense en bouche et une préparation légère à la dégustation est d'environ 35 %.
Dans les glaces industrielles, la moyenne est de 40 à 55 %... Ainsi, un litre de crème glacé peut peser au plus bas 450 g de préparation... complétée par de l'air ! On nous vend alors du vide !
On trouve désormais l'information sur les produits. Par exemple : 1 litre = 540 g... Plus ce poids est faible, plus l'inclusion d'air est élevée.

COMMENT LES CHOISIR ?

• Pour les sorbets, on cherche en priorité les plus riches en fruits, contenant le moins d'additifs possible et on limite le sirop de glucose-fructose.

• Pour les crèmes glacées en format familial ou individuel, on favorise les produits à base d'aliments simples, tels que le lait et la crème, et on choisit les listes d'ingrédients les plus courtes.

• On privilégie les bâtonnets de taille raisonnable, voire les minis, et on évite les géants, maxi, doubles...

• On privilégie l'ajout de fruits, vraies gousses de vanille, vrai chocolat... et les arômes et colorants naturels. L'utilisation de bases contenant des arômes, colorants de synthèse et autres additifs en surnombre étant courante (même chez les glaciers ayant pignon sur rue).

LES PIÈGES

• Les sorbets qui ne devraient être que de l'eau, du fruit et du sucre, mais qui nous assomment avec des lignes entières d'ingrédients désastreux (huile de palme et sirop de glucose-fructose) et d'additifs en tout genre.

• Les glaces à l'eau, qui sont à base d'eau et de sirop. À ne pas confondre avec les sorbets : les glaces à l'eau n'apportent pas de vitamine C !

• Toutes les glaces aux fruits ne sont pas des sorbets. Il existe des crèmes glacées à la fraise, par exemple. Regardez bien la dénomination et la composition du produit acheté.

• Les glaces destinées aux enfants. Sous prétexte d'une jolie forme, couleur ou d'une inclusion de bonbons, on oublie la qualité !!!

CONSEILS DE CONSOMMATION

• L'idéal est de confectionner soi-même ses propres sorbets et glaces, afin de mieux maîtriser la composition finale du produit. Beaucoup de robots multifonctions le permettent et les sorbetières sont de plus en plus abordables.

• On s'autorise 2 boules de sorbet occasionnellement à la place d'un fruit, et on peut se faire plaisir de temps en temps avec une glace en boules, pots individuels ou bâtonnets en évitant les maxi formats.

• Si l'on ajoute un cornet, on considère cela comme la consommation d'un biscuit en plus de la glace ou du sorbet.

• Pensez à acheter un bac d'une taille proportionnelle à vos besoins.

• Veillez à ranger le bac de glace rapidement après le service.

• Utiliser une cuillère à glace propre : ne consommez jamais votre glace directement à la cuillère dans un bac non individuel. D'une part, pour gérer plus facilement la dose consommée et d'autre part, pour des raisons d'hygiène. La glace fondrait pendant la consommation et serait ensemencée par la salive. On recongèle alors un véritable bouillon de culture dont le développement sera mis en sommeil au congélateur, mais repartira de plus belle à la prochaine sortie du bac.

Pâtisseries

Les pâtisseries sont des desserts plaisir et festifs !

Dans leurs recettes de base, elles sont élaborées avec des ingrédients nobles tels que la farine, le lait, le beurre, la crème, les œufs, le sucre...

Les pâtisseries sont traditionnellement préparées maison ou achetées chez un artisan pâtissier, mais les industriels mettent désormais à notre disposition toute une gamme de produits au rayon surgelés. Ceci peut être intéressant, car les pâtisseries sont des produits bactériologiquement fragiles, à acheter au plus tôt la veille de la consommation. Toutefois, pour garder une stabilité de forme et de texture à la décongélation, les ajouts d'additifs y sont nombreux et la recette traditionnelle semble bien loin de ce que l'on nous propose.

Vu le caractère occasionnel de cette consommation, on peut se laisser guider par son envie en dosant une portion, et on préfère un produit acheté chez un bon artisan pâtissier. Certains professionnels utilisent également une partie de produits industriels surgelés en vitrine, mais ils sont alors tenus d'en informer le client, grâce au logo flocon de neige ou petit pingouin.

VACHERINS, MYSTÈRES, NOUGATS ET BÛCHES GLACÉES À PARTAGER

Il s'agit le plus souvent d'une base de crème glacée et parfois de sorbets, agrémentés de meringue, chocolat, noisettes ou autres graines, fruits secs, biscuit moelleux ou croustillant... Ces desserts glacés se veulent particulièrement esthétiques, et cela au prix de nombreux additifs, et même enrobages, permettant ce façonnage. Les listes des ingrédients sont ainsi assez longues et leur qualité rarement une priorité.

La valeur calorique reste néanmoins raisonnable, allant de 125 kcal aux 100 g pour les plus simples et ceux à base de sorbets, jusqu'à 350 kcal aux 100 g pour les crèmes glacées aux nombreuses inclusions.

On gardera surtout un œil sur la portion consommée, qui reste à doser sur ces produits à partager. La portion conseillée est souvent de 100 ml, soit environ 60 g.

Crèmes glacées

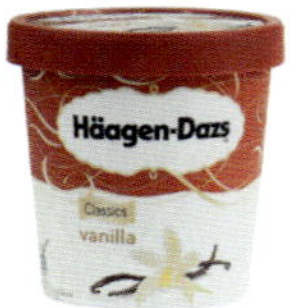

VANILLA
HÄAGEN-DAZS®

Seulement 5 ingrédients et aucun additif, on prend sans hésitation ! Un produit rare. Elle n'en reste pas moins un produit plaisir à 17 % de lipides.

• **Ingrédients :** crème fraîche (39,2 %), lait concentré écrémé, sucre, eau, jaune d'œuf, extrait de vanille.

• **Données nutritionnelles pour 100 g**
Valeur énergétique : 250 kcal • protéines : 4,5 g • lipides : 17,1 g • glucides : 19,7 g

---

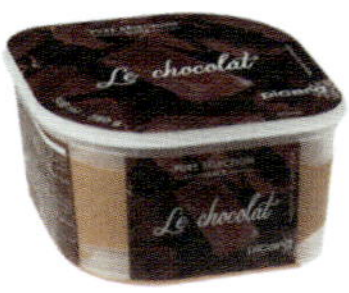

PURE SÉLECTION, GLACE LE CHOCOLAT
PICARD®

Des ingrédients facilement identifiables et une recette quasi-maison. On apprécie ce bel effort qualitatif, avec de plus des ingrédients d'origine française. L'apport calorique reste tout à fait raisonnable !

• **Ingrédients :** lait entier* 59,5 %, chocolat noir 19,2 % [pâte de cacao origine Pérou, sucre, beurre de cacao, arôme naturel de vanille], sucre*, jaune d'œuf issu de poule élevée en plein air (liquide, pasteurisé)*, lait écrémé en poudre*, cacao en poudre de Saint-Domingue 1,1 %. *Ingrédients d'origine française.

• **Données nutritionnelles pour 100 g**
Valeur énergétique : 227 kcal • protéines : 5 g • lipides : 11 g dont acides gras saturés : 6,8 g • glucides : 27 g dont sucres : 24 g

---

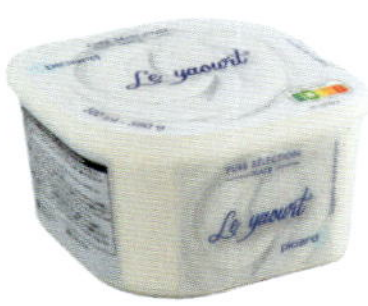

PURE SÉLECTION, GLACE LE YAOURT
PICARD®

Une version à base de yaourt légère, et qui évite l'empilement d'additifs ou l'utilisation d'édulcorant.

• **Ingrédients :** yaourt 52,6 % [lait entier, protéines de lait, ferments lactiques (lait)], lait entier*, inuline, sucre*, crème fraîche* (lait), lait écrémé en poudre*. *Ingrédients d'origine française.

• **Données nutritionnelles pour 100 g**
Valeur énergétique : 141 kcal • protéines : 3,6 g • lipides : 4,7 g dont acides gras saturés : 3,4 g • glucides : 16 g dont sucres : 15 g • fibres : 10 g

---

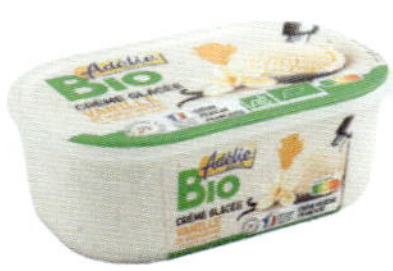

CRÈME GLACÉE VANILLE DE MADAGASCAR BIO
ADÉLIE®
INTERMARCHÉ®

Un vrai sucre et des ingrédients proches d'une recette traditionnelle. On prend !

• **Ingrédients :** lait écrémé réhydraté*, crème* fraîche 21 % (lait), sucre de canne* 16,9 %, lait écrémé en poudre*, jaune d'œufs*, arôme naturel de vanille de Madagascar, stabilisants : gomme guar*, farine de graines de caroube*, gousses de vanille épuisées broyées*. *Ingrédients issus de l'agriculture biologique.

• **Données nutritionnelles pour 100 g**
Valeur énergétique : 167 kcal • protéines : 3,9 g • lipides : 6,6 g dont acides gras saturés : 4 g • glucides : 22,5 g dont sucres : 22,5 g • fibres : 1,3 g

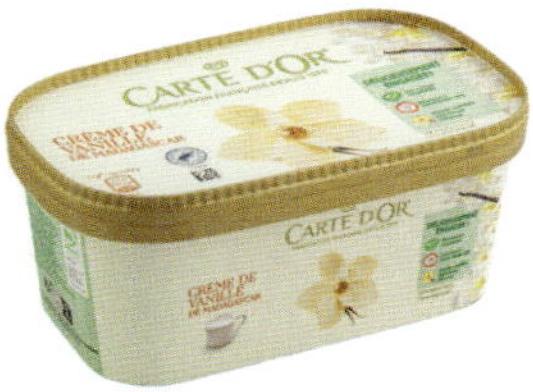

CRÈME DE VANILLE DE MADAGASCAR

CARTE D'OR®

Un grand classique en rayon, qui empile les additifs et les sucres : sucre, fructose et sirops de sucre.

• **Ingrédients :** lait écrémé réhydraté* (54 %), crème fraîche* (13 %), sucre, sirop de glucose, sirop de glucose-fructose, lait écrémé concentré* (3 %), beurre concentré, fructose, lactose et protéines de lait, stabilisants (gomme guar, farine de graines de caroube), émulsifiant (mono- et diglycérides d'acides gras), extrait de vanille**, arôme naturel de vanille**, gousses de vanille épuisées broyées. Peut contenir : amande, pistache, œuf. *De nos régions françaises. **Vérifié Rainforest Alliance™.

• **Données nutritionnelles pour 100 g**
Valeur énergétique : 198 kcal • protéines : 2,6 g • lipides : 8,5 g dont acides gras saturés : 5,7 g • glucides : 27 g dont sucres : 21 g • fibres : 1,1 g

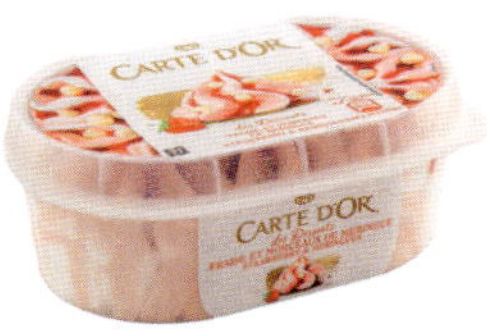

GLACE FRAISE ET MORCEAUX DE MERINGUE

CARTE D'OR®

Une liste d'ingrédients qui n'en finit pas. Le packaging est beau, mais rien de qualitatif dans cette recette !

• **Ingrédients :** lait écrémé réhydraté, eau, sucre, purée de fraise (10 %), sirop de glucose, sirop de glucose-fructose, huile de coco, lait écrémé en poudre ou concentré, lactose et protéines de lait, stabilisants (gomme guar, farine de graines de caroube, gomme tara, carraghénanes, gomme arabique), beurre de cacao, émulsifiants (mono- et diglycérides d'acides gras, polyricinoléate de polyglycérol), jus de betterave concentré, jus de citron concentré, lait écrémé, jus de carotte concentré, arômes naturels (dont lait), arôme naturel de vanille, correcteur d'acidité (acide citrique), jus de sureau concentré, blanc d'œuf, amidon modifié, amidon de BLÉ, agent d'enrobage (shellac), colorant (curcumine), extrait de vanille. Peut contenir fruits à coque, soja et autres céréales contenant du gluten.

• **Données nutritionnelles pour 100 g**
Valeur énergétique : 179 kcal • protéines : 2 g • lipides : 5,8 g dont acides gras saturés : 5,2 g • glucides : 29 g dont sucres : 25 g

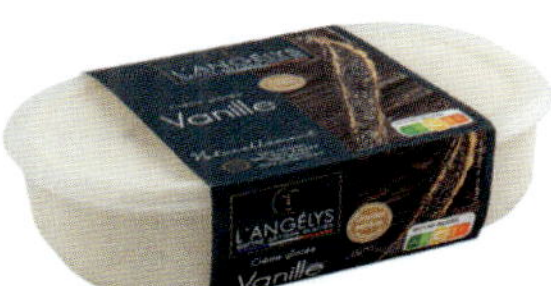

CRÈME GLACÉE VANILLE, GOUSSES ENTIÈRES

L'ANGÉLYS®

Sous un bel emballage et une mention « Saveur de l'année », la qualité des ingrédients nous déçoit. D'autant que pour une crème glacée, la recette commence par eau et sucre, et non par du lait ou de la crème.

• **Ingrédients :** eau, sucre, lait* demi-écrémé, jaune d'œuf de poules élevées en plein air 8 %, crème*, sirop de glucose, lait* écrémé en poudre, beurre concentré, gousses de vanille Bourbon 0,45 %, émulsifiants (mono-et diglycérides d'acides gras (origine colza)), stabilisants (farine de graines de caroube, gomme de guar). *Origine France.

• **Données nutritionnelles pour 100 g**
Valeur énergétique : 172 kcal • protéines : 4 g • lipides : 10 g dont acides gras saturés : 5,9 g • glucides : 22 g dont sucres : 18 g

Sorbets

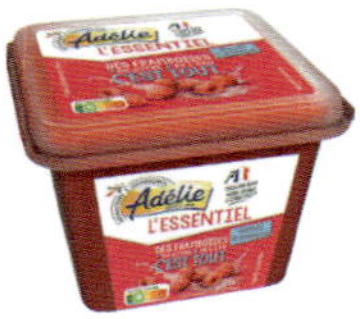

L'ESSENTIEL FRAMBOISE
ADÉLIE®
INTERMARCHÉ®

Une marque distributeur qui assure ici ce qui est vanté sur l'emballage : purée de fruit, sucre et eau uniquement. L'essentiel et c'est tout !

• **Ingrédients :** purée de framboise (origine : UE/non UE) 67,4 %, sucre 17 %, eau 15,6 %. Traces éventuelles de lait.

• **Données nutritionnelles pour 100 g**
Valeur énergétique : 105 kcal • protéines : 0,8 g • lipides : 0,5 g dont acides gras saturés : 0,1 g • glucides : 24,5 g dont sucres : 20,5 g • fibres : 1,6 g

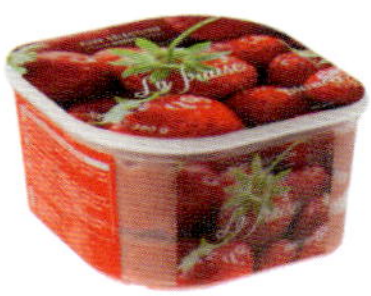

PURE SÉLECTION, SORBET LA FRAISE
PICARD®

Pas loin de 70 % de purée de fraise, du vrai sucre et un liant à base d'une fibre naturelle. Un sans-faute !

• **Ingrédients :** purée de fraise* 67,2 %, sucre*, eau, inuline, jus de citron jaune *Ingrédients d'origine française.

• **Données nutritionnelles pour 100 g** (500 ml = 380 g)
Valeur énergétique : 96 kcal • protéines : < 0,5 g • lipides : < 0,5 g • glucides : 21 g dont sucres : 21 g • fibres : 6,3 g

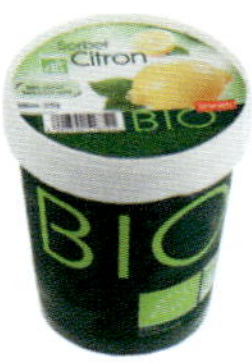

SORBET CITRON BIO
THIRIET®

On apprécie la très courte liste d'ingrédients en comparaison aux autres sorbets du marché. Cependant, on regrette la présence de sirop de glucose.

• **Ingrédients :** eau, pulpe de citron* 25 %, sucre de canne*, sirop de glucose*, gélifiant : pectine, acidifiant : acide citrique. *Ingrédients issus de l'agriculture biologique.

• **Données nutritionnelles pour 100 g**
Valeur énergétique : 119 kcal • protéines : 0,2 g • lipides : traces • glucides : 28 g dont sucres : 23 g • fibres : 0,8 g

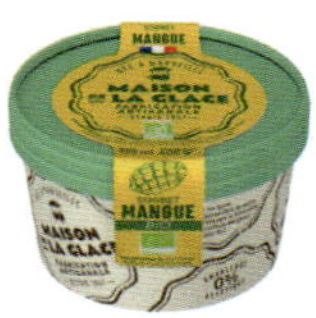

SORBET MANGUE BIO
MAISON DE LA GLACE®

Une jolie recette, riche en fruits et qui évite l'excès d'ajout de sucre.

• **Ingrédients :** mangue* (60 %), eau, sucre de canne*, épaississant (farine de caroube*). *Ingrédients issus de l'agriculture biologique. Production certifiée par fr-bio-001.

• **Données nutritionnelles pour 100 g**
Valeur énergétique : 84 kcal • protéines : 0,5 g • lipides : traces • glucides : 20 g dont sucres : 19 g • fibres : NC

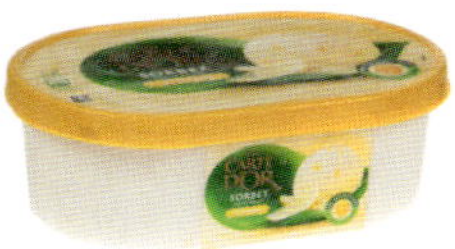

SORBET AU CITRON

CARTE D'OR®

Du sucre sous toutes ses formes, dont le sirop de glucose-fructose, des additifs et du jus à base de concentré. Il y a mieux !

• **Ingrédients :** eau, jus de citron à base de jus concentré (26 %)*/**, sirop de glucose-fructose, sucre, sirop de glucose, écorces de citron (2,5 %)*/**, pulpe de citron (2 %)*/**, stabilisants (gomme guar, farine de graines de caroube, pectines), protéines de pois hydrolysées, arôme naturel de citron avec autres arômes naturels, arôme naturel d'agrumes. Peut contenir : œuf, lait, amande, pistache. *Au moins 50 % de ces fruits sont issus de l'agriculture durable. **Origine Sicile.

• **Données nutritionnelles pour 100 g**
Valeur énergétique : 127 kcal • protéines : 0,5 g • lipides : 0,5 g dont acides gras saturés : 0,1 g • glucides : 30 g dont sucres : 24 g • fibres : NC

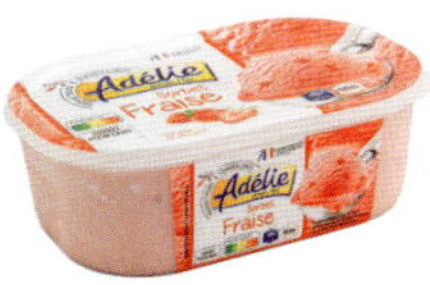

L'ESSENTIEL SORBET FRAISE

ADÉLIE® INTERMARCHÉ®

Un empilement d'additifs… On laisse en rayon !

• **Ingrédients :** purée et morceaux de fraise 46,4 %, eau, sucre, sirop de glucose, jus de citron à base de concentré, amidon, concentrés de carotte pourpre et de carthame, arôme naturel de fraise, stabilisants : gomme guar, gomme xanthane, gélifiant : pectines, jus concentré de citron, correcteur d'acidité : citrates de calcium, dextrose, protéines de pois hydrolysées, protéines de pois. Traces éventuelles de : fruits à coque, lait. *La purée et les morceaux de fraise ne sont pas français. 412 stabilisant, 440 gélifiant, E333 correcteur d'acidité.

• **Données nutritionnelles pour 100 g**
Valeur énergétique : 111 kcal • protéines : 0,5 g • lipides : 0,5 g dont acides gras saturés : 0,1 g • glucides : 26,4 g dont sucres : 20,2 g • fibres : 0,6 g

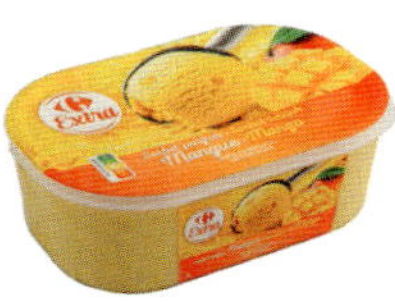

SORBET PARFUM MANGUE

CARREFOUR EXTRA®

Ici, on trouve trop de sucre, de l'eau et des additifs pour seulement 33 % de purée de fruit…

• **Ingrédients :** eau, purée de mangue 33 %, sirop de glucose-fructose, sucre, dextrose, dés de mangue 4 %, saccharose, jus de citron concentré, stabilisants : gomme guar-farine de graines de caroube-pectines, arôme naturel, protéines de pois hydrolysées, colorants : caroténoïdes et curcumine.

• **Données nutritionnelles pour 100 g**
Valeur énergétique : 124 kcal • protéines : NC • lipides : NC • glucides : 30 g dont sucres : 28 g • fibres : 0,9 g

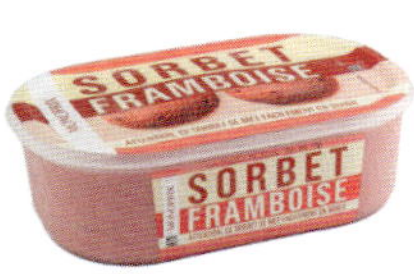

SORBET FRAMBOISE

MONOPRIX®

La liste d'ingrédients est bien trop longue et la qualité du sucre nous déçoit !

• **Ingrédients :** eau, purée de framboise 27 %, sucre, sirop de glucose-fructose, framboise 5,5 % (morceaux et purée de framboise concentrée), arôme naturel de framboise, jus concentré de sureau, gélifiants : pectines, gomme Tara, gomme xanthane, carraghénanes, acidifiant : acide citrique, amidon transformé de maïs, colorant : rouge de betterave, arôme naturel, jus concentré de fruits rouges, protéines de pois hydrolysées, correcteur d'acidité : citrates de potassium. Traces de gluten, d'œuf, d'arachides, de soja, de lait et de fruits à coque.

• **Données nutritionnelles pour 100 g**
Valeur énergétique : 112 kcal • protéines : 0 g • lipides : 0 g • glucides : 28 g dont sucres : 26 g • fibres : NC

Glaces individuelles

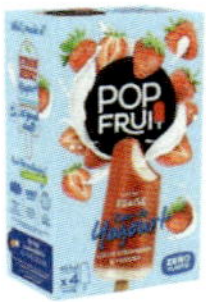

BÂTONNETS YOGOURT, SORBET FRAISE

POP FRUIT®

Existe aussi à la mangue
Une base de yaourt et purée de fruit dans laquelle les additifs sont limités à un épaississant. On évite l'excès de sucre. Un bon produit !

• **Ingrédients :** yaourt (27,5 %) (lait, crème, ferments lactiques), purée de fraises (27 %), eau, sucre de canne, poudre de lait, épaississants : farine de caroube ou gomme de tara.

• **Données nutritionnelles pour 100 g** (1 bâtonnet = 60 g)
Valeur énergétique : 132 kcal • protéines : 2,7 g • lipides : 3 g dont acides gras saturés : 2,9 g • glucides : 23 g dont sucres : 23 g

---

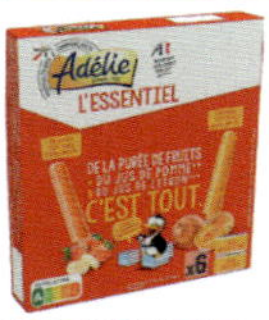

L'ESSENTIEL, FRAISE-BANANE & PÊCHE-ABRICOT

ADÉLIE®
INTERMARCHÉ®

Une marque distributeur qui joue le jeu d'un sorbet plein fruit et d'un sucrage uniquement à base de jus de fruits concentrés.

• **Ingrédients :** bâtonnet fraise banane (50 %) : sorbet plein fruit fraise banane : purées (fraise, banane) 70 %, jus de pomme concentré 18,1 %, jus de pomme à base de concentré 11,9 %. Traces éventuelles de lait. Bâtonnet pêche abricot (50 %) : sorbet plein fruit pêche abricot : purées (pêche, abricot) 64,46 %, jus de pomme concentré 18,1 %, jus de pomme à base de concentré 11,9 %, purée de banane 5 %, jus concentré de citron 0,54 %. Traces éventuelles de lait.
*Les purées et jus de fruits ne sont pas français.

• **Données nutritionnelles pour 100 g**
Valeur énergétique : 93 kcal • protéines : 0,9 g • lipides : 0,5 g dont acides gras saturés : 0,1 g • glucides : 22 g dont sucres : 17,8 g • fibres : 0,6 g

---

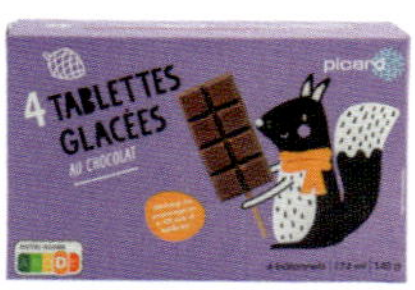

TABLETTES GLACÉES AU CHOCOLAT

PICARD®

Un bâtonnet à base de crème glacée qui se démarque clairement en rayon par une recette courte, simple et des ingrédients de bonne qualité qui minimisent les additifs.

• **Ingrédients :** lait entier 63,6 %, chocolat noir 12,7 % (pâte de cacao, sucre, beurre de cacao, émulsifiant : lécithine de soja, arôme naturel de vanille), sucre, crème fraîche épaisse (lait) 10,2 %, lait écrémé en poudre, épaississants (gomme guar, farine de graines de caroube).

• **Données nutritionnelles pour 100 g** (1 bâtonnet = 35 g)
Valeur énergétique : 215 kcal • protéines : 4,7 g • lipides : 13 g dont acides gras saturés : 8,6 g • glucides : 21 g dont sucres : 21 g • fibres : < 0,5 g

---

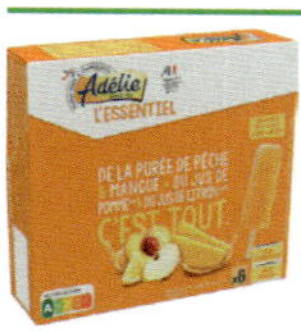

L'ESSENTIEL PÊCHE, MANGUE, JUS DE POMME

ADÉLIE ®
(INTERMARCHÉ®)

Ou pomme, framboise, ananas.
Adélie® se démarque encore positivement avec sa gamme L'Essentiel à base de purées de fruits et de jus de fruits concentrés.

• **Ingrédients :** purée de pêche (44,46 %), purée de mangue (25 %), jus de pomme concentré 18,1 %, jus de pomme à base de concentré 11,9 %, jus concentré de citron 0,54 %. Traces éventuelles de lait.

• **Données nutritionnelles pour 100 g**
Valeur énergétique : 97 kcal • protéines : 0,7 g • lipides : 0,5 g dont acides gras saturés : 0,1 g • glucides : 22 g dont sucres : 19 g • fibres : 1,1 g

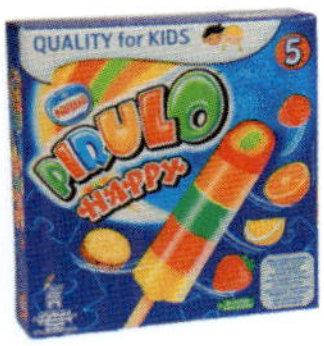

BÂTONNETS AUX FRUITS
NESTLÉ® PIRULO HAPPY®

Ces bâtonnets contiennent 17 % de jus de fruit... mais le reste de la composition est de l'eau et du sucre, sous différentes formes... On évite !

• **Ingrédients :** eau, sirop de sucre inverti, jus et purée de fruits (17 %) (jus à base de concentrés d'ananas (9,5 %), de citron (2,9 %), de framboise (2,3 %) et d'orange (1,4 %), purée de fraise (1,7 %)), sucre, acidifiants (acide citrique, acide malique), arômes naturels, arôme naturel d'orange, arôme naturel d'orange avec autre arômes naturels, stabilisants (gomme guar, farine de graines de caroube, pectines), sirop de glucose-fructose, huile de tournesol, concentrés de végétaux (spiruline, carthame), colorants (rouge de betterave, curcumine, caroténoïdes). Peut contenir : lait.

• **Données nutritionnelles pour 100 g**
Valeur énergétique : 70 kcal (1 bâtonnet = 70 g) • protéines : 0,5 g • lipides : 0,5 g • glucides : 16 g dont sucres : 16 g • fibres : 0,5 g

---

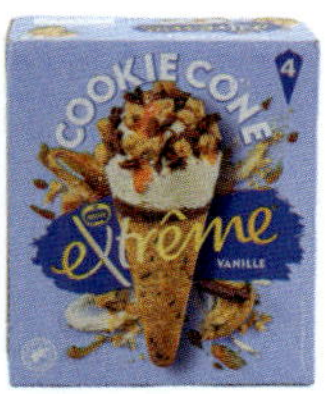

CÔNES GLACÉS AU COOKIE ET VANILLE
EXTRÊME®

La liste des ingrédients est longue, les additifs et ajouts de sucre sont nombreux. Enfin, la qualité des graisses ne nous séduit pas !

• **Ingrédients :** lait écrémé réhydraté, sucre, farine de blé, eau, graisse de noix de coco, sirop de glucose, beurre, sucre brun (sucre, sirop de sucre, sirop de sucre caramélisé), lait écrémé concentré sucré (lait écrémé, sucre), lactose et protéines de lait, pâte de cacao, huile de tournesol, cacao maigre en poudre (0,9 %), beurre de cacao, beurre demi-sel (beurre, sel), émulsifiants (mono- et diglycérides d'acides gras*, lécithines (soja)), gélifiants (farine de graines de caroube, gomme guar, pectines), sel, arômes naturels de vanille, œuf en poudre, cacao en poudre, poudre à lever (carbonates de sodium), colorant (caroténoïdes), arôme naturel de vanille avec autres arômes naturels. *D'origine végétale. Peut contenir : amandes, noisettes, noix, noix de cajou, noix de pécan, noix du brésil, pistaches, noix de macadamia.

• **Données nutritionnelles pour 100 g** (1 bâtonnet = 71 g)
Valeur énergétique : 326 kcal • protéines : 3,2 g • lipides : 16 g dont acides gras saturés : 11 g • glucides : 41 g dont sucres : 27 g • fibres : 1,1 g

---

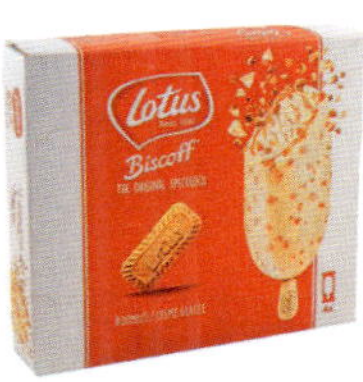

BAKERIES GLACE BÂTONNETS SPÉCULOOS – CHOCOLAT BLANC
LOTUS®

Un produit à la fois gras et sucré, qui atteint des extrêmes. Ce n'est vraiment pas nécessaire !

• **Ingrédients :** chocolat blanc (sucre, beurre de cacao, lactosérum en poudre (lait), matière grasse du lait, poudre de lait écrémé, huile de coco, émulsifiants (lécithine, polyricinoléate de polyglycérol), arôme vanille naturel), lait écrémé, original speculoos (farine de blé, sucre, huiles végétales (palme*, colza), sirop de sucre candi, poudre à lever (carbonate acide de sodium), farine de soja, sel, cannelle), crème fraîche 10 %, huile de colza, sucre, sirop de glucose-fructose, concentré de protéines de lactosérum (lait), beurre de cacao, émulsifiants (mono- et diglycérides d'acides gras, lécithine de soja), amidon, stabilisants (farine de graines de caroube, gomme guar), acidifiant (acide citrique), sel.
* Issue de plantations durables et certifiées.

• **Données nutritionnelles pour 100 g** (1 bâtonnet = 90 g)
Valeur énergétique : 436 kcal • protéines : 3,3 g • lipides : 29 g dont acides gras saturés : 13 g • glucides : 41 g dont sucres : 33 g • fibres : NC

Boissons

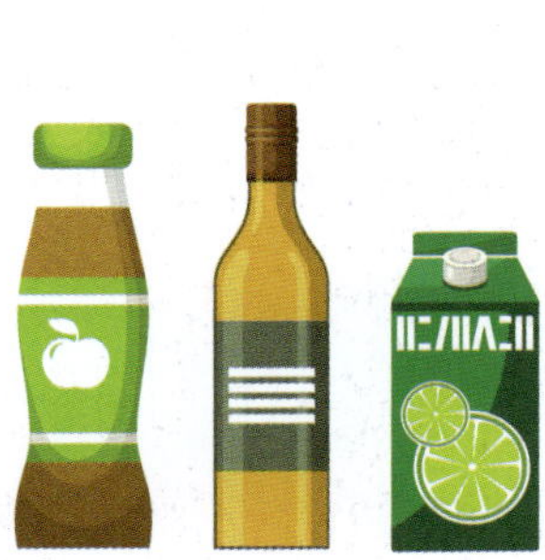

Eaux plates, gazeuses, aromatisées

Dans nos supermarchés, nous retrouvons deux types d'eaux embouteillées :

- les eaux de source ;
- les eaux minérales.

Les eaux de source sont issues de nappes d'eaux souterraines non polluées, profondes ou protégées des rejets dus aux activités humaines. Ce sont des eaux naturellement propres à la consommation humaine. Les seuls traitements qu'il est permis de leur appliquer, afin d'éliminer les éléments instables que sont les gaz, le fer et le manganèse, sont l'aération, la décantation et la filtration. Les eaux naturellement gazeuses, qui contiennent du gaz carbonique dissous, peuvent également être regazéifiées avant d'être embouteillées.

Les eaux de source n'ont pas d'obligation sur une composition minérale, constante et caractéristique.

Les eaux minérales sont des eaux de source qui présentent une composition en minéraux et oligo-éléments spécifique, stable et une température parfaitement constante au lieu d'émergence de la source.

Comme les eaux de source, elles ne peuvent être traitées (sauf comme précédemment précisé, décantation, filtration, dégazéification ou incorporation de gaz carbonique).

Les eaux minérales ont nécessairement une autorisation d'exploitation donnée par le ministère de la Santé et un avis favorable de l'Académie nationale de médecine, car c'est le seul aliment (hors alicaments) pour lequel on peut mentionner des propriétés (teneurs en minéraux et en oligo-éléments susceptibles de leur conférer des vertus thérapeutiques).

Aucune allégation santé non fondée scientifiquement ne doit figurer sur une étiquette, de même, aucune indication prêtant à une eau minérale naturelle des propriétés de prévention ou de guérison d'une maladie n'est autorisée. En France, la Direction générale de la concurrence, de la consommation et de la répression des fraudes (DGCCRF) contrôle régulièrement la bonne application des règles d'étiquetage. Les propriétés mentionnées sur vos bouteilles sont donc dignes de confiance.

En parallèle des eaux embouteillées nature, une gamme ne cesse de se développer : **les eaux aromatisées**. Elles sont à base d'eau minérale naturelle, d'eau de source (ou coupées) ou en partie d'eau du robinet. On en distingue trois types selon leur apport en sucre(s) : celles qui ne contiennent ni sucre ni édulcorant, les sans-sucre mais édulcorées, et enfin les eaux aromatisées peu sucrées.

L'EAU DU ROBINET

L'eau du robinet provient pour un tiers d'eau de surface et le reste d'eau plus ou moins souterraine. Elle fait l'objet de traitements et de contrôles stricts, conformes aux normes exigeantes de potabilité.

C'est un produit local, qui présente, selon les régions, des teneurs différentes en minéraux. Il existe cependant des seuils de minéralité de l'eau du robinet, fixés pour qu'elle bénéficie d'un véritable équilibre minéral sans contre-indication pour la santé.

Il est donc important de noter que dans le cadre d'une alimentation équilibrée, il n'est pas indispensable de boire de l'eau en bouteille.

La présence, dans l'eau du robinet et selon les régions, de traces de pesticides, de médicaments... préoccupe. Toutefois, l'eau distribuée dans les réseaux est conforme aux normes actuellement retenues, sauf indication contraire permanente ou périodique transmise par les autorités locales.

COMMENT LES CHOISIR ?

- On choisira avant tout une eau embouteillée de source ou minérale par goût, cependant, il est fortement recommandé de varier les eaux.
- Si l'on recherche un effet thérapeutique précis, il faut noter que les eaux minérales les plus minéralisées favorisent l'excrétion rénale. Sur l'étiquetage, il s'agit des eaux ayant les taux de résidus à sec les plus élevés. Elles sont *a contrario* à éviter en cas de faiblesse rénale.
- Les eaux minérales peu minéralisées (résidu à sec < 500 mg) vont en effet moins stimuler la fonction rénale. Elles sont idéales pour reconstituer le lait des nourrissons et éviter de trop solliciter leurs reins, encore immatures.
- La teneur en nitrates est également à surveiller pour les nourrissons et les enfants.

REPÈRES DE CLASSIFICATION

La minéralisation totale = résidu à sec

Très faible < 50 mg/l

Faible 50 à 500 mg/l

Moyenne 500 à 1500 mg/l

Forte > 1,5 g/l (= valeur maximale pour l'eau du robinet, qui n'est donc jamais fortement minéralisée)

Prédominance d'un élément minéral :

Eaux riches en magnésium > 50 mg/l

Eaux riches en calcium > 150 mg/l

Eaux riches en sulfates > 200 mg/l

Eaux riches en chlorures > 200 mg/l

Eaux pauvres en sodium < 20 mg/l

Eaux riches en sodium > 200 mg/l

Eaux riches en bicarbonates > 600 mg/l

Eaux riches en magnésium	Hépar®, Contrex®, Amanda de Casino®, Thalians®, Rozana® (gazeuse)	Carence en magnésium, constipation, crampes.
Eaux riches en calcium	Thalians®, Hépar®, Contrex®, Courmayeur®	Carence en calcium, ostéoporose, faible consommation de produits laitiers. À éviter si tendance aux calculs calciques.
Eaux peu minéralisées (faibles et très faibles)	Mont Roucous®, Montcalm®, Mont Blanc®, Wattwiller® (également pauvres en nitrates), Evian®, Volvic®, Thonon®	Nourrissons, enfants, faiblesse rénale.
Eaux pauvres en sodium	Plates : la plupart < 20 mg de sodium/litre Gazeuses : Contrex® fines bulles, Salvetat®, Perrier®, Wattwiller® gazeuse (0,003 g/l)	Régimes hyposodés, hypertension artérielle, rétention d'eau.
Eaux bicarbonatées	Saint-Yorre®, Vichy Célestin®, Arvie®, Quézac®, Badoit®, Salvetat®	Récupération de l'effort, digestion difficile (neutralise l'acidité gastrique).

QUELLE EAU POUR LES BIBERONS ? (SOURCE ANSES)

Veillez à ce qu'elle bénéficie bien de la mention « convient aux nourrissons ». Par ailleurs, une bouteille entamée doit être réfrigérée et consommée rapidement.

Normes :

Calcium < 100 mg/l

Magnésium < 50 mg/l

Sodium < 200 mg/l

Chlorures < 250 mg/l

Sulfate < 140 mg/l

Nitrate < 10 ml/l

Fluor < 0,3 mg /l

Résidus secs < 1000 mg/l, ce qui correspond à des eaux très faiblement minéralisées, faiblement minéralisées et certaines moyennement.

LES PIÈGES

• Les industriels aiment jouer de certaines vertus dans leurs publicités, délivrant parfois des messages erronés : noter que l'eau n'apporte aucune calorie, elle peut être utilisée pendant les régimes amincissants pour combler la faim, ou dans le but de drainer et éliminer les déchets, mais elle n'a aucun effet amincissant.

• Pour les eaux aromatisées, fuyez les listes d'ingrédients à rallonge, multipliant les édulcorants et conservateurs ou l'utilisation de colorant : on se rapproche alors des sodas, ce ne sont plus de simples eaux aromatisées !

CONSEILS DE CONSOMMATION

• Il est conseillé de boire environ 1 à 1,5 litres d'eau NATURE par jour. Le plus important restant de boire en fonction de sa soif et un peu plus lors d'une activité physique, d'une forte chaleur ou de fièvre. De plus, même pour l'eau, la variété est de mise : alterner les eaux faibles en minéraux pour la vie courante et les eaux riches en minéraux pour des cures temporaires de magnésium ou de calcium ; à adapter selon votre état de santé.

• Pendant un repas, l'eau NATURE doit être votre seule boisson.

• En plus de l'eau nature, les eaux aromatisées sans sucre ni édulcorant seront à préférer, pour varier les saveurs. Les autres, édulcorées et/ou peu sucrées, doivent rester des boissons plaisirs, afin de ne pas entretenir votre goût pour le sucre. On privilégiera aussi l'utilisation d'arômes naturels et les produits sans conservateurs.

CONSEILS DE CONSERVATION

• Avant ouverture, conservez bien vos bouteilles dans un endroit propre, sec, à l'abri de la chaleur et de la lumière, puis une fois entamées, gardez-les au réfrigérateur ; buvez au verre et consommez-les dans les 48 heures.

• Enfin, n'oubliez pas qu'au-delà de la date précisée sur la bouteille, le goût peut s'altérer.

DES CAPSULES POUR AROMATISER MON EAU

Waterdrop s'est illustré ces dernières années avec un concept de capsules effervescentes pour aromatiser l'eau.
Ce concept permet en effet de réutiliser sa gourde et évite la surconsommation de bouteilles d'eau aromatisées en plastique.
Ces capsules sans sucre apportent moins de 5 kcal par drop et contiennent des arômes naturels, quelques vitamines et tout de même quelques additifs. Elles sont également édulcorées.
En somme... pas si naturel que ça : un produit plus écolo que santé.

LES EAUX AROMATISÉES SUCRÉES

De nombreuses autres eaux aromatisées colorées et au packaging attrayant sont également proposées à côté des eaux.
Ces boissons, mélange d'eau, de jus de fruit et contenant un ajout de sucre, au regard de leur taux de sucre, sont en réalité à comparer aux boissons sucrées gazeuses ou plates.
Elles sont en effet trop sucrées pour être consommées à la place de l'eau au quotidien.
Vous les retrouverez analysées dans notre rayon boissons sucrées : jus et soft.
Il est toutefois dommage que les drive et supermarchés ne les placent pas à leur juste place, c'est-à-dire à côté d'autres boissons sucrées, auxquelles elles sont souvent préférables. Le fait de les placer avec l'eau induit en effet le consommateur en erreur sur la place de ces boissons dans notre consommation.
Enfin, certaines variétés, soit bio, soit qui vantent des infusions d'herbes, de fruits... dépassent les 2 €/litre.

TENDANCE : LE BOOM DES BOISSONS À L'ALOE VERA

En cosmétique et ce depuis des décennies, l'aloe vera, en gel, est utilisé contre les brûlures, pour l'hydratation de la peau, pour atténuer les rougeurs... elle procure en effet instantanément un effet rafraîchissant. La voici qui inonde maintenant le marché au rayon boissons !

Cela n'est pas dénué de sens : elle est riche en vitamines, minéraux et antioxydants et a un effet positif sur notre flore intestinale. Cependant, si les purs jus et les boissons à base de pulpe d'aloe en contenant au moins 80 % sont des produits de qualité qui peuvent être utilisés en cure en juste quantité, les bouteilles à base de concentré ou ne contenant que 10 % d'aloe, mixé avec eau, sucre et plus ou moins de conservateurs n'ont, eux, aucun intérêt, d'autant plus qu'il est difficile dans ce cas de trouver un produit sans additifs ou sirop de sucre.

L'EAU DE COCO

L'eau de coco correspond au liquide naturellement présent au centre des jeunes noix de coco encore vertes. Une coco peut ainsi contenir jusqu'à 800 ml d'eau de coco. Il faut bien la différencier du lait de coco, qui provient de la pression de la chair blanche des noix matures.

Avec seulement 13 kcal et 2,3 g de sucre pour 100 ml, l'eau de coco est une boisson peu sucrée, naturellement isotonique, désaltérante et particulièrement riche en oligo-éléments. Elle contient notamment une grande quantité de potassium qui lui confère également une action diurétique et drainante. C'est également une boisson idéale pour la réhydratation et la récupération après une activité sportive. Toutefois, de par son prix, il n'y a pas d'intérêt à substituer toutes vos boissons par l'eau de coco, les avantages énumérés précédemment se retrouvent dans de simples eaux minérales.

Pour vous faire plaisir occasionnellement, choisissez une eau de coco 100 % pure (non sucrée, ni aromatisée ou coupée à l'eau).

Eaux aromatisées

Toutes les eaux **nature** étant à choisir selon vos propres goûts et/ou un effet thérapeutique particulier, nous avons choisi de réaliser une sélection des eaux **aromatisées**.

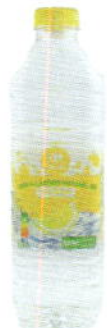

EAU À L'ARÔME NATUREL DE CITRON

CARREFOUR®

Ce produit est une copie de Volvic® Zest, sans ajout de sucre. Cependant, les versions de la même marque, fraise et cassis, sont édulcorées.

• **Ingrédients :** eau minérale naturelle source Adeline (99,7 %), acidifiant : acide citrique, arôme naturel de citron.

• **Données nutritionnelles pour 100 ml**
Valeur énergétique : 0 kcal • glucides : 0 g

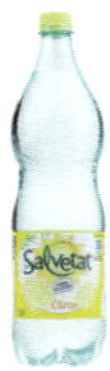

GAMME FRUITÉE CITRON

SALVETAT®

Idem pour les versions clémentine et citron vert.
Une eau minérale naturelle gazéifiée aromatisée, aux arômes naturels, sans sucre ni édulcorant ni aucun additif.

• **Ingrédients :** eau minérale naturelle gazéifiée La Salvetat (99,9 %), arôme naturel de citron.

• **Données nutritionnelles pour 100 ml**
Valeur énergétique : 0 kcal • glucides : 0 g • sel : 0,01 g

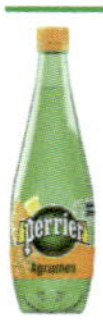

EAU MINÉRALE NATURELLE GAZEUSE AUX AGRUMES

PERRIER®

Idem citron, citron vert, menthe.
Une saveur moins commune pour une simple eau additionnée d'un arôme naturel.

• **Ingrédients :** eau minérale naturelle Perrier (99,9 %), arôme naturel d'agrumes.

• **Données nutritionnelles pour 100 ml**
Valeur énergétique : 0 kcal • glucides : 0 g • sodium : 0 g

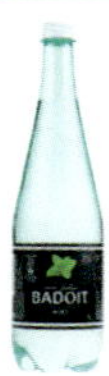

MENTHE SANS SUCRE

BADOIT®

Une eau gazéifiée avec un arôme naturel, sans édulcorant, ni conservateur, ni sucre.

• **Ingrédients :** eau minérale naturelle gazéifiée Badoit (99,9 %), arôme naturel de menthe.

• **Données nutritionnelles pour 100 ml**
Valeur énergétique : 0 kcal • glucides : 0 g • sel : 0,0045 g

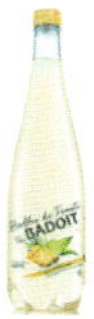

BULLES DE FRUITS, ANANAS CITRON VERT

BADOIT®

Ici, un produit au jus de fruit, sucré et édulcoré. On vient surtout booster la saveur sucrée et donc l'appétence pour le sucre.

• **Ingrédients :** eau minérale naturelle gazéifiée de St-Alban (89 %), jus de fruits à base de concentré 8,4 % (ananas 5 %, citron vert 3,4 %), sucre (2,3 %), acidifiant : acide citrique, arôme naturel de citron vert, arômes naturels, édulcorant : glycosides de steviol, antioxydant : acide ascorbique.

• **Données nutritionnelles pour 100 ml**
Valeur énergétique : 14 kcal • sucres : 2,9 g • sel : 0,06 g

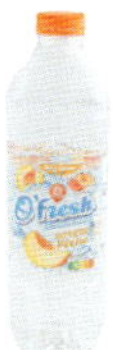

O'FRESH EAU AROMATISÉE PÊCHE

LECLERC®

Idem pour le parfum fraise.
Cette eau aromatisée cache deux édulcorants, sans que cela ne soit très lisible sur l'étiquette. Les additifs pourraient également être limités.

• **Ingrédients :** eau de source 99 %, acidifiant : acide citrique, correcteur d'acidité : E331, arôme naturel de pêche avec autres arômes naturels, arôme naturel de pêche, édulcorants : acésulfame-K, sucralose.

• **Données nutritionnelles pour 100 ml**
Valeur énergétique : 1 kcal • sucres : < 0,5 g • sel : < 0,01 g

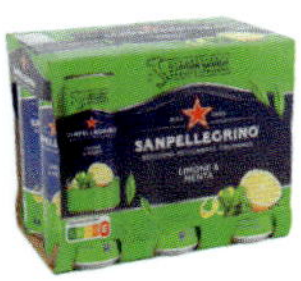

EAU GAZEUSE AROMATISÉE CITRON ET MENTHE

SAN PELLEGRINO®

Cette marque propose deux gammes à ne pas confondre. Essenza®, qui est sans sucre, et tous les autres produits San Pellegrino à base de jus et de sucre, qui se rapprochent d'un soda avec, ici, 8,3 g de sucre aux 100 g… C'est à s'y méprendre !

• **Ingrédients :** eau, jus de citron à base de concentré (16 %), sucre, dioxyde de carbone, infusion de menthe poivrée (0,27 %), arôme naturel.

• **Données nutritionnelles pour 100 ml**
Valeur énergétique : 37 kcal • sucres : 8,3 g

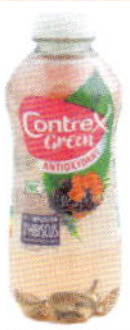

ANTIOXYDANT, INFUSION D'HIBISCUS

CONTREX GREEN®

Eau aromatisée, saveur mûre cassis.
Contrex® surfe ici sur son image minceur, mais cette eau infusée contient également un petit ajout de sucre.

• **Ingrédients :** eau minérale naturelle Contrex 88 %, infusion d'hibiscus 9,6 % (eau, eau minérale naturelle Contrex, infusion intense d'hibiscus 0,4 %), sucre 1,8 %, acidifiant : acide citrique, arômes naturels de cassis et de mûre avec autres arômes naturels, sulfate de zinc.

• **Données nutritionnelles pour 100 ml**
Valeur énergétique : 8 kcal • sucres : 1,8 g

Jus de fruits

Au rayon des jus de fruits, du nectar au smoothie, l'offre ne cesse de s'étendre. Avec un marketing toujours très fort vantant leurs propriétés nutritionnelles, ils bénéficient d'une excellente image de produit santé. Faisons le point sur les différents jus proposés dans vos supermarchés.

LES JUS DE FRUITS 100 % PUR JUS, RÉFRIGÉRÉS OU PASTEURISÉS

Ils sont le résultat d'une simple pression mécanique de fruits mûrs, pour en récolter le jus, et mis en bouteille directement.

Vendus au rayon frais, ils sont à consommer dans les quelques jours après ouverture.

Ces jus peuvent subir une « flash pasteurisation », permettant d'allonger le temps de conservation, mais qui engendre une petite dégradation de leurs qualités organoleptiques et une baisse de leur teneur en vitamine C, environ divisée par 2. Ils sont alors vendus au rayon ambiant.

LES JUS À BASE DE CONCENTRÉ

Après récolte du jus, l'eau de constitution est retirée par évaporation puis le concentré ainsi obtenu (souvent congelé) permet un transport en citernes moins volumineux. Il sera ensuite reconstitué par adjonction de la même quantité d'eau qui avait été préalablement enlevée.

Ce procédé augmente l'acidité, de ce fait, un ajout de sucre est autorisé à hauteur de 15 g/litre au maximum.

Colorants, conservateurs, vitamines, minéraux... peuvent être présents dans le produit concentré utilisé dans sa fabrication (purée de fruits et/ou purée de fruits concentrée et/ou mélange de ces produits).

LES NECTARS DE FRUITS

Ils sont fabriqués à partir de jus de fruits ou de jus de fruits concentrés ou de purée de fruits, avec 50 % de pulpe de fruits minimum et pour le reste, de l'eau et du sucre principalement.

Les ajouts autorisés sont : les arômes, les pulpes et les cellules restitués, les sucres et/ou le miel, jusqu'à 20 % du poids total des produits finis, et/ou les édulcorants.

D'un point de vue nutritionnel, les jus de fruits ne contiennent quasiment plus de fibres alimentaires, mis à part certains jus avec pulpe, et les vitamines et antioxydants disparaissent progressivement après leur fabrication et encore plus après l'ouverture de la bouteille. On considère que les différents jus de fruits et nectars apportent 8 à 12 g de glucides pour 100 ml, soit environ 3 à 4 carrés de sucre par verre de 150 ml et même au-delà, selon le fruit choisi.

Il s'agit donc bel et bien d'une boisson sucrée.

LES SMOOTHIES

• Il s'agit d'une dénomination commerciale qui ne fait référence à aucune définition officielle.

• Les compositions sont très variables.

• C'est une préparation à base de fruits frais ou surgelés mixés et centrifugés, et qui se révèle souvent plus épaisse qu'un jus.

Leur consommation explose : dans l'esprit des consommateurs, ils sont un concentré de fruits, un concentré de vitamines. Cependant, contrairement aux purs jus, jus à base de concentré ou nectars, la composition des smoothies n'est pas réglementée. Les fruits peuvent être mélangés à d'autres jus, parfois à du lait, du sucre... Une manne pour les fabricants de jus de fruits qui proposent aujourd'hui leurs propres smoothies. Attention car ils restent chers : près de 5,20 euros le litre en moyenne. Afin d'avoir le contrôle des ingrédients et de ne pas exploser votre budget : faites vos propres smoothies maison, en choisissant des produits frais sans ajout de sucre ! Comme les jus de fruits, les smoothies concentrés en sucre doivent rester des boissons « plaisirs ».

COMMENT LES CHOISIR ?

• Dès que l'on s'éloigne du jus de fruit maison fraîchement pressé, il est important de surveiller ce que l'on achète. Comparé aux nectars qui sont un mélange d'eau, de sucre et de purée de fruit, un pur jus sans sucres ajoutés, même à base de jus concentré est gage de qualité.

• On s'assure de retrouver dans le produit uniquement le fructose naturellement présent dans le fruit : privilégiez donc toujours les produits « sans sucres ajoutés ».

• Préférez les bouteilles opaques (briques ou bouteilles en verre teinté), car la plupart des vitamines sont sensibles à la lumière, et sachez que certains produits enrichis en vitamines sont intéressants pour contrebalancer les pertes vitaminiques liées à la pasteurisation.

LES PIÈGES

• Ne vous fiez pas aux belles photos sur l'emballage, il arrive très souvent que les fruits mis en avant soient finalement minoritaires dans la composition finale du produit. Vérifiez donc bien la liste des ingrédients.

• Ne confondez pas les mentions « Pur jus » : non issus de jus concentré, ne contenant aucun additif, ni sucres ou sel ajoutés et « Teneur en fruits : 100 % », dont les fabricants abusent et qui s'applique même au jus à base de concentré. Soyez vigilants !

CONSEILS DE CONSOMMATION

Les jus de fruits ne sont pas à consommer sans modération. Ils perdent les vertus des fruits entiers que sont leur teneur en vitamines, minéraux, fibres alimentaires et antioxydants, en concentrant les sucres qui seront assimilés plus rapidement. Ils sont bus rapidement et ne demandent aucune mastication : leur pouvoir rassasiant est faible.

1 verre par jour (200 ml) peut cependant remplacer l'une de vos portions de fruits journalières, à consommer pour un petit déjeuner ou un goûter équilibré, ou occasionnellement comme boisson plaisir.

LES JUS EN SHOT

Depuis quelques temps, en plus des jus vantant leur effet antioxydant, détox ou sur l'immunité comme certains produits Innocent® ou Naked®, on voit apparaître de petites bouteilles qui permettraient de booster notre immunité. Même si leur format le laisse penser, ainsi que l'étiquetage bien ficelé, ce ne sont pas des compléments alimentaires ni des médicaments.
Le sucre qu'ils contiennent va en effet vous apporter de l'énergie et sûrement l'effet boostant avancé, cependant, rien ne prouve à ce jour leurs autres bienfaits. 1 shot peut être consommé de temps en temps, modérément, à la place d'un seul fruit au cours de la journée et dans le cadre d'une alimentation équilibrée. Il ne s'agira pas de compenser de mauvaises habitudes ou une réelle fatigue en prenant un shot !

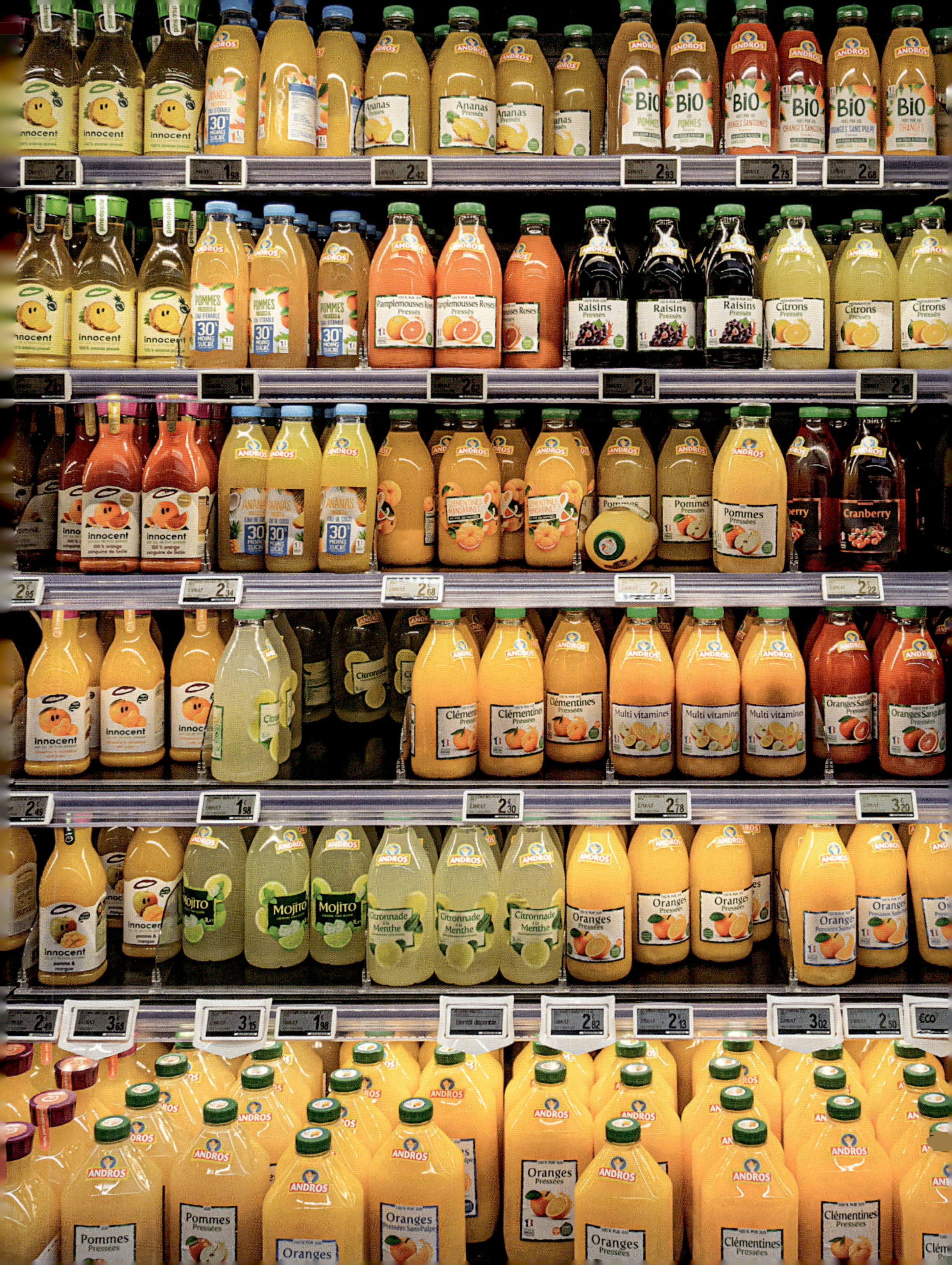
innocent
ANDROS
BiO
Ananas Pressés
Pamplemousses Roses Pressés
Raisins Pressés
Citrons Pressés
Pommes Pressées
Cranberry
Clémentines Pressées
Multi vitamines
Oranges Sanguines
Mojito
Citronnade à la Menthe
Oranges Pressées

Jus de fruits

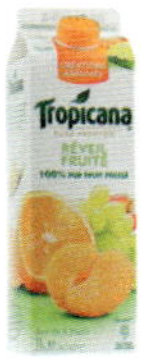

RÉVEIL FRUITÉ PUR FRUIT PRESSÉ

TROPICANA®

Un produit 100 % pur jus pressé se rapprochant d'un jus maison. Le choix de la brique est optimal pour une meilleure conservation proposée au rayon frais. À noter qu'un verre (200 ml) couvre près de ⅔ des apports journaliers recommandés en vitamine C.

- **Ingrédients :** jus de mandarine, jus d'orange, jus de pomme, jus de raisin.

- **Données nutritionnelles pour 100 ml**
Valeur énergétique : 49 kcal • protéines : 0,4 g • glucides : 11 g dont sucres : 11 g • lipides : 0 g • vitamine C : 9 mg

---

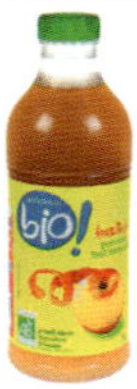

JUS DE POMME 100 % PUR JUS BIO

MONOPRIX BIO®

On connaît les fortes teneurs en pesticides des pommes. On peut y pallier en les pelant, mais dans les jus les fruits, elles ne sont pas épluchées avant consommation... D'où le réel intérêt d'opter pour un produit bio. D'autant que ces jus troubles sont incomparables en termes de saveurs. Un joli rapport qualité prix !

- **Ingrédients :** jus de pommes*. *Ingrédients issus de l'agriculture biologique.

- **Données nutritionnelles pour 100 ml**
Valeur énergétique : 44 kcal • glucides : 11 g • vitamine C : NC

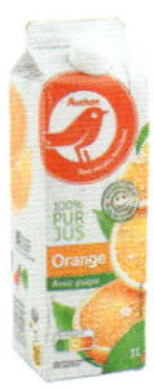

PUR JUS D'ORANGE AVEC PULPE

AUCHAN®

En brique.
Un pur jus de fruit, en brique, à moins de 10 % de sucre : un joli rapport qualité prix !

- **Ingrédients :** jus d'orange avec pulpe (2 %).

- **Données nutritionnelles pour 100 ml**
Valeur énergétique : 39 kcal • protéines : 0,7 g • glucides : 8,7 g dont sucres : 8,7 g • lipides : 0,1 g • vitamine C : NC

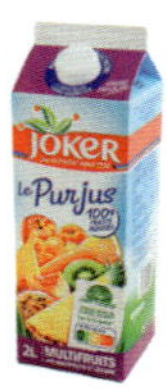

PUR JUS MULTI-FRUITS

JOKER®

En brique.
Une jolie gamme de pur jus avec des teneurs en vitamine C intéressantes, en brique encore une fois, pour une meilleure préservation de qualités nutritionnelles.

- **Ingrédients :** jus et purées de : pomme, pêche, orange, ananas, banane, mangue, carotte, fruit de la passion, abricot, kiwi.

- **Données nutritionnelles pour 10 ml**
Valeur énergétique : 48 kcal • protéines : 0,5 g • glucides : 11 g dont sucres : 9,8 g • lipides : 0 g • vitamine C : NC

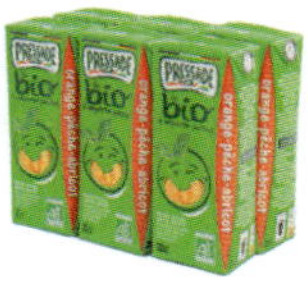

NECTAR ORANGE PÊCHE, ABRICOT, BIO, SANS PULPE

PRESSADE®

Briquettes.
Un emballage très bien pensé de la part de la marque : on croirait un pur jus de fruits bio : ce n'est pas le cas. Chaque briquette contient du jus d'orange concentré et près de 10 g de sucres ajoutés. Le prix, qui atteint plus de 2 € le litre, ne semble pas justifié.

• **Ingrédients :** eau, jus d'orange à base de concentré* (41,5 %), sucre*, purée de pêche* (6,3 %), purée d'abricot* (4,8 %). *Ingrédients issus de l'agriculture biologique. Sucres ajoutés : 4,9 g/100 ml.

• **Données nutritionnelles pour 100 ml**
Valeur énergétique : 44 kcal • protéines : 0,5 g • glucides : 11 g dont sucres : 10 g • lipides : 0 g • vitamine C : NC

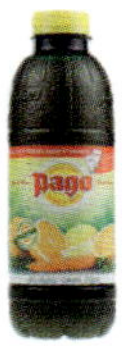

ORANGE, CAROTTE ET CITRON

PAGO®

Ce produit, vendu avec les jus de fruits n'y a pas sa place : de l'eau, à peine 30 % de jus concentré, du sucre… On se rapproche plus d'une boisson goût jus de fruits.

• **Ingrédients :** eau, jus à base de concentrés de : orange (20 %), citron (5 %), sucre, jus de carotte à base de concentré (5 %), vitamines : C et E, provitamine A, arômes naturels.

• **Données nutritionnelles pour 100 ml**
Valeur énergétique : 40 kcal • protéines : 0,5 g • glucides : 9,2 g • lipides : 0 g • vitamine C : 24 mg

---

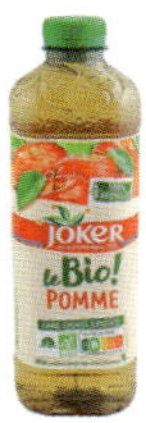

LE BIO POMME

JOKER®

Comme Pressade®, il est facile de se tromper en choisissant ce produit, pensant qu'il s'agit d'un pur jus de fruit. C'est en réalité un produit que Joker® nomme « nectar », à base de concentré et d'eau. Sans sucres ajoutés cependant. Il en est de même pour toute leur gamme Le fruit.

• **Ingrédients :** jus de pomme à base de concentré, eau.

• **Données nutritionnelles pour 100 ml**
Valeur énergétique : 33 kcal • protéines : 0 g • glucides : 8,1 g • lipides : 0 g • vitamine C : NC

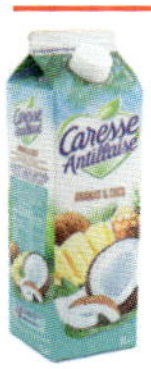

JUS D'ANANAS ET COCO

CARESSE ANTILLAISE®

Il ne s'agit pas vraiment d'un jus d'ananas et de coco, mais plutôt d'une boisson à l'ananas, lait de coco, arômes et autres additifs. On attend mieux !

• **Ingrédients :** eau, jus d'ananas à base de concentré 14 %, lait de coco 9 %, sucre, arôme naturel de coco, stabilisants : gomme de xanthane, émulsifiants : mono et diglycéride d'acide gras, acidifiant : acide citrique, arôme naturel, antioxydant : acide ascorbique, colorant : caroténoïdes mélangés.

• **Données nutritionnelles pour 100 ml**
Valeur énergétique : 61 kcal • protéines : 0 g • glucides : 9,6 g • lipides : 1,6 g dont acides gras saturés : 1,4 g • vitamine C : NC

Les softs

Les softs ou boissons rafraîchissantes sans alcool, avec ou sans bulles sont toujours plus nombreux dans les rayons. On y distingue :

• les boissons plates aux fruits : sucrées et/ou édulcorées et contenant au moins 12 % de jus de fruits ;

• les boissons gazeuses aux fruits : constituées d'eau, de gaz carbonique additionnés de jus, de concentré ou pulpe de fruits et sucre (et/ou édulcorants) ;

• les thés glacés : à base d'extraits de thé, gazeux ou plats, aromatisés ou non ;

• les colas : aux extraits de plantes, avec ou sans caféine et caramel ;

• les limonades et tonics : faites à partir d'eau gazéifiée et/ou de jus ou extraits d'agrumes ou végétaux et sucre et/ou édulcorants ;

• les sirops : solutions concentrées et aromatisées ayant une longue conservation. À base de sucre et/ou édulcorants, colorants, extraits naturels de fruits ou de plantes et additifs, on les reconstitue en comptant un volume de sirop pour 7 volumes d'eau.

Il s'agit de boissons plaisir. Tous les softs, même les boissons aux fruits, n'ont aucun intérêt nutritionnel, ils n'apportent que des glucides en grandes quantités ou entretiennent une appétence pour le sucre, pour ceux qui sont édulcorés.

COMMENT LES CHOISIR ?

• On préfère, pour les boissons et sodas aux fruits, les recettes les plus simples, en privilégiant les produits les plus riches en jus de fruits ou à base de concentré de fruits.

• Le sucre ne doit pas être le premier ingrédient après l'eau ; ou à défaut, on privilégie les arômes naturels.

• Pour tous, on fuit ceux qui affichent du sirop de glucose ou sirop de glucose-fructose et ceux qui cumulent l'utilisation de ces différents sucres, également les recettes qui débutent par eau + sucre.

• Pour l'apport calorique, au-delà de 40 kcal pour 100 ml (reconstitué), en sachant que ce sont des « calories vides » (aucun apport de nutriments), ils sont à éviter.

• On essaie de limiter les additifs, notamment les arômes (surtout artificiels) et colorants, souvent en surnombre !

LES PIÈGES

• Les softs sans sucres ajoutés ne sont pas forcément sans calories : certains à base de jus de fruits contiennent le sucre naturellement présent dans les fruits, d'autres affichent de la stévia en gros sur la bouteille, mais celle-ci est systématiquement associée à du « vrai sucre », quand ce n'est pas du sirop de glucose-fructose.

• Ne vous laissez pas séduire par les softs cocktails tels que les mojito ou pina colada : ils sont encore plus riches en sucres et en arômes artificiels, et la liste des additifs utilisés s'allongent.

• Les boissons plates aux fruits ne font en aucun cas partie des jus de fruits, et ne bénéficient pas des bienfaits des fruits, même si les publicités peuvent vous laisser penser le contraire. Fruit-shoot® (même vitamines), Sunny delight®, Capri-sun® (même multi-vitamines) ont un format attractif pour les enfants et même parfois un marketing bien rodé, mais préférez toujours un verre de vrai jus de fruit, ou un fruit. L'enrichissement en vitamines de certains ne fait pas tout, ces produits plaisir ne sont pas adaptés à une consommation quotidienne.

• Nous notons tout de même une amélioration de la recette de Fruit-shoot®, avec réduction du sucre et même des additifs.

• Attention à certaines boissons pour sportifs disponibles en grandes surfaces. Il s'agit de boissons sucrées parfois même à base de sirop de glucose-fructose, et qui, pour un petit ajout de vitamines et minéraux, sont souvent un concentré d'additifs !

LES SIROPS CONCENTRÉS POUR MACHINES À SODAS

Les machines pour réaliser vous-même vos sodas sont une bonne alternative économique ! Avec une bouteille de concentré à 6 € environ, on réalise près de 15 litres de boisson.
Mais qu'en est-il de la composition des bases concentrées vendues ?
Il s'agit de produits à base de sucre ou d'édulcorants et d'additifs (colorants, arômes stabilisants) que l'on va diluer à l'eau.
Il est conseillé d'utiliser 42 ml de produit pour 840 ml d'eau, soit une dilution de 1 pour 5. On atteint souvent 10 à 17 kcal/100 ml de boisson reconstituée sucrée (hors produits light ou zéro), ce qui est inférieur à la moyenne des sodas.
Pour résumer, les bénéfices sont caloriques et économiques, mais pas réellement qualitatifs !

CONSEILS DE CONSOMMATION

• Tous les softs, même light ou zéro, doivent rester des boissons plaisir, à consommer occasionnellement et en quantités raisonnables d'un verre ou au maximum une canette, seulement en dehors des repas, où l'eau reste la seule boisson indispensable.

• On note d'ailleurs l'interdiction récente des fontaines à soda dans les restaurants, qui est une bonne mesure.

• On évite les boissons à base de caféine ou de théine pour les enfants. Pour les adultes, on tient compte de cette quantité et on évite le surdosage en plus de café !

DU NOUVEAU AU RAYON LIMONADES

Au rayon des sodas, les limonades et tonics bénéficient d'une image plus artisanale.

Il est en effet plus facile de les préparer en limitant les additifs et leur apparence habituelle translucide évite tout ajout de colorant.

De nouvelles marques de plus petite production, ou même la gamme Schweppes Sélection®, ont développé des recettes assez bien composées et originales basées sur des arômes naturels variés : hibiscus, rose, violette… Nous avons même trouvé un produit au CBD.

Toutefois, cette offre « de luxe » sous forme de bouteilles individuelles voit le prix au litre flamber jusqu'à plus de 6 €/litre, sachant que certaines limonades bio de marque distributeur et bien composées sont vendues autour de 1 € le litre.

N'oublions pas qu'il s'agit de sodas, et donc de calories vides apportées par le sucre.

LES BOISSONS ÉNERGISANTES

Red Bull®, Monster®, Energy Drink®... prennent de plus en plus de place au rayon sodas, avec des gammes variées avec ou sans sucre.

La base de ces boissons repose sur un apport en sucre (sauf version zéro), associé à de la caféine (comme c'est le cas dans le Coca Cola®), mais en plus, un complexe de vitamines et un acide aminé particulier : la taurine (environ 0,4 %).

La taurine joue un rôle dans l'utilisation du glucose et la synthèse de glycogène. Elle agit ainsi en augmentant la vigilance, d'autant plus si elle est couplée à de la caféine.

La taurine est naturellement présente dans notre corps et dans certains aliments. Aux doses alimentaires normales, les effets secondaires sont inexistants. À dose élevée (au-delà de 5 g par jour, soit 1,25 litre de boisson énergisante), des irritations de l'appareil digestif ont été rapportées, en plus d'un effet hypotenseur.

La consommation de ces boissons devrait absolument être évitée au quotidien, en quantité importante, et encore plus associée à de l'alcool !

Boissons plates aux fruits et/ou thé

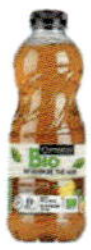

INFUSION DE THÉ NOIR PARFUM PÊCHE

COTTERLEY®

INTERMARCHÉ®

Une belle surprise avec une recette de marque distributeur très proche de Maytea® (top de l'ancienne édition) vendue seulement 1,1 € le litre. Le taux de sucre est de plus raisonnable, et les additifs limités.

• **Ingrédients :** infusion de thé noir 94 % (eau de source, infusion de thé noir), sucre, eau, jus de pêche à base de concentré (1 %), acidifiant : acide citrique, arôme naturel de thé, arôme naturel, antioxydant : acide ascorbique.

• **Données nutritionnelles pour 100 ml**
Valeur énergétique : 19 kcal • glucides : 4,7 g dont sucres : 4,7 g

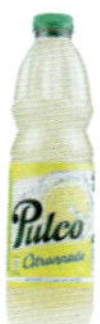

CITRONNADE À L'EAU DE SOURCE, L'ORIGINAL

PULCO®

Un bon produit à l'eau de source, sans colorant, sans édulcorant et un taux de sucre < 5 %. Le seul additif est de l'acide ascorbique, soit la vitamine C.

• **Ingrédients :** eau de source 83 %, jus de citron à base de concentré 9 %, sucre, pulpe de citron 0,7 %, arôme naturel de citron avec autres arômes naturels, antioxydant : acide ascorbique.

• **Données nutritionnelles pour 100 ml**
Valeur énergétique : 21 kcal • protéines : 0,1 g • glucides : 4,9 g dont sucres : 4,7 g

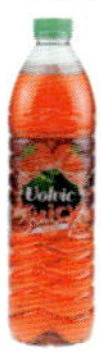

JUICY – EAU AROMATISÉE À LA FRAISE

VOLVIC®

Même chose pour toute la gamme Juicy.
Une bonne alternative aux boissons aux fruits contenant à la fois des arômes de synthèse et des colorants. De plus, ici, la teneur en sucre est de 5 % en moyenne seulement, sans édulcorants.

• **Ingrédients :** eau minérale naturelle Volvic (84,3 %), jus de fruits à base de concentré 10 % (fraise 5 %, citron 2,8 %, raisin 2,2 %), sucre (5,7 %), extrait et jus concentré de carotte pourpre, arôme naturel.

• **Données nutritionnelles pour 100 ml**
Valeur énergétique : 19 kcal • glucides : 4,8 g dont sucres : 4,8 g

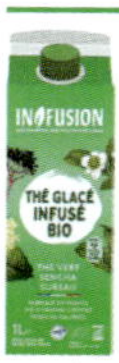

THÉ GLACÉ INFUSÉ BIO, SENCHA SUREAU

INFUSION®

Un très beau produit qui sort réellement du lot, avec un thé infusé, un sucrage modéré uniquement à base de jus de fruit et un seul arôme en guise d'additif. Le prix au litre est élevé, mais nous saluons la qualité !

• **Ingrédients :** infusion de menthe et de feuilles de cassis*67 % (eau, dont 0,3 % de menthe* et 0,1 % de feuilles de cassis*), jus de raisin* à base de concentré, jus de cassis*(4,5 %), jus de grenade*(3 %), arôme naturel de framboise*. *Ingrédients issus de l'agriculture biologique.

• **Données nutritionnelles pour 100 ml**
Valeur énergétique : 18 kcal • glucides : 4,4 g dont sucres : 4,4 g
• vitamine C : NC

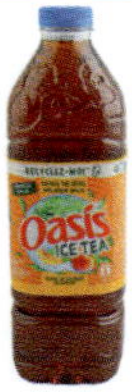

THÉ GLACÉ SAVEUR PÊCHE

OASIS®

Les premiers ingrédients sont de l'eau et du sucre, auxquels s'ajoutent un concentré de jus de pêche, beaucoup d'additifs et un arôme thé. L'ajout d'édulcorant est réellement inutile, il vient encore renforcer le goût sucré.

• **Ingrédients :** eau, sucre, jus de pêche à base de concentré 1 %, sirop de fructose, acidifiants : acide citrique et acide malique, extrait de thé noir 0,12 %, arômes naturels, correcteur d'acidité : citrate de sodium, antioxydant : acide ascorbique, arôme naturel de thé, édulcorant : glycosides de stéviol.

• **Données nutritionnelles pour 100 ml**
Valeur énergétique : 19 kcal • glucides : 4,5 g dont sucres : 4,4 g • vitamine C : NC

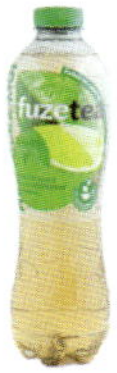

SAVEUR CITRON VERT & MENTHE

FUZETEA®

Boisson thé vert glacé
Une marque qui bénéficie d'une belle image. Pourtant ici, on reste sur de l'eau, du sucre, des additifs et moins de 1 % d'extrait de thé.

• **Ingrédients :** eau, sucre, jus de citron vert à base de concentré (1 %), acidifiants : acide citrique, citrate de sodium, extraits de thé vert (0,14 %), arôme naturel de citron-citron vert, extrait de menthe, arôme naturel de menthe avec autres arômes naturels ; antioxydant ; acide ascorbique ; édulcorant : glycosides de stéviol.

• **Données nutritionnelles pour 100 ml**
Valeur énergétique : 19 kcal • glucides : 4,4 g dont sucres : 4,4 g

---

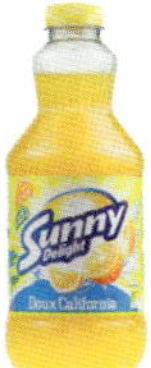

DOUX CALIFORNIA

SUNNY DELIGHT®

Vendu près des jus de fruits réfrigérés, ce produit contient surtout de l'eau, du sucre, seulement 5 % de jus concentré et des additifs, dont même un épaississant.

• **Ingrédients :** eau, sucre, jus de fruits à base de concentrés 5 % (orange, mandarine), acidifiant : acide citrique, vitamines (C, E, pro-A), stabilisant : gomme d'acacia, épaississant : gomme guar, arôme naturel d'orange avec autres arômes naturels.

• **Données nutritionnelles pour 100 ml**
Valeur énergétique : 34 kcal • glucides : 8 g

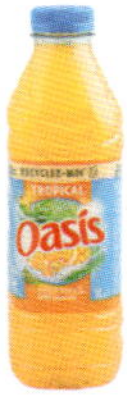

TROPICAL

OASIS®

Un grand classique qui se vante de contenir de l'eau de source et des fruits... avec tout de même 8 % de sucre, du sirop de fructose et des additifs. Il y a mieux en rayon !

• **Ingrédients :** eau de source 80 %, jus de fruits à base de concentrés 12 % (orange 6,5 %, pomme, fruit de la passion 0,1 %, mangue 0,08 %), sucre, sirop de fructose, acidifiants : acide citrique et acide malique, arôme naturel, antioxydant : acide ascorbique, colorant : extrait de paprika, arôme naturel d'orange.

• **Données nutritionnelles pour 100 ml**
Valeur énergétique : 33 kcal • glucides : 7,9 g dont sucres : 7,8 g

Sodas

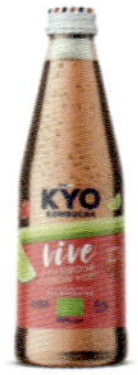

VIVE – FRAMBOISE CITRON VERT BIO
KYO KOMBUCHA®

Un produit doucement pétillant, très bien composé et peu sucré qui bénéficie d'un réel atout santé pour renforcer notre microbiote. Le prix reste, de plus, tout à fait correct !

· **Ingrédients :** kombucha [eau, culture de kombucha 9,8 % (bactéries et levures (dont bêta-glucanes de levures (*Saccharomyces cerevisiae*), sucre de canne blond non raffiné* 4,9 %, thé vert Sencha* 0,5 %], jus de framboise* 1,5 %, jus de citron vert* 0,5 %, arôme naturel de framboise*, dioxyde de carbone.
*Ingrédients issus de l'agriculture biologique.

· **Données nutritionnelles pour 100 ml**
Valeur énergétique : 15 kcal • glucides : 3,7 g dont sucres : 3 g

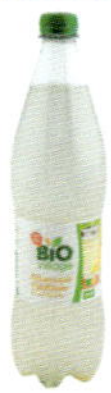

CITRONNADE PÉTILLANTE
BIO VILLAGE®

Un taux de sucre modéré et un seul additif, qui n'est autre que de la vitamine C.

· **Ingrédients :** eau gazéifiée, jus de citron à base de concentré* 9 % (dont 0,7 % de pulpes), sirop de sucre de canne* 3,9 %, arôme naturel de citron avec autres arômes naturels, antioxydant : acide ascorbique.

· **Données nutritionnelles pour 100 ml**
Valeur énergétique : 16 kcal • glucides : 4,1 g dont sucres : 4,1 g

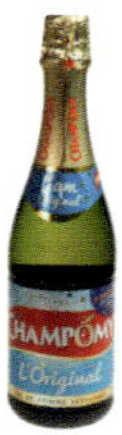

L'ORIGINAL
CHAMPOMY®

Les jus de pomme pétillants de marques distributeurs ont le plus souvent une composition équivalente : un jus de pomme simplement gazéifié. C'est une bonne boisson de fête ! Le taux de sucre reste naturellement supérieur à 10 %, comme dans un jus de pomme.

· **Ingrédients :** jus de pomme, gaz carbonique.

· **Données nutritionnelles pour 100 ml**
Valeur énergétique : 46 kcal • glucides : 11,5 g dont sucres : 10 g

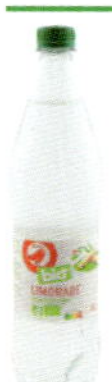

LIMONADE AU SUCRE DE CANNE
AUCHAN BIO®

Cette limonade bio ne comporte qu'un acidifiant et un arôme et elle est vendue seulement 1,05 €/litre.

· **Ingrédients :** eau gazéifiée, sirop de sucre de canne biologique (8,2 %), acidifiant : acide citrique, arôme naturel de citron.

· **Données nutritionnelles pour 100 ml**
Valeur énergétique : 33,6 kcal • glucides : 8,4 g dont sucres : 8,4 g

GINGER BEER & CHILI
SCHWEPPES SÉLECTION®

Les ginger beer et équivalents sont à la mode. Ici, la composition, avec la présence de sirop de glucose-fructose, nous déçoit, le taux de sucre est assez élevé et les additifs trop nombreux. Tout ça pour un prix au litre autour de 6 €… Le rapport qualité/prix n'est pas au rendez-vous !

• **Ingrédients :** eau gazéifiée, sucre, sirop de glucose-fructose, arôme naturel de gingembre avec autres arômes naturels, acidifiant : acide tartrique, antioxydant : acide ascorbique, conservateur : sorbate de potassium, arôme naturel de piment.

• **Données nutritionnelles pour 100 ml**
Valeur énergétique : 46 kcal • glucides : 11,1 g dont sucres : 11,1 g

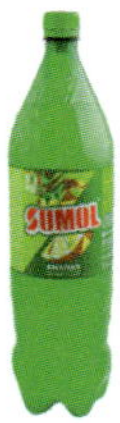

ANANAS
SUMOL®

Un produit assez populaire et largement distribué, qui empile du sucre, un sirop de glucose-fructose et des édulcorants. Et n'oublions pas les additifs en nombre. On laisse en rayon !

• **Ingrédients :** eau gazéifiée, jus et pulpe d'ananas à base de concentré (9 %), sucre, sirop de glucose-fructose, correcteur d'acidité (acide citrique acide malique, citrate de sodium), arôme, conservateur (sorbate de potassium), antioxydant (acide ascorbique), stabilisateurs : gomme de guar, esters de glycérol de colophane, édulcorants sucralose et acésulfame K.

• **Données nutritionnelles pour 100 ml**
Valeur énergétique : 43 kcal • glucides : 11 g dont sucres : 11 g

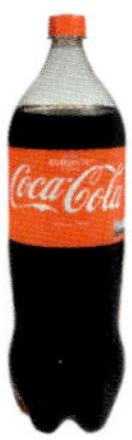

CLASSIC
COCA-COLA®

Ce grand classique du rayon soda contient plus de 10 % de sucre ajouté et donc des calories vides. Mais également de la caféine qui, couplée au sucre, est particulièrement addictive. À éviter pour les enfants ! À noter également la présence de caramel au sulfite d'ammonium (E150d), controversé et déjà interdit au Canada !

• **Ingrédients :** eau gazéifiée, sucre, colorant : E150d, acidifiant : acide phosphorique, arômes naturels (extraits végétaux), dont caféine.

• **Données nutritionnelles pour 100 ml**
Valeur énergétique : 42 kcal • glucides : 10,6 g dont sucres : 10,6 g

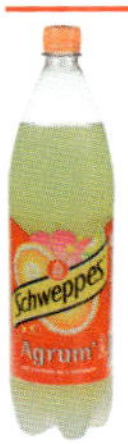

AGRUM
SCHWEPPES®

Une recette trop complexe présentant trop d'additifs, dont même un amidon modifié, associant du sucre et des édulcorants pour renforcer la saveur sucrée. L'apport calorique est proche des autres tonics de la gamme pourtant sans édulcorants de synthèse.

• **Ingrédients :** eau gazéifiée, sucre, extraits d'orange, acidifiant : acide citrique, conservateur : sorbate de potassium, arômes naturels d'agrumes avec autres arômes naturels, édulcorants : acésulfame K et sucralose, amidon modifié, antioxydants : acide ascorbique, stabilisant : E445.

• **Données nutritionnelles pour 100 ml**
Valeur énergétique : 24 kcal • protéines : 0 g • glucides : 5,7 g dont sucres : 5,7 g

Sirops et concentrés

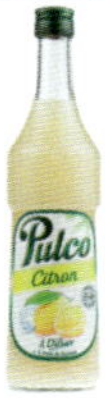

CITRON ET CITRON VERT
PULCO®

Les versions citron vert-menthe, orange, orange sanguine, agrume, pamplemousse ont un ajout de sucre (environ 35 % de glucides). La référence des sirops, sans sucre ni édulcorant, sans colorant ni conservateur avec seulement 6,6 kcal pour 200 ml dilués : un très bon produit !

• **Ingrédients :** eau, jus à base de concentrés : citron 35,5 % et orange 4,5 % (équivalent à 40 % de jus reconstitués), pulpes de citron 5 %, acidifiant : acide citrique, extrait naturel de citron.

• **Données nutritionnelles pour 100 ml**
Valeur énergétique : 23 kcal • protéines : 0,2 g • glucides : 1,6 g dont sucres : 0,8 g

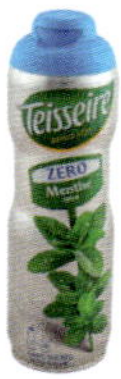

SIROP MENTHE, 100 % NATURELLE
TEISSEIRE®

Teisseire® fait souvent partie de nos flops, proposant des produits associant sucre, sirop de sucre et colorant. Nous saluons donc la qualité de ce produit naturel ! À étendre à toute la gamme ?!

• **Ingrédients :** sucre, eau, extrait de menthe.

• **Données nutritionnelles pour 100 ml reconstitués**
Valeur énergétique : 24 kcal • protéines : 0 g • glucides : 5,9 g dont sucres : 5,9 g

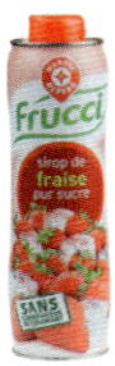

FRUCCI SIROP DE FRAISES
MARQUE REPÈRE® LECLERC®

Une marque de distributeur qui prouve qu'il est possible de proposer un sirop riche en jus, sans colorant ni sirop de sucre : place maintenue dans nos tops !

• **Ingrédients :** sucre, jus de fruits à base de concentrés 34 % (fraise 25 %, citron, sureau), eau, arôme, acidifiant : acide citrique.

• **Données nutritionnelles pour 100 ml reconstitués**
Valeur énergétique : 34 kcal • protéines : 0 g • glucides : 8,5 g

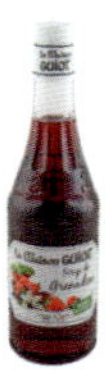

SIROP DE GRENADINE
LA MAISON GUIOT®

Celui-ci se démarque des autres grandes marques de par sa teneur en jus (plus de 20 %), mais aussi par le fait qu'il soit sans conservateur ni colorant.

• **Ingrédients :** sucre, eau, jus concentré de fruits, arôme naturel, arôme naturel de vanille. Jus de fruits : 24 %, dont 5 % de jus de sureau, 3 % de jus de fraise, 3 % de jus de cerise griotte, 1 % de jus de cassis et 1 % de jus de framboise.

• **Données nutritionnelles pour 100 ml reconstitués**
Valeur énergétique : 31,5 kcal • protéines : 0 g • glucides : 7,8 g dont sucres : 7,7 g

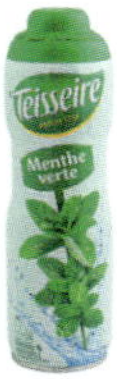

SIROP DE MENTHE

TEISSEIRE®

Préférez simplement leur version 100 % naturelle, sans sirop de sucre, ni colorant ni arôme.

• **Ingrédients :** sucre, sirop de glucose-fructose, eau, colorants : (E150b), E133, arôme naturel de menthe poivrée.

• **Données nutritionnelles pour 100 ml reconstitués**
Valeur énergétique : 31 kcal • protéines : 0 g • glucides : 7,7 g dont sucres : 7,1 g • lipides : 0 g

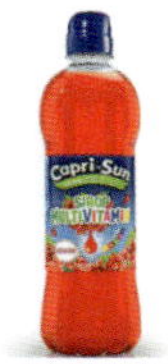

SIROP MULTIVITAMINÉ GRENADINE

CAPRI-SUN®

Le consommateur peut être séduit par l'ajout de vitamines, cependant une fois dilué, ce produit n'en reste pas moins un sirop sucré. De plus, le sirop de fructose n'est pas moins calorique que le sucre classique.

• **Ingrédients :** sirop de fructose, sucre, eau, jus de fruits à base de concentrés 10 % (raisin rouge 4,5 %, citron 2 %, groseille 2 %, cassis 1,5 %, sureau, framboise), acidifiant : acide citrique, arôme naturel, colorants naturels : extraits de carotte et hibiscus, vitamines (B3, B5, B6, B1, B7).

• **Données nutritionnelles pour 100 ml reconstitués**
Valeur énergétique : 32 kcal • protéines : 0 g • glucides : 7,9 g dont sucres : 7,8 g • lipides : 0 g

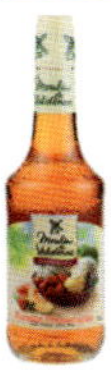

RECETTE PROVENÇALE

MOULIN DE VALDONNE®

Ce sirop, qui donne pourtant une image de produit traditionnel, associe le sucre et le sirop de glucose-fructose. Dommage.

• **Ingrédients :** sucre, sirop de glucose-fructose, jus de fruits à base de concentrés 21 % (fraise, pastèque, cédrat, melon), eau, acidifiant : acide citrique, arômes, extraits de paprika.

• **Données nutritionnelles pour 100 ml reconstitués**
Valeur énergétique : 40 kcal • protéines : 0 g • glucides : 10 g • lipides : 0 g

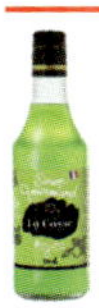

SIROP GOURMAND MOJITO

LA GOSSE® MON ÉPICERIE FINE DE TERROIR®

Il n'est pas certain que la saveur mojito soit très terroir, ainsi que les colorants et arômes, dont il serait possible de se passer. Préférez les tops, qui sont en plus bien moins chers ! Prix observé pour celui-ci : 9,59 € les 50 cl, contre une moyenne de 3,50 € le litre dans le rayon.

• **Ingrédients :** eau, sucre, acide citrique, arôme mojito, colorants.

• **Données nutritionnelles pour 100 ml reconstitués**
Valeur énergétique : 35 kcal • protéines : 0 g • glucides : 8,8 g • lipides : 0 g

Top 50 des meilleurs produits

Pains et produits de boulangerie

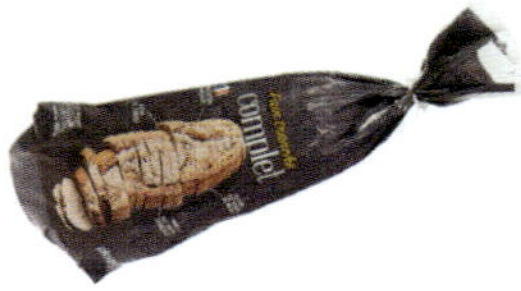

Pain complet tranché (surgelé),
Picard® (p. 22)

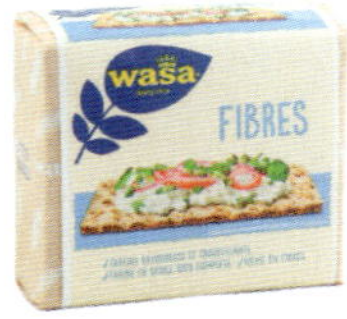

Tartines fibres, Wasa® (p. 28)

Apéritifs

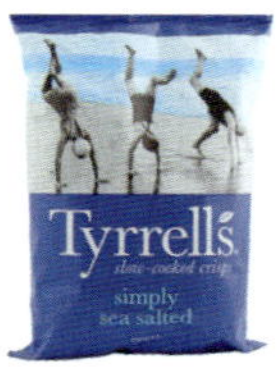

Chips légèrement salées,
au sel de mer, Tyrrells® (p. 108)

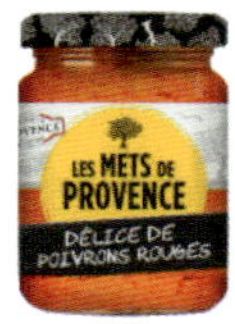

Délice de poivrons rouges,
Les mets de Provence® (p. 110)

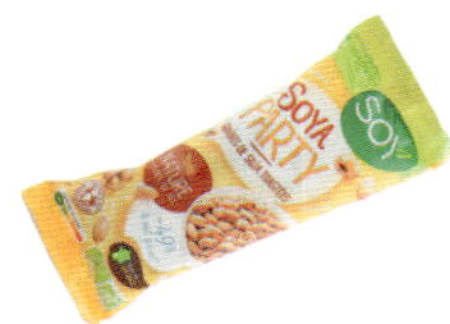

Soya party, Soy® (p. 114)

Céréales du petit déjeuner

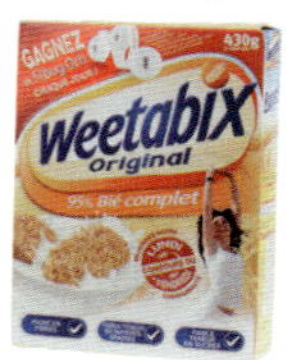

Original - 95 % blé complet,
Weetabix® (p. 52)

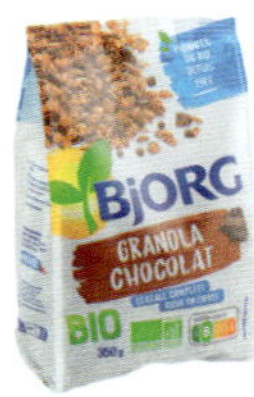

Granola chocolat bio,
Bjorg® (p. 56)

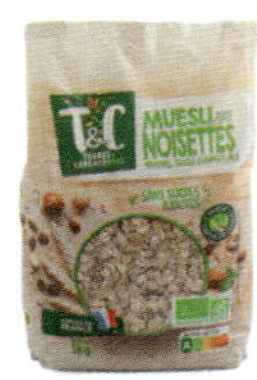

Muesli aux noisettes,
Terres et céréales bio® (p. 58)

Cacaos et poudres chocolatées

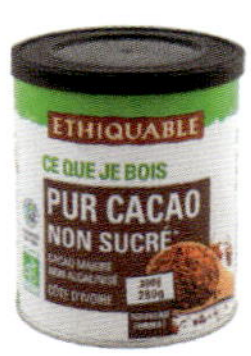

Pur cacao non sucré bio en poudre,
Ethiquable® (p. 46)

Tablettes de chocolat

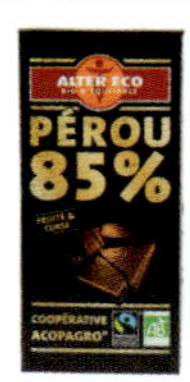

Pérou 85 % chocolat noir bio équitable,
Alter eco® (p. 86)

Biscuits

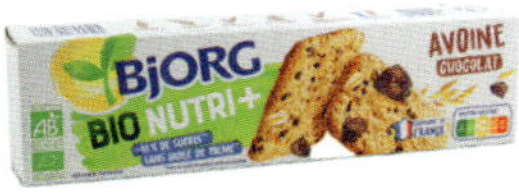

Biscuits nutri + bio avoine chocolat, Bjorg® (p. 66)

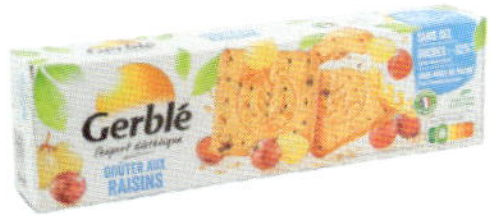

Goûter aux raisins, Gerblé® (p. 70)

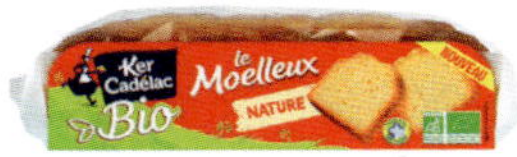

Le moelleux nature bio, Ker Cadelac® (p. 72)

Confitures et tartinables

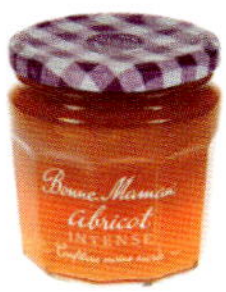

Abricot intense – confiture moins sucrée, Bonne maman® (p. 76)

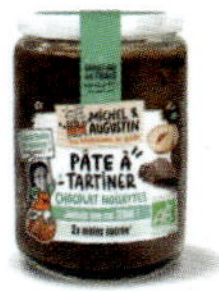

Pâte à tartiner chocolat noisettes, Michel & augustin® (p. 82)

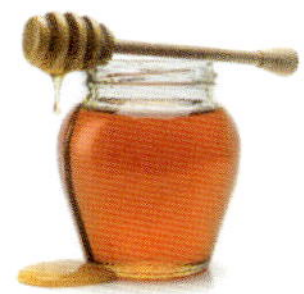

Miel récolté en France, mis en pot par l'apiculteur au choix (p. 78)

Sucres

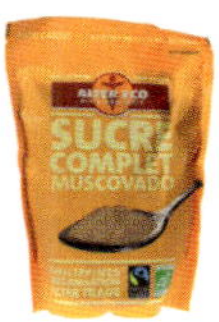

Sucre complet muscovado, Alter Eco® (p. 96)

Matières grasses

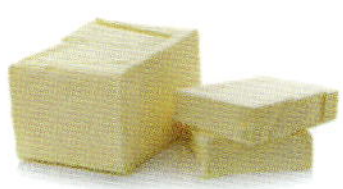

Le beurre classique doux sans aucun autre ajout, quelle que soit la marque (p. 119)

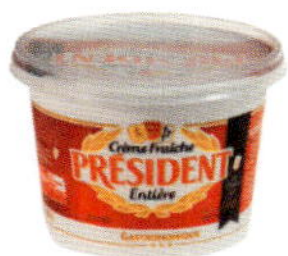

Crème fraîche entière gastronomique, Président® (p. 130)

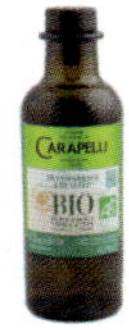

Huile d'olive vierge extra bio classico, Carapelli® (p. 126)

Assaisonnements

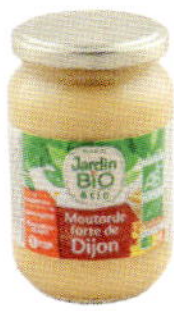

Moutarde forte de Dijon, Jardin Bio Étic® (p. 144)

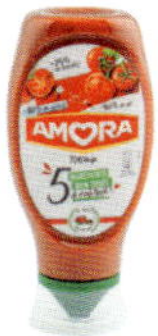

Ketchup 5 ingrédients bien dosés, Amora® (p. 146)

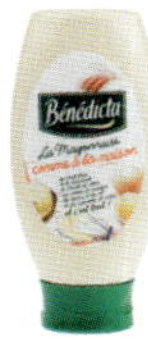

La mayonnaise comme à la maison, Bénédicta® (p. 150)

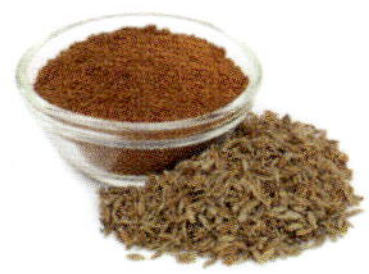

Herbes et épices au choix (p. 143)

Féculents

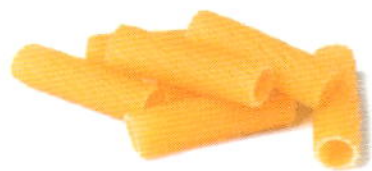

Pâte, riz, semoule, blé, boulgour, quinoa, légumes secs nature au choix

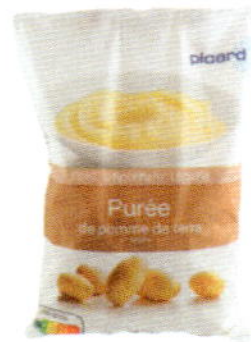

Purée de pommes de terre, Picard® (p. 166)

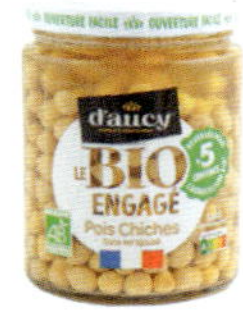

Pois chiches bio, D'Aucy® (p. 172)

Légumes

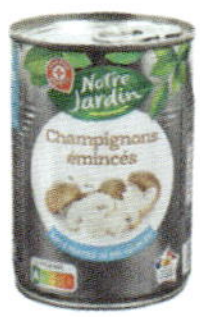

Notre jardin, champignons émincés, Marque Repère® Leclerc® (p. 180)

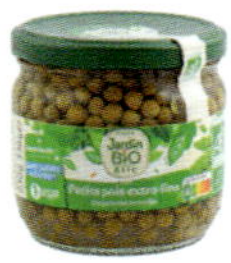

Petits pois extra-fins bio, Jardin Bio Étic® (p. 180)

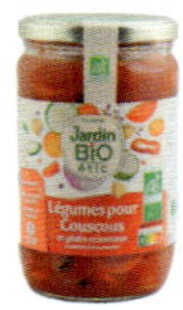

Légumes pour couscous et plats orientaux, Jardin Bio Étic® (p. 182)

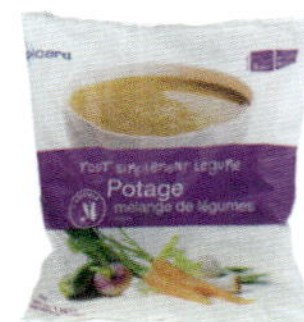

Potage mélange de légumes, Picard® (p. 188)

Viande

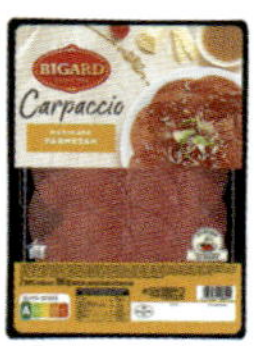

Carpaccio au parmesan, Bigard® (p. 200)

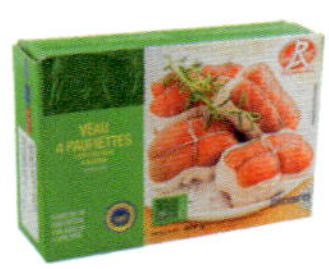

Paupiettes de veau, Picard® (p. 200)

Charcuteries

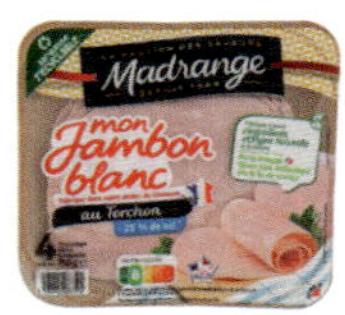

Mon jambon blanc au torchon, Madrange® (p. 208)

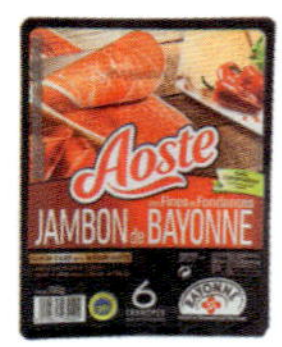

Les fines et fondantes – jambon de Bayonne, Aoste® (p. 210)

Préparations végétariennes

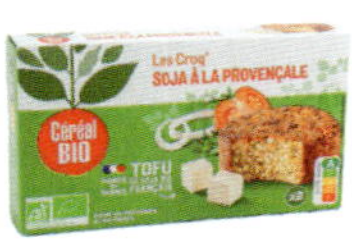

Croq'soja à la provençale bio, Céréal Bio® (p. 258)

Produits laitiers

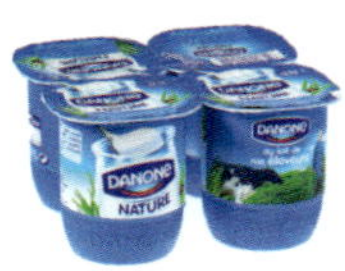

Yaourts nature, Danone® (p. 280)

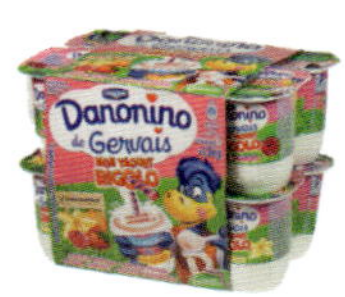

.Danonino de Gervais® - mon yaourt rigolo, Danone® (p. 282)

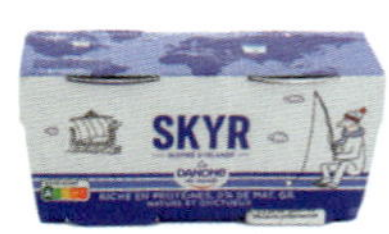

Skyr nature 0 % MG, Danone® (p. 286)

Fromages

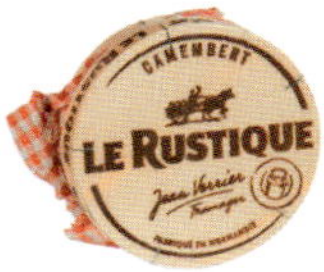

Camembert,
Le Rustique® (p. 294)

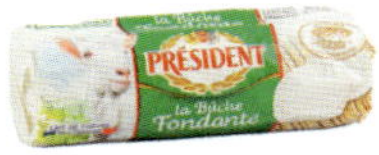

La bûche fondante,
Président® (p. 294)

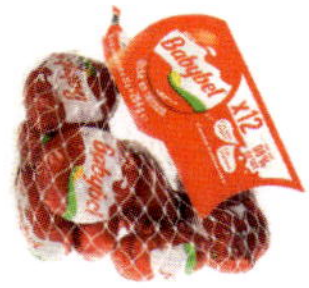

Mini Babybel®
(p. 298)

Pâte à tarte, galettes et feuilles de brick

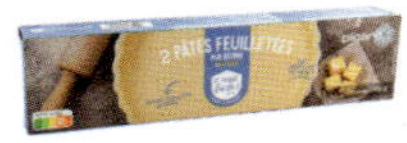
Pâtes feuilletées
pur beurre pré-étalées,
Picard® (p. 228)

Fruits

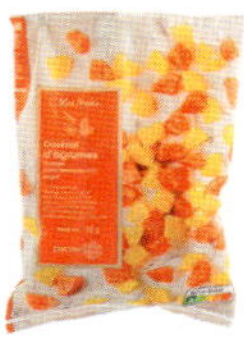
Cocktail d'agrumes Picard®
(p. 306)

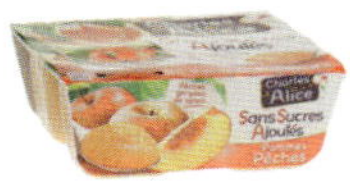

Pommes pêches sans
sucres ajoutés, Charles
et Alice® (p. 308)

Glaces

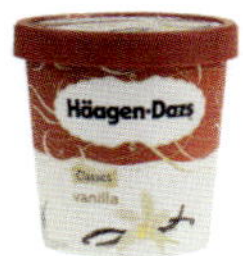

Vanilla
Häagen-Dazs®
(p. 316)

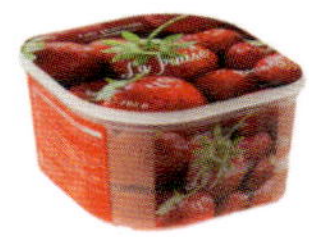
Pure sélection glace,
sorbet fraises,
Picard® (p. 318)

Boissons

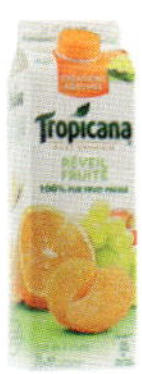

Réveil fruité
pur fruit pressé,
Tropicana® (p. 336)

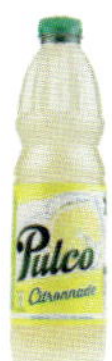

Citronnade à l'eau
de source, l'Original, Pulco®
(p. 342)

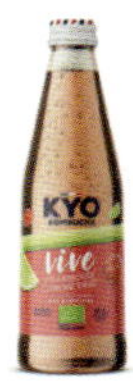

Vive – framboise
citron vert bio, Kyo
Kombucha® (p. 344)

Conseils

Quelques notions d'hygiène et de conservation

Nous vous avons appris tout au long de cet ouvrage à bien sélectionner les produits que vous achetez. Mais pour continuer à agir pour votre santé, il est important de revenir sur quelques notions de base sur l'hygiène et la conservation des produits.

DÈS LE SUPERMARCHE

• L'agencement des rayons dans les supermarchés n'est pas toujours le chemin idéal à suivre pour faire vos courses. Même si cela implique un retour en arrière, il est important de commencer vos courses par les produits secs stockés à température ambiante et les fruits et légumes. Terminez par les produits réfrigérés (laitages, fromages, charcuteries, plats préparés, traiteur...) et enfin par les surgelés.

• Au rayon des surgelés, les éléments doivent bouger quand on secoue le sachet ou la boîte, si ce n'est pas le cas et qu'un bloc s'est aggloméré, la chaîne du froid a déjà été rompue.

• Pour ne pas rompre la chaîne du froid entre le supermarché et votre domicile, veillez à transporter vos aliments frais et surgelés séparément, dans des glacières ou sacs isothermes. Cela permet de maintenir la température des aliments, pendant 1 heure 30 en glacière et 30 minutes en sac isotherme, pour une température extérieure de 20 ° C.

• En plein été, et si vous dépassez ce temps de transport, utilisez des accumulateurs de froid, ou à défaut des bouteilles d'eau glacées.

• Choisissez également une glacière ou un sac isotherme adapté au volume des aliments transportés : plus le sac est rempli et plus les aliments sont serrés, moins l'air circule et donc plus le froid est maintenu !

• Surveillez bien les dates limites de consommation (DLC) des produits que vous achetez. Elles doivent être adaptées à votre rythme de consommation.

À LA MAISON

Rangez en priorité les produits surgelés dans un congélateur à moins 18 °C. Les freezers des réfrigérateurs destinés à la réalisation de glaçons ne permettent qu'un stockage de 2 à 3 jours.

• Ne recongelez jamais un produit décongelé (sauf si celui-ci a été décongelé puis cuit à plus de 63 °C à cœur et refroidi rapidement).

• Les produits frais sont rangés dans un deuxième temps.

• Dès que possible, éliminez les suremballages cartonnés (par exemple, les cartons des yaourts) qui peuvent être souillés par le stockage en entrepôt ou en supermarché.

• Pensez à faire un roulement dans votre réfrigérateur en rangeant dans le fond les produits aux DLC les plus éloignées.

• Pensez à laver l'excédent de terre des végétaux si vous les stockez au frais.

À METTRE AU FRAIS

• Tous les produits frais et sensibles d'un point de vue bactériologique : viandes, charcuteries, poissons, fruits de mer, produits laitiers frais (y compris fromages et crème fraîche), beurre et margarine, les produits traiteur et plats préparés frais.

La règle : Tout ce qui est acheté réfrigéré doit être placé au réfrigérateur !

• Tous les restes et plats cuisinés maison, dans un récipient hermétique ou recouvert de film alimentaire à conserver 24 à 48 heures.

• Les produits entamés portant la mention « à conserver au froid après ouverture », c'est le cas du lait, même UHT, des jus de fruits... Il est conseillé dans ce cas de préciser la date d'ouverture.

• Certaines huiles riches en acides gras polyinsaturés facilement oxydables et en vitamines sensibles, comme l'huile de noix qui rancit rapidement ou l'huile de germe de blé.

• Certaines farines biologiques sans conservateur, une fois le paquet entamé, en raison de la présence éventuelle de mites alimentaires.

Pour finir, on néglige trop souvent l'hygiène, pourtant si l'on veut stocker ses aliments dans de bonnes conditions bactériologiques, c'est important !

Il est conseillé de nettoyer le réfrigérateur à l'eau légèrement javellisée au moins une fois par mois. Idéalement, un nettoyage à l'eau avant chaque rangement de courses.

Et les placards ne doivent pas être oubliés !

Pensez également à utiliser des boîtes de conservation ou à fermer à l'aide d'une pince les sachets entamés. Un nettoyage, même à sec, pour éliminer les résidus alimentaires est recommandé. Pour un grand nettoyage à l'eau, essuyez bien ensuite les étagères afin de ne pas altérer les emballages et les produits par l'humidité.

Votre réfrigérateur idéal

QUELQUES PETITS RAPPELS

Dès la préhistoire, les hommes se rendent compte que certaines denrées comme la viande s'altèrent moins vite quand celles-ci sont conservées au frais, soit dans les grottes, soit en creusant un trou profond et fermé par un couvercle.

Par la suite et toujours avant l'invention des réfrigérateurs, on conservait les denrées périssables dans une pièce spéciale appelée cellier et idéalement orientée vers le nord pour des raisons de fraîcheur. Après l'invention des réfrigérateurs domestiques à la fin du XIXe siècle, ce mode de conservation est également utilisé afin de préserver le plus longtemps possible les qualités nutritionnelles des aliments ; puis vient s'ajouter un intérêt gustatif pour les produits, plus agréables à consommer frais, comme les boissons par exemple.

Le principe de base du réfrigérateur est de limiter la prolifération des germes par un froid inférieur à 6 °C. Dans un premier temps, il est donc important de surveiller régulièrement la température de votre réfrigérateur, qui ne doit pas excéder 6 °C dans la zone centrale.

Si votre réfrigérateur dispose d'un contrôle de température intégré (affichage de la température, pastille colorée...), c'est parfait. Dans le cas contraire, ajoutez un thermomètre vous-même pour permettre un contrôle régulier.

Ensuite, même si les réfrigérateurs modernes sont ventilés et la température beaucoup plus homogène, on considère que la partie la plus haute du réfrigérateur est la plus froide et doit ainsi être réservée aux produits les plus sensibles (viandes et poisson crus, fromages au lait cru...).

CONSEILS

Voici quelques conseils pour votre réfrigérateur idéal selon les critères d'hygiène et les choix alimentaires proposés précédemment :

HAUT : ZONE FROIDE < 4 °C

- Viandes et poissons frais nature.
- Produits traiteur frais : saumon fumé, crevettes décortiquées au naturel.
- Charcuteries : jambon cru, jambon blanc découenné dégraissé, gésiers, rillettes de poulet rôti.
- Produits frais entamés, dans un récipient hermétique ou recouverts de film alimentaire.
- Produits en cours de décongélation, dans un récipient hermétique ou recouverts de film alimentaire.

MILIEU : ZONE FRAÎCHE 4 °C À 6 °C

- Produits laitiers : yaourts nature, fromages blancs 20 % de MG…
- Crème fraîche entière.
- Desserts lactés : gélifiés caramel, crèmes dessert.
- Fromages frais et au lait cru : chèvre frais, comté au lait cru…
- Compotes achetées au rayon frais.
- Fruits et légumes cuits, dans un récipient hermétique ou recouverts de film alimentaire à conserver 24 à 48 heures.
- Viandes et poissons cuits.

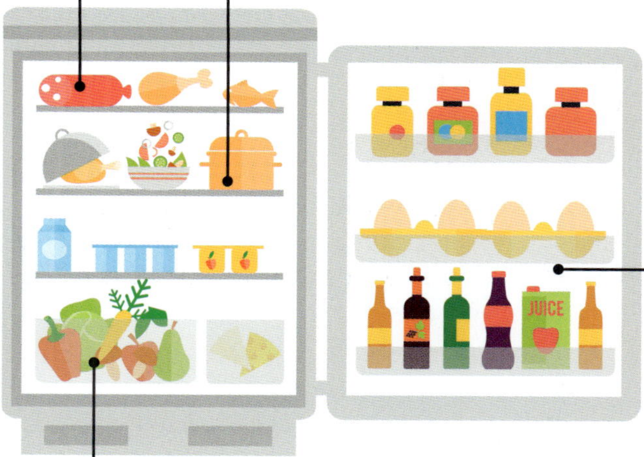

PORTE : 6 °C A 8 °C

- Boissons : eau pétillante sans sucres ajoutés, eau plate, pur jus de fruit sans sucres ajoutés entamés ou du rayon frais (même avant ouverture).
- Œufs de poules élevées en plein air.
- Beurre classique.
- Confiture entamée.
- Condiments entamés : moutarde, cornichons, ketchup…
- Huile de noix ou de noisettes.

BAS : ZONE TEMPÉRÉE 6 °C À 8 °C

- Fromages en cours d'affinage (hors frais et au lait cru).
- Fruits et légumes frais dans le bac prévu, une fois lavés, et fruits et légumes en sachet prêts à l'emploi. Pour des fruits achetés mûrs à point, la conservation au réfrigérateur permet d'éviter les pertes de nutriments, selon votre rythme de consommation. Placez-les alors dans le bac à légumes qui reste modérément froid. Notez également que certaines vitamines fragiles perdront de leurs qualités si le temps entre l'achat et la consommation est long.
- Tout produit préparé, salade de fruits ou légumes, devra rester au frais (partie haute). Toutefois, le froid va ralentir le processus de maturation. Ainsi, pour des produits plus savoureux et mûrs à point, il est conseillé de ranger les fruits dans une corbeille, hors du réfrigérateur. Ces précautions sont notamment valables pour les fruits qui viennent des pays chauds (ananas, mangues, bananes), mais également pour les tomates. Certains fruits, comme les bananes, brunissent au réfrigérateur et devront rester à l'air libre.

Votre congélateur idéal

QUELQUES PETITS RAPPELS

Petit rappel des règles d'hygiène pour une bonne conservation des aliments surgelés :

• Lorsque vous faites vos courses, sélectionnez les aliments surgelés en dernier et placez-les dans un sac isotherme du magasin à votre domicile afin de ne pas rompre la chaîne du froid.

• Veillez à respecter le temps de conservation des produits en fonction de l'appareil que vous avez chez vous.

• Lorsque vous surgelez des aliments à domicile, renseignez-vous au préalable sur la meilleure manière de les congeler (par exemple, pour les jaunes d'œufs, il est conseillé de les battre avant congélation).

• Placez toujours vos aliments dans un sachet plastique de congélation ou dans une boîte hermétique avec la date du jour de congélation dessus.

• Ne recongelez jamais un aliment : en effet, lors de la seconde décongélation, le développement des micro-organismes sera beaucoup plus important et risque, en cas de contamination, de rendre le produit dangereux à consommer.

• Soyez attentif lors de la décongélation, suivez bien les indications notées à ce sujet sur l'emballage du produit. Et pour les produits maison, vous avez le choix entre une décongélation au four à micro-ondes, dans un réfrigérateur, ou vous pouvez cuire directement les aliments sans décongélation préalable. Il est vivement déconseillé de laisser les aliments décongeler lentement à l'air libre pour des questions de multiplication bactérienne.

CONSEILS

Voici quelques conseils pour votre congélateur idéal selon les critères d'hygiène et les choix alimentaires proposés précédemment :

• Sachets de légumes seuls ou mélangés mais au naturel, juste blanchis.

• Soupes de légumes.

• Herbes, bouillons, fumets, oignons, échalotes et ail coupés.

• Fruits au naturel.

• Morceaux découpés de viande, volaille, poissons, crustacés non cuisinés, non panés.

• Un bac de sorbet et un bac de glace selon les choix proposés dans le livre, et si possible des glaces maison au vu des compositions des produits industriels.

• Éventuellement, si vous aimez cela, un sachet de frites ou une boîte de poissons panés ou des nuggets, en veillant à bien les choisir et à les consommer occasionnellement (deux fois par mois).

• Des produits à surgeler chez vous pour en avoir toujours d'avance :

• Une pâte feuilletée, ou brisée ou à pizza.

• Du pain de boulangerie en tranches.

• Des glaçons maison, mais également quelques pains de glace pour en avoir à disposition à emporter en courses ou en pique-nique (pensez-y même pour un repas à emporter à l'école pour vos enfants, lors d'une sortie scolaire...).

LES APPAREILS

Les appareils 1 étoile :
capables de maintenir une température inférieure ou égale à –6 °C et traditionnellement appelés freezer. Ils permettent de produire des glaçons et de conserver les aliments surgelés jusqu'à 48 heures.

Les appareils 2 étoiles :
capables de maintenir une température inférieure ou égale à –12 ° C. Ils permettent de conserver les aliments surgelés au-delà de quelques jours (4 semaines maximum suivant la nature des produits).

Les appareils 3 étoiles :
capables de maintenir une température inférieure ou égale à –18 ° C. Ils permettent de conserver les aliments plusieurs mois.

Les appareils 4 étoiles :
capables de maintenir une température inférieure ou égale à –18 °C et de produire à la demande une température inférieure ou égale à –26 ° C. Cette fonction offre la possibilité de congeler les aliments par un abaissement rapide de leur température en les exposant à un froid plus intense. Seuls ces modèles sont en mesure de surgeler un aliment.

Recettes

Tarte fine tomates et thon

Les feuilles de brick du commerce sont une bonne alternative aux pâtes brisées ou feuilletées beaucoup plus grasses.

Pour 4 personnes • Préparation : 10 min • **Cuisson :** 35 min

- 2 feuilles de brick
- 250 g de thon en conserve au naturel
- 4 tomates
- 2 oignons
- 1 branche de thym
- Sel, poivre

- Préchauffez le four à 180 °C. Pelez et émincez les oignons. Dans une poêle antiadhésive, faites revenir les oignons à feu doux jusqu'à ce qu'ils soient bien fondants en ajoutant un fond d'eau en cours de cuisson pour décoller les sucs.
- Coupez les tomates en quartiers. Égouttez le thon et émiettez-le à l'aide d'une fourchette.
- Dans un plat à tarte, placez une première feuille de brick. Humidifiez-la avec un peu d'eau au pinceau puis recouvrez de la seconde feuille. Répartissez la compotée d'oignons, les tomates et le thon.
- Saupoudrez de brins de thym. Salez, poivrez et enfournez pour 25 minutes.

Velouté de courge butternut

Une recette automnale qui plaira aux petits comme aux grands, grâce à la douceur de la courge butternut

Pour 4 personnes • Préparation : 10 min **• Cuisson :** 25 min

- 1 courge butternut (1 kg environ)
- 2 échalotes
- 30 cl de lait demi-écrémé
- 30 g de noisettes concassées
- 6 cl de crème épaisse
- 1 c. à café de muscade râpée
- Sel, poivre

- Pelez, épépinez et coupez la courge butternut en petits morceaux. Pelez et émincez les échalotes.
- Dans un faitout antiadhésif, faites dorer à sec les échalotes, puis ajoutez les dés de courge. Laissez fondre quelques minutes, puis versez le lait et de l'eau à hauteur. Laissez mijoter 25 minutes. Vérifiez la cuisson de la courge à l'aide de la pointe d'un couteau.
- Mixez le velouté en ajoutant la crème, la muscade, du sel et du poivre.
- Servez bien chaud parsemé de noisettes

Poulet croustillant façon cordon-bleu

Une envie de cordon-bleu à satisfaire ?
En voici une version maison, bien plus saine
que les cordons-bleus panés industriels !

Pour 4 personnes • Préparation : 15 min **• Cuisson :** 35 min

- 4 filets de poulet épais (environ 125 g chacun)
- 2 feuilles de brick
- 40 g d'emmental râpé
- 10 cl de lait demi-écrémé
- 4 tranches de filet de bacon
- quelques brins de ciboulette
- 1 jaune d'œuf
- Sel, poivre

- Mettez l'emmental à tremper dans le lait.
- Fendez les filets de poulet dans l'épaisseur. Salez et poivrez modérément. Garnissez chaque filet avec 1 tranche de bacon, puis répartissez l'emmental légèrement égoutté et la ciboulette ciselée.
- Préchauffez le four à 150 °C. Coupez les feuilles de brick en deux. Enveloppez chaque filet de poulet dans 1 demi-feuille de brick en collant les bords avec du jaune d'œuf battu. Badigeonnez les feuilles du reste de jaune d'œuf afin qu'elles dorent à la cuisson. Enfournez pour 30 minutes, puis augmentez la puissance du four afin de bien colorer les feuilles de brick.
- Servez aussitôt avec une poêlée de haricots verts pour l'équilibre.

Curry de colin à la tomate

Une recette express et saine avec des ingrédients que vous avez toujours sous la main dans vos placards et votre congélateur.

Pour 4 personnes • Préparation : 10 min **• Cuisson :** 15 min

- 500 g de filets de colin frais ou surgelés
- 1 boîte de tomates concassées
- 1 citron vert
- 2 échalotes
- 2 gousses d'ail
- 1 c. à café de curry
- 1 c. à café de gingembre
- 1 botte de coriandre
- 1 c. à soupe d'huile d'olive, tournesol ou combinée
- Sel, poivre

- Pressez le citron vert. Pelez et hachez les échalotes finement. Écrasez l'ail.
- Dans une sauteuse, faites revenir les échalotes et l'ail avec l'huile. Ajoutez les épices, le jus de citron vert et les tomates concassées.
- Découpez le colin en morceaux et déposez-les dans la sauteuse. Assaisonnez, puis couvrez et laissez cuire 10 minutes.
- Au moment de servir, parsemez de coriandre ciselée.

Côtes de porc au curcuma

Accompagnez cette recette d'une semoule au coulis de tomate.

Pour 4 personnes • Préparation : 10 min • **Cuisson :** 10 min • **Repos :** 30 min

- 4 côtes de porc dans le filet
- 600 g de champignons
- 1 gousse d'ail
- 1 pamplemousse
- 1 c. à café de curcuma en poudre
- 1 c. à café de thym déshydraté
- 1 c. à soupe d'huile d'olive, tournesol ou combinée
- Sel, poivre

- Pelez et hachez l'ail. Pressez le pamplemousse et mélangez son jus avec l'ail écrasé, le curcuma et le thym. Salez et poivrez. Mettez les côtes de porc dans un plat, versez dessus la marinade, couvrez et laissez au frais au moins 30 min.
- Coupez les champignons en fines lamelles.Faites-les dorer quelques minutes dans une poêle avec l'huile, puis réservez.
- Égouttez les côtes de porc, faites-les dorer dans la même poêle de chaque côté. Baissez le feu, ajoutez les champignons et la marinade et poursuivez la cuisson quelques minutes. Servez chaud.

Tomates et dés de jambon façon crumble

Une recette facile, rapide et équilibrée qui séduire petits et grands.

Pour 4 personnes • Préparation : 10 min **• Cuisson :** 20 min

- 16 tomates rondes
- 400 g de tomates cerises
- 400 g de jambon blanc découenné et dégraissé
- 2 échalotes
- quelques feuilles de basilic
- 2 gousses d'ail
- 40 g de beurre en dés
- 80 g de farine
- Sel, poivre

- Préchauffez le four à 180 °C. Pelez et émincez les échalotes. Faites-les fondre dans une poêle antiadhésive à feu doux, avec un fond d'eau.
- Coupez les tomates rondes en 4. Dans un plat à gratin, déposez la fondue d'échalotes, répartissez les tomates cerises et les quartiers de tomate. Détaillez le jambon en dés et disposez-le dans le plat.
- Posez quelques feuilles de basilic entières sur les tomates. Ciselez le reste. Pelez et hachez les gousses d'ail.
- Dans un saladier, malaxez la farine et le beurre en un sable fin, salez, poivrez, puis ajoutez l'ail haché et le basilic ciselé. Répartissez cette pâte sur les tomates et enfournez pour 20 min.

Flan coco

Un dessert à improviser avec des ingrédients du placard !

Pour 4 personnes • Préparation : 10 min **• Cuisson :** 30 min

- 4 œufs
- 2 c. à soupe de sucre
- 50 cl de lait demi-écrémé
- 12 cl de lait de coco
- 2 c. à soupe de noix de coco râpée

- Préchauffez le four à 180 °C. Battez les œufs avec le sucre. Faites chauffer le lait dans une casserole. Versez le lait chaud petit à petit sur le bord du récipient avec les œufs, sans cesser de remuer. Ajoutez le lait de coco.
- Répartissez dans 4 ramequins individuels ou un grand plat allant au four. Placez le plat ou les ramequins dans un bain-marie et enfournez pour 30 min.
- Vérifiez la cuisson du flan à l'aide de la lame d'un couteau. Servez tiède ou froid saupoudré de noix de coco râpée.

Gâteau de riz au coulis de fruits exotiques

Préparez ce dessert à l'avance et conservez-le au frais avant dégustation.

Pour 4 personnes • Préparation : 5 min **• Cuisson :** 1 h

- 100 g de riz rond
- 1 l de lait demi-écrémé
- 1/2 gousse de vanille
- 4 c à café de sucre
- 2 œufs
- 4 c. à soupe de coulis de fruits exotiques

- Versez le lait dans une casserole. Ajoutez les graines de la gousse de vanille et portez à ébullition. Ajoutez le riz et laissez cuire 30 min à feu doux. Ajoutez le sucre et laissez tiédir.
- Préchauffez le four à 180 °C. Battez les œufs en omelette puis versez petit à petit le riz au lait tiédi en remuant continuellement.
- Versez au fond le coulis au fond d'un moule à charlotte ou de ramequins individuels, puis recouvrez de la préparation au riz. Enfournez pour 30 à 35 min dans un bain-marie.
- Lissez tiédir avant de démouler, puis dégustez tiède ou froid.

Milk-shake ananas-coco

Une boisson-dessert gourmande, prête en seulement quelques minutes, qui remplacera avantageusement les yaourts à boire industriels trop sucrés.

Pour 4 personnes • Préparation : 5 min

- 400 g d'ananas
- 20 cl de lait de coco
- 2 yaourts nature non sucrés au lait demi-écrémé
- 4 c. à café de sucre
- 8 glaçons
- 4 c. à café de noix de coco râpée
- 1 pincée de cannelle

- Épluchez l'ananas en veillant à bien éliminer tous les yeux. Coupez-le en gros dés.
- Mixez l'ananas avec le lait de coco, les yaourts, le sucre et les glaçons.
- Servez bien frais saupoudré de cannelle et de noix de coco râpée et dégustez à la paille.

Granité de melon

Une petite pause fraîcheur, qui ne vous prendra que quelques minutes de préparation.

Pour 4 personnes • Préparation : 5 min **• Cuisson :** 50 min

- 1 melon d'1 kg
- 40 g de sucre en poudre

- Coupez le melon en deux, retirez les pépins puis prélevez la chair à l'aide d'une grosse cuillère. Mixez-la grossièrement avec le sucre. Étalez cette préparation dans un plat rectangulaire, placez 20 minutes au congélateur.
- Grattez la préparation avec les dents d'une fourchette pour casser les cristaux glacés, laissez prendre de nouveau 30 minutes au congélateur.
- Grattez à nouveau avant de répartir le granité dans 4 ramequins individuels et de déguster !

Index

D

E

F

G

H

I

J

K

L

V

W

Y

REMERCIEMENTS

À mes diététiciennes qui ont accepté de se promener dans les supermarchés
et sur leurs sites pour ce travail : Isabelle Cauët et Lucie Picaud.

À toute mon équipe éditoriale qui me conseille, me dirige et me stimule :
Vincent Barbare, Marie-Anne Jost-Kotik, Rose-Marie Di Domenico,
bien sûr ma précieuse attachée de presse Caroline Destais-Brochain
et enfin Julie Mege qui a la patience de me corriger.